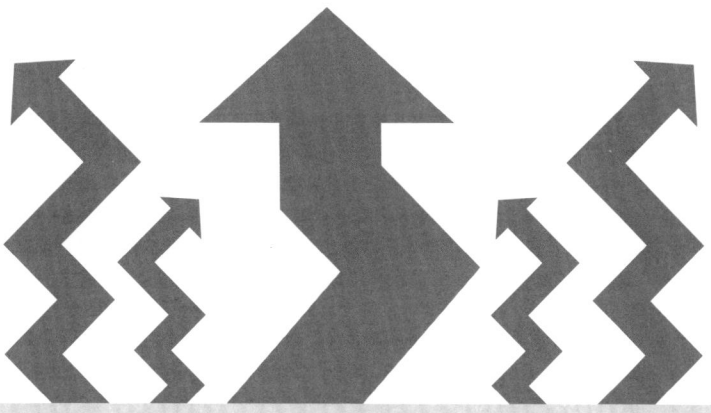

# ESQUIZOFRENIA

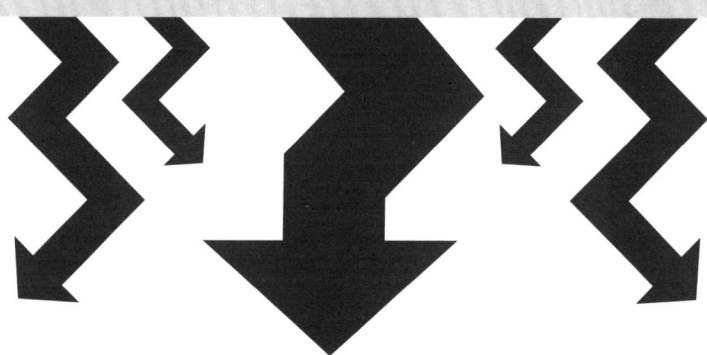

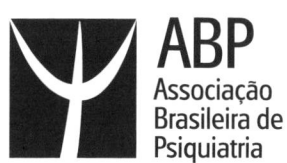

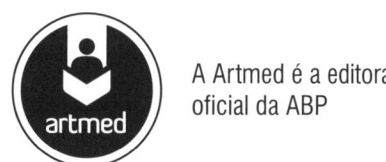

A Artmed é a editora oficial da ABP

**NOTA**

A medicina é uma ciência em constante evolução. À medida que novas pesquisas e a experiência clínica ampliam o nosso conhecimento, são necessárias modificações no tratamento e na farmacoterapia. Os autores desta obra consultaram as fontes consideradas confiáveis, em um esforço para oferecer informações completas e, geralmente, de acordo com os padrões aceitos à época da publicação. Entretanto, tendo em vista a possibilidade de falha humana ou de alterações nas ciências médicas, os leitores devem confirmar estas informações com outras fontes. Por exemplo, e em particular, os leitores são aconselhados a conferir a bula de qualquer medicamento que pretendam administrar, para se certificar de que a informação contida neste livro está correta e de que não houve alteração na dose recomendada nem nas contraindicações para o seu uso. Essa recomendação é particularmente importante em relação a medicamentos novos ou raramente usados.

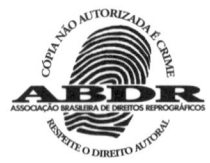
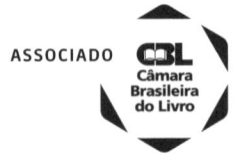

E77     Esquizofrenia : teoria e clínica / Organizadores, Ary Gadelha, Antonio Egidio Nardi, Antônio Geraldo da Silva. – 2. ed. – Porto Alegre : Artmed, 2021.
xx, 244 p. ; 25 cm.

ISBN 978-65-81335-37-3

1. Medicina. 2. Psiquiatria. 3. Esquizofrenia. I. Gadelha, Ary. II. Nardi, Antonio Egidio. III. Silva, Antônio Geraldo da.

CDU 616.895.8

Catalogação na publicação: Karin Lorien Menoncin – CRB10/2147

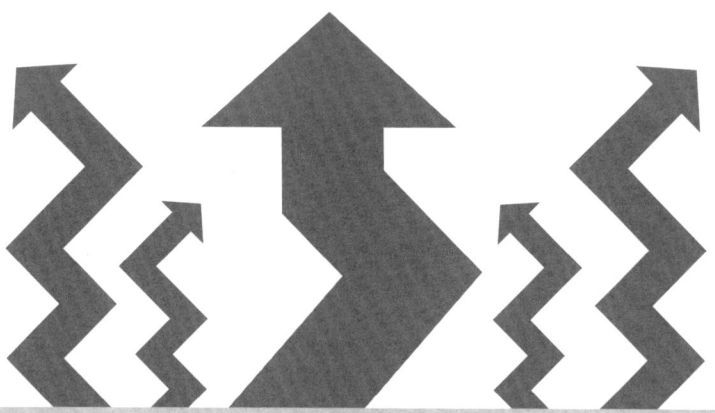

# ESQUIZOFRENIA
## TEORIA E CLÍNICA

ARY GADELHA • ANTONIO EGIDIO NARDI
ANTÔNIO GERALDO DA SILVA • ORGANIZADORES

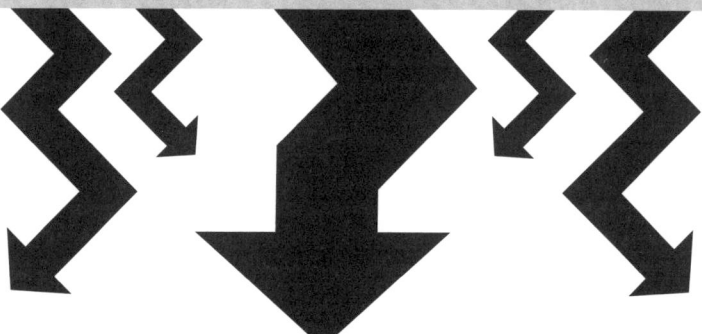

SEGUNDA EDIÇÃO

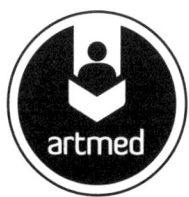

Porto Alegre
2021

© Grupo A Educação S.A., 2021

Gerente editorial
*Letícia Bispo de Lima*

**Colaboraram nesta edição:**

Coordenadora editorial
*Cláudia Bittencourt*

Capa
*Tatiana Sperhacke*

Preparação do original
*Maria Lúcia Badejo*

Leitura final
*Heloísa Stefan*

Editoração
*TIPOS – Design editorial e fotografia*

Foram efetuados todos os esforços para contatar os potenciais detentores dos direitos autorais dos materiais utilizados nesta obra. Caso tenha-se omitido o devido crédito de algum material ou haja imprecisão na informação da fonte, faremos a devida correção por errata à obra quando o potencial detentor apresentar comprovação.

Reservados todos os direitos de publicação ao GRUPO A EDUCAÇÃO S.A.
(Artmed é um selo editorial do GRUPO A EDUCAÇÃO S.A.)
Av. Jerônimo de Ornelas, 670 – Santana
90040-340 – Porto Alegre – RS
Fone: (51) 3027-7000 Fax: (51) 3027-7070

SÃO PAULO
Rua Doutor Cesário Mota Jr., 63 – Vila Buarque
01221-020 – São Paulo – SP
Fone: (11) 3221-9033

SAC 0800 703-3444 – www.grupoa.com.br

É proibida a duplicação ou reprodução deste volume, no todo ou em parte, sob quaisquer formas ou por quaisquer meios (eletrônico, mecânico, gravação, fotocópia, distribuição na Web e outros), sem permissão expressa da Editora.

IMPRESSO NO BRASIL
*PRINTED IN BRAZIL*

# Autores

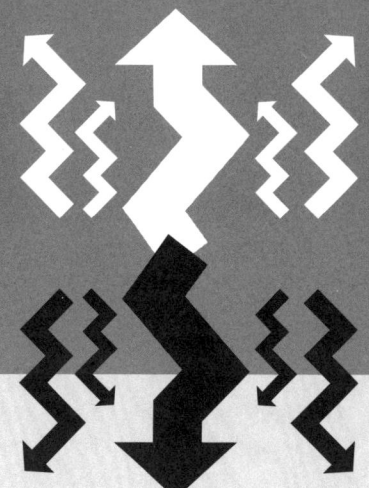

**Ary Gadelha.** Psiquiatra. Professor e vice-chefe do Departamento de Psiquiatria da Escola Paulista de Medicina da Universidade Federal de São Paulo (EPM/Unifesp). Coordenador do Programa de Esquizofrenia (Proesq) da EPM/Unifesp. Editor associado do *Brazilian Journal of Psychiatry*. Pesquisador do Laboratório de Neurociências Integrativas (LiNC) da EPM/Unifesp e do Instituto Nacional de Psiquiatria do Desenvolvimento (INPD).

**Antonio Egidio Nardi.** Psiquiatra. Professor titular de Psiquiatria da Faculdade de Medicina do Instituto de Psiquiatria (IPUB) da Universidade Federal do Rio de Janeiro (UFRJ). Editor-chefe do *Brazilian Journal of Psychiatry*. Membro titular da Academia Nacional de Medicina (ANM) e da Academia Brasileira de Ciências (ABC).

**Antônio Geraldo da Silva.** Presidente da Associação Brasileira de Psiquiatria (ABP). Presidente da Associação Psiquiátrica da América Latina (APAL). Doutoramento em Bioética pela Universidade do Porto, Portugal. *Associate editor for public affairs da BJP – Brazilian Journal of Psychiatry, review editor* da *Frontiers* e editor sênior da revista *Debates em Psiquiatria* (RDP). Psiquiatra e psiquiatra forense pela ABP/AMB/CFM.

---

**Alexandra Ioppi Zugno.** Farmacêutica/bioquímica. Professora pesquisadora da Universidade do Extremo Sul Catarinense (UNESC). Mestra e Doutora em Ciências Biológicas: Bioquímica pela Universidade Federal do Rio Grande do Sul (UFRGS).

**Alexandre Martins Valença.** Psiquiatra. Professor associado de Psiquiatria da Universidade Federal Fluminense (UFF). Professor do Programa de Pós-graduação em Psiquiatria e Saúde Mental do IPUB/UFRJ. Especialista em Psiquiatria Forense pela ABP. Mestre e Doutor em Psiquiatria pela UFRJ.

**Aline Santos Monte.** Farmacêutica. Professora do Instituto de Ciências da Saúde da Universidade da Integração Internacional da Lusofonia Afro-brasileira (Unilab). Pesquisadora do Laboratório de Neuropsicofarmacologia do Núcleo de Pesquisa e Desenvolvimento de Medicamentos da Universidade Federal do Ceará (UFC). Especialista em Gestão de Sistemas e Serviços de Saúde pela UFC. Mestra e Doutora em Farmacologia pela UFC.

**Amaury Cantilino.** Psiquiatra. Professor adjunto de Psiquiatria do Centro de Ciências da Saúde da Universidade Federal de Pernambuco (UFPE). Membro da Comissão de Estudos e Pesquisas em Saúde Mental da Mulher da ABP. Mestre em Neuropsiquiatria pela UFPE. Doutor em Neuropsiquiatria e Ciências do Comportamento pela UFPE.

**Ana Cláudia Melcop.** Psiquiatra. Médica assistente da Enfermaria Infantil do Instituto de Psiquiatria do Hospital das Clínicas da Faculdade de Medicina da Universidade de São Paulo (IPq-HCFMUSP). Especialista em Psiquiatria da Infância e Adolescência pela Unifesp.

**André Barciela Veras.** Psiquiatra. Professor adjunto do Curso de Medicina da Universidade Estadual de Mato Grosso do Sul (UEMS). Doutor em Psiquiatria pela UFRJ.

**Arthur Berberian.** Psicólogo. Clínico e pesquisador da Unifesp. Especialista em Terapia Cognitivo-comportamental e Neuropsicologia pela USP. Mestre em Psicologia: Avaliação Psicológica pela Universidade São Francisco (USF). Doutor em Psiquiatria e Psicologia Médica pela Unifesp.

**Bernardo de Mattos Viana.** Psiquiatra e psicogeriatra. Professor adjunto do Departamento de Saúde Mental da Faculdade de Medicina da Universidade Federal de Minas Gerais (FM/UFMG). Coordenador do Programa de Extensão em Psiquiatria e Psicologia de Idosos da UFMG (Proepsi). Doutor em Medicina Molecular pela FM/UFMG.

**Breno Fiuza Cruz.** Psiquiatra. Professor adjunto do Departamento de Saúde Mental da FM/UFMG. Doutor em Neurociências pela UFMG.

**Bruno Ortiz.** Psiquiatra. Coordenador do Grupo de Esquizofrenia Resistente (GER), vinculado ao Proesq/EPM/Unifesp. Doutor pelo Programa de Pós-graduação em Psiquiatria da Unifesp.

**Cândida Helena Lopes Alves.** Neuropsicóloga. Docente da Universidade Ceuma. Membro do Laboratório de Neurociências e Comportamento da Universidade Ceuma. Mestra em Neuropsicologia Clínica pela Universidad de Salamanca (USAL), Espanha. Doutora em Neuropsicologia pela USAL. Pós-doutorado em Saúde Mental na Universidade Católica de Brasília (UCB).

**Carlos Guilherme Figueiredo.** Psiquiatra.

**Cíntia Lopes Dias.** Psiquiatra. Especialista em Terapia Cognitivo-comportamental pela CTC Veda. Pós-graduanda na Unifesp.

**Cristiano Noto.** Psiquiatra. Professor do Programa de Pós-graduação em Psiquiatria e Psicologia Médica da Unifesp. Mestre e Doutor em Psiquiatria e Psicologia Médica pela Unifesp.

**Daniel A. Cavalcante.** Psiquiatra. Coordenador e preceptor da Unidade de Emergência Psiquiátrica do Centro de Atenção Integrada à Saúde Mental (CAISM) da Unifesp. Colaborador do Grupo de Atenção às Psicoses Iniciais (GAPi) e pesquisador do LiNC/Unifesp. Doutorando no Programa de Pós-graduação em Psiquiatria e Psicologia Médica da EPM/Unifesp.

**Danielle S. Macedo.** Farmacêutica. Professora associada de Fisiologia da UFC. Mestra e Doutora em Farmacologia pela UFC.

**Denise Razzouk.** Psiquiatra. Professora afiliada de Psiquiatria do Departamento de Psiquiatria da Unifesp. Especialista em Psiquiatria pelo IPq-HCFMUSP. Mestra em Psiquiatria pela Unifesp. Doutora em Ciências da Saúde pela Unifesp. Pós-doutorado em Economia da Saúde – CAPES *Fellowship* – no Institute of Psychiatry, King's College, Londres.

**Diogo F. Bornancin Costa.** Psiquiatra. Especialista em Dependência Química e Psicoterapia pelo Hospital de Clínicas de Porto Alegre (HCPA) da UFRGS.

**Elie Cheniaux.** Psiquiatra. Professor titular de Psiquiatria da Universidade do Estado do Rio de Janeiro (UERJ). Professor do Programa de Pós-graduação em Psiquiatria e Saúde Mental do IPUB/UFRJ.

**Felipe Branco Arcadepani.** Psiquiatra.

**Fernando Rocha Loures Malinowski.** Médico. Assistente do Proesq/EPM/Unifesp. Especialista em Terapias Cognitivas pela USP. Doutorando em Psiquiatria no LiNC/Unifesp.

**Gabriela Rached El Helou Silot.** Psiquiatra. Especialista em Psiquiatria da Infância e Adolescência pela Unidade de Psiquiatria da Infância e Adolescência (UPIA) da Unifesp.

**Helio Elkis.** Psiquiatra. Professor associado III do Departamento de Psiquiatria da FMUSP. Coordenador do Projesq/IPq-HCFMUSP. Especialista em Psiquiatria pela ABP. Mestre, Doutor e Livre-docente pela FMUSP. Pós-doutorado na Case Western Reserve University, Cleveland, Estados Unidos.

**Isabela Pina.** Psiquiatra da Prefeitura da Cidade do Recife e do Hospital das Clínicas da UFPE. Preceptora da Residência Médica em Psiquiatria do Ambulatório Primeiro Episódio Psicótico do HC/UFPE. Membro da Associação Brasileira de Estudos do Álcool e Outras Drogas (ABEAD).

**Izabela G. Barbosa.** Psiquiatra. Professora do Departamento de Saúde Mental da FM/UFMG.

**Jaime Eduardo Cecilio Hallak.** Psiquiatra. Professor titular da Faculdade de Medicina de Ribeirão Preto da USP (FMRP-USP). Coordenador do Instituto Nacional de Neurociências Translacional em Medicina, CNPq/Fapesp.

**João Quevedo.** Psiquiatra. Professor titular de Psiquiatria da Faculdade de Medicina da UNESC. Professor do Departamento de Psiquiatria e Ciências do Comportamento da McGovern Medical School, The University of Texas Health Science Center at Houston (UTHealth), Estados Unidos. Especialista em Psiquiatria pela UFRGS. *Fellowship* em Psicofarmacologia da UFRGS. Doutor em Ciências Biológicas: Bioquímica pela UFRGS.

**Juliana Nassau Fernandes.** Psicóloga clínica. Professora em Cursos de Graduação em Psicologia e em Cursos de Pós-graduação do Centro Universitário Una. Mestra em Medicina Molecular pela FM/UFMG.

**Karine da Silva Figueiredo.** Psicóloga. Formada em Direito pela Universidade do Estado de Minas Gerais (UEMG). Pós-graduanda em Terapia Cognitivo-comportamental e em Avaliação Psicológica no Instituto de Pós-graduação e Graduação (IPOG).

**Leandro F. Malloy-Diniz.** Neuropsicólogo. Professor da FM/UFMG e da Universidade FUMEC. Doutor em Farmacologia Bioquímica e Molecular pela UFMG.

**Leilane Camila Ferreira de Lima Francisco.** Enfermeira. Residência de Enfermagem em Psiquiatria e Saúde Mental na Universidade Estadual de Ciências da Saúde de Alagoas (Uncisal). Mestra em Enfermagem pela Universidade Federal de Alagoas (UFAL).

**Leonardo Machado.** Psiquiatra e psicoterapeuta. Professor adjunto de Psiquiatria e Psicologia Médica e professor permanente do Programa de Pós-graduação em Neuropsiquiatria e Ciências do Comportamento (Posneuro) da UFPE. Preceptor da Residência de Psiquiatria do HC/UFPE. Especialista em Psiquiatria pela AMB/ABP. Especialista em Terapia Cognitivo-comportamental e em Terapia Cognitiva Processual. Mestre e Doutor em Neuropsiquiatria e Ciências do Comportamento pelo Posneuro/UFPE.

**Luccas Soares Coutinho.** Neurocientista. Acompanhante terapêutico pelo Proesq/EPM/Unifesp. Especialista em Esquizofrenia pela Unifesp. Mestre em Psiquiatria e Psicologia Médica pela Unifesp. Doutorando em Psiquiatria na Unifesp.

**Mara R. Crisóstomo Guimarães.** Psiquiatra. Mestra em Ciências: Saúde Mental pela FMRP-USP.

**Marcelo Alves Carriello.** Psiquiatra. Médico assistente e preceptor da Residência Médica do Complexo Hospital de Clínicas da Universidade Federal do Paraná (UFPR). Especialista em Psicoterapia com ênfase no Tratamento de Dependências pelo IPUB/UFRJ.

**Mário César Rezende Andrade.** Psicólogo. Professor adjunto de Psicologia da Universidade Federal de São João del-Rei (UFSJ). Especialista em Terapia Cognitivo-comportamental em Saúde Mental pelo IPq-HCFMUSP. Mestre em Psicologia pela UFSJ. Doutor em Ciências pela Unifesp. Estágio de Doutorado na Recovery Section, Institute of Psychiatry, Psychology and Neuroscience (IOPPN) do King's College, Londres, com bolsa do CNPq.

**Monica Kayo.** Psiquiatra. Pesquisadora do Projesq/HCFMUSP. Mestra em Ciências pela FMUSP.

**Natália Saldanha.** Psiquiatra da infância e adolescência.

**Patricia L. Becker.** Psicóloga clínica e docente. Supervisora clínica do Consultório Particular & Centro de Terapia Cognitiva Veda. Especialista em Terapia Cognitivo-comportamental e Terapia Comportamental Dialética pelo Centro de Terapia Cognitiva Veda.

**Raffael Massuda.** Psiquiatra. Professor de Psiquiatria da UFPR. Doutor em Psiquiatria pela UFRGS.

**Renata N. S. Figueiredo.** Psiquiatra. Especialista em Psiquiatria pela ABP/AMB. Especialista em Patologia Dual pela Fundación Hospital Provincial de Castellón, Espanha.

**Rodrigo Coelho Marques.** Psiquiatra. Preceptor das Residências em Psiquiatria do HC/UFPE e do Hospital Ulysses Pernambucano. Doutorando em Neuropsiquiatria e Ciências do Comportamento na UFPE.

**Sergio Eduardo de Carvalho Machado.** Profissional de educação física e neurocientista. Professor do Mestrado em Ciências da Atividade Física da Universidade Salgado de Oliveira (Universo). Mestre e Doutor em Saúde Mental pelo IPUB/UFRJ. Doutorando em Ciências do Desporto na Universidade da Beira Interior (UBI), Portugal. Jovem Cientista Nosso Estado da Fundação de Amparo à Pesquisa do Estado do Rio de Janeiro (FAPERJ). Sócio-fundador e diretor técnico do Instituto Neurodiversidade.

**Simão Kagan.** Psiquiatra.

**Taís Silveira Moriyama.** Psiquiatra da infância e da adolescência. Diretora técnica do Instituto Bairral. Mestra e Doutora em Ciências pela Unifesp.

**Thaysse G. Ricci.** Psicóloga. Especialista em Neuropsicologia pelo Instituto Brasileiro de Neuropsicologia e Ciências Cognitivas (IBNeuro). Pós-graduada em Psicologia Clínica pela Universidade para o Desenvolvimento do Estado e da Região do Pantanal (Uniderp). Mestranda em Psicologia da Saúde na Universidade Católica Dom Bosco (UCDB).

**Tiago Moraes Guimarães.** Psiquiatra. Professor de Medicina do Centro Universitário Christus (Unichristus). Especialista em Análise do Comportamento pela Psicolog. Doutor em Psiquiatria pelo HCFMRP-USP.

**Verônica de Medeiros Alves.** Enfermeira. Docente do Curso de Enfermagem da Escola de Enfermagem da UFAL. Mestra em Ciências da Saúde pela UFAL. Doutora em Saúde Mental e Psiquiatria pela UFRJ.

**Victor E. Minin.** Psiquiatra.

# Agradecimentos

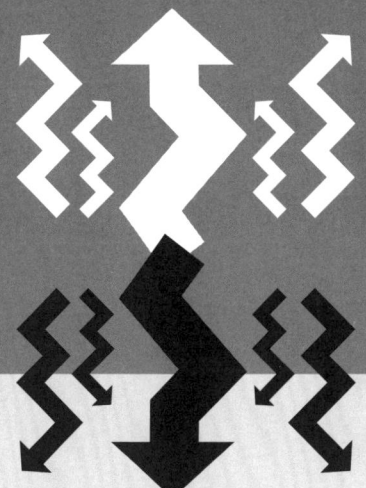

A nossas esposas e nossos filhos pela compreensão em relação ao tempo que dedicamos ao trabalho acadêmico, muitas vezes em detrimento das atividades em família.

À Artmed pela longa e profícua parceria.

À Associação Brasileira de Psiquiatria pelo apoio e chancela à Coleção Teoria e Clínica.

Aos pacientes, fonte constante de inspiração na luta por uma psiquiatria de qualidade.

# Sobre a Coleção Teoria e Clínica

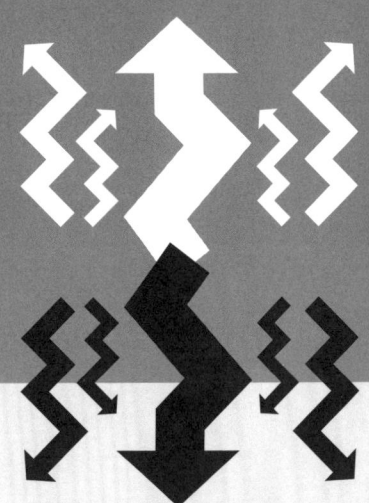

A Coleção Teoria e Clínica lança, com muito orgulho, a segunda edição da obra *Esquizofrenia: teoria e clínica*, organizada pelos renomados doutores Ary Gadelha, Antonio Egidio Nardi e Antônio Geraldo da Silva. Após a excelente repercussão de sua primeira edição e das obras *Depressão, Transtorno de déficit de atenção/hiperatividade, Transtorno bipolar, Transtorno de pânico* e *Transtorno de ansiedade social*, a Coleção vem sendo continuamente renovada, tendo em vista o enriquecimento da literatura científica.

As obras são destinadas a profissionais clínicos, estudantes, professores e pesquisadores – no entanto, certamente atingem um público mais amplo. Trazem novidades e avanços na área e cumprem o importante papel de servir como suporte para a atuação de diversos profissionais e contribuir para o crescimento da literatura científica em língua portuguesa.

Os autores dos livros que compõem a Coleção foram cuidadosamente escolhidos tendo por base suas excelentes atuações e capacidade de transmitir conhecimento. Como resultado, apresentam-se obras que contribuem para a atualização do leitor de forma fácil e objetiva.

Certamente o lançamento desta segunda edição justifica-se por sua qualidade e possibilidade de acrescentar ainda mais informações ao extenso conhecimento sobre o transtorno. *Esquizofrenia: teoria e clínica* é composto por 21 capítulos e perpassa temas como diagnóstico, tratamentos medicamentoso e psicoterápico, comorbidades e tantos outros tópicos que possibilitam assistência cada vez melhor aos portadores e seus familiares.

# Apresentação

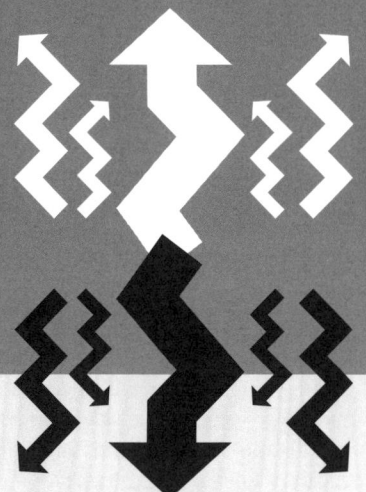

Eram meados dos anos 1950. Eu estava no final da adolescência quando soube, "a boca pequena", que uma amiga da escola fora internada no Juqueri. Naquela época, Juqueri era sinônimo de hospício, o hospital dos loucos. Na década de 1990, eu já era médico psiquiatra há mais de 20 anos quando atendi um sobrinho-neto daquela amiga, com esquizofrenia. Foi inevitável perguntar aos pais do paciente o destino dela. Relataram que, após 40 anos de internação, com a política de desospitalização, ela fora encaminhada para a família, mas, com total desadaptação, teve de voltar ao hospital. Se não tiver morrido, deve estar internada até hoje.

Essa era a história das pessoas com esquizofrenia antes dos antipsicóticos. Mesmo assim, até os antipsicóticos comprovarem sua eficácia, outras teorias tentavam explicar o transtorno. A "mãe esquizofrenogênica" (Frieda Fromm-Reichmann) ou que estabelecia um "duplo vínculo" com seus filhos (Gregory Bateson) era responsável por predispor sua prole a desenvolver a doença.

Na década de 1970, Laing e Cooper, com sua antipsiquiatria, afirmaram que a doença não existia. Eu, médico jovem, fui convidado a apresentar um caso típico de esquizofrenia para Laing em um evento. Fui "espinafrado" por ele e a plateia, sob a alegação de que a apresentação não era mais do que um delírio de um jovem psiquiatra que acreditava na existência da esquizofrenia (o paciente apresentou a doença até morrer).

O sol começou a brilhar no tratamento da esquizofrenia quando, em 1980, John Davis publicou uma metanálise com cerca de 3.500 pacientes demonstrando que antipsicóticos eram eficazes, que não eram "uma simples camisa de força química" e mudavam o prognóstico da esquizofrenia.

Ainda na década de 1980, os estudos de Crow e Liddle passaram a dar ênfase ao diagnóstico dimensional da esquizofrenia, que se mostra mais realista do que o diagnóstico categorial, elaborado há mais de 100 anos por Kraepelin e Bleuler. Assim, chegamos à CID-10, que enumera os descritores nas dimensões psicopatológicas da esquizofrenia, ou seja, sintomas positivos, negativos depressivos, maníacos, psicomotores e cognitivos.

Para entender essa evolução conceitual da esquizofrenia, nós, psiquiatras brasileiros, frequentamos por várias décadas os congressos da American Psychiatric Association (APA). Com esta nova edição de *Esquizofrenia: teoria e clínica*, cuja primeira edição foi publicada em 2015, os novos psiquiatras poderão se atualizar sem necessidade de comparecer a esses congressos. Seus organizadores, Ary Gadelha, Antonio Egidio Nardi e Antônio Geraldo da Silva, psiquiatras de renome no Brasil, convidaram uma plêiade de novos estudiosos brasileiros para redigir os seus capítulos. O livro apresenta estudos sobre conceito, epidemiologia, pesquisas neurobiológicas, modelos animais, aspectos neuropsicológicos, comorbidades e uma ampla visão dos tratamentos farmacológico, biológico, cognitivo e psicossocial.

Setenta anos após o artigo de Delay e Deniker sobre a ação antipsicótica da clorpromazina, podemos agora contar com um livro atualizado, abordando os múltiplos aspectos dessa doença ainda tão estigmatizada e comprometedora, se não for diagnosticada e tratada precocemente.

*Esquizofrenia: teoria e clínica* nos mostra que o foco, com relação ao transtorno, não é somente o controle dos sintomas da doença, mas tratar o paciente para permitir que ele seja ressocializado e possa viver dignamente no seu meio social.

Hoje, minha amiga dos anos 1950 não teria evoluído para a "demência precoce" de Kraepelin. Estaria em casa, interagindo socialmente com seus familiares.

**Itiro Shirakawa**
*Professor titular de Psiquiatria,*
*Universidade Federal de São Paulo –*
*Escola Paulista de Medicina*
*Vice-presidente da Associação Brasileira*
*de Psiquiatria (2010-2016)*

# Prefácio

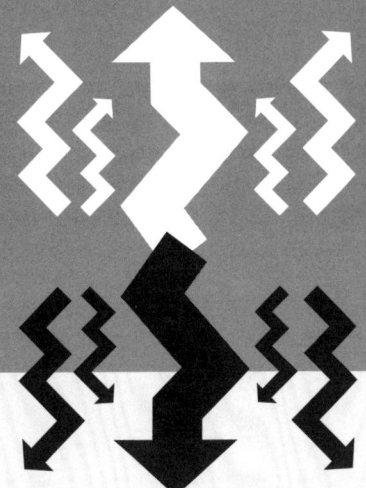

A psiquiatria tem tido enormes avanços nestas primeiras duas décadas do século XXI, e essa imensa quantidade de conhecimento produzido precisa ser absorvida pelos clínicos e traduzida em melhora na acurácia diagnóstica e na eficácia dos tratamentos. Passados cinco anos desde a publicação da primeira edição deste livro, a atualização desta obra se tornou imprescindível, especialmente em face da publicação da quinta edição do *Manual diagnóstico e estatístico de transtornos mentais* (DSM-5), da American Psychiatric Association.

A esquizofrenia sempre foi entendida como o transtorno psiquiátrico mais incapacitante, cujo impacto na vida dos portadores e das pessoas que com eles convivem é significativo, exigindo atenção especial por parte dos profissionais da área da saúde mental.

Os avanços no tratamento da esquizofrenia vêm gradualmente melhorando essa realidade. Temas como recuperação, inserção social e empregabilidade têm se tornado recorrentes nos fóruns de estudo da doença.

Levando essas questões em consideração, esta nova edição de *Esquizofrenia: teoria e clínica* mantém os objetivos de sua edição anterior, ou seja, trazer, em língua portuguesa, os conceitos fundamentais para o entendimento dessa condição e reunir as informações mais atuais e relevantes para a prática clínica. Para tanto, os organizadores contaram novamente com a contribuição de um grupo de destacados colegas brasileiros, que atuam no País e no exterior, e que se dedicam à pesquisa, ao ensino e à prática clínica, a fim de proporcionar aos leitores um livro objetivo e completo sobre o transtorno.

**João Quevedo**
*Professor titular de Psiquiatria da Faculdade de Medicina da Universidade do Extremo Sul Catarinense. Professor do Departamento de Psiquiatria e Ciências do Comportamento da McGovern Medical School, The University of Texas Health Science Center at Houston (UTHealth), Estados Unidos. Doutor em Ciências Biológicas: Bioquímica pela Universidade Federal do Rio Grande do Sul.*

# Sumário

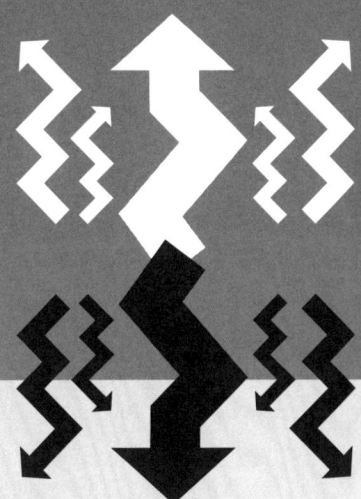

1 Histórico do conceito de esquizofrenia ..................................................................1
   Alexandre Martins Valença, Antonio Egidio Nardi

2 Epidemiologia e custos da esquizofrenia ................................................................8
   Denise Razzouk

3 Psicopatologia e diagnóstico da esquizofrenia .....................................................17
   Elie Cheniaux

4 Neurobiologia da esquizofrenia ............................................................................25
   Luccas Soares Coutinho, Cíntia Lopes Dias, Simão Kagan, Ary Gadelha

5 Modelos animais de esquizofrenia .......................................................................34
   Alexandra Ioppi Zugno, Aline Santos Monte, Danielle S. Macedo, João Quevedo

6 Neuropsicologia da esquizofrenia: contribuições para a prática psiquiátrica ............44
   Juliana Nassau Fernandes, Antônio Geraldo da Silva, Leandro F. Malloy-Diniz

7 Princípios do tratamento da esquizofrenia: *recovery* e esperança realista .................55
   Mário César Rezende Andrade

8 Antipsicóticos: mecanismos de ação, farmacocinética e posologia..........................69
   Victor E. Minin, Daniel A. Cavalcante, Cristiano Noto

9 Primeiro episódio psicótico...................................................................................82
   Jaime Eduardo Cecilio Hallak, Mara R. Crisóstomo Guimarães, Tiago Moraes Guimarães

10 Prevenção de recaídas em esquizofrenia: o manejo da adesão ...............................91
   Renata N. S. Figueiredo, Antônio Geraldo da Silva, Karine da Silva Figueiredo,
   Carlos Guilherme Figueiredo

11 Esquizofrenia resistente ao tratamento................................................................97
   Fernando Rocha Loures Malinowski, Felipe Branco Arcadepani, Ary Gadelha, Bruno Ortiz

12 Manejo dos efeitos colaterais dos antipsicóticos ..................................................111
   Monica Kayo, Helio Elkis

**13** Comorbidades clínicas na esquizofrenia ............................................................................... 121
*Marcelo Alves Carriello, Diogo F. Bornancin Costa, Raffael Massuda*

**14** Comorbidades psiquiátricas na esquizofrenia ....................................................... 135
*Thaysse G. Ricci, André Barciela Veras*

**15** Tratamentos biológicos não farmacológicos para esquizofrenia............................ 146
*Sergio Eduardo de Carvalho Machado*

**16** Terapia cognitivo-comportamental para esquizofrenia ......................................... 158
*Arthur Berberian, Patricia L. Becker, Cândida Helena Lopes Alves*

**17** Abordagens psicossociais na esquizofrenia ........................................................... 177
*Isabela Pina, Rodrigo Coelho Marques, Leonardo Machado*

**18** Comportamento suicida na esquizofrenia .............................................................. 187
*Verônica de Medeiros Alves, Leilane Camila Ferreira de Lima Francisco*

**19** Esquizofrenia na infância e na adolescência ......................................................... 196
*Ana Cláudia Melcop, Taís Silveira Moriyama, Gabriela Rached El Helou Silot, Natália Saldanha*

**20** Esquizofrenia no idoso............................................................................................ 209
*Izabela G. Barbosa, Bernardo de Mattos Viana, Breno Fiuza Cruz*

**21** Esquizofrenia na gravidez....................................................................................... 224
*Amaury Cantilino*

Índice ................................................................................................................................. 237

# 1
# Histórico do conceito de esquizofrenia

Alexandre Martins Valença
Antonio Egidio Nardi

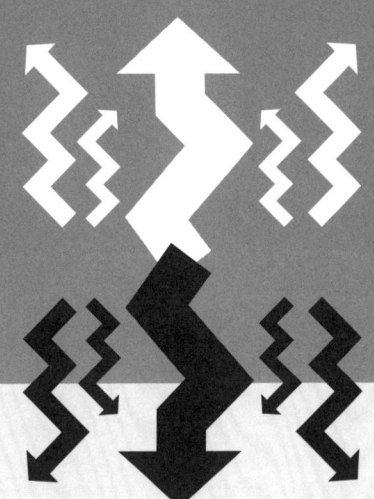

## INTRODUÇÃO

A esquizofrenia é um dos transtornos mentais graves mais comuns, mas sua natureza essencial ainda não foi esclarecida; portanto, às vezes é referida como uma síndrome, como o grupo de esquizofrenias[1] ou, como na quinta edição do *Manual diagnóstico e estatístico de transtornos mentais* (DSM-5),[2] o espectro da esquizofrenia. Devido à sua gravidade, cronicidade, idade precoce de início e prevalência, a esquizofrenia é fonte de enormes custos humanos e econômicos, sendo apontada pela Organização Mundial da Saúde como uma das 10 principais causas de incapacitação nos países desenvolvidos em todo o mundo.[3]

Altamente hereditária, crônica e grave, a esquizofrenia envolve componentes genético e neurobiológico heterogêneos, e inclui sintomas positivos, negativos, cognitivos e de humor. Os sintomas positivos (também chamados de produtivos) são os psicóticos, como alucinações, delírios e discurso desorganizado. Os sintomas negativos incluem embotamento afetivo, pobreza de discurso e perda de interesse pelo ambiente, enquanto os cognitivos consistem em déficits na memória de trabalho, na atenção e em funções executivas, como a capacidade de planejamento, organização e abstração mentais. Os sintomas de humor, por sua vez, são humor depressivo, apático, alegre ou triste.[4]

O interesse pela esquizofrenia ao longo do tempo se confunde com a própria história da psiquiatria. Retratos literários, como a loucura de Orestes, na *Oresteia*, de Ésquilo (*Aeschylus* – 525 a.C.-456 a.C.), ou os murmúrios do Pobre Tom, em *Rei Lear*, de William Shakespeare (1564-1616), deixam claro que as psicoses graves são reconhecidas até mesmo pelos leigos há muitos séculos. Descrições mais técnicas aparecem em livros como o *Discoveries of witchcraft* (*Descobertas da bruxaria*), publicado em 1584 por Reginald Scot (1538-1599), ou nos textos de Philippe Pinel (1745-1826).[5]

A esquizofrenia é um transtorno de etiologia desconhecida. No decorrer dos anos, numerosos sinais e sintomas foram descritos para definir sua caracterização clínica e separá-la da de outros transtornos. Embora, nos últimos anos, tenham ocorrido inúmeras tentativas de identificar testes de laboratório ou marcadores biológicos de utilidade clínica que pudessem confirmar sua presença, o diagnóstico continua a se basear em critérios essencialmente clínicos.[6]

Os grandes avanços nas áreas de bioquímica, genética e terapêutica psicofarmacológica vêm reforçando a crença na etiologia biológica da esquizofrenia. Entretanto, sabe-se que fatores psicossociais influenciam o início, o tratamento, as recaídas e o prognóstico, ou seja, influenciam todo o curso da enfermidade.

## EVOLUÇÃO HISTÓRICA DO CONCEITO DE ESQUIZOFRENIA

O conceito atual de esquizofrenia é a união de conceitos de doenças mentais independentes de diversos pesquisadores do século XIX. Pode-se começar em 1853, com a categoria diagnóstica de *démence précoce*, descrita pelo psiquiatra Benedict Morel (1809-1873). Tal categoria referia-se a certas formas especiais de demência que surgem na adolescência, com transtornos do pensamento, do afeto e manifestações delirantes. Morel, em 1860, afirmou em seu *Traité des dégénérescences physiques intellectuelles et morales de l' espèce humaine* que o ponto final da teoria da degeneração seria a demência precoce. Seguiram-se as descrições de quadros semelhantes feitas por Ewald Hecker (1843-1909) e denominados de hebefrenia (1871). Karl Ludwig Kahlbaum, em 1874, descreveu o grupo de sintomas da catatonia, tendo sido o primeiro psiquiatra a se preocupar com grupamentos sintomáticos para descrever doenças, trazendo a visão dimensional para o diagnóstico psiquiátrico.[5]

Emil Kraepelin (1856-1926), na quinta edição de seu *Ein Lehrbuch für Studierende und Ärtze* (1896), reuniu a *dementia praecox* (de Morel e Hecker), a catatonia (de Karl Ludwig Kahlbaum) e a demência paranoide (conceito do próprio Kraepelin a partir dos estudos de Kahlbaum sobre paranoia) sob a rubrica geral de doenças do metabolismo que poderiam levar à demência, junto com o mixedema e o cretinismo. Foi somente em 1899 (na sexta edição do livro) que a *dementia praecox* ganhou autonomia para se contrapor à "loucura maníaco-depressiva" (*manisch-depressive irhesein*), que também aparece, com autonomia, pela primeira vez no índice dessa sexta edição. Essa divisão dos principais quadros psiquiátricos – esquizofrenia e transtornos do humor – permanece até hoje, sendo motivo de debates e pesquisas.[5]

Kraepelin enfatizou a importância do seguimento no diagnóstico, em que os sintomas negativos aumentariam a validade diagnóstica. Citou que os sintomas produtivos poderiam ocorrer nas demências clássicas e em transtornos do humor e descreveu detalhadamente uma série de sintomas relacionados a percepção, atenção, memória, pensamento, linguagem, orientação, volição, afeto e movimentos que podem ocorrer em qualquer caso de esquizofrenia (mas não em todos). Classificou a então demência precoce em três subtipos: hebefrênico, catatônico e paranoide. Emil Kraepelin é considerado o primeiro a ter descrito a esquizofrenia, sobretudo em termos de curso e evolução. Ressaltando um curso crônico e deteriorante, ele trabalhava em conjunto com Alois Alzheimer, que também estudava indivíduos com comprometimento e deterioração cognitivos graves, mas iniciados em uma idade mais avançada. Entretanto, os pacientes que Kraepelin acompanhava desenvolviam "demência" com pouca idade, passando ele a denominá-los de pacientes com "demência precoce". Além disso, Kraepelin teve papel crucial na separação da demência precoce não apenas da doença de Alzheimer, mas também de um grupo de patologias que chamou de "insanidade maníaco-depressiva". Esta diferia da demência precoce por ter idade de início podendo ocorrer ao longo da vida, bem como curso e evolução mais episódicos e menos deteriorantes.[6,7]

Kraepelin considerava que, como em toda a medicina, nenhum conjunto de sintomas poderia caracterizar qualquer patologia mental, dada sua grande mutabilidade. O curso e o desfecho da doença seriam as vias régias para tal fim. Mesmo na oitava e última edição de seu tratado, Kraepelin manteve a coerência, descrevendo com absoluta precisão todos os sintomas que hoje se observam na esquizofrenia, sem definir qualquer um deles como central para o diagnóstico. No entanto, nessa edição mudou de posição, não em relação aos sintomas isoladamente, mas na definição de duas grandes síndromes que caracterizariam a demência precoce:[8]

a) O enfraquecimento das atividades emocionais que formam as molas propulsoras da volição.
b) A perda da unidade interna das atividades de intelecto, emoção e volição.

Eugen Bleuler (1857-1939), psiquiatra suíço, introduziu o termo *esquizofrenia* para substituir demência precoce em seu texto *Dementia praecox oder die gruppe der schizophrenien*, de 1911. Bleuler apresentou pela primeira vez o termo esquizofrenia em 1908, durante o encontro anual da Associação Psiquiátrica em Berlim. Ele considerava que os transtornos eram de natureza diferente dos processos demenciais descritos por Alois Alzheimer ou de outras demências orgânicas. Defendia, ainda, que nem sempre eram precoces. O objetivo de Bleuler era procurar um transtorno fundamental em que pudesse basear o diagnóstico sem fixá-lo no curso ou nos quadros finais. O termo esquizofrenia (*frenis* = mente; *schizo* = cindida) expressava a dissociação do pensamento dos afetos e da expressão motora. O novo conceito ganhou enorme repercussão. Bleuler descreveu sintomas fundamentais, que incluíam os transtornos na Associação do pensamento, os transtornos Afetivos, a Ambivalência e o Autismo, além de transtornos da Atenção e Avolição – os quais ficaram conhecidos como os "6 As" de Bleuler. Citou também sintomas acessórios, como alucinações e delírios (Quadro 1.1).[9]

Para Bleuler,[10] as perturbações mais elementares da esquizofrenia pareciam ser falta de unidade, dissociação e desagregação do pensamento, do sentimento e da vontade, bem como do sentimento subjetivo de personalidade. Esse autor tinha uma visão monotética, isto é, descreveu sintomas que seriam patognomônicos e que deveriam estar presentes em todos os casos, diferenciando sintomas fundamentais e acessórios (delírios, alucinações, sintomas catatônicos, transtornos da orientação, memória, consciência e distúrbios motores). Introduziu, ainda, a hierarquia de sintomas, em que os fundamentais seriam suficientes para o diagnóstico, acrescentou mais um subtipo simples e descreveu a esquizofrenia latente. Esses conceitos de Bleuler foram muito prejudiciais para o diagnóstico de esquizofrenia, pois apresentam baixa fidedignidade e baixa especificidade. Por sua insistência, a demência precoce foi rebatizada como esquizofrenia. Ele estava convencido de que os sintomas transversais eram características definidoras mais importantes da esquizofrenia do que o curso e a evolução. Enfatizou o "comprometimento cognitivo" como a anormalidade fundamental e unificadora da esquizofrenia, conceitualizando-o como *splitting* ou "afrouxamento" da "textura do pensamento". Batizou tal transtorno de esquizofrenia devido a essa "fragmentação das capacidades mentais". Ele também afirmava que o embotamento afetivo, o pensamento peculiar e distorcido (autismo), a abulia, o comprometimento da atenção e a indecisão conceitual (ambivalência) eram quase igualmente importantes, referindo-se a esse grupo de sintomas como "fundamentais", considerando delírios e alucinações como "acessórios", uma vez que podiam ocorrer em outros transtornos.[9,10]

---

**QUADRO 1.1**

**Sintomas fundamentais e acessórios de Bleuler**

**Sintomas fundamentais (os "6 As" de Bleuler)**

- Transtorno da associação
- Autismo
- Transtornos da afetividade
- Ambivalência afetiva
- Transtornos da atenção
- Avolição

**Sintomas acessórios**

- Delírios
- Alucinações
- Sintomas catatônicos
- Transtornos da orientação, memória, consciência e distúrbios motores

Fonte: Bleuler e colaboradores.[10]

É importante salientar que o afrouxamento associativo era considerado o mais importante dos sintomas fundamentais. Diferente dos delírios e das alucinações, os sintomas fundamentais de Bleuler estão em um *continuum* com a normalidade e podem apresentar-se em formas leves, sendo que alguns, como ambivalência, são comuns em pessoas saudáveis.

O conceito de esquizofrenia tem variado muito ao longo do tempo. A definição de Kraepelin era concisa e objetiva, e, embora enfatizasse a importância do comprometimento cognitivo, não elegeu qualquer sintoma como patognomônico. As ideias de Bleuler ampliaram o conceito, ressaltando a importância tanto da cognição como da emoção e da vontade. As maiores diferenças entre esses autores residem no fato de que as descrições kraepelinianas são puramente empíricas, ao passo que as bleulerianas são guiadas por uma teoria, segundo a qual os sintomas fundamentais são a expressão de uma alteração cerebral subjacente, e os acessórios representam uma reação da personalidade com a emergência daquilo que Bleuler chamou de "complexos afetivamente carregados".[8]

Eugen Bleuler[9,10] e Karl Jaspers,[11] este último introdutor do método fenomenológico em psicopatologia, influenciaram toda a psiquiatria a partir da segunda década do século XX. Jaspers[10] descreveu o delírio primário na esquizofrenia, caracterizado por convicção extraordinária e incomparável certeza subjetiva, impossibilidade de ser influenciado, incorrigibilidade e impossibilidade de conteúdo. Afirmou que não importava se o indivíduo já tinha uma personalidade pré-mórbida, mas sim que, em determinado momento, ele apresentava uma vivência delirante primária que dava início ao processo de alterações da consciência do eu.

O esforço dos fenomenologistas no sentido de descrever com precisão as experiências vividas pelos pacientes teve em Kurt Schneider o resultado mais bem-sucedido do ponto de vista clínico (Quadro 1.2). Schneider afirmava que, para se fazer o diagnóstico de esquizofrenia, era necessário um critério sintomatológico, um critério clínico que de fato representasse os sintomas da esquizofrenia. Em seu texto de 1952, *Klinische Psychopathologie*, ele renunciou à busca do sintoma fundamental. Encaminhou-se, então, para distinguir sintomas de primeira e de segunda ordens que permitiram organizar o diagnóstico de modo mais simples e mais preciso. Em outras palavras, é bem mais fácil identificar um acordo entre diferentes examinadores (fidedignidade) sobre o que é um delírio ou uma alucinação, do que haver acordo diagnóstico quanto a transtornos do afeto ou retraimento social.[11,12]

Hughlings Jackson utilizou o critério original de sintomas positivos e negativos na classificação de epilepsias. Os sintomas positivos seriam decorrentes de um processo químico ou elétrico cerebral, e os negativos, de uma lesão cerebral. Strauss, em 1974, utilizou a mesma ideia para classificar a esquizofrenia: com sintomas positivos devido a um problema químico cerebral, envolvendo delírios,

---

**QUADRO 1.2**

Sintomas de primeira e segunda ordem de Kurt Schneider

**Sintomas de primeira ordem**

- Escuta dos próprios pensamentos falados de fora (*Gedankenlautwerden*)
- Alucinações que comentam atos do paciente
- Roubo do pensamento ou outras experiências de influência externa
- Experiências de ações controladas de fora
- Percepções delirantes
- Experiências somáticas de passividade
- Publicação do pensamento
- Outras experiências que envolvam imposição de afetos, ações ou pensamentos

**Sintomas de segunda ordem**

- Perplexidade
- Ideias delirantes repentinas ou eventuais (ocorrências delirantes)
- Sentimento de empobrecimento emocional
- Alterações depressivas e eufóricas do humor
- Sintomas catatônicos
- Vários outros

Fonte: Schneider.[13]

alucinações, comportamento bizarro e desagregação do pensamento; e com sintomas negativos, como afeto embotado, retraimento emocional e déficit cognitivo.[5] Crow,[14] em 1980, distinguiu dois tipos de esquizofrenia: o Tipo 1 – quadro agudo com predomínio de sintomas positivos, boa resposta a fármacos e distúrbio neuroquímico (aumento de receptores dopaminérgicos) – e o Tipo 2 – estado crônico com predomínio de sintomas negativos, resposta pobre aos medicamentos, déficit cognitivo presente e alteração neuroanatômica.

## A ESQUIZOFRENIA EM CLASSIFICAÇÕES PSIQUIÁTRICAS ATUAIS

A psiquiatria nos Estados Unidos permaneceu "baseada nos conceitos de Bleuler" até antes da publicação do DSM-III,[15] em 1980. Até então, eram chamados de esquizofrênicos numerosos pacientes com quadros depressivos e outros transtornos mentais. Foi a descoberta dos antipsicóticos e dos antidepressivos, exigindo maior acurácia no diagnóstico com objetivo terapêutico, que forçou um salto na precisão diagnóstica.

A reavaliação dos conceitos culminou com a publicação do DSM-III[15] e, na sequência, do DSM-III-R,[16] que representaram uma convergência de vários pontos de vista. Os critérios incluíam a ênfase dos conceitos de Kraepelin no curso dos sintomas, exigindo pelo menos seis meses de doença; destacavam delírios e alucinações específicos, considerados importantes por Kurt Schneider; e realçavam a importância dos sintomas fundamentais, defendidos por Eugen Bleuler (alteração da forma do pensamento e embotamento afetivo).

Já o DSM-IV-TR[17] passou a exigir para o diagnóstico de esquizofrenia:

1. Dois sintomas por um mês: delírios, alucinações, pensamento desagregado, comportamento catatônico ou desorganizado, sintomas negativos.
2. Problemas no trabalho, sociais e pessoais.
3. Seis meses de duração.

Essa edição indicava os subtipos paranoide, desorganizado, catatônico, indiferenciado e residual, e, em seu Apêndice, apresentava transtorno depressivo pós-psicótico, transtorno deteriorante simples e esquizofrenia simples como requerendo mais estudos.

Esses critérios apresentados no DSM-IV-TR[17] incorporam os postulados de Kurt Schneider, que a *Classificação internacional de doenças e problemas relacionados à saúde* (CID-10)[18] consagrou de modo mais claro (Quadro 1.3).

Não houve modificações significativas nos critérios-chave de esquizofrenia do DSM-5,[2] se comparados aos do DSM-IV-TR.[17] No DSM-5,[2] houve eliminação de atribuição especial de delírios bizarros e alucinações auditivas como sintomas de primeira ordem de Schneider (p. ex., duas ou mais vozes conversando). No DSM-IV-TR,[17] apenas um desses sintomas era necessário para cumprir a exigência diagnóstica para o critério A, em vez de dois dos outros sintomas listados. Essa atribuição especial foi removida devido à não especificidade dos sintomas schneiderianos e à baixa confiabilidade em distinguir alucinações e delírios bizarros e não bizarros.

Outra mudança consistiu na retirada dos subtipos de esquizofrenia do DSM-5[2] por causa de sua "estabilidade diagnóstica limitada, baixa confiabilidade e validade pobre", de acordo com a American Psychiatric Association (APA). O DSM-IV-TR[17] especificava os seguintes subtipos de esquizofrenia: paranoide, desorganizado, catatônico, indiferenciado e residual. A APA também justificou a remoção dos subtipos de esquizofrenia do DSM-5,[2] porque eles não fornecem uma ajuda para estabelecer um alvo terapêutico, e tampouco contribuem para prever uma resposta ao tratamento.

Outra diferença é que o DSM-5[2] propõe novos especificadores de curso: primeiro episódio, atualmente em fase aguda; primeiro episódio, atualmente em remissão parcial; primeiro episódio, atualmente em remissão total; múltiplos episódios, atualmente em fase aguda; múltiplos episódios, atualmente em remissão parcial; múltiplos episódios,

> **QUADRO 1.3**
>
> **Diretrizes diagnósticas para esquizofrenia, segundo a CID-10**
>
> **Características essenciais (primeira ordem)**
>
> **Presença de pelo menos um dos seguintes sintomas durante o período mínimo de um mês:**
> - Eco do pensamento, inserção ou roubo do pensamento, irradiação do pensamento.
> - Delírios de controle, influência ou passividade claramente referindo-se ao corpo ou movimentos dos membros ou pensamentos específicos, ações ou sensações; percepção delirante.
> - Vozes alucinatórias comentando o comportamento do paciente ou discutindo entre elas sobre o paciente ou outros tipos de vozes alucinatórias vindo de alguma parte do corpo.
> - Delírios persistentes de outros tipos que são culturalmente inapropriados e completamente impossíveis, tais como identidade política ou religiosa ou poderes e capacidades sobre-humanas (p. ex., ser capaz de controlar o tempo ou de se comunicar com alienígenas de outro planeta).
>
> **Características essenciais (segunda ordem)**
>
> **Presença de pelo menos dois dos seguintes sintomas durante o período mínimo de um mês:**
> - Alucinações persistentes de qualquer modalidade, quando acompanhadas por delírios "superficiais" ou parciais, sem claro conteúdo afetivo, ou por ideias sobrevaloradas persistentes ou quando ocorrem todos os dias durante semanas ou meses continuamente.
> - Intercepções ou interpolações no curso do pensamento resultando em discurso incoerente, ou neologismos.
> - Comportamento catatônico, tal como excitação, postura inadequada ou flexibilidade cérea, negativismo, mutismo e estupor.
> - Sintomas "negativos", tais como apatia marcante, pobreza do discurso e embotamento ou incongruência de respostas emocionais, geralmente resultando em retraimento social e diminuição do desempenho social; deve ficar claro que esses sintomas não são decorrentes de depressão ou medicação neuroléptica.

atualmente em remissão total; contínuo e não especificado.

A seção "F20 = esquizofrenia, transtornos esquizotípicos e transtornos delirantes" da CID-10 deverá ser renomeada como "espectro da esquizofrenia e outros transtornos psicóticos primários" na CID-11,[19] segundo versão beta dessa classificação divulgada em 2018 para aprovação e implementação, aproximando-se do critério de esquizofrenia do DSM-5.[2] O uso do termo "primário" aqui visa distinguir a esquizofrenia de outros transtornos psicóticos não primários. Sintomas psicóticos que ocorrem em transtornos do humor serão classificados entre os transtornos afetivos. A estrutura geral proposta para o bloco da CID-11[19] sobre "espectro da esquizofrenia e outros transtornos psicóticos primários" é apresentada no Quadro 1.4.

Segundo a versão ainda em estudo da CID-11,[19,20] a esquizofrenia e outros transtornos psicóticos primários caracterizam-se por deficiências significativas no teste de realidade e alterações no comportamento, manifestadas em sintomas positivos, como alucinações persistentes, pensamento, discurso e comportamento desorganizados, e experiências de passividade e controle; além de sintomas negativos, como afeto embotado ou avolição e distúrbios psicomotores.

A CID-11[19,20] também deverá enumerar descritores para dimensões psicopatológicas

> **QUADRO 1.4**
>
> **Espectro da esquizofrenia e outros transtornos psicóticos primários segundo a versão beta da CID-11[19]**
>
> - Esquizofrenia
> - Transtorno esquizoafetivo
> - Transtorno psicótico agudo e transitório
> - Transtorno esquizotípico
> - Transtorno delirante
> - Outros transtornos psicóticos primários
> - Transtornos psicóticos primários não especificados
>
> Fonte: World Health Organization.[19]

da esquizofrenia (sintomas positivos, negativos, depressivos, maníacos, psicomotores e cognitivos) e descrever especificadores de curso (primeiro episódio, episódios contínuos ou múltiplos). O critério de duração mínima de um mês deve permanecer.

## REFERÊNCIAS

1. Sadock BJ, Sadock VA, Ruiz P. Compêndio de psiquiatria: ciência do comportamento e psiquiatria clínica. 11. ed. Porto Alegre: Artmed; 2017. p. 300-301.
2. American Psychiatric Association. Manual diagnóstico e estatístico de transtornos mentais: DSM-5. 5.ed. Porto Alegre: Artmed; 2014.
3. Kirkpatrick B, Miller B, García-Rizo C, Fernandez-Egea E. Schizophrenia: a systemic disorder. Clin Schizophr Relat Psychoses. 2014;8(2):73-9.
4. Perkovic MN, Erjavec GN, Strac DS, Uzun S, Kozumplik O, Pivac N. Theranostic biomarkers for schizophrenia. Int. J. Mol. Sci. 2017;18(4):733.
5. Portella Nunes E, Bueno R, Nardi AE. Psiquiatria e saúde mental: fundamentos de psiquiatria clínica. Rio de Janeiro: Atheneu; 2004.
6. Pull CB. Diagnóstico da esquizofrenia: uma revisão. In: Maj M, Sartorius N. Esquizofrenia. 2. ed. Porto Alegre: Artmed; 2005. p. 13-70.
7. Gross M, Slater E, Roth M. Esquizofrenia. In: Slater E, Roth M. Psiquiatria clínica. São Paulo: Mestre Jou; 1976. Cap. 5.
8. Hallack J. Esquizofrenia: conceito e quadros clínicos. In: Alves Brasil MMA, Botega NJ, Hetem LAB. PEC-ABP: Programa de Educação Continuada. Rio de Janeiro: Guanabara Koogan; 2008.
9. Elkis H. A evolução do conceito de esquizofrenia neste século. Rev Bras Psiquiatr. 2000;22(Suppl I): 23-6.
10. Bleuler M, Angst J, Ernst K, Hess R, Mende W, Reisner H, et al. Psiquiatria- Eugen Bleuler. 15. ed. Rio de Janeiro: Guanabara Koogan; 1985.
11. Jaspers K. Psicopatologia geral: psicologia compreensiva, explicativa e fenomenologia. Rio de Janeiro: Atheneu; 1979. v.1.
12. Stone MH. Healing the mind: a history of psychiatry from antiquity to the present. New York: W.W. Norton & Company; 1997.
13. Schneider K. Primary and secondary symptoms of schizophrenia (1957). In: Shepperd SHM, editor. Themes and variations on European psychiatry. Bristol: John Wright & Sons; 1974. p. 40-4.
14. Crow TJ. Molecular pathology of schizophrenia: more than one disease process? Br Med J. 1980;280 (6207):66-8.
15. American Psychiatric Association. Diagnostic and statistical manual of mental disorders: DSM-III. 3rd ed. Washington: APA; 1980.
16. American Psychiatric Association. Diagnostic and statistical manual of mental disorders: DSM-III. 3rd ed. rev. Washington: APA; 1987.
17. American Psychiatric Association. DSM-IV-TR: manual diagnóstico e estatístico de transtornos mentais. 4. ed. Porto Alegre: Artmed; 2002.
18. CID-10. Classificação de transtornos mentais e de comportamento da CID-10. Porto Alegre: Artmed; 1993.
19. World Health Organization. ICD-11 for Mortality and Morbidity Statistics (ICD-11 OMS). [Internet]. WHO: Geneva; 2019 [capturado em 13 jul. 2019]. Disponível em: https://icd.who.int/browse11/l-m/en#/http%3a%2f%2fid.who.int%2ficd%2fentity%2f1683919430.
20. Gaebel W, Reed GM. Status of psychotic disorders in ICD-11. Schizophr Bull. 2012;38(5):895-8.

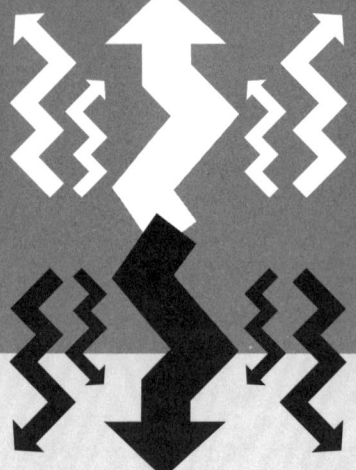

# 2

# Epidemiologia e custos da esquizofrenia

Denise Razzouk

## INTRODUÇÃO

A Organização Mundial da Saúde (OMS) estimou 21 milhões de pessoas com esquizofrenia em 2016, 90% das quais viviam em países de baixa e moderada renda.[1] A maioria dos casos estava concentrada na Ásia (70%) e África (10%).[1,2] O impacto da esquizofrenia abrange todos os setores da sociedade, não sendo restrito apenas ao indivíduo acometido e sua família. O uso de serviços custosos de saúde, a insuficiência de acesso a tratamento adequado e a exclusão econômica e social decorrente das perdas funcionais que o transtorno provoca no indivíduo constituem as principais consequências da esquizofrenia. Neste capítulo, serão abordadas as características epidemiológicas da esquizofrenia e seu impacto econômico no sistema de saúde e em outros setores da sociedade.

## EPIDEMIOLOGIA DA ESQUIZOFRENIA

### Prevalência e incidência

A prevalência da esquizofrenia varia com a região, sendo menor em países considerados menos desenvolvidos (2,62 por 1.000 habitantes) comparados com os mais desenvolvidos (3,3 por 1.000 habitantes). A média da prevalência pontual varia de 0,28[1] a 0,6%.[3] Uma revisão sistemática sobre a prevalência da esquizofrenia em 46 países encontrou medianas de 3,3 por 1.000 habitantes, variando de 1,3 a 8,2, para a prevalência no período de 1 a 12 meses, e de 4,0 por 1.000 habitantes, variando de 1,8 a 11,6, para a prevalência ao longo da vida.[3] Porém, outros estudos encontraram variações de 26 vezes na taxa de prevalência ao longo da vida: 0,06% na Tanzânia a 1,54% na Finlândia.[4] No Brasil, a prevalência da esquizofrenia varia de 0,4 a 0,8%, o que corresponde, aproximadamente, a 1,6 milhão de pessoas.[5] Alguns estudos não encontraram diferenças na prevalência entre os sexos. O surgimento da doença ocorre, em geral, na adolescência ou no início da idade adulta, com um pico de prevalência aos 40 anos, declinando substancialmente entre os mais idosos.[1] Cerca de 71% das pessoas com esquizofrenia têm idade entre 25 e 54 anos, correspondendo a 14,8 milhões de pessoas.[6] A prevalência entre os imigrantes é maior em comparação aos nativos.[3] A incidência de esquizofrenia também varia de acordo com a região, sendo a mediana de 15,2 por 100.000, variando de 7,7 a 43[7] e sendo o seu índice maior, mais precoce e mais grave em homens do que em mulheres.[3]

## Carga global da doença, mortalidade e morbidade

A média global de expectativa de vida para o indivíduo com esquizofrenia é ao redor de 65 anos. O índice anos de vida perdidos (em inglês, *years of life lost* – YLL) é de 14,5 anos, podendo alcançar quase duas décadas a menos de expectativa de vida; nos homens, essa perda é de oito anos a mais do que nas mulheres.[8] O excesso de mortalidade ocorre por suicídio, comorbidade com outras doenças físicas, excesso de uso de tabaco, sedentarismo, pouco cuidado pessoal com higiene e saúde, dificuldade de adesão ao tratamento, mas, também, pela falta de tratamento e diagnóstico precoce de doenças físicas.[9,10] Um longo período sem diagnóstico e tratamento da esquizofrenia e o uso de substâncias psicoativas são fatores de predição de mortalidade.

Em relação à morbidade, a esquizofrenia é a 15ª doença que causa mais incapacidade (anos de vida vividos com incapacidade [em inglês, *years lost due to disability* – YLD]). A carga (em inglês, *burden*) da esquizofrenia correspondeu a 12,6 milhões de anos de vida perdidos ajustados por incapacidade (em inglês, *disability-adjusted life years* – DALY) em 2017, correspondendo a 0,5% de toda a carga global de doenças (em inglês, *global burden of diseases*).[9]

## Fatores de risco e etiologia

A esquizofrenia é considerada um transtorno do neurodesenvolvimento, isto é, decorre da ação de múltiplos fatores interferindo na maturação cerebral ao longo das duas primeiras décadas de vida. Os polimorfismos genéticos sob interação ambiental estão relacionados à alteração no fator neurotrófico cerebral (em inglês, *brain-derived neurotrophic factor* – BDNF) e seu consequente impacto no desenvolvimento, diferenciação e plasticidade cerebrais.[11] Entre os fatores relacionados à sua etiologia, destacam-se o genético, o socioambiental, o local e as condições do nascimento, a saúde da mãe, o estado nutricional e o uso de substâncias psicoativas.

### Fatores relacionados à transmissão genética

A contribuição dos fatores genéticos na etiologia da esquizofrenia é claramente demonstrável.[11-13] Pessoas com um familiar de primeiro grau com esquizofrenia têm 10 a 13% de chance de desenvolver esquizofrenia. Esse risco aumenta com a semelhança genética, sendo aproximadamente de 50% entre gêmeos monozigóticos. A transmissão genética é poligênica,[12] tendo sido identificados mais de 100 *loci* nos genes relacionados à esquizofrenia, principalmente nos cromossomos 1q, 5q, 6q, 6p, 8p, 10p, 13q, 15q e 22q. Embora os estudos genéticos mostrem fortes evidências da contribuição da genética, a transmissão genética, as variantes dos polimorfismos e mutações não explicam completamente a esquizofrenia, uma vez que a interação entre o cérebro e o ambiente não está bem elucidada.[11]

### Fatores relacionados à gestação e ao puerpério

Vários fatores ligados ao período da pré-concepção até o puerpério foram evidenciados como sendo de risco maior para o desenvolvimento da esquizofrenia, tais como idade paterna avançada (acima de 45 anos); desnutrição e deficiência de folato, retinoides, vitamina D e ferro durante a gestação; infecções virais durante a gestação (influenza, rubéola, herpes, poliomielite); traumatismos de parto e hipoxia fetal.[14] A deficiência de folato e de vitaminas B6 e B12 provoca a elevação da homocisteína, que, por sua vez, estaria relacionada ao maior risco de esquizofrenia, principalmente pelo fato de comprometer os receptores glutamatérgicos.[15] A desnutrição, tanto na gestação como ao nascer, pode comprometer o desenvolvimento cerebral. O baixo peso ao nascer e outras complicações no parto também têm sido relatados como fatores de risco para esquizofrenia. Além disso, a saúde mental da mãe e fatores estressores na gestação também contribuem para uma maior permeabilidade da placenta ao cortisol, o que teria impacto na diminuição do volume cerebral e hipoxia ao nascer.[11,15] O aumento de marcadores pró-inflamatórios, como as citocinas, durante a gestação pode sugerir processos infecciosos e menor imunidade. Há estudos mostrando a relação entre o aumento das citocinas na gestação, pré-eclâmpsia e maior índice de massa corporal e esquizofrenia.[15]

### Fatores ambientais e uso de substâncias psicoativas

Outros fatores ambientais estão relacionados a risco maior, como nascer em cidades, em contraposição à zona rural; nascer no inverno (maior contaminação por influenza); ser imigrante; sofrer maus-tratos na infância; e usar substâncias psicoativas.[15]

A comorbidade entre a dependência de substâncias psicoativas e a esquizofrenia é elevada, variando entre 20 e 45%.[16] Entretanto, a relação entre os dois transtornos ainda é alvo de controvérsias. Há fortes evidências de que o uso precoce de *Cannabis* – dos 15 aos 20 anos – possa ser um fator de risco para o desenvolvimento de esquizofrenia,[17] existindo uma relação dose-dependente, além de uma vulnerabilidade genética.

## CUSTOS DA ESQUIZOFRENIA

A esquizofrenia provoca impactos econômicos tanto nos serviços de saúde, em termos de morbidade e mortalidade, quanto nos demais setores da sociedade.[18,19] Os custos totais da esquizofrenia estão relacionados, principalmente, ao tempo de internação hospitalar, a problemas com a saúde física e maior uso de serviços de saúde, ao uso de substâncias psicoativas, ao absenteísmo e desemprego, à perda de moradia e renda, à interrupção escolar, a problemas judiciais e ao impacto econômico sobre a família (Quadro 2.1).[20-22] Uma substancial parcela dos custos recai sobre os familiares, seja pela diminuição da renda familiar, seja pelo aumento dos gastos com tratamento, transporte e outros cuidados necessários.[23]

### Custos totais da esquizofrenia

Os custos totais ou custos para a sociedade (em inglês, *societal costs*) compreendem os custos indiretos (perda de produtividade, mortalidade precoce, custos para a família) e os custos diretos (para os setores da saúde e de assistência social). Entretanto, a classificação desses custos também é variável, e os componentes de custo para cada categoria podem ser diferentes, o que prejudica bastante a comparação entre os estudos. Por exemplo, na categoria custos diretos, alguns estudos incluem os custos de transporte do paciente ao serviço e de acomodação em residência terapêutica, enquanto outros podem

---

**QUADRO 2.1**

Impactos da esquizofrenia associados aos custos

**Custos indiretos**

- Interrupção na escolaridade
- Menor chance de boa qualificação profissional
- Desemprego
- Isolamento e exclusão social
- Empobrecimento
- Dependência de familiares (*out of pocket costs*)
- Dependência do Estado (moradia, benefícios sociais)
- Aposentadoria precoce
- Problemas judiciais (crimes, morte violenta, prisão, curatela)
- Mortalidade precoce

**Custos diretos**

- Maior número de comorbidades com doenças físicas
- Maior uso do sistema de saúde (público e privado)
- Maior uso de substâncias psicoativas

Fonte: Jin e colaboradores,[20] Andrew e colaboradores,[21] Mangalore e Knapp.[22]

excluir esses componentes, de acordo com a perspectiva adotada. Da mesma forma, os benefícios sociais pagos por motivo de doença são excluídos na maioria dos estudos, embora outros prefiram incluí-los de acordo com o objetivo do estudo.

Uma revisão sistemática identificou 15 estudos sobre os custos totais anuais da esquizofrenia e verificou que estes variaram de U$94 milhões em Porto Rico a U$102 bilhões nos Estados Unidos, representando 0,02 a 1,65% do produto interno bruto (PIB) de cada país.[6] Nesse estudo, os custos indiretos variaram de 50 a 85% dos custos totais da esquizofrenia. Outra revisão sobre os custos totais da esquizofrenia em 33 países europeus, em 2010, encontrou um custo total de €96 bilhões. Destes, €64 bilhões correspondiam aos custos indiretos.[24] Uma revisão sistemática dos custos da esquizofrenia na Europa verificou que os custos indiretos corresponderam, em média, a 44% dos custos totais, e o custo indireto anual por paciente variou de €119 a 69.034, dependendo da metodologia empregada para estimar os custos.[25]

Em 2015, outra revisão sistemática comparou os custos totais anuais por paciente como porcentagem do PIB *per capita* entre 14 países de alta renda em sua maioria e encontrou uma variação de 37% do PIB *per capita* na Suíça e 214% no Reino Unido.[20] Nessa revisão, os custos anuais por paciente variaram de U$5.818 na Tailândia a U$94.587 na Noruega. Estimou-se que o custo da esquizofrenia ao longo da vida pode alcançar o valor de quase 1 milhão de dólares por pessoa na Austrália.

Na Inglaterra, os custos totais anuais por paciente, em 2012, foram estimados em £60.000. Os custos indiretos da esquizofrenia correspondiam a 40% dos custos totais, e os outros 60% dos custos recaíam sobre o setor público, tendo os custos para os setores de saúde representado aproximadamente 15% dos custos totais.[21] Os custos para o setor público de saúde podem variar entre 1,5 e 3% do orçamento total de saúde, além dos custos adicionais que recaem sobre o setor judiciário e de assistência social em países de alta renda.[18] No Brasil, um estudo estimou que os custos diretos da esquizofrenia no Estado de São Paulo corresponderam a 2,2% dos gastos em saúde.[26]

## Mensuração dos custos

A metodologia empregada para a estimativa dos custos varia muito de um estudo para outro, mas não há um padrão-ouro a seguir, embora existam algumas diretrizes básicas para tais estimativas.[27,28] Do ponto de vista econômico, o cálculo de custos deve seguir a perspectiva da sociedade, isto é, computar os impactos em todos os setores, além das despesas para o sistema de saúde. Entretanto, a maioria dos estudos sobre custos e custo-efetividade medem apenas os dispêndios do sistema de saúde, porque estes são realizados para atender as exigências dos gestores de saúde.[20]

Embora a discussão da estimativa de custos não esteja do âmbito deste capítulo, é importante frisar que esses dados devem ser interpretados com cuidado e, de preferência, com atenção à heterogeneidade da metodologia usada para estimá-los, aos detalhes de cada um de seus componentes, à perspectiva do estudo e ao local em que foi realizado.[20,29]

## Custos diretos da esquizofrenia

A OMS estimou que, em países ocidentais, os custos diretos da esquizofrenia correspondiam a 1,6 a 2,6% dos gastos em saúde, representando entre 7 e 16% do PIB dos países de alta renda.[6] Os custos diretos são classificados, de modo geral, em custos médicos (relativos à assistência e ao tratamento) e custos não médicos (relacionados à oferta e ao gerenciamento do serviço de saúde).[29] A maioria dos estudos que adota a perspectiva do sistema de saúde estima apenas o consumo de serviços, exames e tratamentos realizados para calcular o custo direto por paciente, enquanto os estudos que avaliam o custo do paciente para um determinado serviço incluem os custos médicos e não médicos.

Do ponto de vista econômico, adotando-se a perspectiva da sociedade, o custo direto total do paciente engloba todo tipo de investimento para tratá-lo, ou seja, são considerados os investimentos para abertura e manutenção do serviço, aquisição de equipamentos, treinamento de recursos humanos e todo o consumo do sistema de saúde realizado pelo paciente. Neste capítulo, serão enfatizados os custos diretos médicos da esquizofrenia.

Os custos diretos médicos sofrem variações no que se refere à gravidade da doença do paciente (maior consumo de serviços), número de comorbidades, baixa adesão do paciente ao tratamento, uso de tecnologias mais custosas, tipo de medicamento, número e duração das hospitalizações.[30-32] Por exemplo, um paciente hospitalizado pode custar três vezes mais do que um não hospitalizado, da mesma forma que um paciente com um grande comprometimento em sua funcionalidade global pode custar 2,5 vezes mais do que um indivíduo com sintomas leves e boa funcionalidade.

Os custos diretos médicos da esquizofrenia também estão associados ao PIB *per capita*.[31] Os países europeus que apresentam um PIB *per capita* entre €30 mil e 40 mil têm, em média, um custo direto médico por paciente que varia entre €7 mil e 14 mil por ano.

Os custos diretos não médicos sofrem variações, principalmente quanto à estrutura do serviço: recursos humanos, variedade de atendimentos oferecidos, equipamentos, região em que está localizado e gestão.[33] Como a heterogeneidade entre os serviços e sistemas de saúde é muito grande, os estudos sobre custos diretos desconsideram os custos não médicos devido à dificuldade em se obter os dados individualizados de cada serviço, à multiplicidade de fontes financiadoras e à dificuldade de comparação entre os serviços.

Em uma revisão sistemática sobre os estudos de custos totais da esquizofrenia em 2015, verificou-se que os custos diretos médicos variaram de 13,5 a 64% dos custos totais, enquanto os custos diretos não médicos variaram de 0,3 a 18%, de acordo com a perspectiva adotada, componentes de custos incluídos, custos dos serviços e país.[20] Os custos diretos totais anuais por paciente variaram de €533 na Ucrânia a €13.704 na Holanda.[20] Enquanto os custos diretos médicos anuais por paciente variaram de U$1.445 (Tailândia) a U$60.630 (Noruega), os custos diretos não médicos variaram de U$113 (Tailândia) a U$8.327 (Estados Unidos). Em média, os custos diretos médicos em 33 países da Europa, em 2010, foram estimados em €29 bilhões, com um custo médio por paciente de €5.805.[24] Os custos foram o triplo na Alemanha e na Noruega em comparação à França.[24,31] Essa variação entre os países é esperada, na medida em que os serviços oferecidos e seus respectivos custos são diferentes.

## Custos hospitalares e de medicamentos

Entre os componentes de custos que mais afetam os custos diretos da esquizofrenia, destacam-se os custos com antipsicóticos e hospitalização. Na Tabela 2.1, pode-se observar que os custos hospitalares variam de 24 a 80% dos custos diretos totais.

Os custos hospitalares[34] são compostos pelos custos de hotelaria, isto é, os serviços e recursos para manter cada leito, e de assistência psiquiátrica, na qual são incluídos exames, medicamentos, consultas, atendimento de enfermagem e de outros profissionais da saúde.

Na esquizofrenia, as recaídas levam, com frequência, a hospitalizações, que, por sua vez, aumentam os custos diretos. O estudo Schizophrenia Outpatient Health Outcomes (SOHO) estimou o custo das recaídas da esquizofrenia em uma coorte de três anos em países europeus.[35] Os indivíduos que tiveram recaídas nesse período apresentaram o dobro de custos (£14.055 *versus* £7.417) em relação aos que não recaíram, principalmente devido às hospitalizações.

No Brasil, uma análise retrospectiva de 175 mil pacientes registrados com o diagnóstico de esquizofrenia e em uso de antipsicóticos atípicos no DATASUS mostrou que 11% foram internados em hospitais psiquiátricos no período entre 2000 e 2010, com um custo médio por paciente de U$2.482,90 ± 302,92,

### TABELA 2.1
Custos diretos devidos à hospitalização psiquiátrica

| País | Ano | % dos custos diretos devidos a custos hospitalares | Custos diretos totais *per capita* por ano |
|---|---|---|---|
| Reino Unido[22] | 2008 | 67 | £38.362 |
| Suécia[20] | 2013 | 42 | €12.242 |
| Suíça[20] | 2015 | 66 | €7.334 |
| Brasil[26,36] | 2000-2010 | < 20 | U$1.811 |
| | 2015 | 80 | R$14.709 |

30% a mais do que os que não foram hospitalizados nesse período.[36] Estimou-se que quase 90 mil pessoas com esquizofrenia sofreram recaídas no período de um ano (2011-2012), com um custo médio para a saúde pública de R$2.905,00 por recaída.[37]

O tempo médio de cada internação é de aproximadamente 30 dias (Tabela 2.2). O custo relacionado ao tempo de internação foi estimado em 38% do custo total da doença na esquizofrenia e 21% dos custos em saúde para o setor público em um estudo britânico.[21] O estudo realizado em 2015 com pacientes de longo tempo de permanência no Hospital do Juquery estimou que o custo direto médico mensal por paciente variava de R$620,33 a 1.427,33 (em média, era de R$712,00), ou seja, representava 6,3% do custo total da internação.[34] No estudo, com 174 mil pacientes em uso de antipsicóticos atípicos, o custo médio anual *per capita* foi o triplo entre aqueles que foram hospitalizados em comparação com os que não foram (U$2.482,90 ± 302,92 *versus* U$862,96 ± 160,18).[36]

### Custos dos medicamentos

Um estudo realizado em São Paulo com 110 pacientes com psicoses estimou o custo direto médico em um período de um mês em R$47.835,90; 69% eram custos com psicotrópicos, e, destes, 83% dos custos eram com antipsicóticos. Os medicamentos não psicotrópicos corresponderam a 10% dos custos de todos os medicamentos e 7% dos custos diretos. Os custos dos serviços de saúde corresponderam a 31% dos custos diretos, sendo 21% custos hospitalares e de serviços emergenciais, e 49% dos custos dos serviços foram devidos aos custos de utilização de um Centro

### TABELA 2.2
Tempo e custo médio de internação hospitalar por esquizofrenia

| | Tempo médio de internação (dias) | Custo médio diário | Custo médio mensal por internação |
|---|---|---|---|
| Minas Gerais[38] | 30,28 ± 37,45 (1-453) | R$386,57 (R$286-411,00) | R$11.713,00 |
| Estado de São Paulo, Jundiaí[34] | 12,045 ± 4,891 | R$373,39 | R$11.190,00 |
| Inglaterra[21] | 38 | £321,00 | £12.198,00 |

de Atenção Psicossocial (CAPS).[30,33] Nesse estudo, os custos diretos foram influenciados pelo número de antipsicóticos em uso diário, uso de olanzapina, localização da residência terapêutica e duração de tempo morando no local.[30] Em outro estudo brasileiro, os antipsicóticos atípicos corresponderam a 80% dos custos diretos médicos em 174 mil pacientes.[36]

## Custos indiretos da esquizofrenia

Os custos com a perda de produtividade laboral e os que recaem sobre os familiares devido aos cuidados informais representam a maior parte dos custos indiretos.[20,22,23] Os custos indiretos variam de 3 a 77% dos custos totais da esquizofrenia, dependendo da metodologia empregada, componentes de custo incluídos e país.[25] Os custos com a perda de produtividade como porcentagem do PIB variam de 8% na Austrália a 37% no Canadá, enquanto os custos com os cuidados informais variam de 1,2% na Austrália a 12,7% na Espanha.[39] Em relação aos custos totais da esquizofrenia, na Inglaterra, os custos com desemprego do paciente corresponderam a 37,7%, os custos informais, a 9%, a mortalidade precoce, a 14%, os custos judiciais, a 0,02%, e os custos com benefícios sociais, a 8,5%.[22]

O índice de desemprego entre as pessoas com esquizofrenia varia de 60 a 90%, mesmo em países de alta renda. Além disso, mais de um terço dos pacientes necessita de auxílio de um familiar para o seu cuidado diário, o que leva o cuidador informal a desistir do emprego ou ter um alto índice de absenteísmo e também a usar boa parte de seu tempo e recursos para cuidar do familiar com esquizofrenia. No Brasil, por exemplo, um estudo mostrou que 12% da renda familiar de até dois salários mínimos eram destinados aos cuidados com os familiares com esquizofrenia.[40]

## CONSIDERAÇÕES FINAIS

Embora a prevalência da esquizofrenia seja baixa, ela é altamente incapacitante para o indivíduo e muito custosa do ponto de vista econômico e familiar. O tratamento adequado e precoce pode diminuir esse custo, mas são necessárias políticas públicas de detecção precoce da doença, acesso a tratamento e políticas inclusivas e reabilitadoras.

## REFERÊNCIAS

1. Charlson FJ, Ferrari AJ, Santomauro DF, Diminic S, Stockings E, James G, et al. Global epidemiology and burden of schizophrenia: findings from the global burden of disease study 2016. Schizophr Bull. 2018;44(6):1195-203.
2. Mari JJ, Razzouk D, Thara R, Eaton J, Thornicroft G. Packages of care for schizophrenia in low- and middle-income countries. PLoS Med. 2009;6(10):e1000165.
3. Saha S, Chant D, Welham J, McGrath J. A systematic review of the prevalence of schizophrenia. PLoS Med. 2005;2(5):e141.
4. Simeone J, Ward AJ, Rotella P, Collins J, Windisch R. An evaluation of variation in published estimates of schizophrenia prevalence from 1990-2013. BMC Psychiatry. 2015;15(193).
5. Matos G, Guarniero FB, Hallak JE, Bressan RA. Schizophrenia, the forgotten disorder: the scenario in Brazil. Rev Bras Psiquiatr. 2015;37(4):269-70.
6. Chong H, Teo SL, Wu DBC, Kotirum S, Chiou C, Chayakunapruk N. Global economic burden of schizophrenia: a systematic review. Neuropsychiatric Dis Treat. 2016;12:357-73.
7. McGrath J, Saha S, Welham J, El Saadi O, MacCauley CEA. A systematic review of the incidence of schizophrenia: the distribution of rates and the influence of sex, urbanicity, migrant status and methodology. BMC Med 2004;2(13).
8. Hjorthøj C, Stürup AE, McGrath JJ, Nordentoft M. Years of potential life lost and life expectancy in schizophrenia: a systematic review and meta-analysis. Lancet. 2017;4(4):295-301.
9. He H, Liu Q, Li N, Guo L, Gao F, Bai L, et al. Trends in the incidence and DALYs of schizophrenia at the global, regional and national levels: results from the Global Burden of Disease Study 2017. Epidemiol Psychiatr Sci. 2020;29:1-11.
10. Fonseca L, Diniz E, Mendonça G, Malinowski F, Mari J, Gadelha A. Schizophrenia and COVID-19: risks and recommendations. Braz J Psychiatry. 2020;42(3):236-8.
11. Janoutová J, Janaková P, Šerý O, Zeman T, Ambroz P, Kovalová M, et al. Epidemiology and risk factors of schizophrenia. Neuro Endocrinol Lett. 2016;37(1):1-8.

12. Ayano G. Schizophrenia: a concise overview of etiology, epidemiology diagnosis and management: review of literatures. J Schizophr Res. 2016;3(2):1026.
13. Foley C, Corvin A, Nakagome S. Genetics of Schizophrenia: ready to translate? Curr Psychiatry Rep. 2017;19(9):61.
14. Opler M, Charap J, Greig A, Stein V, Polito S, Malaspina D. Environmental risk factors and schizophrenia. Int J Ment Health. 2013;42(1):23-32.
15. Brown AS, Lau FS. A review of the epidemiology of schizophrenia. In: Pletnikov MV, Waddington JL, editors. Modeling the psychopathological dimensions of schizophrenia. New York: Elsevier; 2020. p.17-30.
16. Carra G, Johnson S, Bebbington P, Angermeyer MC, Heider D, Brugha T, et al. The lifetime and past-year prevalence of dual diagnosis in people with schizophrenia across Europe: findings from the European Schizophrenia Cohort (EuroSC). Eur Arch Psychiatry Clin Neurosci. 2012;262(7):607-16.
17. Vaucher J, Keating BJ, Lasserre AM, Gan W, Lyall DM, Ward J, et al. Cannabis use and risk of schizophrenia: a Mendelian randomization study. Mol Psychiatry. 2018;23(5):1282-93.
18. Knapp M, Razzouk D. Costs of schizophrenia. Psychiatry. 2008;7(11):491-4.
19. Knapp M, Razouk D. Economic evaluation and schiophrenia. In: Kasper S, Papadimitriou G, editors. Schizophrenia: biopsychosocial and current challenges. 2nd ed. London: Informa Healthcare; 2009. p. 342-61.
20. Jin H, Mosweu I. The Societal Cost of Schizophrenia: a systematic review. PharmacoEconomics. 2017;35(1):25-42.
21. Andrew A, Knapp M, McCrone P, Parsonage M, Trachentberg M. Effective interventions in schizophrenia: the economic case. A report prepared for the Schizophrenia Commission [Internet]. London: Rethink Mental Illness; 2012 [capturado em 28 maio 2020]. Disponível em: http://eprints.lse.ac.uk/47406/7/__libfile_repository_Content_Knapp,%20M_Effective%20Interventions%20in%20schizophrenia%20the%20economic%20case_Effective%20Interventions%20in%20schizophrenia%20(LSERO).pdf.
22. Mangalore R, Knapp M. Cost of schizophrenia in England. J Ment Health Policy Econ. 2007;10(1):23-41.
23. Tarricone R, Gerzeli S, Montanelli R, Frattura L, Racagni G. Direct and indirect costs of schizophrenia in community psychiatric services in Italy: the GISIES study. Health Policy. 2000;51(1):1-18.
24. Olesen J, Gustavssonb A, Svenssond M, Wittchene H-U, Johnsson J. The economic cost of brain disorders in Europe. Eur J Neurol. 2012;19(1):155-62.
25. Fasseeh A, Nemeth B, Molnar A, Fricke FU, Horvath M, Koczian K, et al. A systematic review of the indirect costs of schizophrenia in Europe. Eur J Public Health. 2018;8(6):1043-9.
26. Leitão RJ, Ferraz MB, Chaves AC, Mari JJ. Cost of schizophrenia: direct costs and use of resources in the State of São Paulo. Rev Saúde Pública. 2006;40(2):304-9.
27. Drummond MF, Sculpher MJ, Torrance JW, O`Brien BJ, Stoddart GL. Methods for the economic evaluation of health care programmes. 3rd ed. Oxford: Oxford University; 2005.
28. Husereau D, Drummond M, Petrou S, Carswell C, Moher D, Greenberg D, et al. Consolidated Health Economic Evaluation Reporting Standards (CHEERS) – explanation and elaboration: a report of the ISPOR Health Economic Evaluation Publication Guidelines Good Reporting Practices Task Force. Value Health. 2013;16(2):231-50.
29. Razzouk D. Methods for measuring and estimating costs. In: Razzouk D, editor. Mental health economics: the costs and benefits of psychiatric care. Cham: Springer; 2017. p. 19-33.
30. Razzouk D, Kayo M, Sousa A, Gregorio G, Cogo-Moreira H, Cardoso AA, et al. The impact of antipsychotic polytherapy costs in the public health care in Sao Paulo, Brazil. PLoS One. 2015;10(4):e0124791.
31. Kovacs G, Almasi T, Millier A, Toumi M, Horvath M, Koczian K, et al. Direct healthcare cost of schizophrenia – European overview. Eur Psychiatry. 2018;48:79-92.
32. Laidi C, Prigentd A, Plasd A, Leboyer M, Fond G, Chevreuld K. Factors associated with direct health care costs in schizophrenia: results from the FACE-SZ French dataset. Eur Neuropsychopharm. 2018;28(1):24-36.
33. Razzouk D. Accommodation and health costs of deinstitutionalized people with mental illness living in residential services in Brazil. Pharmacoecon Open. 2019;3(1):31-42.
34. Siomi AB, Razouk D. Costing psychiatric hospitals and psychiatric wards. In: Razouk D, editor. Mental health economics: the costs and benefits of psychiatric care. Cham: Springer; 2017. p. 225-37.
35. Hong J, Windmeijer F, Novick D, Haro J, Rown J. The cost of relapse in patients with schizophrenia in the European SOHO (Schizophrenia Outpatient Health Outcomes) study. Prog Neuropsychopharmacol Biol Psychiatry. 2009;33(5):835-41.
36. Barbosa WB, Costa JO, de Lemos LLP, Gomes RM, de Oliveira HN, Ruas CM, et al. Costs in the treatment of schizophrenia in adults receiving atypical antipsychotics: an 11-year cohort in Brazil. Appl Health Econ Health Policy. 2018;16(5):697-709.

37. Tay-Teo K, Pezzullo L, Biselli B, Dias T, Pitito L, Guarniero F. O custo da recaída no tratamento da esquizofrenia no Brasil. J Bras Econ Saúde. 2014;6(2):102-5.
38. Rodrigues LSM. Perfil e custos de hospitalização de pacientes com esquizofrenia no Sistema Único de Saúde de Minas Gerais [dissertação]. Minas Gerais: Universidade Federal de Minas Gerais; 2015.
39. Charrier N, Chevreula K, Durand-Zaleskia I. Le coût de la schizophrénie: revue de la littérature internationale. L'Encéphale. 2013; 39(S1):S49-56.
40. Barroso S, Bandeira M, Nascimento E. Sobrecarga de familiares de pacientes psiquiátricos atendidos na rede pública. Rev Psiq Clinica. 2007;34(6):270-7.

## LEITURA RECOMENDADA

Razzouk D, Kayo M, Sousa A, Gregorio G, Cogo-Moreira H, Cardoso AA, et al. The impact of antipsychotic polytherapy costs in the public health care in Sao Paulo, Brazil. PLoS One. 2015;10(4):e0124791.

# 3
## Psicopatologia e diagnóstico da esquizofrenia

Elie Cheniaux

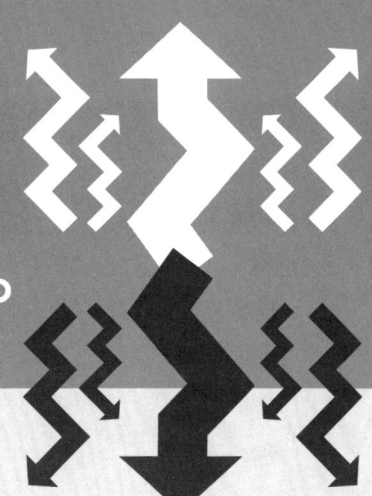

## ASPECTOS PSICOPATOLÓGICOS DA ESQUIZOFRENIA

É bastante extensa a lista de alterações psicopatológicas associadas à esquizofrenia, envolvendo praticamente todas as funções psíquicas, mas nenhuma dessas alterações é hoje em dia considerada específica, exclusiva desse transtorno mental. Do ponto de vista fenomenológico, os pacientes que recebem esse diagnóstico formam um grupo bastante heterogêneo.[1] No entanto, com base nas descrições clássicas de Kraepelin,[2] Bleuler[3] e Schneider,[4] entre outros, alguns sintomas são apontados como especialmente comuns na esquizofrenia.

Didaticamente, os sintomas da esquizofrenia podem ser divididos em dois grupos: positivos e negativos. Os positivos representam fenômenos que, em uma situação de normalidade, deveriam estar ausentes; são alterações qualitativas em relação ao normal. Eles podem ser subdivididos em dois grupos de sintomas: psicóticos e de desorganização. Os sintomas negativos, por sua vez, caracterizam-se por uma redução na expressão de funções mentais; são alterações quantitativas, para menos, em relação ao normal.[1] A classificação dos sintomas da esquizofrenia e uma lista das alterações psicopatológicas mais típicas podem ser vistas no Quadro 3.1.

## Sintomas positivos psicóticos

Os sintomas psicóticos são definidos como aqueles que representam uma grave distorção na apreensão da realidade, impedindo o indivíduo de se relacionar de forma apropriada com o meio externo. Alucinações e delírios são os principais sintomas psicóticos.[5]

Alucinação é uma alteração qualitativa da sensopercepção.[6] Consiste em uma falsa percepção, na qual o indivíduo tem uma experiência sensorial, mas o estímulo externo correspondente está ausente.[7] Na esquizofrenia, no que concerne à modalidade sensorial, alucinações visuais, somáticas (ou cinestésicas), táteis e olfativas podem ocorrer, mas as auditivas são as mais frequentes.[8] Nesse caso, o paciente, por exemplo, ouve vozes quando não há ninguém por perto falando ou que as outras pessoas não são capazes de ouvir.

Na esquizofrenia, pode haver tanto alucinações verdadeiras, cujas características são idênticas às da imagem perceptiva real, como pseudoalucinações, em que o objeto percebido não tem corporeidade e é localizado no espaço subjetivo interno. Sendo alucinações verdadeiras ou pseudoalucinações, a crítica quanto à irrealidade do fenômeno costuma estar ausente.[9]

Entre os sintomas de primeira ordem de Kurt Schneider,[4] considerados pelo psiquiatra alemão como específicos da esquizofrenia, encontram-se algumas formas especiais de vivências alucinatórias, como vozes que dialogam entre si ou que fazem comentários sobre o indivíduo; sonorização do pensamento, que consiste em se ouvir o próprio pensamento antes, durante ou depois de pensar; e sensações corporais impostas, em que o paciente sente que suas vísceras estão sendo manipuladas por uma força externa.

### QUADRO 3.1
**Alterações psicopatológicas típicas da esquizofrenia**

**Sintomas positivos**

**Psicóticos**
- Alucinação
- Delírio
- Alterações da consciência da atividade do eu:
  - Roubo do pensamento
  - Imposição do pensamento
  - Sensações corporais impostas
  - Sentimentos, impulsos ou comportamentos impostos ou controlados
- Alterações da consciência dos limites do eu:
  - Apropriação
  - Transitivismo
  - Publicação do pensamento

**De desorganização**
- Desagregação do pensamento
- Alterações da consciência da unidade do eu:
  - Dupla orientação
  - Paratimia
  - Ambitimia
  - Ambitendência
- Comportamentos bizarros ou inadequados

**Sintomas negativos**
- Embotamento afetivo
- Anedonia
- Hipobulia
- Pensamento empobrecido
- Déficit de atenção
- Isolamento social

**Outros sintomas**
- Despersonalização
- Bloqueio do pensamento
- Sinais catatônicos

O delírio – ou ideia delirante – é uma alteração do conteúdo do pensamento.[10] Segundo a definição clássica de Karl Jaspers,[11] ele consiste em um juízo patologicamente falso, de conteúdo impossível, ininfluenciável, e que se acompanha de uma convicção extraordinária. Na prática clínica, contudo, nem todas essas características estão presentes em muitas crenças que são consideradas delirantes. Nesse sentido, alguns delírios podem ter um conteúdo possível e, eventualmente, coincidirem com a realidade. Por outro lado, crenças que são incompatíveis com a realidade, mas que são compartilhadas dentro de uma mesma cultura, como os dogmas religiosos, podem não ser considerados delirantes.[10]

Na esquizofrenia, tipicamente, o delírio é bizarro, mal sistematizado, podendo ser primário ou secundário.[6] Os delírios bizarros, por definição, estão associados a um conteúdo impossível: ter morrido, possuir poderes paranormais, estar em mais de um lugar ao mesmo tempo ou ter a mente influenciada pelas ondas eletromagnéticas da televisão, por exemplo.[12] Afirma-se que, na esquizofrenia, os delírios são mal sistematizados porque faltam coerência interna, articulação e organização às ideias apresentadas pelo paciente para detalhar ou justificar a sua crença.[13] Por exemplo, o paciente acredita estar sendo perseguido, mas não é capaz de dizer de forma clara e coerente quem, como ou por que o perseguem.

Na esquizofrenia, o delírio costuma ser primário, isto é, não deriva de nenhuma outra alteração psicopatológica. Jaspers[11] cita três vivências delirantes primárias: a percepção delirante, a representação delirante e a cognição delirante. Na percepção delirante, outro sintoma de primeira ordem,[4] a uma percepção normal é atribuído um significado novo, patológico e autorreferente, o qual não possui uma relação lógica com o que é percebido. Assim, por exemplo, ao ouvir um galo cantando pela manhã, o esquizofrênico chega à conclusão de que é Jesus Cristo. Na representação delirante, diferentemente, o significado anormal é atribuído a uma recordação normal. E, por fim, na cognição – ou intuição – delirante, o juízo patológico consiste em uma revelação súbita que não está associada a nenhuma percepção ou memória.[13] Em alguns casos, contudo, o delírio na esquizofrenia pode ser secundário a uma alucinação: o indivíduo acredita que está sendo perseguido porque as "vozes" que ele ouve assim o disseram, por exemplo.[6]

Quanto ao tema, o delírio de perseguição é o mais comum na esquizofrenia.[8] O paciente julga que o seguem ou vigiam, querem prejudicá-lo, matá-lo ou estão tramando algo contra ele.[6] Por outro lado, os delírios de influência são mais típicos. Estes se caracterizam pela vivência de ter a mente ou o comportamento controlado ou influenciado por outra pessoa ou uma força externa.[10] As seguintes manifestações, incluídas entre os sintomas de primeira ordem de Schneider,[4] estão associadas a delírios de influência: roubo do pensamento; imposição do pensamento; sensações corporais impostas, já citadas; e sentimentos, impulsos ou vontades impostos ou controlados. No roubo – ou subtração – do pensamento, o indivíduo acredita que um pensamento foi retirado de sua mente por algo ou alguém de fora; na imposição – ou inserção – do pensamento, a vivência é oposta: um pensamento estranho foi colocado em sua mente, contra a sua vontade.[14]

Na esquizofrenia, são observadas com frequência alterações da consciência do eu, especialmente da consciência da atividade do eu, da consciência da identidade do eu e da consciência dos limites do eu. Quando a consciência da atividade do eu está alterada, o indivíduo se torna como que um mero observador passivo de suas vivências, as quais ele não reconhece como próprias. Assim, o que ele faz, pensa, sente ou deseja é, para ele, controlado ou imposto por outrem.[15] Ter a consciência da atividade do eu alterada implica, obrigatoriamente, apresentar um delírio de influência, já discutido antes. Por fim, apropriação, transitivismo e divulgação do pensamento são alterações da consciência dos limites do eu encontradas na esquizofrenia. Na apropriação, o que é externo é vivenciado como se fosse próprio ao indivíduo, o qual, por exemplo, pode sentir dor quando cortam o galho de uma árvore. No transitivismo ocorre o oposto, e ele atribui aos outros vivências suas. E, na divulgação – ou publicação – do pensamento, outro sintoma de primeira ordem,[4] o paciente acredita que seus pensamentos são ouvidos por todas as pessoas.[16]

## Sintomas positivos de desorganização

Os sintomas de desorganização refletem a conceituação clássica de Eugen Bleuler[3] do que seria a esquizofrenia, termo que ele criou e que significa "mente cindida". Para ele, a alteração primária desse transtorno mental seria um distúrbio das associações. Nesse sentido, os sintomas expressariam uma fragmentação ou desarmonia no que se refere à cognição, às emoções e ao comportamento.

A desagregação do pensamento – ou pensamento dissociado, descarrilado, disparatado, etc. – consiste em uma alteração da forma do pensamento,[10] e é um dos sintomas considerados por Bleuler[3] como fundamentais para o diagnóstico da esquizofrenia. Caracteriza-se pela perda do sentido lógico na associação de ideias, resultando em um discurso desorganizado, incoerente e ininteligível.[14]

Na esquizofrenia, podem ser observadas diversas alterações da consciência da unidade do eu, como a dupla orientação, a paratimia, a ambitimia e a ambitendência. Na dupla orientação autopsíquica, o indivíduo acredita ser duas pessoas ao mesmo tempo, enquanto, na dupla orientação alopsíquica, a crença é de estar em dois lugares ao mesmo tempo ou vivendo em duas épocas.[11] Um fenômeno análogo consiste na vivência de ter o corpo ou a mente divididos em duas ou mais partes. Um paciente esquizofrênico, por exemplo, perguntado se estava bem, respondeu: "O meu lado direito está feliz, mas o esquerdo está triste".[6]

A paratimia e a ambitimia são alterações do conteúdo da afetividade. A paratimia representa uma inadequação da expressão afetiva, que está em desacordo com o que é verbalizado ou com a situação corrente. Assim, por exemplo, o esquizofrênico diz que está triste, embora esteja sorrindo. Esse fenômeno expressa uma desarmonia entre a afetividade e o pensamento.[9,10] A ambitimia – ou ambivalência afetiva –, outro sintoma fundamental de Bleuler,[3] caracteriza-se pela ocorrência de sentimentos opostos, de mesma intensidade, em relação ao mesmo objeto e ao mesmo tempo.[13] A ambitendência, por sua vez, corresponde analogamente à ambitimia na conação. Caracteriza-se por uma incapacidade para decidir, em função da ocorrência de impulsos opostos, que são simultâneos e igualmente intensos.[17]

### Sintomas negativos

Os sintomas negativos da esquizofrenia são aqueles que expressam um empobrecimento ou perda de funções mentais. É basicamente a presença deles o que caracteriza a deterioração psíquica observada na evolução desse transtorno mental, conforme a descrição de Kraepelin.[2] Tais características dos sintomas negativos justificam por que a esquizofrenia foi relacionada às demências, e, inicialmente, designada como demência precoce.

Entre os sintomas negativos da esquizofrenia, podem ser listados embotamento afetivo, anedonia e hipobulia (alterações afetivo-volitivas), pensamento empobrecido e déficit de atenção (alterações cognitivas). O embotamento afetivo se caracteriza por uma diminuição da capacidade de experimentar e expressar afetos e está relacionado diretamente a um dos sintomas fundamentais de Bleuler:[3] alteração da afetividade. A anedonia, por sua vez, é a perda da capacidade de sentir prazer e representa um aspecto especial dentro do contexto do embotamento afetivo.[10] Já a hipobulia pode ser definida como uma diminuição global da conação. Caracteriza-se por desinteresse, desânimo, isolamento social, falta de iniciativa e de espontaneidade.[17]

O pensamento do esquizofrênico é tipicamente empobrecido, ou seja, seu discurso é concreto e pobre em conceitos abstratos, metáforas e analogias.[10] Na esquizofrenia, a atenção costuma estar prejudicada, havendo dificuldades tanto para se concentrar como para desviar o foco da atenção. Outros aspectos cognitivos, como a memória de trabalho e as funções executivas, em geral também estão alterados.[18]

### Outros sintomas comuns na esquizofrenia

Comumente a pessoa com esquizofrenia apresenta um fenômeno conhecido como despersonalização, uma alteração da consciência da identidade do eu que consiste no sentimento de estranheza em relação a si próprio. O indivíduo tem a vivência de ter sofrido uma significativa transformação, de que seu corpo ou sua personalidade já não são mais os mesmos.[19]

No bloqueio do pensamento – ou interrupção do curso do pensamento –, o esquizofrênico, de forma súbita e aparentemente imotivada, para de falar, podendo não completar uma frase ou mesmo uma palavra. O paciente tem a vivência de que o fluxo do seu pensamento cessou ou se rompeu, o que muitas vezes se acompanha do fenômeno do roubo do pensamento.[3]

Embora a catatonia tenha sido classificada por Kraepelin[2] como uma forma de esquizofrenia – de demência precoce, para ser exato –, hoje em dia ela é considerada uma síndrome independente, que pode ser encontrada em diversos transtornos mentais, especialmente transtornos do humor.[20] Entre os sinais catatônicos observados na esquizofrenia, estão negativismo e obediência automática (alterações da conação), flexibilidade cérea, estereotipias, maneirismos, fenômenos em eco, agitação e estupor (alterações da psicomotricidade).

O negativismo consiste em uma resistência aparentemente imotivada e incompreensível às demandas das outras pessoas. O paciente se recusa a fazer o que lhe é solicitado (negativismo passivo) ou faz exatamente o oposto (negativismo ativo).[13] Na obediência automática, acontece o contrário: ele atende de imediato, sem qualquer reflexão ou elaboração, a qualquer solicitação, por mais absurda ou prejudicial que seja.[17] Na flexibilidade cérea, o corpo do paciente é amoldável como se fosse de cera. Um segmento dele – um membro, a cabeça ou o tronco – é colocado em determinada posição pelo examinador e esta é passivamente mantida por bastante tempo, por mais desconfortável que seja para o paciente.[10]

As estereotipias são atos motores sem finalidade ou sentido aparente que se repetem da mesma forma e frequentemente. Expressam-se por meio de gestos, movimentos, posições, busca por determinado lugar ou emissão de certas palavras ou frases (estereotipia verbal ou verbigeração).[13] Maneirismos são gestos, expressões faciais ou verbalizações reconhecidos como extravagantes, artificiais, afetados ou estilizados.[21] Entre os fenômenos em eco estão a ecopraxia – repetição automática e despropositada de ação motora de outra pessoa –, a ecomimia – uma forma especial de ecopraxia, restrita à expressão facial – e a ecolalia – na qual o que é repetido é a fala do outro. A agitação psicomotora na esquizofrenia costuma ser despropositada, caótica, desorganizada e independente dos estímulos externos. Por fim, no estupor – ou acinesia – há abolição dos movimentos voluntários. O paciente fica restrito ao leito, em mutismo e alheio ao ambiente, apresentando uma estereotipia postural, além de recusa alimentar e incontinência urinária e fecal. Quando o estupor se acompanha de rigidez muscular e resistência aos movimentos passivos, é chamado de catalepsia.[13]

## O DIAGNÓSTICO DA ESQUIZOFRENIA

### Os critérios diagnósticos do DSM-5

Os critérios para o diagnóstico da esquizofrenia da quinta edição do *Manual diagnóstico e estatístico de transtornos mentais* (DSM-5)[22] são apresentados no Quadro 3.2. Com relação à sintomatologia, têm que estar presentes, por no mínimo um mês, pelo menos dois sintomas de uma lista de cinco, e pelo menos um deles deve ser delírio, alucinação ou desorganização do discurso. É obrigatório que haja um prejuízo significativo na vida sócio-ocupacional e que a duração mínima seja de seis meses, incluindo não apenas o período de sintomas positivos, mas também períodos prodrômicos ou residuais. Além disso, para que possa ser formulado o diagnóstico de esquizofrenia, devem ser afastadas as hipóteses de transtorno depressivo, transtorno bipolar, transtorno esquizoafetivo, transtorno mental relacionado a substância e doença não psiquiátrica, como será abordado adiante.

Com relação ao diagnóstico de esquizofrenia, algumas importantes mudanças foram feitas do DSM-IV-TR[23] para o DSM-5. No DSM-IV-TR, se houvesse um delírio bizarro ou alucinações auditivas caracterizadas por vozes falando entre si ou fazendo comentários sobre o indivíduo, apenas um sintoma – e não dois, como no DSM-5 – seria suficiente para se preencher o critério A. Ou seja, no DSM-5, foi retirada a ênfase nos sintomas schneiderianos. Além disso, no DSM-IV-TR, não era obrigatório que houvesse pelo menos um sintoma positivo (delírio, alucinação ou discurso desorganizado). Por fim, no DSM-5 foram eliminados os subtipos de esquizofrenia paranoide, desorganizada, catatônica, etc.[24]

Os critérios diagnósticos para esquizofrenia na *Classificação estatística internacional de doenças e problemas relacionados à saúde* (CID-10)[25] são significativamente diferentes dos do DSM-IV-TR e do DSM-5: não se exige a presença de prejuízo sócio-ocupacional; a duração mínima requerida é de apenas um mês, não sendo considerados períodos prodrômicos ou residuais; são destacados os sintomas de primeira ordem de Schneider; e a esquizofrenia é classificada em subtipos, tendo sido incluídos, entre eles, esquizofrenia simples e depressão pós-psicótica.[26] Na CID-11 – ainda não em vigor –, em consonância com a

> **QUADRO 3.2**
>
> **Critérios para diagnóstico de esquizofrenia, segundo o DSM-5**
>
> A. Dois (ou mais) dos itens a seguir, cada um presente por uma quantidade significativa de tempo durante um período de um mês (ou menos, se tratados com sucesso). Pelo menos um deles deve ser (1), (2) ou (3):
>
> 1. Delírios.
> 2. Alucinações.
> 3. Discurso desorganizado.
> 4. Comportamento grosseiramente desorganizado ou catatônico.
> 5. Sintomas negativos (i.e., expressão emocional diminuída ou avolia).
>
> B. Por período significativo de tempo desde o aparecimento da perturbação, o nível de funcionamento em uma ou mais áreas importantes do funcionamento, como trabalho, relações interpessoais ou autocuidado, está acentuadamente abaixo do nível alcançado antes do início (ou, quando o início se dá na infância ou na adolescência, incapacidade de atingir o nível esperado de funcionamento interpessoal, acadêmico ou profissional).
>
> C. Sinais contínuos de perturbação persistem durante, pelo menos, seis meses. Esse período de seis meses deve incluir no mínimo um mês de sintomas (ou menos, se tratados com sucesso) que precisam satisfazer ao Critério A (i.e., sintomas da fase ativa) e pode incluir períodos de sintomas prodrômicos ou residuais. Durante esses períodos prodrômicos ou residuais, os sinais da perturbação podem ser manifestados apenas por sintomas negativos ou por dois ou mais sintomas listados no Critério A presentes em uma forma atenuada (p. ex., crenças esquisitas, experiências perceptivas incomuns).
>
> D. Transtorno esquizoafetivo e transtorno depressivo ou transtorno bipolar com características psicóticas são descartados porque 1) não ocorreram episódios depressivos maiores ou maníacos concomitantemente com os sintomas da fase ativa, ou 2) se episódios de humor ocorreram durante os sintomas da fase ativa, sua duração total foi breve em relação aos períodos ativo e residual da doença.
>
> E. A perturbação não pode ser atribuída aos efeitos fisiológicos de uma substância (p. ex., droga de abuso, medicamento) ou a outra condição médica.
>
> F. Se há história de transtorno do espectro autista ou de um transtorno da comunicação iniciado na infância, o diagnóstico adicional de esquizofrenia é realizado somente se delírios ou alucinações proeminentes, além dos demais sintomas exigidos de esquizofrenia, estão também presentes por pelo menos um mês (ou menos, se tratados com sucesso).

Fonte: American Psychiatric Association.[22]

CID-10, mas em contraste com o DSM-5, vivências de passividade, controle ou influência, que são sintomas schneiderianos, são apontados como cardinais na esquizofrenia.[27]

## Diagnóstico diferencial

A esquizofrenia constitui uma condição médica primária ou idiopática; isto é, embora se conheçam diversos fatores etiológicos relacionados a ela (como os genéticos, os bioquímicos, etc.), a sua verdadeira causa é desconhecida. Em outras palavras, não se consegue identificar uma doença sistêmica ou cerebral ou uma substância exógena que por si só possa explicar o surgimento dos sintomas. Assim, o diagnóstico da esquizofrenia é eminentemente clínico, não podendo ser formulado ou confirmado por meio de exames laboratoriais. Nesse sentido, a história patológica pregressa, o exame físico e eventuais exames complementares são importantes para descartar outras possíveis causas dos sintomas psicóticos. Assim, por exemplo, delírios podem ocorrer na epilepsia do lobo temporal e na intoxicação por cocaína ou anfetamina; e alucinações podem estar associadas ao uso de alucinógenos, digitálicos, antiarrítmicos, cimetidina ou penicilina, e ainda a alcoolismo, crises epilépticas focais, etc.

## O CONCEITO DE ESQUIZOFRENIA

Na verdade, não há um conceito único de esquizofrenia. Para mencionar apenas os autores clássicos, Kraepelin[2] enfatizava o curso deteriorante e progressivo; Bleuler,[3] a divisão da mente; e Schneider,[4] as alterações da consciência do eu. Diferentes conceitos implicam diferentes critérios para o diagnóstico desse transtorno mental. Nesse sentido, um mesmo paciente poderia receber o diagnóstico de esquizofrenia de acordo com os critérios de Bleuler, mas não se adequar aos de Schneider; ou, alternativamente, ser esquizofrênico segundo a CID-10, mas não pelo DSM-5, ou vice-versa.[28]

Em ambientes de pesquisa em psiquiatria clínica, o sistema classificatório mais utilizado é o da American Psychiatric Association. A definição de esquizofrenia no DSM-5 parte do princípio de que não há alterações exclusivas nesse transtorno mental e, assim, ignora a riqueza das descrições clássicas dos grandes autores. Consequentemente, a caracterização da esquizofrenia no DSM-5 parece bastante inespecífica, e, não havendo uma síndrome afetiva proeminente ou duradoura, qualquer quadro com sintomas positivos que seja primário e crônico e acarrete um prejuízo sócio-ocupacional significativo receberá o diagnóstico de esquizofrenia.[22]

## REFERÊNCIAS

1. Andreasen NC. Symptoms of schizophrenia: methods, meanings, and mechanisms. Arch Gen Psychiatry. 1995;52(5):341-51.
2. Kraepelin E. Psychiatrie: ein lehrbuch. 8th ed. Leipzig: Barth; 1913.
3. Bleuler E. Psiquiatria. 15. ed. Rio de Janeiro: Guanabara Koogan; 1985.
4. Schneider K. Primäre und sekundäre symptome beider schizophrenie. Fortschr Neurol Psychiatr. 1957;25:487-90.
5. Landeira-Fernandez J, Cheniaux E. Cinema e loucura: conhecendo os transtornos mentais através dos filmes. Porto Alegre: Artmed; 2010.
6. Cheniaux E. Manual de psicopatologia. 5. ed. Rio de Janeiro: Guanabara Koogan; 2015.
7. Sims A. Sintomas da mente: introdução à psicopatologia descritiva. 2. ed. Porto Alegre: Artmed; 2001.
8. Andreasen NC. The diagnosis of schizophrenia. Schizophr Bull. 1987;13(1):9-22.
9. Alonso-Fernández F. Fundamentos de la psiquiatria actual. 3. ed. Madrid: Paz Montalvo; 1976.
10. Dalgalarrondo P. Psicopatologia e semiologia dos transtornos mentais. 3. ed. Porto Alegre: Artmed; 2019.
11. Jaspers K. Psicopatologia geral. Rio de Janeiro: Atheneu; 1987.
12. Sedler MJ. Understanding delusions. Psychiatr Clin North Am. 1995;18(2):251-62.
13. Nobre-de-Melo AL. Psiquiatria. 3. ed. Rio de Janeiro: Guanabara Koogan; 1981.
14. Bastos O. Distúrbios esquizofrênicos. J Bras Psiquiatr. 1987;36(6):307-11.
15. Cabaleiro-Goas M. Temas psiquiatricos: algunas cuestiones psicopatologicas generales. Madrid: Paz Montalvo; 1966.
16. Pio-Abreu JL. Introdução à psicopatologia compreensiva. 2. ed. Lisboa: Fundação Calouste Gulbenkian; 1997.
17. Sá LSM de. Fundamentos de psicopatologia: bases do exame psíquico. Rio de Janeiro: Atheneu; 1988.
18. Bowie CR, Harvey PD. Cognition in schizophrenia: impairments, determinants, and functional importance. Psychiatr Clin North Am. 2005;28(3):613-33, 626.
19. Scharfetter C. Introdução à psicopatologia geral. 2. ed. Lisboa: Climepsi; 1999.
20. Nunes ALS, Cheniaux E. Síndrome catatônica: características clínicas e status nosológico. In: Rodrigues A, Streb L, Daker M, Serpa Jr O, editores. Psicopatologia conceitual. São Paulo: Roca; 2012.
21. Paim I. Curso de psicopatologia. 11. ed. São Paulo: Pedagógica e Universitária; 1998.
22. American Psychiatric Association. Manual diagnóstico e estatístico de transtornos mentais: DSM-5. 5. ed. Porto Alegre: Artmed; 2015.
23. American Psychiatric Association. Manual diagnóstico e estatístico de transtornos mentais: DSM-IV-TR. 4th ed. Porto Alegre: Artmed; 2002.
24. Tandon R, Gaebel W, Barch DM, Bustillo J, Gur RE, Heckers S, et al. Definition and description of schizophrenia in the DSM-5. Schizophr Res. 2013;150(1):3-10.
25. Organização Mundial da Saúde. Classificação de transtornos mentais e de comportamento da CID-10: descrições clínicas e diretrizes diagnósticas. Porto Alegre: Artmed; 1993.
26. Razzouk D, Shirakawa I. A evolução dos critérios diagnósticos da esquizofrenia. In: Shirakawa I, Chaves A, Mari J, editores. O desafio da esquizofrenia. São Paulo: Lemos;1998.

27. Heinz A, Voss M, Lawrie SM, Mishara A, Bauer M, Gallinat J, et al. Shall we really say goodbye to first rank symptoms?. European Psychiatry. 2016;37:8-13.
28. Cheniaux E, Landeira-Fernandez J, Versiani M. The diagnoses of schizophrenia, schizoaffective disorder, bipolar disorder and unipolar depression: interrater reliability and congruence between DSM-IV and ICD-10. Psychopathology. 2009;42(5):293-8.

# 4

# Neurobiologia da esquizofrenia

Luccas Soares Coutinho
Cíntia Lopes Dias
Simão Kagan
Ary Gadelha

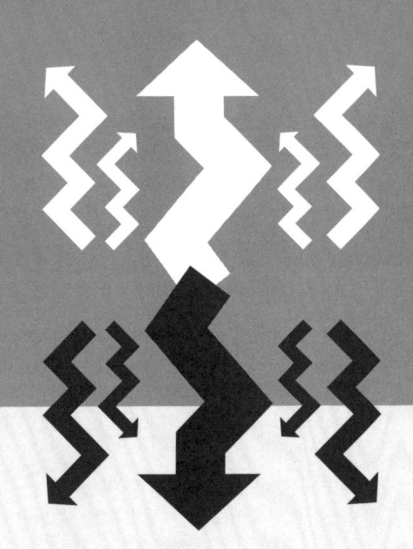

## INTRODUÇÃO

O conceito clínico de esquizofrenia, pelo menos na forma como é conhecido hoje, confunde-se com a compreensão da neurobiologia desse transtorno. Emil Kraepelin, no final do século XIX, reuniu entidades clínicas já descritas, como paranoia, catatonia e hebefrenia, em uma única categoria, a *dementia praecox*. O termo traduzia a hipótese de que as perdas observadas, centrais para a visão kraepeliniana de uma doença de má evolução, representariam um processo similar ao da demência de Alzheimer. Embora já descartada à época, a perspectiva de a esquizofrenia ser uma doença degenerativa ainda persiste, mesmo com uma compreensão fisiopatológica atual do transtorno distinta.

Entender melhor a neurobiologia amplia a capacidade de observação do clínico, permite maior clareza nas decisões e, no caso da esquizofrenia, possibilita outra perspectiva da doença.

Ao longo do capítulo serão apresentadas as principais teorias fisiopatológicas sobre a esquizofrenia, buscando relacioná-las com aspectos clínicos e da resposta ao tratamento.

## TEORIAS DE NEUROTRANSMISSORES

### Dopamina

No início da década de 1950, a clorpromazina se mostrou a primeira medicação eficaz para o controle de sintomas psicóticos em pacientes com esquizofrenia e transtorno bipolar. Posteriormente, na década de 1960, Arvid Carlsson comprovou em estudos com ratos a redução da neurotransmissão dopaminérgica com o uso da clorpromazina e do haloperidol.[1] Na década de 1970, foi identificado que a potência dos antipsicóticos estava diretamente relacionada à sua afinidade pelos receptores de dopamina.[2] Observou-se ainda que os antipsicóticos eram capazes de inibir a ativação comportamental e os movimentos estereotipados em roedores sob o efeito de anfetaminas, drogas que aumentam a disponibilidade de dopamina na fenda sináptica.[3] Esses dados levaram ao aprofundamento da investigação do sistema dopaminérgico e de sua relação com os sintomas e resposta ao tratamento.

## Sistema dopaminérgico e ação dos antipsicóticos

Os receptores dopaminérgicos são divididos em duas famílias:

1. Família de receptores D1 (D1 e D5): é expressa no estriado e é o principal tipo de receptor de dopamina no córtex cerebral e no hipocampo.
2. Família de receptores D2 (D2, D3 e D4): é expressa em maior densidade no estriado, mas também no córtex cerebral, na amígdala e no hipocampo.

Seeman e colaboradores, em 1976, demonstraram que a família D2 é o principal alvo de ação terapêutica dos antipsicóticos para sintomas positivos.[1]

São descritas cinco vias dopaminérgicas, cada uma delas relacionada a diferentes aspectos da esquizofrenia e/ou efeitos colaterais dos antipsicóticos (Figura 4.1).

1. Via mesolímbica. Projeta-se da área tegmental ventral do mesencéfalo para o núcleo *accumbens*, envolvendo a sensação de prazer, de euforia intensa produzida por uso abusivo de substâncias psicoativas, bem como delírios e alucinações da psicose. Apresenta uma alta concentração de receptores D2 e D3, sendo um dos principais sítios de ação do bloqueio D2 dos antipsicóticos.
2. Via mesocortical. É projetada da área tegmental ventral do mesencéfalo, enviando axônios para áreas do córtex pré-frontal, onde podem desempenhar um papel na

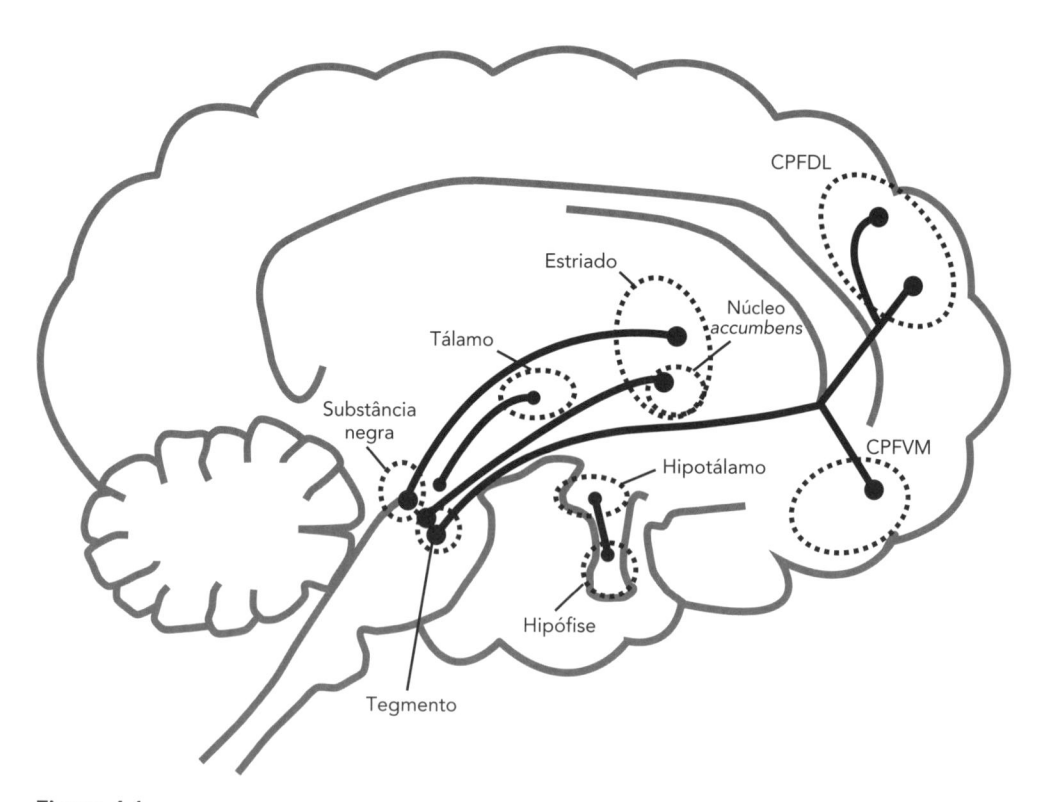

**Figura 4.1**
Vias dopaminérgicas e principais regiões encefálicas.
Fonte: Adaptada de Stahl.[4]

mediação dos sintomas cognitivos (córtex pré-frontal dorsolateral – CPFDL) e sintomas afetivos (córtex pré-frontal ventromedial – CPFVM) da esquizofrenia.
3. Via nigroestriatal. Projeta-se da substância negra para os núcleos da base ou o estriado, faz parte do sistema nervoso extrapiramidal e controla a função motora e o movimento. O bloqueio dos receptores D2 nessa via pode culminar nos sintomas extrapiramidais comumente observados durante o uso de antipsicóticos, conforme maior for a afinidade do fármaco ao bloqueio deste receptor.
4. Via túbero-infundibular. Projetada do hipotálamo para a adeno-hipófise, controla a secreção de prolactina. O bloqueio de receptores D2 nessa via se associa ao aumento da liberação desse hormônio. A adeno-hipófise está fora da proteção da barreira hematoencefálica. Assim, medicamentos como risperidona e amissulprida, que apresentam maior dificuldade em ultrapassar essa barreira e têm maiores níveis circulantes, podem induzir aumentos mais pronunciados da prolactina.
5. Via incerto-hipotalâmica. Surge de múltiplos locais, como substância cinzenta central, parte ventral do mesencéfalo, núcleos hipotalâmicos e núcleo parabraquial lateral, e projeta-se para o tálamo. Sua função atualmente não está bem elucidada.[4]

### Evolução da teoria dopaminérgica

A primeira formulação da teoria dopaminérgica, descrita por Arvid Carlsson na década de 1960, sugeria que a esquizofrenia fosse causada por um aumento do nível cerebral de dopamina. Essa teoria, no entanto, falha em explicar os sintomas negativos e cognitivos da doença, assim como achados de níveis discrepantes de dopamina em diferentes regiões do cérebro.[2]

Uma segunda formulação foi proposta por Davis e colaboradores em 1991, os quais sugeriram uma teoria regional: o aumento de níveis de dopamina na via mesolímbica e sua redução no córtex pré-frontal. Essa teoria explica melhor os sintomas negativos[2] e a diferença entre antipsicóticos de primeira e segunda gerações, que teriam afinidades diferentes por receptores dopaminérgicos nessas regiões. Ainda assim, algumas lacunas permaneceram.

Por fim, a formulação mais recente, sugerida por Howes e Kapur,[2] aponta uma desregulação da liberação de dopamina, afetando o processo de saliência, que é a capacidade de atribuir relevância à percepção de um estímulo. A alteração da saliência levaria à criação de significados para justificar o sinal de alerta originado na percepção fora do contexto. Essa teoria se adapta melhor aos achados de alteração do sistema dopaminérgico na esquizofrenia, levando em consideração a interação entre aspectos biológicos e o ambiente.[2]

Mesmo assim, sintomas cognitivos e o início da doença somente ao final da adolescência não são bem explicados pela teoria dopaminérgica. Considera-se hoje que a alteração dopaminérgica não seja apenas a causa ou o início dos processos biológicos, mas sim uma via final comum (*the wind of psychotic fire*).[5]

### Serotonina

A associação da esquizofrenia com a atividade serotoninérgica cerebral foi formulada ainda na década de 1950, pois diversas substâncias alucinógenas, como por exemplo o LSD, atuam elevando níveis de serotonina (por intermédio do antagonismo de receptores serotoninérgicos) e induzindo sintomas como desrealização, despersonalização e alucinações visuais.[3]

O interesse pelo sistema serotoninérgico ressurgiu com a ascensão dos antipsicóticos atípicos, visto que o perfil de ação farmacológica destes estaria associado à relação existente entre o bloqueio dos receptores 5-HT2A proporcionalmente aos receptores D2. Quanto maior esta proporção, maior o perfil de atipicidade do fármaco antipsicótico, como, por exemplo, a clozapina.[6]

No entanto, antipsicóticos típicos, como a loxapina e a clorpromazina, apresentam alto grau de ocupação do receptor 5-HT2A, comparáveis aos atípicos. Por outro lado, alguns antipsicóticos atípicos já alcançam a ocupação máxima de receptores 5-HT2 em doses, mesmo sem alcançar sua maior potência antipsicótica.[3] Por último, a amissulprida é um antipsicótico atípico que não tem afinidade pelo receptor 5-HT2. Esses dados indicam uma participação da serotonina, mas não com um papel central para as alterações neurobiológicas encontradas na esquizofrenia.

## Glutamato

Parte da disfunção cognitiva na esquizofrenia pode estar relacionada a um complexo neurotransmissor diferente, o sistema do receptor N-metil-D-aspartato (NMDAr)/glutamato.[7]

Hipotetizou-se que alterações na função NMDAr, situada nos neurônios corticais glutamatérgicos primários e secundários, constituem o principal déficit subjacente à esquizofrenia. O mau funcionamento do NMDAr, por sua vez, acarreta uma menor efetividade dos interneurônios do ácido gama-aminobutírico (GABA). Essa menor ativação GABAérgica proporciona inibição insuficiente dos neurônios glutamatérgicos secundários, permitindo que eles disparem com mais frequência, porém com menos sincronia, causando diretamente o disparo excessivo de neurônios dopaminérgicos na via mesolímbica.[8]

Antagonistas dos receptores NMDA, como a cetamina e a fenciclidina, podem causar anormalidades psicóticas e cognitivas remanescentes da esquizofrenia, assim como sintomas negativos.[9,10] A infusão intravenosa de cetamina em indivíduos saudáveis induz delírios, desorganização, ilusões visuais e auditivas e um estado amotivacional marcado por embotamento afetivo, isolamento e retardo psicomotor. Os sintomas psicóticos são menos frequentes em crianças do que em adultos, sugerindo uma dependência da idade semelhante para a ação dos antagonistas NMDA e o início da esquizofrenia.[11]

A administração crônica de fenciclidina reduz o *turnover* de dopamina no córtex frontal e aumenta a liberação de dopamina em regiões subcorticais, particularmente no núcleo *accumbens*. Esta e outras evidências demonstram a interligação dos sistemas glutamatérgico e dopaminérgico, deixando claro que são conceitos complementares na compreensão da patogênese da esquizofrenia.[3]

Além disso, o tratamento da esquizofrenia com D-serina, glicina e sarcosina, que modulam os receptores NMDA, em associação com antipsicóticos, possui benefício terapêutico, principalmente no que diz respeito a sintomas cognitivos e negativos.[12] Assim, a hipofunção do receptor NMDA, possivelmente em interneurônios críticos do GABA, pode contribuir para a fisiopatologia da esquizofrenia.[10]

## Outros neurotransmissores

### Adenosina

A adenosina e o sistema de sinalização purinérgico têm ação modulatória sobre os sistemas glutamatérgico e dopaminérgico, além de outros sistemas de neurotransmissores.[3,13]

A ativação dos receptores purinérgicos A1 pré-sinápticos inibe a liberação de glutamato, e a dos pós-sinápticos reduz a função dos receptores NMDA. Além disso, os receptores purinérgicos A2A e D2 localizados nos neurônios GABAérgicos do estriado e do globo pálido são funcionalmente antagônicos.[13]

Foi sugerida a hipótese de que complicações pré e perinatais, associadas a uma liberação excessiva de adenosina, poderiam induzir alterações cerebrais primárias. Esses eventos levariam a um déficit inibitório da adenosina por meio de uma perda parcial de receptores A2A que pode emergir como controle reduzido da atividade da dopamina e aumento da vulnerabilidade à ação excitotóxica do glutamato no cérebro maduro,[13] estando relacionado com alargamento ventricular, alterações difusas das substâncias branca e cinzenta e redução do volume axonal.[3,14]

Enquanto agentes agonistas purinérgicos, como o dipiridamol e o alopurinol, melhoram sintomas da esquizofrenia em monoterapia ou como adjuvantes do haloperidol, agentes antagonistas purinérgicos, como a cafeína, aumentam algumas medidas de psicopatologia (ansiedade-depressão, ativação de euforia, retardo de abstinência) em pacientes esquizofrênicos.[13]

### Dinorfina/KORs

Os receptores opioides Kappa (KORs) desempenham um papel crítico na modulação da liberação de dopamina, serotonina e glutamato no sistema nervoso central. A dinorfina é um neurotransmissor peptídico processado a partir de seu precursor da prodinorfina e é o ligante endógeno dos KORs.[15]

Os KORs estão presentes nos axônios pré-sinápticos das vias de dopamina mesolímbica e nigroestriatal, onde regulam negativamente a liberação de dopamina e representam um mecanismo importante para manter a homeostase da plasticidade sináptica da dopamina. Além disso, a ativação dos KORs nos neurônios de projeção de dopamina mesocortical na área tegmental ventral inibe a liberação de dopamina no córtex pré-frontal medial, o que poderia ter implicação no déficit cortical de dopamina observado em pacientes com esquizofrenia, com uma possível repercussão nos sintomas cognitivos.[16,17] Os KORs também modulam a neurotransmissão de glutamato na área tegmental ventral e em diversas regiões do cérebro que foram implicadas na patologia da esquizofrenia, incluindo hipocampo, *locus coeruleus*, hipotálamo e amígdala.[16]

Alguns estudos demonstraram uma resposta rápida e intensa no tratamento de sintomas positivos e negativos com fármacos antagonistas dos receptores opioides em grupos de pacientes portadores de esquizofrenia. No entanto, por ser um distúrbio heterogêneo, é possível que a desregulação da dinorfina/KORs possa ser significativa somente em um subconjunto de pacientes.[16]

## TEORIA DA INFLAMAÇÃO

O aumento do *status* pró-inflamatório do cérebro na esquizofrenia foi proposto por Stevens (1982) ao observar sinais inflamatórios em amostras de cérebro *post mortem* de pacientes com a doença.[18] Há evidências da associação de preexistência de doenças autoimunes e infecções pré/perinatais com o risco aumentado de esquizofrenia.[18]

A ativação imune de células microgliais durante o neurodesenvolvimento contribui para déficits no processo de diferenciação das células progenitoras, resultando em falhas funcionais na maturação dos oligodendrócitos e astrócitos.[19] Observa-se que essa ativação imune está relacionada ao aumento de marcadores MHC (*major histocompatibility complex*) em indivíduos com esquizofrenia.[19]

Durante esse processo, as células microgliais ativadas abandonam sua função neurotrófica e produzem substâncias neurotóxicas, como radicais livres e citocinas pró-inflamatórias, principalmente interleucina 6 (IL-6) e fator de necrose tumoral α (TNF-α), resultando em maior dano neuronal, possível disfunção cognitiva e perda de volume cerebral,[18] além de hipomielinização e comprometimento da substância branca.[20] As alterações inflamatórias da micróglia também contribuem para altos níveis de glutamato[18] e estão relacionadas ao aumento da atividade dopaminérgica mesolímbica.[20]

## TEORIA DA DESCONECTIVIDADE

O conceito de organização funcional do cérebro a partir da conectividade de múltiplas redes neuronais é difundido e pesquisado há mais de cinco décadas nos diversos campos das neurociências.[20,21] Na psiquiatria, problemas na conectividade da circuitaria dessas redes foram inicialmente estudados em modelos animais e posteriormente apontados como possíveis desencadeadores de diversos transtornos mentais – incluindo a esquizofrenia.[22]

Nesse contexto, surge, em meados da década de 1990, a teoria da desconectividade da esquizofrenia.[23-25] Foi sugerido um modelo teórico que permite a vinculação de dois aspectos etiológicos importantes: a fisiologia sináptica da esquizofrenia e alterações na migração neuronal.[24]

Com o advento da neuroimagem funcional, passou-se a visualizar e monitorar, ainda que com limitações, o funcionamento *in vivo* das redes de neurotransmissão humanas e relacioná-lo diretamente a comportamentos cada vez mais complexos.[26] As técnicas de imagem e de análise por *machine learning* serviram de base para uma compreensão bayesiana do funcionamento do encéfalo, sugerindo que este funciona a fim de gerar predições, como na computação.[27,28]

Seguindo as premissas da estatística bayesiana, de aprendizado a partir de experiências prévias, nosso encéfalo geraria hipóteses ou fantasias que seriam testadas frente a evidências sensoriais.[29-32] Essa concepção permite que o cérebro seja interpretado como um órgão "codificado" para realizar inferências sobre o mundo a partir das entradas sensoriais. Essas inferências têm como finalidade minimizar possíveis erros de interpretação da realidade, e são realizadas a partir de processamentos em estruturas neurofisiológicas hierárquicas modulados pelas sensações e crenças previamente estabelecidas e codificadas.[24]

Dessa forma, sendo a esquizofrenia uma doença que afeta o cérebro, e este sendo um órgão inferencial, a psicopatologia da doença deve se manifestar com falhas nesse processo inferencial.[33-35] A fim de testar tal hipótese, foram realizados estudos de imagem por ressonância magnética funcional, e verificadas falhas no processamento sensorial neurofisiológico hierárquico de pacientes com esquizofrenia.[24]

Na esquizofrenia, as inferências são prioritariamente realizadas pelas estruturas hierárquicas superiores. Isso levaria a uma constante falha na modulação de atribuição de confiança às evidências sensoriais ou às experiências prévias. É como se na esquizofrenia a percepção sensorial fosse sempre uma surpresa, já que não há inferência prévia confiável.[24]

Esse fenômeno pode explicar, por exemplo, a geração de falsas inferências, que seria a causa dos delírios e das alucinações,[33-35] e a rigidez característica dos delírios da esquizofrenia, que seria decorrente da baixa utilização das expectativas prévias e da alta utilização do processamento de nível superior no estabelecimento das crenças, entre outros sintomas e aspectos característicos da doença.

## FATORES DE RISCO DO DESENVOLVIMENTO DA ESQUIZOFRENIA

Os fatores envolvidos no desenvolvimento da esquizofrenia podem ser diferenciados entre genéticos e ambientais, ou mesmo entre modificáveis (como abuso de substâncias) e não modificáveis (como eventos pré-natais e perinatais).

### Fatores genéticos

Estudos que avaliaram a concordância da esquizofrenia entre gêmeos monozigóticos e dizigóticos (assim como outros estudos familiares) mostraram que a doença é, de fato, altamente hereditária, com estimativas de herdabilidade ao redor de 80%.[36] Ela está, na maioria dos casos, associada a muitas – talvez milhares de – variantes genéticas comuns na população e com pequenas contribuições isoladas no risco total.[36] Algumas variantes raras foram também associadas com a doença e apresentam maiores efeito em seu risco em comparação com as variantes comuns, como é o caso de perda de função do gene *SETD1*, deleções em *NRXN1* e mutações em *RBM12*.[36]

### Fatores ambientais

**Eventos pré-natais e perinatais:** complicações na vida fetal e no nascimento estão associadas a risco aumentado de desenvolver esquizofrenia. Presume-se que esses fatores de risco em fases iniciais da vida tenham um efeito na conectividade neural do cérebro em desenvolvimento.[18]

**Idade paterna:** homens com maior idade possuem maior chance de ter um filho portador de esquizofrenia em comparação com aqueles de menor idade.[18,37] Evidências apontam que uma personalidade esquizotípica possa favorecer um casamento mais tardio, porém uma teoria alternativa seria de que homens com mais idade possam apresentar maior risco de mutações em mitoses que envolvam a produção de espermatozoides.[18]

**Ambiente urbano:** a esquizofrenia apresenta maior incidência em pessoas nascidas e criadas em áreas urbanas em comparação às nascidas e criadas em áreas rurais,[18] com risco relativo de aproximadamente 2 a 4 vezes maior para as nascidas em áreas urbanas.[37]

**Migração:** foi demonstrada maior incidência de esquizofrenia entre muitos grupos de migrantes em comparação àqueles que não apresentam história de migração pessoal ou familiar.[18]

**Abuso de *Cannabis*:** uma série de estudos prospectivos mostrou que jovens que fazem uso abusivo de *Cannabis* têm risco aumentado (entre 2 e 25 vezes) de desenvolver a doença, sendo essa relação dose-dependente.[18,37,38] O uso de *Cannabis* na adolescência foi apontado como possível indutor de início de esquizofrenia até 2,7 anos antes do que naqueles sem história de uso da substância.[38] É possível que indivíduos em fase pré-mórbida de esquizofrenia estejam respondendo a sintomas iniciais leves da doença por meio do uso de substâncias ou que a *Cannabis* precipite, ou mesmo cause, um episódio de esquizofrenia.[37]

**Adversidades sociais:** diversas adversidades na infância, incluindo abusos físicos e sexuais, maus-tratos e *bullying*, são associadas com maior risco de posterior esquizofrenia.[18,38]

**Quociente de inteligência (QI):** menor nível pré-mórbido de QI é apontado como um possível fator de vulnerabilidade, mas a associação entre esses dois fatores necessita maiores investigações.[38]

**Desnutrição materna:** a teoria mais difundida para explicar a associação entre desnutrição materna antes e durante a gestação e posterior desenvolvimento de esquizofrenia aponta para uma deficiência de micronutrientes, como vitamina D, ferro e folato.[38]

**Estação do nascimento:** o achado de que indivíduos com esquizofrenia nascem mais durante o inverno foi replicado diversas vezes. Possíveis explicações incluem maior incidência de infecções respiratórias na mãe (gripe) e desnutrição materna nesse período.[18,37]

## TEORIA DO NEURODESENVOLVIMENTO

Seguindo os dados dos fatores de risco e de imagem, foi proposta, de forma independente, a hipótese de que a esquizofrenia seria uma doença do neurodesenvolvimento.[36,39] Haveria uma interação entre fatores genéticos e ambientais que levaria a uma trajetória de desenvolvimento alterado, propiciando não somente o início dos sintomas psicóticos, mas a sua manutenção.[36]

Essa perspectiva levou à busca por preditores clínicos pré-mórbidos da doença. Em 1996, Yung e McGorry[40] propuseram o conceito de pródromo, um conjunto de síndromes clínicas que indicariam a evolução inexorável para a esquizofrenia. No entanto, como as síndromes propostas não permitem uma predição tão exata, hoje usa-se a nomenclatura *clinical high risk* (alto risco clínico). A síndrome mais estudada e que representa o maior número de casos identificados é a de sintomas positivos atenuados, na qual o indivíduo apresenta, por exemplo, uma crença de estar sendo perseguido, que causa sofrimento e afeta o seu comportamento, mas sobre a qual consegue ainda ter certa crítica. Assim, distingue-se do delírio pela sua intensidade menor. Por fim, a teoria do neurodesenvolvimento não nega que possa haver processos degenerativos associados à esquizofrenia, mas tão somente os reposiciona.[41] De fato, estudos sugerem que a perda de substância cinzenta encontrada na doença ocorre, principalmente, nos primeiros anos após o primeiro episódio psicótico.[41,42] Parece haver aumento nos níveis de biomarcadores associados a estresse oxidativo e resposta pró-inflamatória. Por outro lado, o tratamento e a remissão dos sintomas parecem se associar à redução dessa resposta "tóxica", sendo, assim, protetores em relação a perdas posteriores. Ressalta-se, desse modo, o papel fundamental do tratamento precoce como um possível modificador da trajetória da doença, enquanto um maior tempo psicótico aumentaria o risco de perdas funcionais e estruturais do cérebro.

## CONSIDERAÇÕES FINAIS

Neste capítulo, foram apresentadas as principais teorias sobre as causas da esquizofrenia, uma doença complexa e desafiadora. Mais precisamente, trata-se de uma síndrome clínica que possivelmente engloba diferentes processos fisiopatológicos, que levam a alterações comportamentais distintas, mas com elementos em comum, ainda que com variações: idade de início, sintomas positivos, sintomas negativos e persistência.

Espera-se que, com esse resumo, seja possível informar o clínico, dando maior clareza para a abordagem psicoeducativa com os pacientes e embasamento para decisões no dia a dia.

## REFERÊNCIAS

1. Hyman SE, Cohen JD. Transtornos do pensamento e da volição: a esquizofrenia. In: Kandel ER, Schwartz JH, Jessel TM, Siegelbaum SA, Hudspeth AJ. Princípios de neurociências. 5. ed. Porto Alegre: AMGH; 2014. p. 1211-21.
2. Howes OD, Kapur S. The dopamine hypothesis of schizophrenia: version III--the final common pathway. Schizophr Bull. 2009;35(3):549-62.
3. Araripe Neto AGDA, Bressan RA, Busatto Filho G. Fisiopatologia da esquizofrenia: aspectos atuais. Rev Psiq Clin. 2007;34(Supl. 2):198-203.
4. Stahl SM. Psicofarmacologia: bases neurocientíficas e aplicações práticas. 4. ed. Rio de Janeiro: Guanabara Koogan; 2017.
5. Laruelle M, Abi-Dargham A. Dopamine as the wind of the psychotic fire: new evidence from brain imaging studies. J Psychopharmacol. 1999;13(4):358-71.
6. Meltzer HY. Update on typical and atypical antipsychotic drugs. Annu Rev Med. 2013;64:393-406.
7. Anticevic A, Gancsos M, Murray JD, Repovs G, Driesen NR, Ennis DJ, et al. NMDA receptor function in large-scale anticorrelated neural systems with implications for cognition and schizophrenia. Proc Natl Acad Sci U S A. 2012;109(41):16720-5.
8. Schwartz TL, Sachdeva S, Stahl SM. Genetic data supporting the NMDA glutamate receptor hypothesis for schizophrenia. Curr Pharm Des. 2012;18(12):1580-92.
9. Krystal JH, Anand A, Moghaddam B. Effects of NMDA receptor antagonists: implications for the pathophysiology of schizophrenia. 2002;59(7):663-4.
10. Coyle JT. Glutamate and schizophrenia: beyond the dopamine hypothesis. Cell Mol Neurobiol. 2006;26(4-6):365-84.
11. Bressan RA, Pilowsky LS. Glutamatergic hypothesis of schizophrenia. Rev Bras Psiquiatr. 2003;25(3):177-83.
12. Ross CA, Margolis RL, Reading SAJ, Pletnikov M, Coyle JT. Neurobiology of schizophrenia. Neuron. 2006;52(1):139-53.
13. Burnstock G, Krügel U, Abbracchio MP, Illes P. Purinergic signalling: from normal behaviour to pathological brain function. Prog Neurobiol. 2011;95(2):229-74.
14. Lara DR, Dall'Igna OP, Ghisolfi ES, Brunstein MG. Involvement of adenosine in the neurobiology of schizophrenia and its therapeutic implications. Prog Neuropsychopharmacol Biol Psychiatry. 2006;30(4):617-29.
15. Chavkin C, James IF, Goldstein A. Dynorphin is a specific endogenous ligand of the kappa opioid receptor. Science. 1982;215(4531):413-5.
16. Clark SD, Abi-Dargham A. The role of dynorphin and the kappa opioid receptor in the symptomatology of schizophrenia: a review of the evidence. Biol Psychiatry. 2019;86(7):502-11.
17. Margolis EB, Lock H, Chefer VI, Shippenberg TS, Hjelmstad GO, Fields HL. Kappa opioids selectively control dopaminergic neurons projec-

ting to the prefrontal cortex. Proc Natl Acad Sci U S A. 2006;103(8):2938-42.
18. Kahn RS, Sommer IE. The neurobiology and treatment of first-episode schizophrenia. Mol Psychiatry. 2015;20(1):84-97.
19. Dietz AG, Goldman SA, Nedergaard M. Glial cells in schizophrenia: a unified hypothesis. Lancet Psychiatry. 2020;7(3):272-81.
20. Hollingworth T, Berry M. Network analysis of dendritic fields of pyramidal cells in neocortex and Purkinje cells in the cerebellum of the rat. Philos Trans R Soc Londo B Biol Sci. 1975;270(906):227-64.
21. Pandya DN, Yeterian EH. Proposed neural circuitry for spatial memory in the primate brain. Neuropsychologia. 1984;22(2):109-22.
22. Goodman R. Neuronal misconnections and psychiatric disorder. Is there a link? Br J Psychiatry. 1989;154:292-9.
23. Friston KJ. Schizophrenia and the disconnection hypothesis. Acta Psychiatr Scand Suppl. 1999;395:68-79.
24. Friston K, Brown HR, Siemerkus J, Stephan KE. The dysconnection hypothesis (2016). Schizophr Res. 2016;176(2-3):83-94.
25. Stephan KE, Baldeweg T, Friston KJ. Synaptic plasticity and dysconnection in schizophrenia. Biol Psychiatry. 2006;59(10):929-39.
26. Glover GH. Overview of functional magnetic resonance imaging. Neurosurg Clin N Am. 2011;22(2):133-9.
27. Khosla M, Jamison K, Ngo GH, Kuceyeski A, Sabuncu MR. Machine learning in resting-state fMRI analysis. Magn Reson Imaging. 2019;64:101-21.
28. Nielsen AN, Barch DM, Petersen SE, Schlaggar BL, Greene DJ. Machine learning with neuroimaging: evaluating its applications in psychiatry. Biol Psychiatry Cogn Neurosci Neuroimaging. 2019;S2451-9022(19)30304-0.
29. Clark A. Whatever next? Predictive brains, situated agents, and the future of cognitive science. Behav Brain Sci. 2013;36(3):181-204.
30. Dayan P, Hinton GE, Neal RM, Zemel RS. The Helmholtz machine. Neural Comput. 1995;7(5):889-904.
31. Friston K, Kilner J, Harrison L. A free energy principle for the brain. J Physiol Paris. 2006;100(1-3):70-87.
32. Lee TS, Mumford D. Hierarchical Bayesian inference in the visual cortex. J Opt Soc Am A Opt Image Sci Vis. 2003;20(7):1434-48.
33. Corlett PR, Honey GD, Krystal JH, Fletcher PC. Glutamatergic model psychoses: prediction error, learning, and inference. Neuropsychopharmacol Off Publ Am Coll Neuropsychopharmacol. 2011;36(1):294-315.
34. Fletcher PC, Frith CD. Perceiving is believing: a Bayesian approach to explaining the positive symptoms of schizophrenia. Nat Rev Neurosci. 2009;10(1):48-58.
35. Powers 3rd AR, Gancsos MG, Finn ES, Morgan PT, Corlett PR, Corlett P. Ketamine-Induced Hallucinations HHS public access. Psychopathology. 2015;48(6):376-85.
36. Birnbaum R, Weinberger DR. Genetic insights into the neurodevelopmental origins of schizophrenia. Nat Rev Neurocience. 2017;18(12):727-40.
37. Messias E, Chen C-Y, Eaton WW. Epidemiology of schizophrenia: review of findings and myths. Psychiatr Clin North Am. 2007;30(3):323-38.
38. Davis J, Eyre H, Jacka FN, Dodd S, Dean O, Debnath M, et al. A review of vulnerability and risks for schizophrenia: beyond the two hit hypothesis. Neurosci Biobehav Rev. 2016;65:185-94.
39. Murray RM, Lewis SW. Is Schizophrenia a neurodevelopmental disorder? Br Med J. 1987;295(6600):681-2.
40. Yung AR, McGorry PD. The prodromal phase of first-episode psychosis: past and current conceptualizations. Schizophr Bull. 1996;22(2):353-70.
41. Gupta S, Kulhara P. What is schizophrenia: a neurodevelopmental or neurodegenerative disorder or a combination of both? A critical analysis. Indian J Psychiatry. 2010;52(1):21-7.
42. Dietsche B, Kircher T, Falkenberg I. Structural brain changes in schizophrenia at different stages of the illness: a selective review of longitudinal magnetic resonance imaging studies. Aust N Z J Psychiatry. 2017;51(5):500-8.

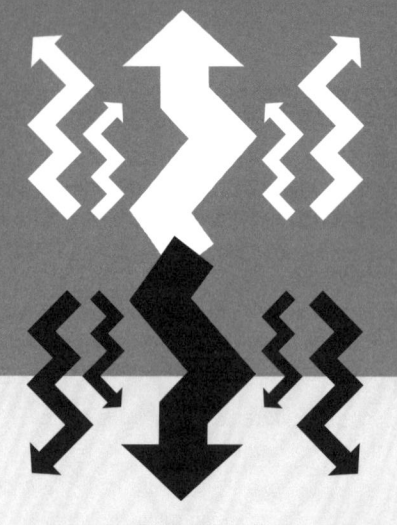

# 5
# Modelos animais de esquizofrenia

Alexandra Ioppi Zugno
Aline Santos Monte
Danielle S. Macedo
João Quevedo

## INTRODUÇÃO

Os modelos animais são ferramentas essenciais para o entendimento de transtornos psiquiátricos. Contudo, muitas vezes a complexidade desses transtornos, bem como a multiplicidade de fatores biológicos, não podem ser reproduzidas na realidade dos animais, havendo, consequentemente, certa dificuldade para se obter um modelo animal que contemple todos os aspectos do transtorno. Mais especificamente, na esquizofrenia, alterações de linguagem e pensamento, consideradas achados cruciais para o diagnóstico, são impossíveis de acessar em animais. No entanto, comportamento, cognição e semelhanças bioquímicas podem ser facilmente reproduzidos, o que justifica o uso de tais modelos.[1]

Para um modelo animal ser considerado bom, devem ser observadas três vertentes de validade: validade de face, que mimetiza os sintomas do transtorno; validade de constructo, que avalia a habilidade do modelo em reproduzir alguns aspectos fisiopatológicos da doença; e validade preditiva, que tem como objetivo avaliar se os medicamentos clássicos usados no tratamento do transtorno previnem e/ou revertem as alterações comportamentais e neuroquímicas induzidas no animal.

Especificamente na esquizofrenia, quando se usa um modelo animal, alguns achados são esperados, tais como alterações comportamentais e neuroquímicas, que incluem início na fase adulta jovem; perda da conectividade e da função hipocampal e cortical; desregulação do sistema dopaminérgico; hipofunção glutamatérgica cortical; vulnerabilidade ao estresse; pouca interação social; e déficit cognitivo.[2]

Ao longo dos últimos 30 anos, mais de 50 modelos animais de esquizofrenia foram descritos. Na sua maioria, concentram-se na alteração dos sistemas dopaminérgico e glutamatérgico, mas, apesar de importantes achados na esquizofrenia, tais modelos apresentam limitações quanto à fisiopatologia do transtorno, aos déficits cognitivos e à alteração de outros sistemas de neurotransmissores.[3]

## PRINCIPAIS MODELOS ANIMAIS UTILIZADOS NO ESTUDO DA ESQUIZOFRENIA

Na presente seção, serão mostrados os modelos animais mais utilizados, bem como aqueles com mais altos níveis de validade para o estudo da esquizofrenia. Vale destacar que nem todos os modelos animais aqui mostrados contemplam todos os níveis de validade condizentes com um modelo robusto para o estudo da esquizofrenia.

## Modelos farmacológicos

Modelos farmacológicos baseiam-se nas evidências de que certas substâncias que são capazes de induzir um quadro psicótico em humanos também produzem alterações semelhantes em roedores. Nos modelos farmacológicos, as alterações causadas pelo uso da substância indutora do modelo são revertidas por antipsicóticos utilizados no tratamento da esquizofrenia em humanos, o que mostra a validade preditiva desses modelos.

### Modelo induzido por anfetamina

A primeira hipótese formulada para explicar a esquizofrenia baseia-se na hiperfunção do sistema dopaminérgico mesolímbico. Na tentativa de simular esse estado hiperdopaminérgico, o modelo animal farmacológico induzido por anfetamina foi o primeiro a ser desenvolvido. A anfetamina é uma droga psicotrópica cujo mecanismo de ação envolve o aumento nos níveis cerebrais de dopamina. A administração repetida de anfetamina em roedores induz sensibilidade persistente dos receptores dopaminérgicos, causando sintomas esquizofreniformes tipo positivos, que se manifestam na forma de hiperatividade locomotora e movimentos estereotipados, além do comprometimento cognitivo para a realização de tarefas dependentes do córtex pré-frontal, uma área cerebral envolvida no processamento de funções como memória de trabalho, comportamento social e julgamento. O tratamento prévio dos animais com antipsicóticos como clozapina ou haloperidol impede essa sensibilização, além de atenuar o prejuízo induzido por anfetamina na atenção, o que mostra a validade preditiva deste modelo.

No entanto, a esquizofrenia não é um transtorno que se limita a um único neurotransmissor. Assim, a anfetamina não induz alterações significativas no comportamento social em roedores, o que se correlaciona com a falha dessa substância em imitar sintomas negativos de esquizofrenia em humanos. Além disso, o tratamento animal com anfetamina parece não causar sintomas cognitivos dependentes do hipocampo, limitando o uso deste modelo animal para o estudo da esquizofrenia.[2,4]

### Modelo induzido por antagonistas do receptor glutamatérgico N-metil-D-aspartato (NMDA)

A hipótese de que a neurotransmissão glutamatérgica é interrompida na esquizofrenia teve início nos anos 1950, quando foi evidenciado que doses subanestésicas de fenciclidina e cetamina, ambas antagonistas do receptor NMDA, eram capazes de produzir efeitos psicóticos em humanos. Enquanto a administração repetida de agonistas dopaminérgicos pode replicar de forma mais eficaz apenas os sintomas psicóticos da esquizofrenia, conforme mencionado, a administração repetida de antagonistas do receptor NMDA é capaz de induzir alterações comportamentais semelhantes aos sintomas positivos, negativos e cognitivos da esquizofrenia.[5,6] Sugere-se, portanto, que o tratamento de animais com doses moderadas de antagonistas de receptores NMDA representa um modelo mais completo de esquizofrenia quando comparado ao modelo induzido por anfetamina.

Apesar de nenhum modelo animal mimetizar totalmente os sintomas da esquizofrenia, a administração repetida de antagonistas dos receptores NMDA, como fenciclidina (PCP), cetamina e dizocilpina (MK-801), produz um perfil comportamental complexo, relacionado aos efeitos tóxicos dessas substâncias em humanos. Essas drogas induzem disfunção motora, hiperlocomoção, comportamentos estereotipados, déficit de inibição pré-pulso e inibição latente, além de prejuízos nas funções cognitivas e interações sociais.[7] Vale destacar que a administração aguda da cetamina, por exemplo, induz um quadro de hiperlocomoção, simulando apenas os sintomas positivos da doença, enquanto a administração repetida dessa substância causa déficit de interação social e memória de trabalho, simulando, respectivamente, os sintomas negativos e cognitivos da esquizofrenia. Portanto, o modelo de administração repetida de cetamina apresenta maior robustez.

Muitos dos sintomas tipo-esquizofrenia induzidos pela administração única ou crônica de tais compostos podem ser amenizados pelo tratamento com medicamentos antipsicóticos, como clozapina, olanzapina e quetiapina, fortalecendo, assim, as semelhanças entre os achados em animais e pacientes com esquizofrenia.[8] Esses achados levaram à hipótese de que a hipofunção de receptores NMDA contribui para muitos dos déficits observados na esquizofrenia.

Sugere-se que a função alterada dos receptores NMDA resulte em liberação excessiva de glutamato e acetilcolina no córtex cerebral e, consequentemente, na ativação dos circuitos dopaminérgicos mesolímbicos. Como o glutamato é o principal neurotransmissor excitatório cerebral dos mamíferos, sua liberação excessiva promove um aumento na atividade dos neurônios excitatórios. O glutamato também controla vias inibitórias, por meio da ativação de receptores NMDA em interneurônios GABAérgicos e monoaminérgicos. Como consequência, a desinibição das principais vias excitatórias glutamatérgicas causa hiperestimulação secundária de neurônios corticolímbicos primários, resultando na manifestação de sintomas semelhantes à esquizofrenia.[7]

Em geral, o modelo animal induzido por antagonista NMDA tem várias vantagens sobre outros modelos farmacológicos de esquizofrenia, como a possibilidade de manutenção de um paralelo entre ensaios pré-clínicos e clínicos, visto que esse modelo tem sido usado em humanos, o que é especialmente útil na pesquisa translacional em esquizofrenia.[9]

Assim, os antagonistas do receptor NMDA têm sido empregados como modelo animal útil para imitar comportamentos e anormalidades celulares associadas à esquizofrenia, com forte validade de face, preditiva e com um potencial crescente de validade de constructo.[8] No entanto, a correlação entre o antagonista NMDA e seus efeitos psicotomiméticos não está totalmente elucidada, pois sabe-se que esses compostos interagem com múltiplos receptores e canais no sistema nervoso central.

## Modelo de lesão

O modelo de lesão hipocampal neonatal foi descrito pela primeira vez por Barbara Lipska e Weinberger em 1993.[10] O modelo envolve procedimento cirúrgico na primeira semana de vida de ratos, comparável ao terceiro trimestre da gestação humana. Alterações comportamentais, moleculares e fisiológicas semelhantes às encontradas na esquizofrenia foram descritas.[10]

O protocolo para a realização desse procedimento foi detalhadamente descrito por Brady[1] e consiste em uma preparação pré-cirúrgica nos animais com sete dias de vida, cirurgia estereotáxica em aparato específico para roedores, canulação na região hipocampal e infusão de 30 nL/hemisfério de ácido ibotênico (10 µg/µL). Animais submetidos a esse modelo apresentam alterações comportamentais tipo-esquizofrenia que compreendem baixa interação social, agressividade, danos na memória, hiperlocomoção e deficiência de inibição por pré-pulso. Quanto às alterações biológicas, são observados achados como sensibilidade aumentada ao estresse e a agonistas dopaminérgicos e antagonistas glutamatérgicos. Curiosamente, os achados são, em sua maioria, observados após a adolescência, e alguns são revertidos pelo tratamento com antipsicóticos, mostrando, portanto, a validade preditiva do modelo.[1,2]

Recentemente, Bachevalier[11] relatou que macacos submetidos ao modelo de lesão hipocampal no período neonatal apresentaram alteração na memória, mas também na regulação emocional, relacionando isso com alteração do estímulo do eixo hipotálamo-hipófise-adrenal (HHA), em especial níveis diminuídos quando comparados aos controles no período da manhã.

No momento atual, há uma importante discussão sobre a validade de constructo do modelo animal por lesão hipocampal ventral, visto que não existem evidências clínicas da presença de lesão na etiologia da esquizofrenia.

## Modelos genéticos

A herdabilidade da esquizofrenia já foi claramente estabelecida por estudos genéticos familiares. Os avanços em tecnologias moleculares capazes de manipular o genoma dos roedores tornaram os modelos animais genéticos uma das primeiras escolhas para a maioria das doenças genéticas humanas.[12] Por meio de abordagens direcionadas a genes, os estudos moleculares podem colaborar na descoberta de efeitos neurobiológicos de genes e sugerir como esses efeitos atuam no comportamento. Os principais modelos animais genéticos de esquizofrenia são os baseados em polimorfismos dos genes *DISC1* (*disrupted in schizophrenia 1*), *NRG1* (neuregulina 1), prolina desidrogenase (*PRODH*), disbindina (*DTNBP1*) e relina (*RELN*).[13]

### Modelo transgênico para DISC1

O gene *DISC1* foi identificado pela primeira vez como gene de suscetibilidade para esquizofrenia em uma família escocesa, na qual foi encontrado interrompido devido a uma translocação equilibrada entre cromossomos.[12] Desde então, evidências mostraram que o gene *DISC1* desempenha um papel essencial no neurodesenvolvimento pré e pós-natal, na sinaptogênese, plasticidade sináptica e migração neuronal.[13] Assim, acredita-se que esse gene é um importante fator de vulnerabilidade para esquizofrenia e outros transtornos mentais em diversas populações.[14]

Os animais transgênicos para *DISC1* apresentam diversas alterações comportamentais que simulam parcialmente os sintomas da esquizofrenia, como hiperlocomoção, diminuição da interação social, déficit de inibição pré-pulso e inibição latente, os quais foram atenuados pela administração de antipsicóticos, como haloperidol e clozapina. Também foi identificado prejuízo na memória de trabalho de camundongos *knockout* para o gene *DISC1*, provavelmente devido a desorganização e plasticidade sináptica neuronal prejudicada. Foram observadas mudanças estruturais cerebrais em camundongos mutantes para *DISC1*, como redução do volume do córtex pré-frontal, alargamento de ventrículos e arborização dendrítica neuronal diminuída, o que vai ao encontro de estudos realizados em humanos esquizofrênicos.[13]

### Animal knockout para NRG1 (neuregulina 1)

O gene *NRG1* foi originalmente identificado como um gene de suscetibilidade para esquizofrenia em uma população islandesa. Esse gene desempenha papéis importantes no desenvolvimento cerebral, incluindo sinaptogênese, migração neuronal, interações glia-neurônio, mielinização e sinalização glutamatérgica em diferentes estágios do neurodesenvolvimento.[12,13]

Anormalidades comportamentais foram observadas em camundongos com deleção de uma das isoformas de *NRG1*, como hiperlocomoção e déficit de inibição pré-pulso, sendo o primeiro sintoma revertido pela administração de clozapina.[12] Além disso, camundongos *knockout* para *NRG1* mostraram redução da interação social e aumento da agressividade.[14] Análises moleculares do receptor NMDA em camundongos *knockout* para *NRG1* mostraram uma diminuição da expressão desses receptores e hipofosforilação. Tais anormalidades foram revertidas pelo tratamento com clozapina.[13]

### Animal transgênico para prolina desidrogenase (PRODH)

O *PRODH* foi proposto como um gene de suscetibilidade para esquizofrenia com base em estudos genéticos que o localizaram no cromossomo 22, especificamente no lócus 22q11.2, uma região na qual uma microdeleção está altamente associada a transtornos psiquiátricos, incluindo esquizofrenia.[12] A diminuição da atividade do *PRODH* pode perturbar a função neuronal, pois a própria prolina pode funcionar como um modulador direto da transmissão glutamatérgica no cérebro, o que pode explicar os sintomas psicóticos observados nos pacientes. A deleção de *PRODH* por mutação em camundongos promove déficit na inibição pré-pulso e na memória associativa, mas não aumenta a atividade locomotora e não prejudica a memória de trabalho.[12] Camundongos com deficiência de *PRODH* apresentam anormalidades de neurotransmissores nas vias GABAérgicas, glutamatérgicas e dopaminérgicas.[15] Curiosamente, esses animais apresentaram maior expressão de catecol-O-metiltransferase (COMT), o que foi interpretado como uma resposta compensatória à sinalização dopaminérgica aprimorada no córtex pré-frontal.[16]

### Animal transgênico para disbindina (DTNBP1)

A disbindina (*dystrobrevin binding protein 1 – DTNBP1*), outro gene implicado no aumento da suscetibilidade à esquizofrenia, foi identificada a partir de um estudo de mapeamento genético associado à clínica em famílias irlandesas. Esse gene regula a biogênese e a exocitose vesicular, além do tráfego de neurotransmissores sinápticos.[14] Uma espécie de camundongo, chamada de *Sandy*, tem deleção natural do gene *DTNBP1*, sendo, portanto, usada como modelo genético de esquizofrenia.[17] Esses animais mostraram aumento da atividade locomotora espontânea, déficit na inibição pré-pulso, redução da interação social, prejuízo no reconhecimento de objetos e perda da memória de trabalho e espacial.[14,17] Os estudos sugerem que a mutação no gene desses camundongos afeta várias funções biológicas, incluindo desregulação das transmissões dopaminérgicas, glutamatérgicas e GABAérgicas, assim como acontece na esquizofrenia.[17]

### Animal transgênico para relina

Relina é uma glicoproteína de matriz extracelular que regula os processos de migração e posicionamento neuronal, estando envolvida na formação sináptica e plasticidade e desenvolvimento cerebral.[14] Camundongos *reeler* são mutantes com deleção natural do gene relina, por isso têm sido usados como um modelo genético de esquizofrenia.[12] Esses animais apresentaram déficits na inibição pré-pulso e memória de trabalho, além de redução da atividade locomotora espontânea, a qual foi revertida com o tratamento usando olanzapina.[12,14] Os camundongos *reeler*, no entanto, não têm anormalidades no comportamento relacionado à interação social. Os camundongos mutantes para relina mostram anormalidades que se assemelham a alterações patológicas relatadas em pacientes esquizofrênicos, como aumento na densidade neuronal por área e redução da densidade de espinhos dendríticos.[12]

Em princípio, a manipulação genética oferece vantagens sobre os modelos farmacológicos, pois é mais seletiva em seus alvos moleculares. Entretanto, a aplicação de modelos genéticos animais em transtornos psiquiátricos está em um estágio inicial, e muitas variáveis dessa abordagem não foram exploradas. Além disso, os estudos familiares de esquizofrenia mostraram que os efeitos neurobiológicos causados por alterações genéticas são limitados para explicar os sintomas heterogêneos complexos da esquizofrenia.

## Modelos neurodesenvolvimentais/comportamentais

O desenvolvimento adequado da placenta durante a gravidez é determinado pela condição nutricional materna e tem um efeito crucial na saúde do feto, uma vez que a placenta representa o elo entre as circulações materno-fetais, sendo fundamental para a nutrição e oxigenação fetal.[18] A gravidez representa um período de maior exigência metabólica, e a ingestão de micronutrientes nessa fase é de suma importância, porém, muitas vezes, inadequada. Durante a gestação, a rápida taxa de proliferação celular materna e fetal está associada a uma necessidade maior de micronutrientes, em particular de vitaminas do complexo B. Por esse motivo, no período gestacional, algumas mulheres tornam-se suscetíveis a deficiências de nutrientes, devido à necessidade de fornecer um aporte nutricional adequado para o bebê, o que pode impactar sua saúde e, de modo especial, o próprio feto.[19]

Por outro lado, a infecção pré-natal por vírus ou bactéria e, consequentemente, a ativação imune materna (AIM) contribuem para alterações na neurogênese e mielinização fetal, e estão diretamente envolvidas na patogênese de transtornos neurodesenvolvimentais na prole, em especial a esquizofrenia e o autismo.[20,21]

### Malnutrição pré-natal

A desnutrição é um dos maiores problemas de saúde pública mundial. Dados da Organização das Nações Unidas para Alimentação e Agricultura (FAO)[22] mostram que mais de 820 milhões de pessoas em todo o mundo passam fome, sendo a África o continente mais afetado. Além de doenças diretamente relacionadas à desnutrição, como raquitismo, deficiência de vitaminas e anemias, a desnutrição, em especial nas fases de desenvolvimento, pode ser a causa de vários outros problemas, incluindo transtornos mentais.

A observação de deficiências nutricionais em gestantes e desenvolvimento de transtornos psiquiátricos nos filhos vem sendo discutida desde o aumento da incidência de esquizofrenia após a grande fome na China na década de 1950[23] e o inverno severo na Holanda em 1944-1945.[24] Esses estudos mostraram aumento duas vezes maior de casos de esquizofrenia quando as mães passaram por privação severa de alimentos no primeiro trimestre de gestação. Nesse sentido, em 2017, Ma e colaboradores descreveram um protocolo de restrição proteica em ratas durante a prenhez e lactação.[25] Os achados desse grupo de pesquisadores mostram baixo peso dos recém-nascidos, alteração da memória e do desenvolvimento do hipocampo e irregularidade no sistema de neurotransmissão de dopamina e serotonina.[26] Martimiano e colaboradores também descrevem alterações no metabolismo das quinureninas da prole após modelo de restrição proteica na fase gestacional de ratas.[27]

Modelos com restrição específica de vitaminas também têm sido utilizados, e evidências de níveis baixos de vitamina D mostram que esses animais apresentam fenótipo tipo-esquizofrenia.[28] Tem sido descrito que crianças concebidas em um curto intervalo entre as gestações apresentam níveis diminuídos de ácido fólico, o que pode ser explicado pela depleção da reserva materna de ácido fólico, quando o estoque dessa vitamina ainda está sendo recuperado pela mãe. Esses achados dão suporte às evidências de que a deficiência materna de ácido fólico pode afetar o neurodesenvolvimento fetal e contribuir como um importante fator de risco para a esquizofrenia na vida tardia dos filhos.[29]

### Desafio imune pré-natal

Com base nas evidências mostrando que infecções perinatais são fatores de risco para o desenvolvimento da esquizofrenia, modelos animais de AIM têm sido estabelecidos a fim de determinar as bases biológicas relacionadas a esse risco. De fato, alterações comportamentais, anormalidades em regiões cerebrais e o desequilíbrio em sistemas de neurotransmissores são observados na prole adulta submetida a desafio imune pré-natal[30] ou neonatal.[31] Dois modelos são mais comumente propostos e incluem o desafio com lipopolissacarídeo (LPS) ou ácido polirriboinosínico-polirribocitidílico (*polyriboinosinic-polyribocytidilic* = Poly I:C), que mimetizam infecções bacterianas ou virais, respectivamente, na gestação.[32]

A partícula vírus-mimética Poly I:C é um análogo sintético de cadeia dupla de RNA que interage com receptores *toll-like* 3 (TLR-3) causando uma produção intensa, mas por tempo limitado, de citocinas pró-inflamatórias, bem como estimulando reações fisiológicas semelhantes àquelas induzidas por infecção viral. Uma única injeção de

Poly I:C nas ratas prenhas no 9º ou 17º dia de gestação, bem como no período neonatal, causa alterações comportamentais tipo-esquizofrenia na prole, em especial nos machos, observadas principalmente durante a vida adulta.[20,33]

O LPS, por sua vez, é uma endotoxina, componente de parede celular de bactérias gram-negativas, usada para mimetizar infecções agudas. Essa endotoxina é reconhecida por ativar receptores *toll-like* 4 (TLR-4) e desencadeia resposta imunológica intensa, com liberação de citocinas inflamatórias.[34] Algumas diferenças importantes foram relatadas quanto ao desafio com Poly I:C ou LPS. Vuillermot e colaboradores descrevem que a administração de Poly I:C em camundongos durante a gestação induz um aumento de células dopaminérgicas no mesencéfalo,[35] enquanto o contrário acontece com a administração de LPS.[36] Além disso, macacos aos quais foi administrado LPS apresentaram um aumento do volume da substância branca, que se mostrou diminuída com a administração de análogos virais.[37] Esses achados sugerem que, a depender da natureza do desafio imune, ou seja, se bacteriano (LPS) ou viral (Poly I:C), as alterações comportamentais e neuroquímicas ao longo da vida podem ser distintas.

Mais recentemente, o modelo de desafio imune por Poly I:C vem sendo utilizado em associação com um segundo desafio em diferente fase do desenvolvimento, como a adolescência, também chamado de modelo de dois desafios (*two-hit model*).[33,38]

### Estresse pré-natal

Guerra, fome, desastres naturais e morte de parentes são alguns acontecimentos considerados agentes ambientais de grande estresse. Junto a tais eventos, mudanças fisiológicas, como alteração da resposta do eixo HHA, também podem ser encontradas, em especial em indivíduos mais vulneráveis ao estresse. Nesse contexto, estudos observaram que gestantes durante o Holocausto tiveram uma incidência maior de filhos esquizofrênicos, bem como com curso pior do transtorno.[39]

Com base nesses achados, foram desenvolvidos modelos animais de estresse pré-natal. O protocolo consiste em expor as ratas fêmeas no 14º dia de gestação a repetidos estressores até o dia do parto. Os estressores utilizados são:

1. imobilização em tubo de metal por uma hora;
2. exposição ao frio (4º C) por seis horas;
3. privação de comida por uma noite;
4. 15 minutos de nado forçado;
5. luz acesa por 24 horas;
6. superpopulação na caixa-moradia durante a fase escura do dia (fase mais ativa de roedores).

Foi visto que esse modelo causa aumento na resposta a anfetamina e PCP em animais adultos, altera a inibição por pré-pulso e atividade locomotora, além de alterar parâmetros de memória declarativa (por meio do teste de reconhecimento de objeto) e memória social e reduzir a interação social em animais adultos. Quanto aos achados moleculares, encontrou-se alteração em proteínas pré-sinápticas no sistema glutamatérgico e GABAérgico, peso reduzido do hipocampo, aumento nos níveis de corticoides e mudanças em expressão gênica no lobo frontal.[40]

### Metilazoximetanol gestacional

O acetato de metilazoximetanol (MAM) é uma micotoxina usada em roedores no 17º dia da gestação. Ela altera especificamente a divisão de células neurais sem alterar as células gliais. Atua, em especial, na região paralímbica e do córtex temporal e frontal. O MAM causa alterações de comportamento similares às encontradas em pacientes esquizofrênicos.

O protocolo consiste em uma única injeção intraperitoneal na dose de 22 mg/kg no 17º dia da gestação de roedores. A prole, na fase adulta, apresenta redução no tamanho do hipocampo e do córtex frontal, além de diminuição na densidade de neurônios dopaminérgicos. Quanto aos achados comportamentais, o modelo animal de MAM causa diminuição na memória e atenção.[26]

Um estudo realizado por Chalkiadaki e colaboradores em 2019[41] mostrou que a injeção de MAM no 16º dia de gestação (MAM-16) de camundongos produzia efeitos mais significativos em comparação com o 17º dia (MAM-17).[40] O 16º dia de gestação em camundongos equivale ao 17º dia em ratos, no qual o pico de proliferação neural ocorre com migração para o hipocampo e o córtex frontal. Alteração na atividade locomotora (com indução aguda por MK-801), bem como na inibição pré-pulso em machos, foi encontrada em MAM-16, mas não em MAM-17. MAM-16 também diminuiu a expressão de parvalbumina no hipocampo e no córtex frontal.

### Isolamento social pós-desmame

O isolamento social vem sendo proposto como modelo para transtorno depressivo e esquizofrenia. Os parâmetros comportamentais parecem ficar mais comprometidos com isolamento no período de 4 a 6 semanas após o desmame (ou seja, 23º dia pós-natal). Achados como hiperatividade, diminuição na inibição por pré-pulso, danos na memória de reconhecimento de objetos e agressividade em animais machos são observados. O isolamento social pós-desmame também causa aumento de neurônios dopaminérgicos na área tegmental ventral, no córtex pré-frontal e no *nucleus accumbens*, aumentando a liberação de dopamina, o que é consistente com a hipótese dopaminérgica da esquizofrenia.[42]

Considerado um modelo epigenético, o isolamento vem sendo usado atualmente como mais um desafio (*hit*) que pode levar à esquizofrenia. O modelo de isolamento social combinado com o tratamento com PCP na fase adulta causou alterações importantes na sinalização de dopamina, glutamato e ácido gama-aminobutírico (GABA), sendo tais alterações parcialmente revertidas pela lamotrigina, o que reforça a necessidade de múltiplos *hits* para o desenvolvimento de um modelo completo de esquizofrenia.[43]

## IMPORTÂNCIA DO USO DE MODELOS ANIMAIS PARA O ESTUDO DA ESQUIZOFRENIA

Os modelos animais têm sido ferramentas essenciais para a descoberta dos mecanismos subjacentes ao desenvolvimento da esquizofrenia, além de viabilizar o desenvolvimento de estratégias de prevenção e novos tratamentos para esse transtorno mental.

Como citado, a esquizofrenia é uma doença multifatorial e, nesse contexto, os modelos animais são imprescindíveis para o entendimento da participação de cada fator de risco no desenvolvimento da doença, bem como na descoberta de mecanismos comuns (alvos) ativados por diferentes fatores de risco. Os alvos farmacológicos obtidos nesses estudos são de grande importância para o desenvolvimento de novos tratamentos. Além de ser multifatorial, trata-se de um transtorno neurodesenvolvimental e, portanto, entender como as alterações neurobiológicas induzidas pela exposição a fatores de risco vão se manifestando ao longo da vida só se faz possível por meio dos modelos animais. Ademais, por meio desses modelos também se podem dimensionar de forma precoce o risco e os mecanismos associados com o desenvolvimento de transtornos mentais devido à exposição a fatores ambientais, como infecções por diferentes patógenos, separação materna e isolamento social, entre outros. Os modelos animais também ajudam a esclarecer a influência do sexo nesse transtorno, algo que é extremamente difícil de se estudar no ser humano, bem como permitem a avaliação do uso de estratégias de prevenção em diferentes fases da vida (p. ex., gravidez, infância e adolescência).

Devido ao perfil multifatorial e heterogêneo da esquizofrenia, no momento atual estão sendo utilizadas combinações dos modelos citados, sendo estes chamados de modelo de dois desafios (*two-hit model*), três desafios, etc. Tais modelos visam aproximar ainda mais o modelo animal da doença humana, ao simular como diferentes fatores de risco podem contribuir para o desenvolvimento da doença mental. Por exemplo, por meio de um modelo de três desafios, é possível entender como a exposição a uma infecção viral na gravidez, combinada à exposição ao estresse na adolescência e ao fato de ser do sexo masculino, pode contribuir para o desenvolvimento desse transtorno mental.

Por fim, apesar dos modelos animais em esquizofrenia estarem se aproximando cada vez mais da doença humana, não se pode esquecer que estes apresentam importantes limitações devido ao fato de algumas funções exclusivamente humanas que se apresentam alteradas nos pacientes esquizofrênicos não poderem ser avaliadas em animais, como, por exemplo, a linguagem e o suicídio.

## REFERÊNCIAS

1. Brady AM. The Neonatal Ventral Hippocampal Lesion (NVHL) Rodent Model of Schizophrenia. Curr Protoc Neurosci. 2016;77:9.55.1-9.55.17.
2. Jones C, Watson D, Fone K, Fone K. Animal models of schizophrenia. Br J Pharmacol. 2011;164(4):1162-94.
3. Tseng KY, Chambers RA, Lipska BK. The neonatal ventral hippocampal lesion as a heuristic neurodevelopmental model of schizophrenia. Behav Brain Res. 2009;204(2):295-305.
4. van den Buuse M, Garner B, Gogos A, Kusljic S. Importance of animal models in schizophrenia research. Aust N Z J Psychiatry. 2005;39(7):550-7.
5. Neill JC, Barnes S, Cook S, Grayson B, Idris NF, McLean SL, et al. Animal models of cognitive dysfunction and negative symptoms of schizophrenia: focus on NMDA receptor antagonism. Pharmacol Ther. 2010;128(3):419-32.
6. Monte AS, de Souza GC, McIntyre RS, Soczynska JK, dos Santos JV, Cordeiro RC, et al. Prevention and reversal of ketamine-induced schizophrenia related behavior by minocycline in mice: Possible involvement of antioxidant and nitrergic pathways. J Psychopharmacol. 2013;27(11):1032-43.
7. Vales K, Rambousek L, Holubova K, Svoboda J, Bubenikova-Valesova V, Chodounska H, et al. 3α5β-Pregnanolone glutamate, a use-dependent NMDA antagonist, reversed spatial learning deficit in an animal model of schizophrenia. Behav Brain Res. 2012;235(1):82-8.
8. Bondi C, Matthews M, Moghaddam B. Glutamatergic animal models of schizophrenia. Curr Pharm Des. 2012;18(12):1593-604.
9. Moghaddam B, Jackson ME. Glutamatergic animal models of schizophrenia. Ann N Y Acad Sci. 2003;1003(1):131-7.
10. Lipska BK, Weinberger DR. Delayed effects of neonatal hippocampal damage on haloperidol--induced catalepsy and apomorphine-induced stereotypic behaviors in the rat. Dev Brain Res. 1993;75(2):213-22.
11. Bachevalier J. Nonhuman primate models of hippocampal development and dysfunction. Proc Natl Acad Sci. 2019;116(52):26210-6.
12. Chen J, Lipska BK, Weinberger DR. Genetic mouse models of schizophrenia: from hypothesis-based to susceptibility gene-based models. Biol Psychiatry. 2006;59(12):1180-8.
13. Gottschalk MG, Sarnyai Z, Guest PC, Harris LW, Bahn S. Translational neuropsychiatry of genetic and neurodevelopmental animal models of schizophrenia. Rev Psiq Clín. 2013;40(1):41-50.
14. Miyamoto Y, Nitta A. Behavioral phenotypes for negative symptoms in animal models of schizophrenia. J Pharmacol Sci. 2014;126(4):310-20.
15. Karam CS, Ballon JS, Bivens NM, Freyberg Z, Girgis RR, Lizardi-Ortiz JE, et al. Signaling pathways in schizophrenia: emerging targets and therapeutic strategies. Trends Pharmacol Sci. 2010;31(8):381-90.
16. Papaleo F, Lipska BK, Weinberger DR. Mouse models of genetic effects on cognition: relevance to schizophrenia. Neuropharmacology. 2012;62(3):1204-20.
17. Yanagi M, Southcott S, Lister J, Tamminga CA. Animal models of schizophrenia: Emphasizing construct validity. In: Teplow DB, editor. Progress in molecular biology and translational science. Cambridge: Elsevier; 2012. p. 411-44.
18. Dhobale M. Neurotrophins: role in adverse pregnancy outcome. Int J Dev Neurosci. 2014;37(1):8-14.
19. Haider BA, Yakoob MY, Bhutta ZA. Effect of multiple micronutrient supplementation during pregnancy on maternal and birth outcomes. BMC Public Health. 2011;11(Suppl 3):S19.
20. Macêdo DS, Araújo DP, Sampaio LRL, Vasconcelos SMM, Sales PMG, Sousa FCF, et al. Animal models of prenatal immune challenge and their contribution to the study of schizophrenia: a systematic review. Brazilian J Med Biol Res. 2012;45(3):179-86.
21. Custódio CS, Mello BSF, Filho AJMC, de Carvalho Lima CN, Cordeiro RC, Miyajima F, et al. Neonatal Immune challenge with lipopolysaccharide triggers long-lasting sex- and age-related behavioral and immune/neurotrophic alterations in mice: relevance to autism spectrum disorders. Mol Neurobiol. 2018;55(5):3775-88.
22. Food and Agriculture Organization of the United Nations. El hambre en el mundo lleva tres

años sin disminuir y la obesidad sigue creciendo. Roma: FAO; 2020 [capturado em 4 jun. 2020]. Disponível em: http://www.fao.org/news/story/es/item/1201670/icode/.
23. St Clair D, Xu M, Wang P, Yu Y, Fang Y, Zhang F, et al. Rates of adult schizophrenia following prenatal exposure to the Chinese famine of 1959-1961. JAMA. 2005;294(5):557-62.
24. Susser ES, Lin SP. Schizophrenia after prenatal exposure to the dutch hunger winter of 1944-1945. Arch Gen Psychiatry. 1992;49(12):983-8.
25. Ma D, Ozanne SE, Guest PC. A protocol for producing the maternal low-protein rat model: a tool for preclinical proteomic studies. In: Guest PC, editor. Proteomic methods in neuropsychiatric research. Cham: Springer; 2017. p. 251-5.
26. Ratajczak P, Wozniak A, Nowakowska E. Animal models of schizophrenia: developmental preparation in rats. Acta Neurobiol Exp (Wars). 2013;73(4):472-84.
27. de Melo Martimiano P, de Sa Braga Oliveira A, Ferchaud-Roucher V, Croyal M, Aguesse A, Grit I, et al. Maternal protein restriction during gestation and lactation in the rat results in increased brain levels of kynurenine and kynurenic acid in their adult offspring. J Neurochem. 2017;140(1):68-81.
28. Peak JN, Turner KM, Burne THJ. The effect of developmental vitamin D deficiency in male and female Sprague–Dawley rats on decision-making using a rodent gambling task. Physiol Behav. 2015;138:319-24.
29. Gunawardana L, Smith GD, Zammit S, Whitley E, Gunnell D, Lewis S, et al. Pre-conception inter-pregnancy interval and risk of schizophrenia. Br J Psychiatry. 2011;199(4):338-9.
30. Meyer U, Feldon J. To poly(I:C) or not to poly(I:C): advancing preclinical schizophrenia research through the use of prenatal immune activation models. Neuropharmacology. 2012;62(3):1308-21.
31. Monte AS, da Silva FER, Lima CN de C, Vasconcelos GS, Gomes NS, Miyajima F, et al. Sex influences in the preventive effects of N-acetylcysteine in a two-hit animal model of schizophrenia. J Psychopharmacol. 2020;34(1):125-36.
32. Anderson G, Maes M. Schizophrenia: linking prenatal infection to cytokines, the tryptophan catabolite (TRYCAT) pathway, NMDA receptor hypofunction, neurodevelopment and neuroprogression. Prog Neuropsychopharmacol Biol Psychiatry. 2013;42:5-19.
33. Monte AS, Mello BSF, Borella VCM, da Silva Araujo T, da Silva FER, Sousa FCFD, et al. Two-hit model of schizophrenia induced by neonatal immune activation and peripubertal stress in rats: study of sex differences and brain oxidative alterations. Behav Brain Res. 2017;331:30-7.
34. Meyer U. Prenatal Poly(I:C) exposure and other developmental immune activation models in rodent systems. Biol Psychiatry. 2014;75(4):307-15.
35. Vuillermot S, Weber L, Feldon J, Meyer U. A longitudinal examination of the neurodevelopmental impact of prenatal immune activation in mice reveals primary defects in dopaminergic development relevant to schizophrenia. J Neurosci. 2010;30(4):1270-87.
36. Carvey PM, Chang Q, Lipton JW, Ling Z. Prenatal exposure to the bacteriotoxin lipopolysaccharide leads to long-term losses of dopamine neurons in offspring: a potential, new model of Parkinson's disease. Front Biosci. 2003;8:s826-37.
37. Short SJ, Lubach GR, Karasin AI, Olsen CW, Styner M, Knickmeyer RC, et al. Maternal influenza infection during pregnancy impacts postnatal brain development in the rhesus monkey. Biol Psychiatry. 2010;67(10):965-73.
38. Giovanoli S, Engler H, Engler A, Richetto J, Feldon J, Riva MA, et al. Preventive effects of minocycline in a neurodevelopmental two-hit model with relevance to schizophrenia. Transl Psychiatry. 2016;6(4):e772.
39. Levine SZ, Levav I, Goldberg Y, Pugachova I, Becher Y, Yoffe R. Exposure to genocide and the risk of schizophrenia: a population-based study. Psychol Med. 2016;46(4):855-63.
40. Ratajczak P, Kus K, Murawiecka P, Słodzińska I, Giermaziak W, Nowakowska E. Biochemical and cognitive impairments observed in animal models of schizophrenia induced by prenatal stress paradigm or methylazoxymethanol acetate administration. Acta Neurobiol Exp (Wars). 2015;75(3):314-25.
41. Chalkiadaki K, Velli A, Kyriazidis E, Stavroulaki V, Vouvoutsis V, Chatzaki E, et al. Development of the MAM model of schizophrenia in mice: sex similarities and differences of hippocampal and prefrontal cortical function. Neuropharmacology. 2019;144:193-207.
42. Moser P. Evaluating negative-symptom-like behavioural changes in developmental models of schizophrenia. Eur Neuropsychopharmacol. 2014;24(5):774-87.
43. Gaskin PLR, Toledo-Rodriguez M, Alexander SPH, Fone KCF. Down-regulation of hippocampal genes regulating dopaminergic, GABAergic, and glutamatergic function following combined neonatal phencyclidine and post-weaning social isolation of rats as a neurodevelopmental model for schizophrenia. Int J Neuropsychopharmacol. 2016;19(11):pyw062.

# 6

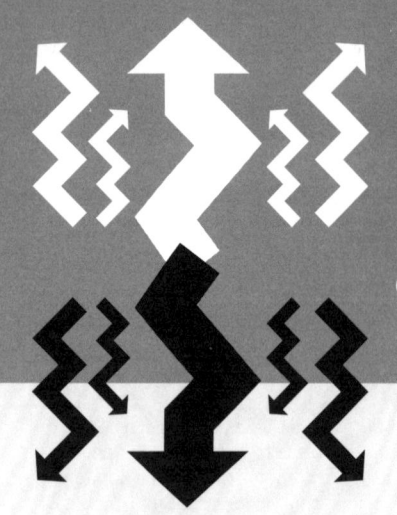

# Neuropsicologia da esquizofrenia: contribuições para a prática psiquiátrica

Juliana Nassau Fernandes
Antônio Geraldo da Silva
Leandro F. Malloy-Diniz

## INTRODUÇÃO

Apesar de ser historicamente conhecida por suas contribuições na avaliação e em intervenções em condições neurológicas, a neuropsicologia tem-se estabelecido como uma disciplina importante na prática clínica da psiquiatria. A cognição tem sido cada vez mais reconhecida por sua forte relevância clínica na abordagem dos transtornos mentais, além de vir se mostrando um bom fator preditor de prognóstico e desfechos funcionais. Atualmente, como disciplina científica, a neuropsicologia apresenta grande relevância para o estudo de transtornos mentais em diversos aspectos. No âmbito da pesquisa, a identificação de endofenótipos cognitivos determinantes do curso da doença na esquizofrenia contribui para a compreensão dos processos fisiopatológicos subjacentes à manifestação clínica do transtorno. Isso se constitui em importante peça para a formulação de modelos teóricos explicativos da condição, o que, no âmbito clínico, otimiza as abordagens preventivas, a caracterização funcional e as interventivas praticadas.

Mas, afinal, como a neuropsicologia contribui para a clínica da esquizofrenia? Neste capítulo será apresentada uma síntese de achados recentes e relevantes sobre processos neurocognitivos na esquizofrenia e, principalmente, suas implicações clínicas. O capítulo abordará ainda como o exame neuropsicológico e as intervenções não farmacológicas baseadas na neuropsicologia se aplicam na prática clínica relacionada à esquizofrenia e quais, efetivamente, são as suas contribuições.

## EXAME NEUROPSICOLÓGICO

O exame neuropsicológico se refere a um processo de investigação clínica que tem como objetivo elucidar o funcionamento cognitivo, comportamental e emocional do paciente. Tal procedimento parte do pressuposto de que esses aspectos são reflexo da atividade de sistemas neurais específicos.[1] Além de contar com outros métodos e técnicas, o exame neuropsicológico utiliza testes, os quais provocam respostas comportamentais específicas a determinados estímulos sob circunstâncias controladas. Tal ferramenta pode ser útil para detectar déficits cognitivos mais sutis, ou ainda quando os marcadores biológicos não estão estabelecidos ou não apresentam aplicabilidade clínica – o que é comum nos transtornos neuropsiquiátricos. Além disso, há circunstâncias em que outras medidas objetivas mostram limitações clínicas, como, por exemplo, quadros em que alterações cognitivas manifestam correlatos pouco visíveis em exames de neuroimagem.[1]

Há diferentes circunstâncias em que o exame neuropsicológico se mostra especialmente útil. Tendo em vista os pontos preconizados por Malloy-Diniz e colaboradores[1] e achados recentes na literatura sobre a esquizofrenia, serão apresentadas a seguir algumas razões para sua aplicação:

1. Contribuição para a formulação clínica a partir da medição objetiva e detalhada de domínios afetados quando outros exames não tenham se mostrado suficientemente sensíveis, respaldando o diagnóstico principal e eventuais comorbidades.
2. Apoio ao esclarecimento de aspectos clínicos importantes, como o prognóstico e a funcionalidade, a partir da avaliação de domínios cognitivos preditivos.
3. Identificação de alvos terapêuticos, direcionamento quanto a planos de intervenção apropriados e estratégias de manejo do paciente, também a partir da avaliação de domínios cognitivos preditivos.

A respeito das aplicações do exame neuropsicológico de pacientes psiquiátricos para as intervenções e tratamentos, ressalta-se que os dados procedentes do exame beneficiam a estruturação de rotinas de intervenção neuropsicológica, como a remediação cognitiva, partindo da identificação de *forças* e *fraquezas* cognitivas e comportamentais do paciente. As intervenções planejadas a partir do exame neuropsicológico se valem de dados sobre funções que devem ser estimuladas, assim como aquelas que estão preservadas e podem ser úteis em processos de compensação funcional.[1] Na esquizofrenia, o exame neuropsicológico precoce pode ser especialmente valioso para a compreensão de aspectos clínicos relacionados sobretudo aos sintomas negativos, além de apresentar potencial para a escolha de intervenções terapêuticas em diferentes níveis.

Para que os dados provenientes do exame neuropsicológico sejam cada vez mais elucidativos, devem ser identificados os processos neurocognitivos associados à esquizofrenia. A seguir, serão apresentados achados recentes sobre tais processos e suas implicações.

## PROCESSOS NEUROCOGNITIVOS

Já no princípio da investigação da esquizofrenia, déficits cognitivos que seriam específicos do transtorno foram descritos por Kraepelin, como, por exemplo, prejuízos na atenção sustentada e seletiva, na memória de curto prazo e na capacidade de resolver problemas.[2] Já é amplamente aceita a ideia de que a esquizofrenia está associada a determinados déficits cognitivos, que são sinais fundamentais da enfermidade, e não apenas resultado de sintomas psíquicos e comportamentais ou de intervenções psicofarmacológicas.

As disfunções cognitivas são reconhecidas como um dos sintomas mais significativos da esquizofrenia e parecem estar mais relacionadas a desfechos funcionais do que os sintomas clínicos. Tais disfunções se relacionam de forma complexa entre si, com aspectos socioemocionais e clínicos. A fim de uniformizar a medição dos domínios cognitivos e favorecer o desenvolvimento de tratamentos, o National Institute of Mental Health (NIMH) dos Estados Unidos fomentou uma força-tarefa que definiu sete domínios implicados na esquizofrenia e que deveriam ser alvo de avaliação neuropsicológica: 1) cognição social; 2) atenção e vigilância; 3) memória operacional; 4) aprendizagem e memória verbal; 5) aprendizagem e memória visual; 6) raciocínio e resolução de problemas; e 7) velocidade de processamento. Estes podem ser avaliados a partir da reunião de instrumentos independentes ou a partir da Measurement and Treatment Research to Improve Cognition in Schizophrenia (MATRICS) Consensus Cognitive Battery (MCCB), composta por 10 testes, desenvolvidos separadamente, que avaliam os domínios cognitivos citados.[3]

Uma metanálise recente investigou a função cognitiva de pacientes chineses com primeiro episódio psicótico a partir da MCCB e encontrou desempenho mais baixo em geral quando comparados com controles saudáveis. Prejuízos mais proeminentes foram observados em velocidade de processamento e atenção.[4] Além disso, a gravidade dos prejuízos parece semelhante entre pessoas com primeiro episódio psicótico e com esquizofrenia crônica, mas significativamente diferente de controles. Aqueles com primeiro episódio psicótico demonstraram desempenho inferior em atenção e vigilância e melhor em aprendizagem verbal e visual quando comparados àqueles com esquizofrenia crônica.[5]

De maneira mais específica, domínios cognitivos podem apresentar inter-relações no transtorno do espectro da esquizofrenia e ser mais sensíveis na predição de remissão e desfecho funcional. Memória verbal, juntamente com atenção e vigilância, parecem predizer remissão em seis meses, enquanto atenção, vigilância e memória operacional aparentam ser preditores de outros desfechos. De forma mais comum e robusta no transtorno, déficits envolvendo a memória episódica e as funções executivas são observados.[6]

A presença de comorbidades parece agravar o quadro cognitivo dos pacientes com esquizofrenia. Little e colaboradores[7] demonstraram que aqueles que apresentaram diagnóstico adicional de transtorno do pensamento formal tiveram prejuízos mais graves em funções executivas e em medidas de linguagem. Independentemente da presença de comorbidade, prejuízos em linguagem parecem ser uma expressão intrínseca de déficits cognitivos mais amplos na esquizofrenia. Há também semelhanças entre o perfil cognitivo da esquizofrenia e de outros transtornos. Assim como o transtorno de estresse pós-traumático e o transtorno de ansiedade social, a esquizofrenia parece apresentar atividade cerebral atípica em regiões relacionadas ao processamento de: 1) valência emocional positiva e negativa e tomada de decisão; e 2) cognição social, relacionada a empatia, reconhecimento emocional, cognição moral e teoria da mente.[8]

Em suma, a esquizofrenia está associada a determinados déficits cognitivos, e estes constituem sinais fundamentais dessa enfermidade. Sete domínios cognitivos vêm sendo especialmente investigados e, apesar de haver controvérsia sobre um perfil cognitivo esperado, prejuízos nesses domínios vêm sendo confirmados. Os sintomas cognitivos se relacionam de forma significativa com outros sintomas, e alguns podem apresentar inter-relações complexas e ser mais sensíveis na predição de remissão e desfecho funcional. Algumas diferenças cognitivas são observadas entre os diferentes quadros psicóticos e quando comorbidades psiquiátricas estão presentes. Por fim, as redes neurais envolvidas vêm sendo elucidadas, inclusive na investigação comparativa da esquizofrenia com outros transtornos mentais. A seguir, achados recentes sobre as funções executivas e a cognição social serão expostos em maior detalhe. Suas implicações clínicas serão também abordadas.

## Funções executivas

As funções executivas se referem a um conjunto de habilidades que, integradas, permitem que um indivíduo direcione o comportamento a metas, avalie a eficiência e a adequação destes, substitua estratégias ineficazes por outras mais eficientes e, assim, resolva problemas imediatos, de médio e longo prazos. As funções executivas têm valor funcional e mostram-se relevantes para o alcance eficiente e adaptativo de objetivos em situações simples ou complexas. Na esquizofrenia, os prejuízos associados às funções executivas vêm sendo citados em diversos estudos.[7] A memória operacional, por exemplo, integra os domínios avaliados pela MCCB e parece ser um dos endofenótipos do transtorno. As dificuldades na manipulação mental da informação e no seu armazenamento temporário mostram-se um prejuízo central que antecede os sintomas psicóticos, sendo potencialmente subjacentes a déficits cognitivos secundários.[9]

Um aspecto associado às funções executivas – a metacognição – parece ser relevante para o *insight*, que, por sua vez, está envolvido com diversos desdobramentos clínicos. Risco aumentado de não adesão ao tratamento farmacológico, hospitalizações mais frequentes, funcionamento social, ocupacional e qualidade de vida são fatores que parecem associados ao *insight*. Este pode ser definido como a habilidade do indivíduo de perceber e refletir sobre acontecimentos relacionados ao seu adoecimento. A metacognição, por sua vez, pode ser compreendida como um espectro de atividades mentais que envolvem pensar sobre o próprio pensamento.[10] Muitos pacientes com esquizofrenia apresentam *insight* empobrecido, o que os põe em risco de pior prognóstico. Chan[11] identificou a relação entre prejuízos em metacognição e *insight*, aparentemente fruto de déficits neurocognitivos secundários à alteração do processo neurodesenvolvimental próprio da esquizofrenia. Enfim, a metacognição parece representar um alvo promissor de intervenções psicoterapêuticas para ganhos cognitivos e para a ampliação das possibilidades de engajamento dos pacientes em estratégias direcionadas a um melhor prognóstico.

Ainda resta ser elucidado o quanto os processos cognitivos se inter-relacionam e se um quadro que é compreendido por amplos danos cognitivos não seria mais bem explicado pelo fato de déficits específicos provocarem prejuízo em outros domínios.[7] Nesse sentido, alguns sugerem que um baixo desempenho em medidas de memória operacional, na realidade, seria reflexo de prejuízos no controle inibitório.[12] Outros, que a disfunção executiva seria responsável pelo baixo desempenho dos pacientes com esquizofrenia em tarefas de velocidade de processamento.[13]

Como se sabe, as funções executivas, em conjunto com outros processos cognitivos, como a linguagem e o reconhecimento de faces, são importantes para o que se conhece como cognição social. Relevante para o quadro da esquizofrenia, este domínio será discutido em maior profundidade a seguir.

## Cognição social

A cognição social se refere a processos emocionais e cognitivos que são necessários para assimilar os padrões cognitivos e comportamentais de outras pessoas, e pode ser descrita como a habilidade em construir representações das relações entre si e os demais e em usar tais representações de forma flexível para guiar comportamentos sociais.[14] O consenso do NIMH, em 2006, definiu cinco áreas de estudo da cognição social na esquizofrenia, as quais não apresentam divisões absolutas e, na verdade, se sobrepõem.[14] São elas:

1. Teoria da mente: habilidade de inferir intenções, inclinações e crenças de terceiros.
2. Percepção social: habilidade de identificar papéis sociais, regras da sociedade e contexto social.
3. Conhecimento social: consciência de papéis, regras e objetivos que caracterizam as situações e direcionam interações sociais.
4. Viés de atribuição: forma pela qual as pessoas tipicamente inferem as causas de acontecimentos, incluindo atribuições intrapessoais, interpessoais e situacionais.
5. Processamento emocional: percepção e uso das emoções, incluindo identificação, compreensão, facilitação e administração emocional.

Na esquizofrenia, a presença de estudos demonstrando déficits em cognição social, mesmo em pacientes em remissão, familiares de primeiro grau não afetados ou pessoas em risco para psicose, reforça seu papel como um marcador de traço das psicoses. Tais déficits ainda vêm se mostrando melhores preditores de desfechos em funcionalidade social do que a neurocognição. De forma mais específica, déficits em reconhecimento emocional, percepção social/inteligência emocional e conhecimento social têm se relacionado a disfunção social nesse público. Considerando diferentes domínios de funcionalidade, os âmbitos social, interpessoal e profissional/ocupacional, bem como a habilidade de solução de problemas, parecem ser os mais afetados.[15]

A cognição social parece ser relevante também para a adesão ao tratamento, um aspecto muito significativo para o prognóstico do paciente com esquizofrenia. Especificamente, prejuízos em teoria da mente parecem explicar o *insight* empobrecido na esquizofrenia. A relação do *insight* empobrecido com prejuízos em teoria da mente parece ser mais forte do que com outras funções cognitivas e não ocorrer por influência de sintomas psicopatológicos. Tais achados indicam que a habilidade de se pôr na perspectiva dos outros para o entendimento de seus estados mentais pode ser também importante para a autoconsciência no contexto clínico. Processos neurocognitivos, depressão e estigma internalizado são potenciais mediadores de tal associação.[16]

De fato, a cognição social parece interagir com outros domínios envolvidos na esquizofrenia, sugerindo um padrão mais complexo de influência no funcionamento cotidiano dos indivíduos. González-Ortega e colaboradores[6] sugerem que a cognição social exerça um papel de mediação entre aspectos neurocognitivos (reserva cognitiva e memória verbal) e funcionalidade avaliada dois anos depois em pacientes com primeiro episódio psicótico. Além disso, os prejuízos em teoria da mente têm-se mostrado parcialmente secundários à disfunção executiva e intelectual geral. Uma vez que esse domínio apresenta piora com os sintomas, tal variação ainda sugere que este represente também um marcador de estado psicótico.

Há alguns fatores que parecem predizer a manifestação da cognição social em pacientes com primeiro episódio psicótico. A reserva cognitiva e os processos neurocognitivos, em especial velocidade de processamento, memória verbal, funções executivas e quociente intelectual (QI) pré-mórbidos, mostraram-se relevantes para a previsão do desempenho em cognição social avaliado após dois anos.[6]

## PROCESSOS NEUROCOGNITIVOS E SINTOMATOLOGIA PSICOPATOLÓGICA

A relação entre prejuízos neurocognitivos e sintomas psicopatológicos já vem sendo identificada na esquizofrenia e em outros transtornos. Entre os sintomas positivos e negativos que compõem a clínica da esquizofrenia, há um grande corpo de evidências sugerindo a relação entre déficits neurocognitivos e sintomas negativos.[2] Quanto aos sintomas positivos, as pesquisas tendem a sugerir pouca ou nenhuma relação observada com a neurocognição.[17]

Os sintomas negativos, de forma geral, vêm apresentando relação com memória verbal e operacional na esquizofrenia. Pacientes com primeiro episódio psicótico mostram redução dos sintomas negativos associada ao nível de melhora em memória operacional verbal e funções executivas.[18] Além disso, sinais clínicos, como avolição e empobrecimento da expressão emocional, parecem ser influenciados pela funcionalidade pré-mórbida na cognição.[17] Um grupo com maior gravidade da avolição mostrou funcionalidade pré-mórbida empobrecida nos âmbitos acadêmico e social.

Além dos sintomas positivos e negativos, os afetivos também apresentam relação com prejuízos cognitivos nas psicoses. Sintomas de ansiedade e depressão – mas não de hipomania –, secundários a sintomas positivos e negativos na esquizofrenia, parecem estar associados a déficits neurocognitivos. Além disso, os sintomas afetivos – medo, fadiga, ansiedade, agitação, lentificação, sintomas autonômicos, somáticos e subjetivos – parecem ser melhores preditores de déficits neurocognitivos na esquizofrenia do que sintomas negativos.[19]

Em síntese, entre os sintomas positivos e negativos que se manifestam na esquizofrenia, grande parte das pesquisas ilustra a relação entre sintomas negativos e déficits neurocognitivos, *insight* clínico e funcionalidade precoce. Além disso, os sintomas afetivos também parecem apresentar relação com prejuízos cognitivos na esquizofrenia. Investigações futuras poderão indicar a direção das associações entre neurocognição e a sintomatologia da esquizofrenia.

### Curso dos processos neurocognitivos

Múltiplas teorias vêm sendo propostas na tentativa de explicar o curso da esquizofrenia e, atualmente, a maior parte das evidências aponta para o modelo neurodesenvolvimental. Com apoio da grande maioria das evidências, esse modelo sugere um elevado grau de herdabilidade, cujos efeitos se manifestariam no início do desenvolvimento, levando ao aparecimento de sintomas psicóticos *a posteriori*. Estudos de neuroimagem demonstraram diferenças nos cérebros de pessoas com esquizofrenia em relação a controles saudáveis em diversas regiões cerebrais, como córtex pré-frontal, cerebelo, hipocampo e amígdala.[20]

Tendo em vista os prejuízos já conhecidos na neurocognição, o atraso no desenvolvimento dessas funções parece iniciar-se na infância. Um estudo identificou prejuízos cognitivos generalizados em crianças de 7 anos de idade com risco familiar para transtorno do espectro da esquizofrenia.[21] Contudo, a relação entre risco genético para o transtorno e as capacidades executivas parece complexa. Familiares em alto risco para o desenvolvimento de esquizofrenia, mas com bom desempenho de funções executivas, provavelmente apresentam função neural diferente dos familiares não psicóticos com prejuízos executivos. Além disso, parece haver heterogeneidade neurocognitiva até mesmo entre familiares, e esta pode ser influenciada também por fatores ambientais.[22]

Perfis neurocognitivos longitudinais vêm sendo traçados a partir do curso intelectual de pacientes com esquizofrenia e transtorno bipolar. Três trajetórias da fase pré a pós-mórbida foram observadas: um grupo relativamente intacto, um grupo com prejuízos leves/moderados e um terceiro com prejuízos mais globais. Houve diferenças quanto ao perfil neuropsicológico, à presença de sintomas positivos e negativos e ao funcionamento global. O grupo com prejuízos globais teve mais pacientes com esquizofrenia e também apresentou sintomas significativamente mais graves do que os outros dois grupos. O grupo intermediário mostrou QI pré-mórbido próximo à média e declínio intelectual pequeno, enquanto o grupo com prejuízos globais, que já tinha QI pré-mórbido reduzido em relação aos demais, teve um declínio substancial.[23]

Anteriormente, uma metanálise havia avaliado mudanças longitudinais na função cognitiva e, no grupo clínico, a redução dos sintomas negativos se correlacionou com o nível de melhora em memória operacional verbal e outras funções executivas. Os grupos em risco ou com primeiro episódio psicótico manifestaram melhora em seus desempenhos cognitivos na avaliação de *follow-up*, e outros estudos sugerem que achados como esses podem durar por até 10 anos após o primeiro episódio. Os resultados mencionados corroboram a ideia de que os déficits cognitivos estão estabelecidos antes da fase prodrômica da psicose e não oferecem evidências de perda das competências cognitivas após o início da psicose. Assim, entende-se que os déficits cognitivos seriam resultado do neurodesenvolvimento atípico próprio do transtorno. Isso tem-se mostrado cada vez mais consistente com o modelo neurodesenvolvimental da esquizofrenia.[18]

Estudos comparando familiares, pessoas com esquizofrenia e controles saudáveis também sugerem que a funcionalidade precoce, afetada pela cognição, parece ser um marcador de vulnerabilidade para o transtorno. A funcionalidade pré-mórbida avaliada nos três grupos pareados pela idade mostrou-se rebaixada no grupo clínico nos domínios social e acadêmico durante a infância e o início da adolescência. Em suma, antes do aparecimento de sintomas já há características de funcionalidade e neurocognição que diferenciam aqueles que irão desenvolver esquizofrenia – até mesmo de familiares de primeiro grau. Por outro lado, os familiares também apresentaram diferenças em relação a controles, ainda que de forma mais branda, com pior funcionamento no domínio acadêmico.[17]

Em síntese, os processos neurocognitivos parecem representar endofenótipos do transtorno, e isso contribui para o entendimento do curso e das manifestações clínicas da esquizofrenia. Ainda que não haja consenso, achados atuais apontam que o atraso no desenvolvimento dessas funções parece iniciar-se na infância e, após o primeiro episódio psicótico, os pacientes podem mostrar melhora cognitiva duradoura, e a neurocognição e a funcionalidade pré-mórbida parecem influenciar esse curso. Além disso, a relação entre risco genético para a esquizofrenia e as capacidades de funções executivas parece complexa e influenciada por estressores ambientais. Pessoas com esquizofrenia podem apresentar heterogeneidade quanto às suas trajetórias cognitivas, e novos estudos devem avançar nessa investigação.

## Reserva cognitiva

Reserva cognitiva (RC) se refere às diferenças individuais na capacidade cerebral de responder a patologias cerebrais minimizando sintomas. Assim, o uso mais flexível e eficiente das redes cognitivas pode permitir a algumas pessoas compensar ativamente os efeitos da doença.[24] Para além do contexto inicial em que foi estudada, como na demência de Alzheimer, a RC parece estar associada a diferentes características psicopatológicas em quadros psiquiátricos. Na esquizofrenia, a ausência de correspondência entre a patologia cerebral e os sintomas clínicos sugere a presença de fatores intermediários nessa associação. Assim, a RC poderia amortecer os efeitos da neuropatologia, explicando o curso clínico heterogêneo observado nesses pacientes.[25]

Uma revisão recente dos achados sobre a RC na esquizofrenia confirmou duas hipóteses: diferentes fatores da RC podem modificar o processo de neurodesenvolvimento da patologia, e uma alta RC pode proteger o indivíduo contra o desenvolvimento do transtorno e reduzir o impacto de seus sintomas. Especificamente, nível de ajustamento pré-mórbido, anos de estudo, nível socioeconômico, QI e atividades sociais se associaram com uma melhor progressão dos sintomas cognitivos e comportamentais associados à esquizofrenia. Assim, a RC pode atenuar os sintomas e atrasar o limiar para o diagnóstico clínico na esquizofrenia.[25]

Já está estabelecido que o nível de RC é relevante para o início, o curso e os desfechos da esquizofrenia, mas a identificação de perfis mais precisos é importante para o estabelecimento de grupos mais homogêneos. Nesse sentido, Buonocore e colaboradores[26] identificaram três perfis envolvendo QI e funcionalidade: funcionamento pré-mórbido precoce baixo e prejuízo intelectual leve (F↓,QI±); funcionamento pré-mórbido precoce médio/alto e prejuízo intelectual moderado (F±,QI↓); e funcionamento pré-mórbido precoce alto e capacidade intelectual sem prejuízos (F↑,QI↑). O terceiro grupo mostrou maior desempenho em teoria da mente quando comparado aos demais, o que indica que a RC contribui para dimensões sociocognitivas, domínios centrais afetados pela esquizofrenia.[26]

A RC parece, ainda, exercer efeitos distintos na cognição e na funcionalidade ao se compararem indivíduos com primeiro episódio psicótico afetivo e não afetivo. Na psicose afetiva, aqueles com alta RC apresentaram funcionalidade e desempenho em memória verbal mais altos comparativamente. Na psicose não afetiva, o nível de RC teve um impacto nos desdobramentos cognitivos dois anos depois.[27]

Em síntese, a RC elevada na esquizofrenia pode proteger o indivíduo do desenvolvimento do transtorno pelo amortecimento dos sintomas, e reservas cognitivas mais baixas vêm sendo associadas ao aumento da velocidade da deterioração cognitiva e do funcionamento social,[25] à presença de sintomas negativos, ao pior desfecho funcional[6,26] e à ausência de melhora cognitiva em medidas de *follow-up*.[18] O estabelecimento de diferentes perfis de RC vem contribuindo para a identificação precoce de indivíduos em risco de piora na presença do quadro psicótico, o que oportuniza o uso de intervenções ajustadas quanto ao momento e ao nível de intensidade que melhor beneficiem os sujeitos.[26]

## PROCESSOS NEUROCOGNITIVOS E FUNCIONALIDADE

Até aqui, o entendimento dos processos neurocognitivos, seu curso e sua relação com aspectos clínicos da esquizofrenia já vem sinalizando suas implicações para a funcionalidade. A seguir serão esclarecidos tais processos, em conjunto com a funcionalidade social, acadêmica e aplicada ao trabalho.

Conforme citado, há evidências envolvendo pessoas com esquizofrenia e familiares não acometidos que levam a crer que existe um prejuízo global na funcionalidade precoce desses indivíduos, ou seja, em idade anterior à manifestação do quadro clínico. No caso dos familiares, em idade compatível com aquela em que o transtorno se manifestou no familiar afetado, prejuízos funcionais foram observados em menor grau.[17]

Tendo em vista as diferentes funções cognitivas envolvidas nos quadros psicóticos, a memória operacional tem-se mostrado um forte preditor de prejuízos nos desfechos sociais e ocupacionais, como status no mercado de trabalho, conquistas acadêmicas e vida independente em adolescentes e adultos. Também memória verbal, atenção e outras funções executivas parecem relacionadas a funcionamento social de pessoas com esquizofrenia. Em uma amostra norueguesa de transtorno do espectro da esquizofrenia, o desempenho na MCCB mostrou-se um preditor moderado da funcionalidade ocupacional. A atenção e a velocidade de processamento mostraram relação mais forte e preditiva de comportamento no trabalho.[28] Aqueles envolvidos em funções de baixa complexidade ou em empregos menos competitivos apresentaram resultados mais baixos comparativamente no escore geral da MCCB.[28]

A relação entre sintomatologia na esquizofrenia, funções executivas, funcionalidade e empregabilidade vem sendo observada também em pesquisas mais recentes. Pacientes com baixo funcionamento sócio-ocupacional apresentaram mais sintomas negativos e manifestavam o transtorno há mais tempo, além de exibir resultados mais baixos nos testes cognitivos. A relação observada entre sintomatologia e funcionalidade sugere que os sintomas negativos estejam associados às funções cognitivas de forma mais evidente do que os sintomas positivos, causando maior limitação funcional, e, como consequência, possam predizer resultados de empregabilidade. Considera-se, ainda, que os prejuízos cognitivos se relacionam à baixa funcionalidade social mesmo após a melhora dos sintomas positivos.[29]

Em síntese, processos neurocognitivos e sintomas clínicos parecem indicar níveis de funcionalidade social, pessoal, acadêmica e ocupacional. Até mesmo precocemente a funcionalidade parece prejudicada nos indivíduos acometidos e, em menor grau, em familiares. Funções neurocognitivas específicas foram preditoras também da empregabilidade e do nível de complexidade do trabalho desempenhado.

## INTERVENÇÕES NÃO FARMACOLÓGICAS – CONTRIBUIÇÕES DA NEUROPSICOLOGIA

A eficácia dos medicamentos para sintomas positivos, em contraste com sua frequente falha em restituir aos pacientes o nível de funcionalidade almejado, destaca o impacto causado por outros prejuízos da esquizofrenia. Sintomas que limitam o paciente quanto à socialização e à busca de seus objetivos se mostram fortemente incapacitantes e podem estar relacionados a déficits cognitivos.[30] Assim, é fundamental a análise de métodos coterapêuticos que ofereçam ganhos em qualidade de vida, como programas de reabilitação psicossocial.[31]

Atualmente, o tratamento farmacológico e a remediação cognitiva são as duas principais abordagens terapêuticas para prejuízos cognitivos na esquizofrenia,[32] e o tratamento adjunto potencializa os resultados em comparação com o uso exclusivo do primeiro.[33] A terapia de remediação cognitiva (TRC) é definida como um treinamento interventivo comportamental que visa melhorar a função cognitiva de forma generalizável e duradoura.[31] Tal intervenção é pertinente para as pessoas com esquizofrenia, já que estas podem apresentar baixa motivação ao se envolverem em comportamentos direcionados a objetivos, além de mostrar outros comprometimentos nas funções executivas, como já discutido.

Os indicadores de RC têm contribuído para o estabelecimento do público-alvo, da estratégia interventiva e de resultados esperados na TRC. Sugere-se que aqueles com RC mais baixa possam ser mais propensos a demandar reabilitação funcional para melhora do prognóstico[6] e possam se beneficiar de programas de intervenção mais intensivos.[26] Além disso, intervenções baseadas em cognição social talvez tragam melhores resultados funcionais.[6]

A RC pode contribuir para a elucidação do público-alvo de programas de intervenção de forma mais criteriosa. Um estudo já citado que traçou três perfis de RC demonstrou também diferenças quanto ao grau de melhora em teoria da mente após intervenção sociocognitiva. Sugere-se que o perfil de RC influencia o alcance dos tratamentos, com resultados mais significativos nos grupos com baixa RC, considerando cognição e funcionalidade (F↓,QI± e F±,QI↓). Vale ressaltar que experiências, mesmo tardias, podem influenciar a RC,[26] sendo de caráter bidirecional a interação entre a RC e programas de reabilitação.

Considerando os diferentes focos de intervenção – treinamento das competências executivas e das competências perceptuais –, um estudo recente comparou os efeitos de diferentes abordagens de TRC em pessoas com transtorno do espectro da esquizofrenia. Somente o treinamento de funções executivas demonstrou resultados de melhora neurocognitiva, neurofisiológica e da funcionalidade. Tais avanços se manifestaram após 12 semanas do término do tratamento ativo.[32] Os ganhos em funções executivas são observados em diferentes estudos também a partir de modelos computadorizados de remediação cognitiva. Seus benefícios têm apresentado avanço sustentado por meses após a sua finalização.[33]

Considerando os efeitos de neuroplasticidade da TRC, uma revisão recente encontrou mudanças funcionais, estruturais e de conectividade cerebral em exames de neuroimagem em pacientes com esquizofrenia que participaram da intervenção, as quais mostraram relação direta com melhoras cognitivas. Além disso, o grupo que apresentava diagnóstico recente mostrou melhoras mais relevantes em memória operacional e funções executivas em comparação com um grupo com histórico mais longo do diagnóstico após 12 semanas de exercícios computadorizados. Assim, a duração do transtorno foi inversamente associada a melhoras neurocognitivas após a TRC.[31]

## ESTARÍAMOS SUPERESTIMANDO OS DÉFICITS COGNITIVOS NA ESQUIZOFRENIA?

A compreensão sobre a cognição na esquizofrenia ainda é um desafio para os profissionais da saúde mental. Mesmo existindo evidências inequívocas de comprometimento cognitivo nessa doença, há a necessidade de identificar o que é primariamente relacionado à patologia e o que é associado a outros fatores médicos e psicológicos ligados ao transtorno. Nesse sentido, Moritz e colaboradores[34] destacam que alguns desafios atuais com relevância muito além das questões acadêmicas são:

1. compreender o motivo de muitas pessoas com esquizofrenia apresentarem déficits cognitivos importantes;
2. compreender o motivo desses déficits variarem muito em função de fatores ambientais e interpessoais; e
3. identificar quais são os principais recursos de intervenção para lidar com esses déficits.

O efeito direto de características do próprio quadro, como alucinações, delírios, aspectos motivacionais e nível de esforço em atividades que demandam cognição, pode prejudicar a *performance* de pacientes com esquizofrenia, o que pode levar a uma noção de déficits maiores do que os que são diretamente relacionados à doença. Os efeitos da medicação sobre a cognição e de outras condições comórbidas, como hipertensão, diabetes e obesidade, também devem ser considerados na abordagem neuropsicológica de pacientes esquizofrênicos.

## CONSIDERAÇÕES FINAIS

A neuropsicologia traz contribuições para a pesquisa e a prática clínica na esquizofrenia. Na pesquisa, os processos neurocognitivos constituem sinais fundamentais da enfermidade e vêm representando endofenótipos, contribuindo assim na elucidação de modelos teóricos explicativos do transtorno. Na prática clínica, as contribuições envolvem apoio para a formulação clínica a partir do exame neuropsicológico quando outros exames não tenham se mostrado suficientemente sensíveis; apoio ao esclarecimento de aspectos clínicos importantes, como o prognóstico e a funcionalidade, a partir da avaliação de domínios cognitivos preditivos; e identificação de alvos terapêuticos, direcionamento quanto a planos de intervenção e estratégias de manejo do paciente, também a partir da avaliação de domínios cognitivos preditivos.

## REFERÊNCIAS

1. Malloy-Diniz LF, Mattos P, Abreu N, Fuentes D. O exame neuropsicológico: o que é e para que serve? In: Malloy-Diniz LF, Mattos P, Abreu N, Fuentes D, organizadores. Neuropsicologia: aplicações clínicas. Porto Alegre: Artmed; 2016. p. 19-34.
2. Pegoraro LFL, Ceará AT, Fuentes D. Neuropsicologia das psicoses. In: Fuentes D, Malloy-Diniz LF, Camargo CH, Consenza RM, organizadores. Neuropsicologia: teoria e prática. 2. ed. Porto Alegre: Artmed; 2014. p. 208-15.
3. Kern RS, Gold JM, Dickinson D, Green MF, Nuechterlein KH, Baade LE, et al. The MCCB impairment profile for schizophrenia outpatients: results from the MATRICS psychometric and standardization study. Schizophr Res. 2011;126(1-3):124-31.
4. Zhang H, Wang Y, Hu Y, Zhu Y, Zhang T, Wang J, et al. Meta-analysis of cognitive function in Chinese first-episode schizophrenia: MATRICS Consensus Cognitive Battery (MCCB) profile of impairment. Gen Psychiatr. 2019;32(3):e100043.
5. Rodriguez-Jimenez R, Santos JL, Dompablo M, Santabárbara J, Aparicio AI, Olmos R, et al. MCCB cognitive profile in Spanish first episode schizophrenia patients. Schizophr Res. 2019;211:88-92.
6. González-Ortega I, González-Pinto A, Alberich S, Echeburúa E, Bernardo M, Cabrera B, et al. Influence of social cognition as a mediator between cognitive reserve and psychosocial functioning in patients with first episode psychosis. Psychol Med. 2019;1-9.
7. Little B, Gallagher P, Zimmerer V, Varley R, Douglas M, Spencer H, et al. Language in schizophrenia and aphasia: the relationship with non--verbal cognition and thought disorder. Cogn Neuropsychiatry. 2019;24(6):389-405.
8. Hiser J, Koenigs M. The multifaceted role of the ventromedial prefrontal cortex in emotion, decision making, social cognition, and psychopathology. Biol Psychiatry. 2018;83(8):638-47.
9. Cao A, Shen T, Li H, Wu C, Mccabe M, Mellor D, et al. Dysfunction of cognition patterns measured by MATRICS Consensus Cognitive Battery (MCCB) among first episode schizophrenia patients and their biological parents. Shanghai Arch Psychiatry. 2017 29(3):154-60.
10. Vohs JL, Lysaker PH, Liffick E, Francis MM, Leonhardt BL, James A, et al. Metacognitive capacity as a predictor of insight in first-episode psychosis. J Nerv Ment Dis. 2015;203(5):372-8.
11. Chan KK. Associations of symptoms, neurocognition, and metacognition with insight in schizophrenia spectrum disorders. Compr Psychiatry. 2016;65:63-9.
12. Eich TS, Nee DE, Insel C, Malapani C, Smith EE. Neural correlates of impaired cognitive control over working memory in schizophrenia. Biol Psychiatry. 2014;76(2):146-53.
13. Knowles EE, Weiser M, David AS, Glahn DC, Davidson M, Reichenberg A. The puzzle of processing speed, memory, and executive function impairments in schizophrenia: fitting the pieces together. Biol Psychiatry. 2015;78(11):786-93.
14. Green MF, Penn DL, Bentall R, Carpenter WT, Gaebel W, Gur RC, et al. Social cognition in schizophrenia: an NIMH workshop on definitions, assessment, and research opportunities. Schizophr Bull. 2008;34(6):1211-20.
15. Addington J, Girard TA, Christensen BK, Addington D. Social cognition mediates illness-related and cognitive influences on social function in patients with schizophrenia-spectrum disorders. J Psychiatry Neurosci. 2010;35(1):49-54.
16. Pousa E, Ochoa S, Cobo J, Nieto L, Usall J, Gonzalez B, et al. A deeper view of insight in schizophrenia: Insight dimensions, unawareness and misattribution of particular symptoms and its

relation with psychopathological factors. Schizophr Res. 2017;189:61-8.
17. Bucci P, Galderisi S, Mucci A, Rossi A, Rocca P, Bertolino A, et al. Premorbid academic and social functioning in patients with schizophrenia and its associations with negative symptoms and cognition. Acta Psychiatr Scand. 2018;138(3):253-66.
18. Bora E, Murray RM. Meta-analysis of cognitive deficits in ultra-high risk to psychosis and first-episode psychosis: do the cognitive deficits progress over, or after, the onset of psychosis? Schizophr Bull. 2014;40(4):744-55.
19. Kanchanatawan B, Thika S, Anderson G, Galecki P, Maes M. Affective symptoms in schizophrenia are strongly associated with neurocognitive deficits indicating disorders in executive functions, visual memory, attention and social cognition. Prog Neuropsychopharmacol Biol Psychiatry. 2018;80(Pt C):168-76.
20. Fatemi SH, Folsom TD. The neurodevelopmental hypothesis of schizophrenia, revisited. Schizophr Bull. 2009;35(3):528-48.
21. Hemager N, Plessen KJ, Thorup A, Christiani C, Ellersgaard D, Spang KS, Gantriis DL. Assessment of neurocognitive functions in 7-year-old children at familial high risk for schizophrenia or bipolar disorder: the Danish high risk and resilience study VIA 7. JAMA Psychiatry. 2018;75(8):844-52.
22. Li M, Li Y, Sun J, Shao D, Yang Q, Cao F. Variability of ecological executive function in children and adolescents genetically at high risk for schizophrenia: a latent class analysis. Eur Child Adolesc Psychiatry. 2019;28(2):237-45.
23. Vaskinn A, Haatveit B, Melle I, Andreassen OA, Ueland T, Sundet K. Cognitive heterogeneity across schizophrenia and bipolar disorder: a cluster analysis of intellectual trajectories. J Int Neuropsychol Soc. 2020;1-13.
24. Stern Y. Cognitive reserve: implications for assessment and intervention. Folia Phoniatr Logop. 2013;65(2):49-54.
25. Herrero P, Contador I, Stern Y, Fernández-Calvo B, Sánchez A, Ramos F. Influence of cognitive reserve in schizophrenia: a systematic review. Neurosci Biobehav Rev. 2020;108:149-59.
26. Buonocore M, Bechi M, Uberti P, Spangaro M, Cocchi F, Guglielmino C, et al. Cognitive reserve profiles in chronic schizophrenia: effects on theory of mind performance and improvement after training. J Int Neuropsychol Soc. 2018;24(6):563-71.
27. Amoretti S, Cabrera B, Torrent C, Mezquida G, Lobo A, González-Pinto A, et al. Cognitive reserve as an outcome predictor: first-episode affective versus non-affective psychosis. Acta Psychiatr Scand. 2018;138(5):441-55.
28. Lystad JU, Falkum E, Haaland VØ, Bull H, Evensen S, Bell MD, et al. Neurocognition and occupational functioning in schizophrenia spectrum disorders: The MATRICS Consensus Cognitive Battery (MCCB) and workplace assessments. Schizophr Res. 2016;170(1):143-9.
29. Palsetia D, Chandrasekhar K, Reddy MS, De Sousa A, Karia S. Executive function in patients with schizophrenia based on socio-occupational impairment: a cross-sectional study. Ind Psychiatry J. 2018;27(2):181-9.
30. Wylie KP, Harris JG, Ghosh D, Olincy A, Tregellas JR. Association of working memory with distributed executive control networks in schizophrenia. J Neuropsychiatry Clin Neurosci. 2019;31(4):368-77.
31. Matsuda Y, Makinodan M, Morimoto T, Kishimoto T. Neural changes following cognitive remediation therapy for schizophrenia. Psychiatry Clin Neurosci. 2019;73(11):676-84.
32. Best MW, Milanovic M, Iftene F, Bowie CR. A randomized controlled trial of executive functioning training compared with perceptual training for schizophrenia spectrum disorders: effects on neurophysiology, neurocognition, and functioning. Am J Psychiatry. 2019;176(4):297-306.
33. Mak M, Tyburski E, Starkowska A, Karabanowicz E, Samochowiec A, Samochowiec J. The efficacy of computer-based cognitive training for executive dysfunction in schizophrenia. Psychiatry Res. 2019;279:62-70.
34. Moritz S, Silverstein SM, Dietrichkeit M, Gallinat J. Neurocognitive deficits in schizophrenia are likely to be less severe and less related to the disorder than previously thought. World Psychiatry. 2020;19(2):254-5.

# 7
# Princípios do tratamento da esquizofrenia: *recovery* e esperança realista

Mário César Rezende Andrade

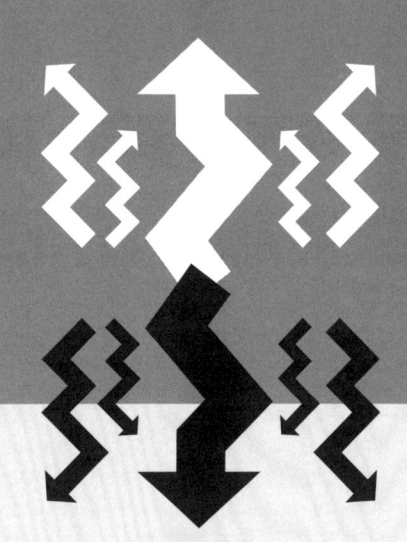

## INTRODUÇÃO

A esquizofrenia é tradicionalmente definida como um transtorno mental grave, associado a uma deterioração progressiva em várias áreas da vida do indivíduo. Essa visão pessimista tem sua origem na própria forma de tratamento da psicose ao longo dos séculos, com internações prolongadas e isolamento do convívio social, o estigma associado e as primeiras tentativas de classificação diagnóstica, como a demência precoce, proposta por Kraepelin. Entretanto, a predominância de um prognóstico pessimista, caracterizado por perdas progressivas em diversas capacidades e no funcionamento cotidiano, tem sido desafiada nas últimas décadas, inclusive a partir de uma perspectiva clínica.[1,2]

A mudança dessa visão pessimista da esquizofrenia tem seu início no começo do século XX, com a proposta do termo esquizofrenia por Bleuler e sua nova classificação, que, ao contrário da de Kraepelin, trazia uma maior heterogeneidade prognóstica.[2] Entretanto, a possibilidade de uma visão mais otimista realmente se consolidou apenas a partir dos processos internacionais de desinstitucionalização psiquiátrica, tendo início nos países desenvolvidos. Três fatores principais desse contexto podem ser destacados como importantes para essa mudança:

1. a transição progressiva do tratamento das pessoas com esquizofrenia para serviços comunitários de saúde mental e sua consequente inserção no convívio social;
2. o surgimento e a consolidação dos psicofármacos como nova possibilidade de intervenção, principalmente como meio para o controle dos sintomas positivos; e
3. a expansão dos desfechos clínicos para além dos sintomas, incorporando, por exemplo, o funcionamento social e cognitivo.[3]

Tudo isso contribuiu para que a possibilidade de recuperação clínica na esquizofrenia, em termos da melhora dos sintomas e do funcionamento, passasse a ser vislumbrada como algo alcançável, mesmo com a permanência do consenso de que a cura ou retorno ao estado pré-mórbido não seja possível. Além disso, vários estudos longitudinais que acompanharam pessoas com esquizofrenia em suas comunidades ao longo de décadas passaram a confirmar essa ideia, com mais de 50% dos sujeitos avaliados apresentando melhora clínica significativa.[1,3] Um exemplo é um dos estudos mais influentes desse tipo, o Vermont Longitudinal Study,[4] realizado no estado rural de Vermont, nos Estados Unidos. Metade a dois terços da amostra, composta por centenas de pessoas, acompanhadas por três décadas, apresentou uma melhora significativa em seu funcionamento e sintomas (positivos e negativos), contrariando os prognósticos presentes nos manuais diagnósticos da época.

Paralelamente às evidências crescentes, que apontavam a possibilidade de recuperação clínica e de múltiplos desfechos na esquizofrenia, nas décadas de 1970 e 1980, começaram a se multiplicar publicações de relatos em primeira pessoa acerca de outras possibilidades que iam muito além da remissão dos sintomas e da melhora no funcionamento. Tais relatos evidenciaram um processo pessoal de superação e de construção de uma vida significativa na esquizofrenia e nos transtornos mentais graves em geral, que pode ocorrer de forma paralela e complementar à recuperação clínica.[1,2]

## *RECOVERY* E ESPERANÇA REALISTA NA ESQUIZOFRENIA

Esse processo pessoal de superação constitui o que se chama de *recovery*, que também pode ser entendido como o movimento no campo da saúde mental que advoga a promoção e ênfase nesse processo. Apesar de haver várias tentativas de tradução desse termo para o português (como restabelecimento, superação e recuperação pessoal, contrapondo-se à recuperação clínica), optou-se, neste capítulo, por manter a nomenclatura original na língua inglesa, já que nenhuma dessas traduções tem uso consensualmente estabelecido. O nome *recovery* pode ser equivocadamente associado à sua tradução literal, recuperação, que costuma estar relacionada ao retorno a um estado anterior ou retorno ao "normal". Entretanto, diferentemente da recuperação sintomática e funcional, no *recovery*, a centralidade está na construção de uma vida baseada na esperança e no desenvolvimento pessoal. Trata-se de um processo contínuo em vez de um objetivo ou um resultado a ser alcançado, como na recuperação clínica. O *recovery* é também subjetivamente definido e avaliado pela própria pessoa que o vivencia, ao contrário dos sintomas, quase sempre avaliados pelos clínicos.[5]

Nas duas últimas décadas, o *recovery* tem ganhado destaque crescente na atenção a pessoas com esquizofrenia e outros transtornos mentais graves, tendo sido incorporado nas políticas dos sistemas de saúde mental de vários países, sobretudo aqueles de língua inglesa. Isso fez com que a própria Organização Mundial da Saúde (OMS) incluísse a promoção do *recovery* nas políticas de seus países membros como uma das metas do Plano de Ação em Saúde Mental para o período de 2013 a 2020, o que ainda está longe da realidade.[6]

Muitas definições foram desenvolvidas para o *recovery*. A definição mais citada na literatura coloca-o como "[...] uma forma de viver uma vida satisfatória, contributiva e com esperança, mesmo com as limitações causadas pela doença" e também como "[...] a construção de novo significado e propósito na vida de uma pessoa enquanto ela se desenvolve além dos efeitos catastróficos da doença mental".[7] Apesar disso, devido ao consenso de que o *recovery* tem um significado para cada indivíduo, torna-se difícil estabelecer uma definição comum e compartilhada por todos. Ainda assim, é possível extrair algumas características e princípios comuns a todas as definições e alguns aspectos compartilhados pela maioria das pessoas.[5]

Buscando uma operacionalização do *recovery* para sua aplicação no contexto estadunidense, o Substance Abuse and Mental Health Services Administration (SAMHSA), dos Estados Unidos, organizou, em 2010, uma conferência reunindo centenas de profissionais e pessoas com transtornos mentais e/ou por uso de substâncias e seus familiares. Nesse evento, o *recovery* nos transtornos mentais graves foi definido como "[...] um processo de mudança, por meio do qual os indivíduos melhoram a sua saúde, vivem uma vida autodirigida e se esforçam para alcançar seu potencial completo".[8] Nesse mesmo evento, foram ainda definidos, de forma consensual, 10 princípios do processo de *recovery*, descritos separadamente a seguir, pois convergem com outras contribuições da literatura:[8,9]

1. O primeiro princípio é a esperança, que é a base para o processo de *recovery*. A esperança consiste em acreditar nesse processo, ou seja, que é possível, mesmo com esquizofrenia, ter uma vida significativa, que vai além da doença, baseada nas próprias escolhas e valores. Trata-se, portanto, de uma esperança realista. Depois de internalizada, a esperança precisa ser cultivada e potencializada com oportunidades e relações de suporte por pares (outras pessoas com esquizofrenia), familiares, clínicos e outras pessoas significativas. Portanto, para a manutenção da esperança, as oportunidades se configuram como um elemento essencial.[8-10]
2. O segundo princípio é o autodirecionamento de *recovery*, ou seja, trata-se de um processo dirigido pela própria pessoa. Isso se expressa por meio do desenvolvimento da autonomia, da escolha e do controle de sua própria vida. Juntamente com a esperança, essa característica é essencial para a superação da esquizofrenia e, segundo alguns estudos, é também a base para que ocorram outros elementos do processo de *recovery*.[5,8,11]
3. O terceiro princípio consiste nos múltiplos caminhos possíveis para o processo de *recovery*, que se associa às necessidades e potenciais de desenvolvimento pessoal de cada indivíduo, de acordo com sua história, cultura, capacidades, preferências, talentos, habilidades e recursos.
4. O quarto princípio está associado à multidimensionalidade do *recovery*, sendo este um processo que pode ocorrer nas várias áreas da vida da pessoa. Whitley e Drake[12] propõem um modelo dimensional do *recovery* que abrange as seguintes áreas: clínica, com a melhora sintomatológica e funcional; existencial, incluindo, por exemplo, o senso de esperança, empoderamento e controle, além da espiritualidade; funcional, em termos de papéis, habilidades de vida independente e ocupação; física, abrangendo saúde e estilos de vida; e social, associada aos relacionamentos interpessoais e à integração na família e comunidade. Em cada dimensão, há pessoas do entorno, profissionais e recursos específicos que podem ajudar no desenvolvimento do processo de *recovery*.
5. O quinto princípio é o suporte por pares, que consiste no apoio oferecido por outras pessoas em situação semelhante, ou seja, com esquizofrenia e em processo de *recovery*, por exemplo. Nesse princípio, podem ser incluídos os grupos de apoio mútuo, além dos serviços e organizações de pessoas com esquizofrenia e seus familiares. O apoio por pares exerce um papel central no processo de *recovery*, pois possibilita compartilhar conhecimentos, experiências e habilidades; realizar aprendizagem social; valorizar papéis e adquirir senso de pertencimento.
6. O sexto princípio consiste no suporte social e nos relacionamentos. Isso significa que processo de *recovery* também ocorre e é potencializado na relação com as outras pessoas, sobretudo aquelas mais significativas, como familiares, amigos e profissionais de saúde mental, por exemplo. Nesse sentido, é essencial que a pessoa tenha ao seu lado outras pessoas que acreditem na sua possibilidade de superação, que lhe ofereçam esperança, encorajamento e ajuda em suas várias necessidades.
7. O sétimo princípio está associado à influência cultural, uma vez que os valores, tradições e crenças da comunidade e local onde a pessoa está inserida exercem um papel importante em seu processo de *recovery*. Apesar de a ideia desse processo se embasar nas preferências individuais, influências culturais podem moldar sua expressão em determinados aspectos. Por exemplo, pode-se destacar a valorização da vida independente em países anglo-saxões, em contraste com o coletivismo e a valorização da vida em família em países orientais e latino-americanos.[11]

8. O oitavo princípio consiste na superação do trauma como um importante fator que pode ajudar no processo de *recovery*. Isso inclui tanto a ideia geral de trauma, como violências, abuso sexual, tragédias e acidentes, como traumas específicos, incluindo a própria ruptura e sofrimento trazidos pela experiência da esquizofrenia, por exemplo.
9. O nono princípio está relacionado aos pontos fortes da vida em família e comunidade, além das responsabilidades sociais e individuais pelo processo de *recovery* da pessoa.
10. O último princípio é o respeito, por parte dos outros e da própria pessoa. Isso inclui o combate ao estigma, a proteção de direitos e até mesmo a autoaceitação.

Nas últimas décadas, tem havido um grande esforço pela produção de evidências acerca do *recovery*.[2,5,11,13] Primeiramente, por se tratar de um conceito complexo, subjetivo e de difícil definição, há uma predominância de evidências idiográficas, vindas principalmente das narrativas em primeira pessoa e de estudos qualitativos. As narrativas pessoais também expandem o conceito de evidências, ao expressarem a experiência e a realidade vivida das pessoas com transtornos mentais graves. Elas trazem consigo várias características positivas, que podem enriquecer e fortalecer as práticas e pesquisas orientadas ao *recovery*:[1,2]

1. Explicitam esse processo como algo não linear e como a experiência psicótica se integra à história de uma pessoa.
2. Vão além de uma simples lista de sintomas e mostram como a doença é apenas uma parte integrante da vida, e não definidora.
3. Oferecem exemplos e possibilidades para outras pessoas na mesma situação.
4. Oferecem uma visão de dentro, facilitando a empatia e expandindo a possibilidade de desfechos e alvos por parte dos clínicos.

Portanto, as narrativas em primeira pessoa podem ajudar a humanizar a perspectiva biomédica sobre a esquizofrenia, informar a prática, aproximar os clínicos da realidade, oferecer novas possibilidades de superação e reduzir o estigma.

Em relação aos estudos qualitativos, a maioria deles tem focado em análises temáticas de narrativas e entrevistas com pessoas com transtornos mentais graves, principalmente esquizofrenia e outros transtornos psicóticos, profissionais e familiares, em busca dos principais componentes e características do processo de *recovery* e de sua promoção. Há também diversas revisões robustas e sínteses da literatura com o objetivo de condensar esses achados. A maioria dos resultados apontou para características que se enquadram nos princípios propostos pelo SAMHSA, antes apresentados.[2,11]

Na tentativa de desenvolver um modelo teórico para o *recovery*, em um dos estudos mais citados da área, Leamy e colaboradores[9] realizaram uma ampla revisão e síntese narrativa da literatura internacional, com base em quase uma centena de publicações científicas de 13 países diferentes. Nessa revisão, foram encontradas 13 características principais para o processo de *recovery*: 1) processo ativo; 2) individual e único; 3) não linear; 4) *recovery* como uma jornada; 5) como estágios ou fases; 6) como um grande esforço; 7) multidimensional; 8) processo gradual; 9) uma experiência de mudança de vida; 10) um tipo de recuperação sem cura; 11) um processo auxiliado por um ambiente de suporte e apoio; 12) algo que pode ocorrer sem intervenção profissional; e 13) um processo de tentativa e erro.

Ainda nessa revisão, foram sintetizados os modelos de estágios pelos quais passaria o processo de *recovery*, mesmo este não sendo linear. A maioria das propostas podem se enquadrar, de alguma forma, no Modelo Transteórico de Motivação para a Mudança, de Prochaska e DiClemente,[14] muito utilizado com pessoas com problemas de dependências em geral e por uso de substâncias, composto pelos seguintes estágios: 1) pré-contemplação; 2) contemplação; 3) preparação; 4) ação; e 5) manutenção. Por fim, foi sintetizado um modelo teórico de *recovery*, resumido nos cinco seguintes domínios, integrados no acrônimo CHIME, em inglês: C) conexão com os outros; H) esperança; I) identidade além da doença; M) significado na vida; e E) empoderamento (Quadro 7.1). De acordo com revisões recentes, esse modelo tem sido empiricamente endossado na literatura internacional e se mostrado aplicável à realidade de vários países do mundo ocidental. Há também evidências positivas acerca de intervenções focadas em cada um desses domínios. Trata-se, portanto, de uma proposta útil para entender o processo de *recovery* e como os profissionais de saúde mental podem apoiar esse processo.[5,11]

Com a crescente inclusão do *recovery* como princípio orientador da prática em saúde mental, especialmente em relação a pessoas com esquizofrenia, tem havido também uma ênfase progressiva na produção de conhecimentos sobre as intervenções baseadas em evidências e com dados quantitativos. Um exemplo disso é a existência de vários instrumentos padronizados, com propriedades adequadas de fidedignidade e validade. Um dos instrumentos mais utilizados é o Recovery Assessment Scale (RAS),[15] que se encontra disponível no contexto brasileiro. Há também diversos instrumentos disponíveis para avaliar domínios diretamente relacionados ao *recovery*, como esperança e bem-estar, por exemplo.[2,11]

Entre as evidências quantitativas sobre as medidas de *recovery*, uma das principais questões investigadas é a sua associação com indicadores de recuperação clínica. Segundo uma ampla revisão com metanálise, a maioria dos resultados tem apontado uma correlação negativa, de pequena a média, entre a gravidade dos sintomas e prejuízos no funcionamento e medidas de *recovery* em pessoas com esquizofrenia. Essa correlação também tem sido encontrada entre os sintomas e medidas de esperança e empoderamento.

No que se refere aos sintomas específicos da esquizofrenia, essa correlação de fraca a moderada também se repete para os sintomas positivos e negativos, com relação aos indicadores de *recovery* e esperança. Apenas os sintomas afetivos têm mostrado uma associação moderada com ambos. Algumas conclusões e implicações importantes podem ser apontadas a partir dessas tendências, segundo os autores da revisão. Primeiramente, o *recovery* parece mesmo ser algo diferente e complementar à recuperação clínica, podendo também ser considerado com um alvo e desfecho importante no tratamento e acompanhamento de pessoas com esquizofrenia. Em segundo lugar, esses dados também ressaltam uma possível importância relativa dos sintomas afetivos para o processo de *reco-*

---

### QUADRO 7.1
**Modelo CHIME do processo de *recovery***

Conexão com os outros (*connectedness*)
- Ter relações interpessoais.
- Fazer parte de uma comunidade.
- Receber apoio de pares e grupos de apoio.
- Receber apoio de outras pessoas.

Esperança (*hope*)
- Acreditar que o processo de *recovery* é possível.
- Ter motivação para a mudança.
- Ter relações interpessoais que inspirem esperança.
- Ter sonhos e aspirações.
- Valorizar o sucesso e as conquistas.

Identidade (*identity*)
- Redefinir positivamente o senso de identidade.
- Valorizar a identidade além da doença.
- Superar o estigma.
- Reconhecer as dimensões da identidade.

Significado na vida (*meaning in life*)
- Reconstruir a vida.
- Ter papéis e metas sociais significativos.
- Cultivar a espiritualidade.
- Ter qualidade de vida.
- Dar significado às experiências do transtorno mental.

Empoderamento (*empowerment*)
- Ter controle sobre a própria vida.
- Assumir responsabilidade pessoal.
- Focar nos pontos fortes.

Fonte: Leamy e colaboradores.[9]

*very*. Entretanto, não se sabe ainda o quanto o foco em uma das variáveis pode ajudar a outra.[13] De toda forma, isso parece evidenciar a relevância pessoal e subjetiva do sofrimento emocional, ou *distress*, associado à doença, composto majoritariamente por sintomas de ansiedade e depressão, em comparação com os sintomas psicóticos em si.

## INTERVENÇÕES ORIENTADAS AO *RECOVERY*

O *recovery* é consensualmente visto como algo que pode ocorrer independentemente do tratamento. Entretanto, há também um consenso de que os profissionais de saúde mental e clínicos podem ajudar a promover esse processo e facilitar sua ocorrência. Tal facilitação pode ser feita por meio de práticas baseadas nas melhores evidências, tanto quantitativas quanto qualitativas ou vivenciais. Primeiramente, para que isso ocorra, são necessárias práticas e intervenções focadas na pessoa, e não no diagnóstico e nos sintomas.[16]

Para que a prática orientada ao *recovery* seja possível, é essencial conhecer os fatores que podem influenciar esse processo. Uma revisão abrangente da literatura identificou tanto as variáveis que podem facilitar o *recovery* quanto as que podem impedi-lo ou dificultá-lo.[17] Entre os atores facilitadores, foram encontrados três grupos principais. O primeiro deles é constituído por adaptação, enfrentamento (*coping*) e reavaliação. Isso envolveria o desenvolvimento da aceitação da doença, passando a vê-la como algo que faz parte da vida e não a define. O segundo grupo está relacionado com a reação à doença, que abrange assumir e se responsabilizar por novos hábitos, os quais podem ajudar a lidar com os sintomas e com o sofrimento associado à esquizofrenia. O terceiro grupo é composto por suporte social, relações íntimas e senso de pertencimento. Isso englobaria o apoio por amigos, pares, familiares e clínicos, além do engajamento em atividades significativas e que possam aumentar o senso de pertencimento à comunidade, como, por exemplo, atividades religiosas. Quanto aos fatores que dificultam ou impedem o *recovery*, também foram apontados três principais. Os primeiros são as interações negativas e o isolamento, que podem incluir o uso e abuso de substâncias, o estigma e relacionamentos negativos com os outros significativos. Os segundos seriam os impedimentos internos, como a falta de confiança e o estigma internalizado, por exemplo, que consiste na incorporação das visões negativas e preconceitos acerca da doença. Os últimos são a incerteza e a desesperança.

Nas últimas décadas, vários documentos internacionais foram escritos por organizações e sistemas nacionais de saúde mental, guiando as práticas orientadas ao *recovery*. A partir de análise de 30 desses documentos, oriundos de seis países (Estados Unidos, Inglaterra, Escócia, Irlanda, Dinamarca e Nova Zelândia), foram sintetizados quatro domínios práticos, que resumem suas orientações:[18]

1. Promoção da cidadania, que diz respeito ao suporte para a reintegração da pessoa à sociedade e viver como cidadão.
2. Compromisso com a visão do *recovery*, por parte da organização ou do clínico, no caso da prática individual, priorizando as necessidades da pessoa atendida, e não da instituição ou do profissional.
3. Suporte ao *recovery*, como definido pela pessoa atendida, que inclui o incentivo às definições de suas necessidades, valores, metas e planos, para o planejamento e adequação individual das intervenções a serem implementadas.
4. Foco nas relações, o que consiste, primordialmente, em potencializar a relação terapêutica, que é uma das chaves para a promoção do *recovery* pela prática dos clínicos e profissionais de saúde mental.

O Quadro 7.2 ilustra esses quatro domínios práticos, juntamente com as ações específicas que os compõem.

Além dessas diretrizes para as práticas orientadas ao *recovery*, há também atenção

## QUADRO 7.2

### Domínios e ações que compõem as práticas orientadas ao *recovery*

| | |
|---|---|
| Promoção da cidadania | • Ver uma pessoa além do paciente.<br>• Prezar os direitos da pessoa, começando pelos básicos, até os específicos do tratamento, como direito à informação.<br>• Promover a inclusão e participação social.<br>• Apoiar a obtenção de ocupações significativas e a identificação de estilos de vida que vão além dos limites da doença. |
| Comprometimento da organização ou do clínico com o *recovery* | • Incorporar a visão e a própria esperança realista quanto à possibilidade de *recovery* da pessoa atendida.<br>• Oferecer estruturas legais e materiais que reflitam e possibilitem o foco no *recovery*.<br>• Apoiar o envolvimento da pessoa atendida na melhoria das práticas, por meio da participação no planejamento e avaliação das intervenções.<br>• Ampliar o acesso e a participação da pessoa atendida nos serviços e ações.<br>• Buscar treinamento e formação na prática orientada ao *recovery*. |
| Suporte ao *recovery* tal como definido pela própria pessoa | • Promover a individualidade e autonomia da pessoa atendida, promovendo as escolhas, a autodeterminação, além da possibilidade do risco e da falha, visando ao desenvolvimento da responsabilidade.<br>• Possibilitar escolhas e decisões informadas no tratamento.<br>• Possibilitar o contato e a conexão da pessoa com pares que também estejam em processo de *recovery*, para compartilhar suas experiências e histórias de superação.<br>• Apoiar a identificação, o reconhecimento e a utilização dos pontos fortes e suportes naturais que a pessoa já tem para lidar com suas dificuldades.<br>• Utilizar uma abordagem integrativa ou multidimensional, que foque as necessidades da pessoa em várias áreas de sua vida. |
| Foco nas relações | • Promover uma relação de parceria e colaboração com a pessoa atendida.<br>• Fortalecer a esperança, valorizando a pessoa atendida como o maior *expert* acerca de sua própria experiência e acreditando em suas habilidades e capacidades de superação. |

Fonte: Le Boutillier e colaboradores.[18]

e demanda crescentes pelo desenvolvimento e utilização de intervenções baseadas em evidências para promover esse processo ou alguns de seus componentes. Na verdade, qualquer intervenção focada no bem-estar ou nos pontos fortes ou qualidades das pessoas com esquizofrenia, em vez de nos seus sintomas ou incapacidades, pode ser útil para facilitar seu processo de *recovery*. Entre as principais intervenções orientadas ao *recovery*, podem-se destacar o suporte ou apoio por pares; diversos protocolos orientados à promoção do bem-estar e ao empoderamento; a tomada de decisões conjuntas; os *recovery colleges*; as terapias cognitivo-comportamentais; e a psicoterapia positiva, entre outras.[19,20]

As intervenções de suporte ou apoio por pares (*support interventions*) estão entre as mais importantes para a promoção do *recovery*. Trata-se de intervenções que são oferecidas por pessoas com a mesma condição de transtorno mental e também em *recovery*. Sua relevância está no fato de poderem potencializar vários componentes do *recovery* ao mesmo tempo. Por exemplo, podem promover a esperança e a autoeficácia, por meio da troca de conhecimentos vivenciais e do oferecimento de modelos de estratégias de enfrentamento por pessoas com condições similares. Isso, por sua vez, pode fortalecer também a conexão e construção de relações significativas e até ajudar os próprios pares em seu processo pessoal de *recovery*. As intervenções podem ser estruturadas ou não e oferecidas em grupo ou individualmente, com diferentes objetivos, mas sempre tendo em comum os aspectos antes citados. Revisões sistemáticas com metanálise mostraram que, apesar de não demonstrarem nenhum efeito sobre variáveis clínicas, como sintomas, reinternações e satisfação com os serviços, em alguns estudos, as intervenções por pares tiveram efeito positivo em medidas de *recovery*, empoderamento e esperança. Considerando sua importância, sistemas de saúde como o National Health Service (NHS), do Reino Unido, têm, inclusive, empregado pessoas em *recovery* oficialmente como profissionais essenciais das equipes de saúde mental.[21,22]

Os vários protocolos existentes e voltados, na maioria das vezes, para o empoderamento e automanejo da doença constituem outro tipo importante de intervenção. Em geral, esses protocolos fornecem informações e incentivam o desenvolvimento de habilidades que possibilitem a tomada de decisões informadas e o manejo do próprio cuidado, ajudando no enfrentamento dos sintomas e na prevenção de crises. Uma revisão sistemática, com metanálise, sobre esse tipo de intervenção apontou resultados positivos e duradouros em medidas de sintomas, tempo de internação, qualidade de vida e funcionamento, mas com tamanho de efeito de pequeno a moderado. Entretanto, foi encontrado um efeito significativo, em comparação com o tratamento usual, em relação a medidas de *recovery*, esperança, empoderamento e autoeficácia.[23]

Entre esses protocolos, um dos mais utilizados é o Wellness Recovery Action Planning (WRAP), que tem como objetivo criar um plano para manutenção do *recovery* e do bem-estar. O WRAP pode ser aplicado individualmente ou em grupos, e seu manual é focado nos seguintes aspectos: reflexão sobre estratégias que têm ajudado a pessoa a se manter bem; uso dessas e outras estratégias em um planejamento de manutenção do bem-estar diário; reconhecimento e enfrentamento de crises.[19] Uma metanálise sobre o WRAP mostrou que essa intervenção tem efeitos positivos em medidas de *recovery*, apesar de estes não se sustentarem ao longo do tempo.[24]

Outro protocolo do tipo, já adaptado e com manual disponível para uso no contexto brasileiro, é a Gestão Autônoma da Medicação (GAM). Desenvolvida no Canadá pelo movimento de usuários de saúde mental do Quebec, a GAM tem como princípios básicos o reconhecimento dos múltiplos significados da medicação na vida das pessoas, o direito à informação e o direito a aceitar ou recusar o tratamento e a tomada de decisões conjuntas.[25]

Apesar de não ser uma intervenção propriamente dita, a tomada de decisões conjuntas (*shared decision making*) pode ser considerada uma prática orientada ao *recovery* e tem sido altamente recomendada no atendimento a pessoas com esquizofrenia e outros transtornos mentais graves. Essa prática ocorre quando há colaboração nas decisões acerca do tratamento, e diversas ferramentas para seu auxílio foram desenvolvidas internacionalmente nos últimos anos. Envolve o fornecimento pelo clínico de informações sobre as melhores evidências disponíveis acerca de opções, resultados e efeitos indesejáveis e a consideração das preferências da pessoa atendida. Mesmo com ampla recomendação, a tomada de decisões conjuntas não é ainda uma prática frequente, o que pode estar associado ao desafio cultural e técnico ainda existente para a implementação rotineira de tratamentos e relações terapêuticas realmente colaborativas.[26]

Algumas outras intervenções que adotam essa prática, ou ao menos o aspecto de empoderamento das pessoas atendidas na tomada de decisões, podem ser citadas. Uma delas é o Plano Conjunto para Crises (*Joint Crisis Plan*), focado no desenvolvimento colaborativo de um plano para ser utilizado durante momentos de crise, com a mediação e facilitação por um profissional externo ao tratamento.[19] Outra intervenção que tem ganhado destaque cada vez maior é o Diálogo Aberto (*Open Dialogue*), desenvolvido na Finlândia e voltado para a prevenção de internações nos primeiros episódios psicóticos ou em outras situações de crise psicótica. Essa abordagem enfatiza que tais situações requerem respostas imediatas, consistentes e o engajamento colaborativo da própria pessoa, seus familiares, sua rede social e os profissionais. A intervenção é composta por várias reuniões ou encontros entre esses participantes, iniciadas dentro de 24 horas após o primeiro contato e mediadas por um profissional de referência, com o objetivo de buscar soluções conjuntas, por meio de um diálogo participativo. A medicação não é iniciada de imediato, com sua pertinência e forma de uso sendo discutidas, de maneira informada, entre os participantes.

Os resultados têm apontado uma diminuição significativa na necessidade do uso da medicação e no número de internações, além de um aumento no exercício de atividades ocupacionais e educacionais em longo prazo. Entretanto, ainda são necessários testes clínicos robustos para confirmar esses achados.[20,27] Outra intervenção a ser citada é o projeto Casas Soteria (*Soteria houses*), também voltado para situações de crise e desenvolvido há algumas décadas nos Estados Unidos. Esse modelo se baseia no oferecimento de ambientes residenciais comunitários, fundamentados nos conceitos de "estar com" (*being with*) e "fazer com" (*doing with*). Tais conceitos são promovidos, respectivamente, por meio de relações pessoais e atividades compartilhadas significativas, além do uso mínimo de medicação. Essa intervenção apresentou resultados similares e, em algumas áreas, até melhores, em comparação com o tratamento usual, para pessoas em primeiro ou segundo episódio psicótico.[28] O modelo Soteria voltou a chamar atenção nos últimos anos, sendo implementado em alguns países, com destaque para Israel.

Os *recovery colleges*, por sua vez, consistem em programas baseados em uma abordagem de educação para adultos, voltados para o desenvolvimento do empoderamento e aprendizagem de vários temas sobre saúde mental e bem-estar. Esses programas são formados por cursos, geralmente oferecidos por pessoas que têm experiência pessoal com o problema (*peer supporter*), e um profissional, no papel de tutores ou professores, contando com um currículo construído pelos próprios participantes, que são registrados como estudantes e recebem certificado no final. Presentes em dezenas de países, os *recovery colleges* têm mostrado efeitos positivos, como o desenvolvimento da coprodução e melhoras no automanejo.[19]

As terapias cognitivas englobam um conjunto de intervenções com evidências estabelecidas no tratamento da esquizofrenia. Seu foco está tradicionalmente no papel mediador dos processos cognitivos ou representações mentais nas mudanças comportamentais e emocionais. Com seu aspecto psicoeducacional e diretivo, as terapias cognitivas podem ajudar com o desenvolvimento de uma maior consciência metacognitiva e habilidades de enfrentamento e automanejo. Propostas mais recentes nessa abordagem têm possibilitado uma maior orientação ao *recovery*, incluindo intervenções focadas na aceitação e em como a pessoa se relaciona com a experiência psicótica, a compaixão e integrações com conceitos da psicologia positiva, como o foco nos pontos fortes, por exemplo.[20]

Outra intervenção terapêutica que pode ajudar a promover o *recovery* é a psicoterapia positiva. Ao focar na promoção de aspectos como bem-estar subjetivo, forças de caráter, perdão, relações positivas, otimismo, esperança, gratidão e crescimento pós-traumático, essa modalidade terapêutica se alinha de forma significativa aos princípios do *recovery*.[20,29] Mais recentemente, foi adaptado um protocolo de psicoterapia positiva em grupo para a psicose, com foco na promoção de bem-estar.[30] Outras intervenções terapêuticas que podem ser de grande utilidade são aquelas baseadas na psicologia narrativa, que foca nas narrativas em primeira pessoa, ajudando no desenvolvimento de um senso de identidade para além da doença.[29] Por fim, podem ser citadas também as intervenções focadas no suporte e inserção individual (*individual placement and support*) de pessoas com esquizofrenia no mercado de trabalho, que podem potencializar igualmente o senso de identidade, além do empoderamento, e o manejo de casos focado nos pontos fortes (*strengths model*), que está associado a melhoras nos sintomas e no funcionamento e à maior satisfação dos indivíduos.[19]

O Quadro 7.3 traz resumidamente os exemplos comentados de intervenções orientadas ao *recovery*.

Diferentes mecanismos de ação podem estar por trás dos efeitos provocados pelas intervenções orientadas ao *recovery*. Uma revisão recente apontou quatro mecanismos de ação principais: fornecimento de informação e desenvolvimento de habilidades; promoção da aliança terapêutica; oferecimento de modelos e exemplos; e aumento das possibilidades de escolha e oportunidades. Esses mecanismos, por sua vez, podem ser moderados pelas características da pessoa (p. ex., sua motivação), de seu ambiente (p. ex., as oportunidades existentes em seu contexto) e da assistência em saúde mental, exemplificada, sobretudo, pela atitude dos clínicos.[31]

## INTEGRANDO O *RECOVERY* E A ESPERANÇA REALISTA À PRÁTICA CLÍNICA

A partir do que foi exposto, percebe-se que os profissionais podem desempenhar um importante papel na promoção do *recovery* nas pessoas com esquizofrenia por eles atendidas. Tal promoção pode ocorrer mesmo que as pessoas não tenham acesso às intervenções antes citadas. Isso pode ocorrer por meio da mudança de atitudes e pela incorporação dos princípios do *recovery* na própria prática clínica já existente.

O primeiro passo é a mudança da perspectiva sobre o próprio tratamento. Nesse sentido, parte-se do foco nos problemas e nos déficits para o foco nas soluções e nos pontos fortes da pessoa. Consequentemente, isso leva a uma reflexão sobre o próprio papel do clínico, que deixa de ser o de alguém que apenas diagnostica e prescreve medicamentos e se torna o daquele que também ajuda seu paciente a buscar uma vida mais significativa e com esperança. Entretanto, para que os clínicos possam inspirar a possibilidade de *recovery* e a esperança, é necessário que eles também a tenham e cultivem em si mesmos. Ou seja, é necessário acreditar na possibilidade de *recovery*.[32-34]

Porém, um dos grandes obstáculos para essa mudança é o estigma presente na própria prática clínica. Em um estudo com psiquiatras brasileiros, foi apontado que eles tinham uma visão acerca da esquizofrenia mais pessimista do que a população em geral.[35] Esses dados evidenciam um grande problema, considerando que a perspectiva e a expectativa dos profissionais exercem grande influência sobre seus pacientes e sobre o prognóstico do tratamento.

Tal visão negativa tem seu início na própria formação profissional. Desde seus primeiros treinamentos, os futuros profissionais são expostos a manuais diagnósticos im-

---

### QUADRO 7.3

Exemplos de intervenções orientadas ao *recovery*

- Intervenções de suporte ou apoio por pares (*peer support interventions*)
- Wellness Recovery Action Planning (WRAP)
- Gestão Autônoma da Medicação (GAM)
- Tomada de decisões conjuntas (*shared decision making*)
- Plano Conjunto para Crises (*Joint Crisis Plan*)
- Diálogo Aberto (*Open Dialogue*)
- Casas Soteria (*Soteria Houses*)
- *Recovery colleges*
- Terapias cognitivas
- Psicoterapia positiva
- Intervenções baseadas na psicologia narrativa
- Suporte e inserção individual no trabalho (*individual placement and support*)
- Manejo de casos baseado nos pontos fortes (*strengths model*)

Fonte: Adaptado de Slade e colaboradores.[19]

pregnados pela perspectiva pessimista e com prognóstico negativo para pessoas com esquizofrenia. Desse modo, os clínicos são preparados a esperar uma evolução pobre e com deterioração progressiva em várias áreas da vida. Essa visão orienta a prática dos profissionais, que passam a focar apenas na remediação e no atraso dessa deterioração. Além disso, essa visão é confirmada em sua prática, já que, no atendimento a pessoas com esquizofrenia, os profissionais são expostos quase exclusivamente a pessoas com quadros agudos e em momentos de crise, não tendo a oportunidade de ver essas pessoas em outros momentos de sua vida. Esse fenômeno constitui o que é chamado de "ilusão do clínico".[36]

Portanto, é essencial a mudança e expansão da perspectiva dos profissionais, para que estes possam dar suporte ao processo de *recovery* das pessoas atendidas por eles. Entre as atitudes dos clínicos que podem ajudar a promover o *recovery* e a esperança, destacam-se a tolerância à incerteza sobre os resultados do tratamento, as crenças pessoais sobre a possibilidade do processo de superação e a motivação para apoiar esse processo.[33] Levando isso em conta, um dos maiores ensaios clínicos randomizados já realizados na área concentrou-se justamente no treinamento dos profissionais para orientação de sua prática ao *recovery* e à melhoria da relação com usuários com transtornos psicóticos em dezenas de serviços de saúde mental ingleses. Os resultados apontaram um efeito significativo da intervenção sobre o processo de *recovery* quando houve alta participação dos profissionais no treinamento oferecido.[37] Evidências qualitativas do mesmo estudo mostraram também que uma relação colaborativa, em que o profissional demonstrava interesse genuíno pela pessoa atendida, com conversas sobre seus valores, pontos fortes e metas, foi sentida como algo que inspirava esperança, autonomia e um senso de identidade mais positivo.[38]

A partir disso, podem ser propostas algumas recomendações para a promoção do *recovery* no cotidiano da prática clínica, desenvolvendo uma atitude positiva com relação à pessoa atendida e estabelecendo uma relação terapêutica colaborativa. O Quadro 7.4 ilustra e complementa tais recomendações.

Primeiramente, é necessário estabelecer uma prática com foco na pessoa, e não na doença, a qual é parte da sua vida, mas não a define. Nesse sentido, o diagnóstico seria utilizado para classificar a doença, e não a pessoa. Além disso, o clínico pode abordar as diversas dimensões que abrangem a vida da pessoa, além da dimensão clínica. Como consequência, amplia-se também o plano de tratamento, que deixa de ter como meta apenas a melhora dos sintomas e do funcionamento, passando a incluir aspectos como o exercício de atividades e relações significativas, por exemplo. O profissional pode também ajudar a pessoa e seus familiares na formação de novos contatos com pares que também estejam em processo de *recovery*, grupos de acolhimento e ajuda mútua ou no acesso a outros modelos e exemplos de superação.[3,32]

Em segundo lugar, deve-se abordar o tratamento como mais um instrumento ou meio para uma vida melhor e significativa, e não um fim em si mesmo. Desse modo, a pessoa continua a ter várias necessidades, de maneira que aquelas relacionadas à doença e aos sintomas seriam apenas algumas delas. Em consonância com isso, o profissional deve ajudar a oferecer soluções cotidianas para os problemas cotidianos e soluções específicas, que requerem sua ajuda especializada, para problemas específicos.[3,39]

Assim como o tratamento, a medicação também ganha um papel instrumental nesse contexto. Esse ponto introduz o terceiro grupo de recomendações, focado na promoção da escolha e da autonomia. Nesse sentido, a medicação é usada pelo clínico como mais uma ferramenta disponível, e não a única. Além disso, quando utilizada, sua escolha deve ser feita de forma informada e colaborativa, considerando as diversas possibilidades, as melhores evidências possíveis, os resultados almejados pela pessoa e os possíveis efeitos colaterais. Desse modo, a pessoa deixaria de simplesmente "tomar" a medicação e passaria a usá-la como mais um meio para al-

## QUADRO 7.4

**Sugestões para incorporação do *recovery* e da esperança realista na prática clínica**

Foco na pessoa, e não na doença
- Compreender que o diagnóstico classifica a doença, e não a pessoa.
- Ver a esquizofrenia como algo que faz parte da vida da pessoa, mas não a define.
- Para reduzir o estigma, utilizar a "pessoa antes da doença": por exemplo, dizer "pessoa com esquizofrenia" e não "esquizofrênico".
- Buscar formação contínua na área de atenção centrada na pessoa, na saúde mental e na psiquiatria, psiquiatria positiva e de *recovery*.
- Ouvir histórias de vida da pessoa e focar nas várias dimensões de sua vida que vão além do diagnóstico.
- Traçar um plano de tratamento que vai além dos sintomas e do funcionamento, englobando também objetivos e metas pessoais.
- Mapear recursos internos e externos da pessoa para ajudá-la.

Tratamento como um meio para uma vida melhor, e não um fim em si mesmo
- Enfatizar os objetivos e necessidades da pessoa atendida.
- Abordar de forma multidimensional as necessidades da pessoa atendida.
- Ter claro que, mais do que os sintomas e o funcionamento, o tratamento pode ajudar a alcançar uma vida significativa.
- Ver a medicação como um possível instrumento, e não um fim em si mesmo.
- Adotar soluções cotidianas para problemas cotidianos e soluções complexas para problemas complexos.

Promoção da escolha e da autonomia
- Ver a pessoa atendida como a maior conhecedora de sua própria experiência.
- Fornecer informação sobre a doença e o tratamento como direito básico da pessoa atendida e dever do clínico.
- Fornecer informação como base para a tomada de decisões conjuntas.
- Incentivar as experiências de escolha e responsabilização na vida e no tratamento.
- Praticar o respeito e a escuta com relação às preferências da pessoa atendida.
- Utilizar a medicação com base na transmissão de informações, em decisões colaborativas e nas preferências da pessoa.

Promoção de uma aliança terapêutica positiva e inspiração de esperança
- Acreditar na possibilidade de *recovery* e expressar isso nos atendimentos.
- Expressar interesse genuíno pela pessoa atendida e sua experiência.
- Promover uma relação colaborativa, estendida a pares e familiares.
- Utilizar modelos e exemplos de superação e *recovery* no atendimento.
- Apresentar-se como colaborador e parceiro.

Fonte: Adaptado de Roberts e Boardman,[32] Russinova[33] e Slade.[39]

cançar seus objetivos, metas e tornar sua vida mais significativa, sendo fruto de uma escolha ou preferência também sua.[3,40] Isso significa que a pessoa passa a ser vista como autora de sua própria história, detentora da *expertise* sobre sua própria experiência, à qual o clínico só tem acesso direto de forma incompleta.[3,32,39]

As últimas recomendações dizem respeito a como inspirar a esperança e promover relações colaborativas e positivas. Os clínicos podem ter um papel importante na vida das pessoas atendidas por eles e, como já ressaltado, para inspirar esperança, precisam, antes de tudo, incorporá-la em suas crenças e atitudes. Ao transmiti-la, precisam propiciar um ambiente acolhedor e demonstrar interesse genuíno pela pessoa a quem atendem, colocando-se como colaboradores e parceiros na busca de solução dos seus problemas e de uma vida com propósito.[32,33,39] Todas essas recomendações podem ajudar os profissionais na reorientação e avaliação da prática clínica junto a pessoas com esquizofrenia, até mesmo aqueles profissionais mais resistentes, já que essas práticas também parecem ser baseadas nas melhores evidências. Os maiores desafios, entretanto, são evitar que isso se torne apenas uma retórica e promover a inserção real dessas recomendações na prática cotidiana.

## REFERÊNCIAS

1. Bellack AS. Scientific and consumer models of recovery in schizophrenia: concordance, contrasts, and implications. Schizophr Bull. 2006;32(3):432-42.
2. Leonhardt BL, Hamm JA, Lysaker PH. The recovery model and psychosis. In: Badcock JC, Paulik G, editors. A clinical introduction to psychosis: foundations for clinical psychologists and neuropsychologists. London: Academic Press; 2020. p. 113-32.
3. Slade M. Personal recovery and mental illness: a guide for mental health professionals. Cambridge: Cambridge University; 2009.
4. Harding CM, Brooks GW, Ashikaga T, Strauss JS, Breier A. The Vermont longitudinal study of persons with severe mental illness, I: methodology, study sample, and overall status 32 years later. Am J Psychiatry. 1987;144(6):718-26.
5. Slade M, Wallace G. Recovery and mental health. In: Jarden A, Oades L, Slade M, editors. Wellbeing, recovery and mental health. Cambridge: Cambridge University; 2017. p. 24-34.
6. World Health Organization. Mental health action plan 2013-2020. Geneva: WHO; 2013 [capturado em 13 jul. 2020]. Disponível em: https://www.who.int/mental_health/publications/action_plan/en/.
7. Anthony WA. Recovery from mental illness: the guiding vision of the mental health service system in the 1990s. Psychiatr Rehabil J. 1993;16(4):11-23.
8. Substance Abuse and Mental Health Service Administration. SAMHSA's working defnition of recovery. Rockville: US Department of Health and Human Services; 2012 [capturado em 13 jul. 2020]. Disponível em: https://store.samhsa.gov/sites/default/files/d7/priv/pep12-recdef.pdf.
9. Leamy M, Bird V, Le Boutillier C, Williams J, Slade M. Conceptual framework for personal recovery in mental health: systematic review and narrative synthesis.Br J Psychiatry. 2011;199(6):445-52.
10. Schrank B, Hayward M, Stanghellini G, Davidson L. Hope in psychiatry. Adv Psychiatr Treat. 2011;17(3):227-35.
11. van Weeghel J, van Zelst C, Boertien D, Hasson-Ohayon I. Conceptualizations, assessments, and implications of personal recovery in mental illness: a scoping review of systematic reviews and meta-analyses. Psychiatr Rehabil J. 2019;42(2):169-81.
12. Whitley R, Drake RE. Recovery: a dimensional approach. Psychiatr Serv. 2010;61(12):1248-50.
13. Van Eck RM, Burger TJ, Vellinga A, Schirmbeck F, de Haan L. The relationship between clinical and personal recovery in patients with schizophrenia spectrum disorders: a systematic review and meta-analysis. Schizophr Bull. 2017;44(3):631-42.
14. Prochaska JO, DiClemente CC. Transtheoretical therapy: toward a more integrative model of change. Psychol Psychother. 1982;19(3):276-88.
15. Silva TR, Berberian AA, Gadelha A, Villares CC, Martini LC, Bressan RA. Validação da Recovery Assessment Scale (RAS) no Brasil para avaliar a capacidade de superação das pessoas com esquizofrenia. J Bras Psiquiatr. 2017;66(1):1-8.
16. van Os J, Guloksuz S, Vijn TW, Hafkenscheid A, Delespaul P. The evidence-based group-level symptom-reduction model as the organizing principle for mental health care: time for change? World Psychiatry. 2019;18(1):88-96.
17. Soundy A, Stubbs B, Roskell C, Williams SE, Fox A, Vancampfort D. Identifying the facilitators and processes which influence recovery in individuals with schizophrenia: a systematic review and thematic synthesis. J Ment Health. 2015;24(2):103-10.
18. Le Boutillier C, Leamy M, Bird VJ, Davidson L, Williams J, Slade M. What does recovery mean in practice? A qualitative analysis of international recovery-oriented practice guidance. Psychiatr Serv. 2011;62(12):1470-6.
19. Slade M, Amering M, Farkas M, Hamilton B, O'Hagan M, Panther G, et al. Uses and abuses of recovery: implementing recovery-oriented practices in mental health systems. World Psychiatry. 2014;13(1):12-20.
20. Turkington D, Lebert L. Psychological treatments for schizophrenia spectrum disorder: what is around the corner? BJPsych Advances. 2017;23(1):16-23.
21. Chien WT, Clifton AV, Zhao S, Lui S. Peer support for people with schizophrenia or other serious mental illness. Cochrane Database Syst Rev. 2019;2019(4):CD010880.
22. Lloyd-Evans B, Mayo-Wilson E, Harrison B, Istead H, Brown E, Pilling S, et al. A systematic review and meta-analysis of randomised control-

led trials of peer support for people with severe mental illness. BMC Psychiatry. 2014;14(1):39.
23. Lean M, Fornells-Ambrojo M, Milton A, Lloyd-Evans B, Harrison-Stewart B, Yesufu-Udechuku A, et al. Self-management interventions for people with severe mental illness: systematic review and meta-analysis. Br J Psychiatry. 2019;214(5):260-8.
24. Canacott L, Moghaddam N, Tickle A. Is the Wellness Recovery Action Plan (WRAP) efficacious for improving personal and clinical recovery outcomes? A systematic review and meta-analysis. Psychiatr Rehabil J. 2019;42(4):372-81.
25. del Barrio LR, Cyr C, Benisty L, Richard P. Gaining Autonomy & Medication Management (GAM): new perspectives on well-being, quality of life and psychiatric medication. Cien Saude Colet. 2013;18(10):2879-87.
26. Slade M. Implementing shared decision making in routine mental health care. World Psychiatry. 2017;16(2):146-53.
27. Bergström T, Seikkula J, Alakare B, Mäki P, Köngäs-Saviaro P, Taskila JJ, et al. The family-oriented open dialogue approach in the treatment of first-episode psychosis: nineteen–year outcomes. Psychiatry Res. 2018;270:168-75.
28. Calton T, Ferriter M, Huband N, Spandler H. A systematic review of the soteria paradigm for the treatment of people diagnosed with schizophrenia. Schizophr Bull. 2007;34(1):181-92.
29. Slade M. Mental illness and well-being: the central importance of positive psychology and recovery approaches. BMC Health Serv Res. 2010;10:26.
30. Schrank B, Brownell T, Jakaite Z, Larkin C, Pesola F, Riches S, et al. Evaluation of a positive psychotherapy group intervention for people with psychosis: pilot randomised controlled trial. Epidemiol Psychiatr Sci. 2016;25(3):235-46.
31. Winsper C, Crawford-Docherty A, Weich S, Fenton S-J, Singh SP. How do recovery-oriented interventions contribute to personal mental health recovery? A systematic review and logic model. Clin Psychol Rev. 2020;76:101815.
32. Roberts G, Boardman J. Becoming a recovery-oriented practitioner. Adv Psychiatr Treat. 2018;20(1):37-47.
33. Russinova Z. Providers' hope-inspiring competence as a factor optimizing psychiatric rehabilitation. J Rehabil. 1999;16(4):50-7.
34. Bressan RA, Grohs GE, Matos G, Shergill S. Hope or hype in the treatment of schizophrenia–what's the role of the physician? Br J Psychiatry. 2018;212(1):1-3.
35. Loch AA, Hengartner MP, Guarniero FB, Lawson FL, Wang Y-P, Gattaz WF, et al. The more information, the more negative stigma towards schizophrenia: Brazilian general population and psychiatrists compared. Psychiatry Res. 2013;205(3):185-91.
36. Cohen P, Cohen J. The clinician's illusion. Arch Gen Psychiatry. 1984;41(12):1178-82.
37. Slade M, Bird V, Clarke E, Le Boutillier C, McCrone P, Macpherson R, et al. Supporting recovery in patients with psychosis through care by community-based adult mental health teams (REFOCUS): a multisite, cluster, randomised, controlled trial. Lancet Psychiatry. 2015;2(6):503-14.
38. Wallace G, Bird V, Leamy M, Bacon F, Le Boutillier C, Janosik M, et al. Service user experiences of REFOCUS: a process evaluation of a pro-recovery complex intervention. Psychiatry Psychiatr Epidemiol. 2016;51(9):1275-84.
39. Slade M. Everyday solutions for everyday problems: how mental health systems can support recovery. Psychiatr Serv. 2012;63(7):702-4.
40. Baker E, Fee J, Bovingdon L, Campbell T, Hewis E, Lewis D, et al. From taking to using medication: recovery-focused prescribing and medicines management. Adv Psychiatr Treat. 2018;19(1):2-10.

# 8

# Antipsicóticos: mecanismos de ação, farmacocinética e posologia

Victor E. Minin
Daniel A. Cavalcante
Cristiano Noto

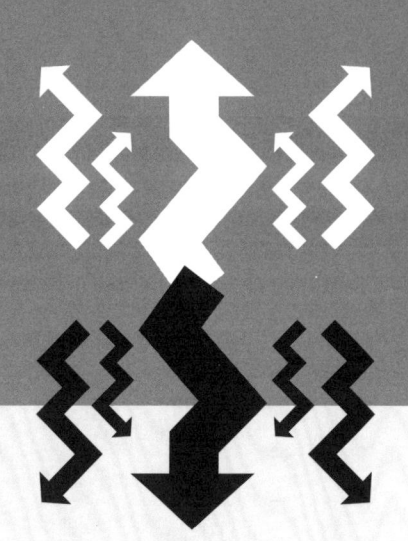

## HISTÓRICO

Até a primeira metade do século XX, o tratamento de transtornos psicóticos crônicos era realizado por meio de terapias convulsivas, sedação, restrição e intervenções psicossociais.[1,2] Essa realidade foi drasticamente modificada após o surgimento dos antipsicóticos. Em 1952, na França, descobriu-se que um fármaco chamado clorpromazina era capaz de amenizar os sintomas psicóticos, sendo possível, pela primeira vez, tratar os sintomas positivos da esquizofrenia.[2] O avanço na psicofarmacologia proporcionou uma mudança no paradigma da doença, reduzindo de forma significativa as internações psiquiátricas e possibilitando a busca pela reabilitação funcional e social dos pacientes (Figura 8.1).[3]

## ANTIPSICÓTICOS

Ao longo das décadas seguintes, novos fármacos antipsicóticos foram sintetizados, sendo classificados como de primeira geração (APGs), ou típicos, e de segunda geração (ASGs), ou atípicos.[1] Os antipsicóticos são medicamentos capazes de bloquear os receptores de dopamina, em especial o receptor D2, sendo primariamente utilizados no tratamento dos transtornos psicóticos. Também são, sobretudo os ASGs, bastante usados em outros transtornos psiquiátricos, como o transtorno bipolar e a depressão maior.[4]

A observação, na década de 1970, de que a propriedade farmacológica essencial dos antipsicóticos é o bloqueio no receptor de dopamina D2 foi determinante para o desenvolvimento da teoria dopaminérgica da esquizofrenia.[4] Tal teoria propõe que uma desregulação nesse sistema seria responsável por sintomas específicos da esquizofrenia (ver Cap. 4). A hiperatividade dopaminérgica em projeções mesolímbicas subcorticais seria responsável pelos sintomas positivos, enquanto a hipoatividade em projeções mesocorticais para o córtex pré-frontal estaria associada aos sintomas negativos e cognitivos.[4,5] Isso gera um impasse farmacológico, pois, embora o bloqueio de D2 na via mesolímbica hiperativada possa amenizar os sintomas positivos, o bloqueio das demais vias dopaminérgicas pode induzir efeitos colaterais indesejáveis, como sintomas extrapiramidais (SEPs) (vias nigroestriatais), hiperprolactinemia (via túbero-infundibular) e sintomas negativos e cognitivos (vias mesocorticais).[5]

Kapur e colaboradores, por meio de estudo de neuroimagem, confirmaram a importância do grau de ocupação dos receptores D2 como mediador tanto na resposta quanto nos efeitos colaterais da terapia com antipsicóti-

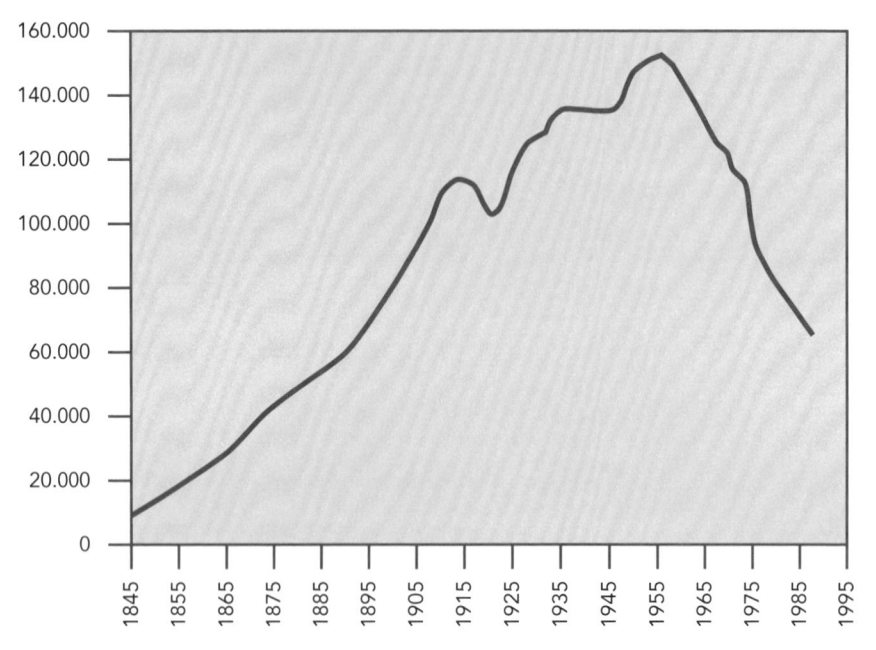

**Figura 8.1**
Média anual de ocupação de leitos psiquiátricos na Inglaterra e no País de Gales.
Fonte: Stefan e Travis.[3]

cos.[6] A janela terapêutica ideal, com resposta clínica satisfatória e sem efeitos colaterais, seria equivalente a uma ocupação do receptor D2 entre 65 e 72%. Acima desse bloqueio se acentua o risco de hiperprolactinemia, e com bloqueio acima de 78% são frequentes SEPs e sintomas depressivos, sem melhora clínica adicional.[6] A partir desse estudo, ficou evidente que doses altas de antipsicóticos não promovem melhora clínica proporcional e podem acarretar importantes efeitos colaterais. Para atingir o bloqueio dopaminérgico necessário, baixas doses de antipsicóticos, como 2,5 mg de haloperidol, podem ser suficientes.[7]

## Antipsicóticos de primeira geração (APGs)

Desde a descoberta acidental dos efeitos antipsicóticos da clorpromazina, os APGs revolucionaram o tratamento psiquiátrico, contribuindo para a desinstitucionalização de pacientes.[2] Até a década de 1950, pacientes com transtornos mentais graves passavam longos períodos hospitalizados e recebiam medicamentos com pouca ou nenhuma evidência de benefício. O surgimento dos APGs trouxe mais segurança e efetividade ao tratamento dos transtornos psicóticos, em especial no controle de alterações comportamentais graves, alucinações e delírios.

As principais classes de APGs são as fenotiazinas – por exemplo, clorpromazina – e as butirofenonas – por exemplo, haloperidol (Tabela 8.1). Apesar de efetivos no controle dos sintomas positivos da esquizofrenia, os APGs estão associados a altas taxas de SEPs. Os SEPs podem ocorrer nas primeiras semanas de tratamento, são dose-dependentes e tendem a ser reversíveis quando a dose é reduzida ou descontinuada.[7] Podem ser agudos, como na distonia (vigorosas contrações musculares involuntárias), na acatisia (sensação subjetiva de inquietação motora) e no

### TABELA 8.1
Antipsicóticos de primeira geração: apresentações e doses

| Medicamento | Nome comercial (referência) | Apresentações | Doses médias habituais |
|---|---|---|---|
| Clorpromazina | Amplictil® | Comprimidos: 25 e 100 mg<br>Gotas: 1 gota = 1 mg<br>Ampolas: 5 mL = 25 mg | 50-1.200 mg |
| Haloperidol | Haldol® | Comprimidos: 1 e 5 mg<br>Gotas: 2 mg/mL<br>Ampolas: 1 mL/5 mg | 5-15 mg |
| Levomepromazina | Neozine® | Comprimidos: 25 e 100 mg<br>Gotas: 40 mg/mL<br>Ampolas: 5 mL/25 mg | 400-1.000 mg |
| Periciazina | Neuleptil® | Comprimidos: 10 mg<br>Gotas a 4%: 1 gota = 1 mg<br>Gotas a 1% (uso pediátrico): 1 gota = 0,25 mg | 15-30 mg |
| Sulpirida | Equilid® | Comprimidos: 50 e 200 mg | 50-150 mg |
| Tioridazina | Melleril® | Comprimidos: 10, 25, 50 e 100 mg | 300-1.200 mg |
| Trifluoperazina | Stelazine® | Comprimidos: 2 e 5 mg | 5-30 mg |
| Zuclopentixol | Clopixol® | Comprimidos: 10 e 25 mg<br>Ampolas: 50 mg/mL | 10-75 mg |

Fonte: Noto e Bressan.[8]

parkinsonismo idiopático (tremor de repouso, acinesia e rigidez); ou crônicos, como na distonia tardia e na discinesia tardia (movimentos anormais e involuntários de cabeça, face, boca e membros).[7] Os APGs também estão mais relacionados à síndrome neuroléptica maligna, uma reação grave ao antipsicótico, idiossincrática e potencialmente fatal, que costuma ocorrer nas primeiras semanas de tratamento. Caracteriza-se pela tríade rigidez, hipertermia e instabilidade autonômica.[7]

Além de ter forte ação no sistema dopaminérgico, os APGs atuam também em outros sistemas de neurotransmissão. Uma propriedade importante de alguns APGs é o bloqueio de receptores colinérgicos muscarínicos M1, o que pode culminar em xerostomia, turvação visual, constipação intestinal e embotamento cognitivo.[5] Por sua vez, os APGs com atividade anticolinérgica mais pronunciada tendem a produzir menos SEPs, uma vez que a ação anticolinérgica tem propensão a atenuar o antagonismo dopaminérgico na via nigroestriatal.[5] Os APGs também podem exercer antagonismo nos receptores H1 de histamina, com consequente sonolência e ganho de peso, e nos receptores $\alpha_1$-adrenérgicos, provocando hipotensão ortostática e sonolência.[5]

## Antipsicóticos de segunda geração (ASGs)

Farmacologicamente, embora os ASGs sejam definidos como antagonistas de dopamina e serotonina, também atuam em outros neurotransmissores.[5] Devido a um antagonismo dopaminérgico mais seletivo na região do sistema límbico, esses antipsicóticos oferecem um menor risco de induzir SEPs, sendo, por isso, também conhecidos como antipsicóticos atípicos.[5]

O primeiro ASG a ser desenvolvido foi a clozapina, em 1959, mas seu uso somente se intensificou nas décadas seguintes.[1,9] A clozapina foi inovadora por possibilitar a dissociação entre resposta clínica e efeitos colaterais extrapiramidais[4] e permanece, ainda hoje, como o antipsicótico mais efetivo nos casos resistentes ao tratamento convencional.[4,10] Na década de 1980, face ao sucesso da clozapina, iniciou-se uma busca por moléculas com perfil similar, o que resultou no desenvolvimento de novos ASGs[1] (Tabela 8.2).

Os ASGs são fármacos heterogêneos, com afinidade variada por receptores de dopamina, serotonina, histamina, adrenalina e acetilcolina, sendo, por isso, considerados como os psicofármacos com mecanismo de ação mais complexo.[5] Em geral, têm mais afinidade pelo receptor serotoninérgico 5-HT2A do que pelo D2, sendo essa afinidade mais intensa na clozapina, na olanzapina e na quetiapina, e menos intensa na risperidona e na paliperidona.[5] Ao antagonizarem receptores 5-HT2A em vias nigroestriatais e corticais e promoverem agonismo parcial de 5-HT1A na rafe e no córtex, os ASGs favorecem a atividade dopaminérgica no estriado,[5] reduzindo o risco de SEPs e garantindo uma ação antipsicótica comparável à dos APGs.[5] Por meio do antagonismo 5-HT2A, os ASGs também contribuem para uma menor chance de hiperprolactinemia, quando comparados aos APGs.[5] Além disso, a atuação em outros receptores serotoninérgicos, como 5-HT1B/D, 5-HT2C, 5-HT6 e 5-HT7, contribui para os efeitos antidepressivos e para um melhor perfil cognitivo dos ASGs.[5]

Alguns antipsicóticos são agonistas parciais de D2, sendo considerados antipsicóticos de terceira geração por alguns autores[11] e tendo como protótipo o aripiprazol. Outros

### TABELA 8.2
Antipsicóticos de segunda geração: apresentações e doses

| Medicamento | Nome comercial | Apresentações | Doses médias habituais |
|---|---|---|---|
| Amissulprida | Socian® | Comprimidos: 50 e 200 mg | 200-900 mg |
| Aripiprazol | Abilify® | Comprimidos: 10, 15, 20 e 30 mg<br>Gotas: 20 mg/mL | 10-30 mg |
| Brexpiprazol | Rexutil® | Comprimidos: 0,5, 1, 2, 3 e 4 mg | 0,5-4 mg |
| Clozapina | Leponex® | Comprimidos: 25 e 100 mg | 200-900 mg |
| Lurasidona | Latuda® | Comprimidos: 20, 40 e 80 mg | 40-160 mg |
| Olanzapina | Zyprexa® | Comprimidos: 2,5, 5 e 10 mg | 5-20 mg |
| Paliperidona | Invega® | Comprimidos: 3, 6 e 9 mg | 3-12 mg |
| Quetiapina | Seroquel® | Comprimidos: 25, 100 e 200 mg | 300-800 mg |
| Risperidona | Risperdal® | Comprimidos: 0,5, 1, 2 e 3 mg<br>Gotas: 1 mg/mL | 4-8 mg |
| Ziprasidona | Geodon® | Comprimidos: 40 e 80 mg<br>Ampolas: 20 mg/mL | 80-160 mg |

Fonte: Noto e Bressan.[8]

representantes dessa classe seriam a amissulprida, o brexpiprazol e a cariprazina.[5] O agonismo parcial de D2 os tornaria capazes de promover uma transmissão dopaminérgica ainda mais balanceada, uma vez que agem como antagonistas D2 em áreas com alta concentração de dopamina e como agonistas D2 em áreas com baixa concentração desse neurotransmissor.[5,11]

Apesar de os ASGs apresentarem um perfil mais seguro quanto a SEPs, eles estão relacionados à ocorrência de disfunções metabólicas, como resistência insulínica e dislipidemia, com consequente aumento do risco cardiovascular.[12] Os ASGs podem ser classificados como de alto risco metabólico (clozapina e olanzapina), moderado risco metabólico (quetiapina, risperidona, paliperidona) e baixo risco metabólico (aripiprazol, lurasidona, ziprasidona).[5] Os principais receptores associados ao ganho de peso são o receptor H1 de histamina e o receptor serotoninérgico 5-HT2C.[5,13] Quando ambos são antagonizados concomitantemente, como ocorre com olanzapina, clozapina e quetiapina, aumentam-se as chances de obesidade, dislipidemia, resistência à insulina e diabetes tipo 2.[13] Contudo, a resistência à insulina e a dislipidemia podem surgir mesmo sem ganho de peso evidente, o que sugere possíveis mecanismos diretos nas vias metabólicas.[5,13]

## Antipsicóticos injetáveis de longa ação (AILAs)

Um dos grandes entraves ao tratamento de qualquer condição crônica é a falha na adesão medicamentosa, com estudos mostrando que cerca de 50% dos pacientes não seguem o projeto terapêutico exatamente como prescrito.[14] Entre portadores de esquizofrenia, até 80% falham na tomada da medicação ao longo da vida[15] e menos da metade adere ao tratamento após o primeiro episódio psicótico.[16] A falha na adesão está relacionada a um risco dobrado de hospitalização[17] e aumento do risco de recaídas em até quatro vezes,[18] comprometendo o prognóstico da doença. Uma das principais ferramentas para melhorar a adesão é o uso de antipsicóticos injetáveis de longa ação (AILAs), também conhecidos como antipsicóticos de depósito. Trata-se de formulações administradas por via intramuscular em intervalos que variam entre quinzenalmente e trimestralmente.

O uso de AILAs está relacionado a um melhor controle na regularidade da medicação e maior estabilidade plasmática do fármaco.[19] Em uma coorte recente com quase 30 mil pacientes, Tiihonen e colaboradores constataram que, além da clozapina, os antipsicóticos mais efetivos foram os AILAs, os quais mostram um risco de hospitalização 20 a 30% menor quando comparados às formulações orais.[20] Uma provável explicação para a maior efetividade desse grupo é o fato de eles estarem também associados a uma maior adesão ao tratamento.

A alternativa dos AILAs deve ser especialmente considerada, portanto, em casos associados a um alto risco de falha na adesão ao tratamento, como o de pacientes com prejuízo na crítica e na noção de doença; ambivalência e/ou resistência quanto à aceitação da medicação; declínio cognitivo; sintomatologia grave; e usuários de substâncias.[21]

Além disso, estudos recentes mostram que os AILAs, apesar de terem eficácia similar à dos antipsicóticos orais,[22] devem ser vistos como opções preferenciais para pacientes nos primeiros anos da doença.[23] Na fase inicial da esquizofrenia, as taxas de recaída por descontinuação da medicação são altas,[24,25] e várias pesquisas internacionais constataram que o risco de recaída é especialmente maior se o paciente interrompe a medicação durante o primeiro ou segundo ano após um surto psicótico.[26,27]

Hoje em dia existem tanto APGs como ASGs com formulações injetáveis de longa ação disponíveis no Brasil. Esses medicamentos apresentam eficácia similar, mas com distintos perfis de efeitos colaterais. Na Tabela 8.3, são apresentados os AILAs atualmente disponíveis no País.

### TABELA 8.3
Antipsicóticos de longa ação: apresentações e doses

| Medicamento | Nome comercial | Apresentações | Dose |
|---|---|---|---|
| Flufenazina | Anatensol® | Ampolas: 25 mg | 12,5-50 mg a cada 14 dias |
| Haloperidol | Haldol decanoato® | Ampolas: 50 mg | 50-200 mg a cada 28 dias |
| Paliperidona | Invega Sustenna® | Ampolas: 25, 50, 75, 100 e 150 mg | 50-150 mg a cada 28 dias |
| | Invega Trinza® | Ampolas: 175, 263, 350 e 525 mg | 175-525 mg a cada 3 meses |
| Risperidona | Risperdal Consta® | Ampolas: 25 e 37,5 mg | 25-50 mg a cada 14 dias |
| Zuclopentixol | Clopixol depot® | Ampolas: 200 mg | 200-400 mg a cada 14-28 dias |

Fonte: Noto e Bressan.[8]

## FARMACOCINÉTICA

Apesar de existirem formulações intramusculares (de ação rápida e longa), o uso mais comum dos antipsicóticos é por via oral.[28] Após a administração, eles são bem absorvidos, e sua biodisponibilidade varia devido a efeitos de primeira passagem.[28] As enzimas CYP3A4, CYP2D6 e CYP1A2 são as mais importantes para o metabolismo hepático dos antipsicóticos.[29] A Tabela 8.4 resume dados de farmacocinética e interações medicamentosas dos principais antipsicóticos.[30]

## ESCOLHA DO ANTIPSICÓTICO

O tratamento da esquizofrenia deve ser individualizado, associando, sempre que possível, intervenções farmacológicas e psicossociais em equipe multidisciplinar. A escolha da medicação mais adequada é fundamental e deve ser discutida com o paciente e seus familiares, equilibrando eficácia, tolerabilidade e segurança.

No começo dos anos 2000, um grande estudo financiado pelo Instituto Nacional de Saúde Mental dos Estados Unidos comparou a eficácia dos antipsicóticos de primeira e de segunda gerações (The Clinical Antipsychotic Trials of Intervention Effectiveness – CATIE).[31] O CATIE foi o maior, mais longo e mais abrangente estudo independente já realizado com o objetivo de examinar as terapias para a esquizofrenia existentes. Os resultados sugerem que, em geral, os medicamentos apresentam semelhanças quanto à eficácia, mas foram associados a altas taxas de interrupção devido a efeitos colaterais intoleráveis ou falha no controle adequado dos sintomas. A olanzapina se mostrou ligeiramente superior, mas também foi associada a um ganho de peso significativo. Surpreendentemente, o medicamento mais antigo e menos custoso (perfenazina) apresentou desempenho semelhante ao dos ASGs, tanto em eficácia como em efeitos colaterais.

Em metanálise recente, Hunh e colaboradores exploraram a eficácia e tolerabilidade de 32 antipsicóticos orais.[10] Após análise de mais de 400 estudos, totalizando mais de 50 mil pacientes, concluiu-se que todos os antipsicóticos reduziram os sintomas gerais em relação ao placebo. Também foram encontra-

## TABELA 8.4

Antipsicóticos e interações medicamentosas

| Medicamento | Farmacocinética | Interações medicamentosas |
|---|---|---|
| Amilssulprida | • Meia-vida de eliminação ≅ 12 horas.<br>• Excretada em grande parte em sua forma inalterada. | • Reduz o efeito de agonistas dopaminérgicos (levodopa).<br>• Pode aumentar os efeitos de anti-hipertensivos.<br>• Prolonga o intervalo QTc.<br>• Tem baixo potencial para interações medicamentosas. |
| Aripiprazol | • Metabolizado por CYP450 3A4 e 2D6.<br>• Meia-vida de 75 horas e de 94 horas para o metabólito dehidro-aripiprazol. | • Reduz o efeito de agonistas dopaminérgicos (levodopa).<br>• Pode aumentar os efeitos de anti-hipertensivos.<br>• Inibidores de CYP450 3A4, como fluoxetina e fluvoxamina, podem aumentar o nível sérico.<br>• Carbamazepina e indutores de CYP450 3A4 podem diminuir o nível sérico.<br>• Inibidores de CYP450 2D6, como paroxetina e fluoxetina, podem aumentar o nível sérico. |
| Clorpromazina | • Meia-vida de ≅ 8-33 horas. | • Reduz o efeito de agonistas dopaminérgicos (levodopa).<br>• Pode aumentar os efeitos de anti-hipertensivos.<br>• Álcool e diuréticos podem aumentar o risco de hipotensão.<br>• Reduz o efeito de anticoagulantes.<br>• Pode reduzir o metabolismo e aumentar as concentrações de fenitoína.<br>• As concentrações séricas de clorpromazina e propranolol podem aumentar quando utilizados concomitantemente. |
| Clozapina | • Meia-vida de ≅ 5-16 horas.<br>• Metabolizada por múltiplas enzimas, incluindo CYP450 1A2, 2D6 e 3A4 | • Pode ser preciso diminuir a dose quando administrada em conjunto com inibidores de CYP450 1A2 (p. ex., fluvoxamina).<br>• Pode ser preciso aumentar a dose quando administrada em conjunto com indutores de CYP450 1A2 (p. ex., nicotina).<br>• Pode ter os níveis aumentados por inibidores de CYP450 2D6 (p. ex., paroxetina, fluoxetina, duloxetina), mas ajustes na dose não costumam ser necessários.<br>• Pode ter os níveis aumentados por inibidores de CYP450 3A4 (p. ex., nefazodona e fluoxetina), mas ajustes na dose não costumam ser necessários.<br>• Pode potencializar os efeitos de anti-hipertensivos. |
| Haloperidol | • Meia-vida da dose oral de ≅ 12-38 horas.<br>• Meia-vida do decanoato de aproximadamente 3 semanas. | • Reduz o efeito de agonistas dopaminérgicos (levodopa).<br>• Pode aumentar os efeitos de anti-hipertensivos.<br>• Pode interagir com alguns agentes vasopressores (p. ex., epinefrina) e reduzir a pressão arterial.<br>• Quando administrado junto a agentes anticolinérgicos pode aumentar a pressão intraocular.<br>• Reduz o efeito de anticoagulantes. |

Continua

## TABELA 8.4

Antipsicóticos e interações medicamentosas

| Medicamento | Farmacocinética | Interações medicamentosas |
|---|---|---|
| Olanzapina | • Metabólitos inativos.<br>• Meia-vida da droga-mãe de ≅ 21-54 horas. | • Pode aumentar o efeito de agentes anti-hipertensivos.<br>• Pode ser necessário diminuir a dose se coadministrada com inibidores de CYP450 1A2 (p. ex., fluvoxamina).<br>• Pode ser necessário aumentar a dose se coadministrada com indutores de CYP450 1A2 (p. ex., cigarro, carbamazepina). |
| Quetiapina | • Meia-vida de 6-7 horas. | • Inibidores de CYP450 3A4 e 2D6 reduzem o *clearance*, aumentando a concentração plasmática, mas ajustes na dose não costumam ser necessários.<br>• Pode aumentar o efeito de anti-hipertensivos. |
| Risperidona | • Metabolizada por CYP450 2D6.<br>• Tem metabólitos ativos.<br>• Meia-vida por via oral de 20-24 horas. | • Pode aumentar o efeito de anti-hipertensivos.<br>• Clozapina pode reduzir o *clearance*, mas ajustes na dose não costumam ser necessários.<br>• Pode ter os níveis plasmáticos reduzidos pelo uso de carbamazepina.<br>• Pode ter os níveis plasmáticos aumentados pelo uso de fluoxetina e paroxetina.<br>• Substâncias inibidoras de CYP450 2D6 podem levar ao aumento do nível sérico de risperidona, mas geralmente não é necessário o ajuste da dose. |
| Ziprasidona | • Meia-vida média de 6,6 horas.<br>• Ligação a proteínas plasmáticas ≥ 99%.<br>• Metabolizada por CYP450 3A4. | • Reduz o efeito de agonistas dopaminérgicos (levodopa).<br>• Pode aumentar o efeito de anti-hipertensivos.<br>• Os inibidores de CYP450 3A4 e CYP 2D6 não afetam significativamente os níveis séricos.<br>• Tem pequeno potencial de afetar o metabolismo de fármacos que utilizam as enzimas CYP450.<br>• Pode aumentar o prolongamento do intervalo QTc. |
| Zuclopentixol | • Metabolizado por CYP450 2D6.<br>• Meia-vida na formulação oral de ≅ 20 horas.<br>• Para o acetato, a meia-vida é de 32 horas e para o decanoato, de 17-21 dias após múltiplas doses. | • Reduz o efeito de agonistas dopaminérgicos (levodopa).<br>• Seu uso com inibidores de CYP450 2D6, como paroxetina e fluoxetina, pode aumentar os níveis plasmáticos, sendo possível haver necessidade de redução da dose.<br>• Pode aumentar os efeitos de anti-hipertensivos.<br>• Pode interagir com agentes vasopressores (p. ex., epinefrina) e reduzir a pressão arterial. |

Fonte: Adaptada de Stahl.[30]

dos resultados semelhantes para a redução de sintomas positivos, negativos e depressivos. Quanto à tolerabilidade, os medicamentos apresentaram maior heterogeneidade. Como esperado, os APGs (haloperidol e zuclopentixol) foram mais relacionados ao uso de medicamentos antiparkinsonianos, enquanto os ASGs (olanzapina, quetiapina e clozapina) foram associados a maior ganho de peso.

Tanto o estudo CATIE quanto as metanálises mais recentes comprovam o fundamento de que a escolha do tratamento antipsicótico mais adequado requer uma avaliação individualizada de riscos e benefícios. Além das características do quadro, o histórico de tratamentos e a presença de comorbidades e fatores de risco clínico também devem ser levados em consideração no planejamento do tratamento. Algumas diretrizes atuais recomendam que os ASGs sejam utilizados como primeira opção, especialmente nos estágios iniciais, por sua maior tolerabilidade.[32,33] Nessa mesma linha, alguns autores sugerem que a olanzapina seja evitada no primeiro episódio, em função do risco metabólico.[32-34]

Para facilitar a tomada de decisão, existem diversos algoritmos, sendo o The International Psychopharmacology Algorithm Project (IPAP)[35] um dos mais utilizados (Figura 8.2). Nesse algoritmo, são elencadas situações que devem ser consideradas na escolha da medicação:

**Considerar a cada estágio:**

A. Risco de suicídio
B. Alterações metabólicas e efeitos colaterais
C. Agitação ou agressividade
D. Não adesão
E. Depressão ou sintomas de humor
F. Abuso de substâncias
G. Sintomas prodrômicos ou primeiro episódio
H. Catatonia ou síndrome neuroléptica maligna

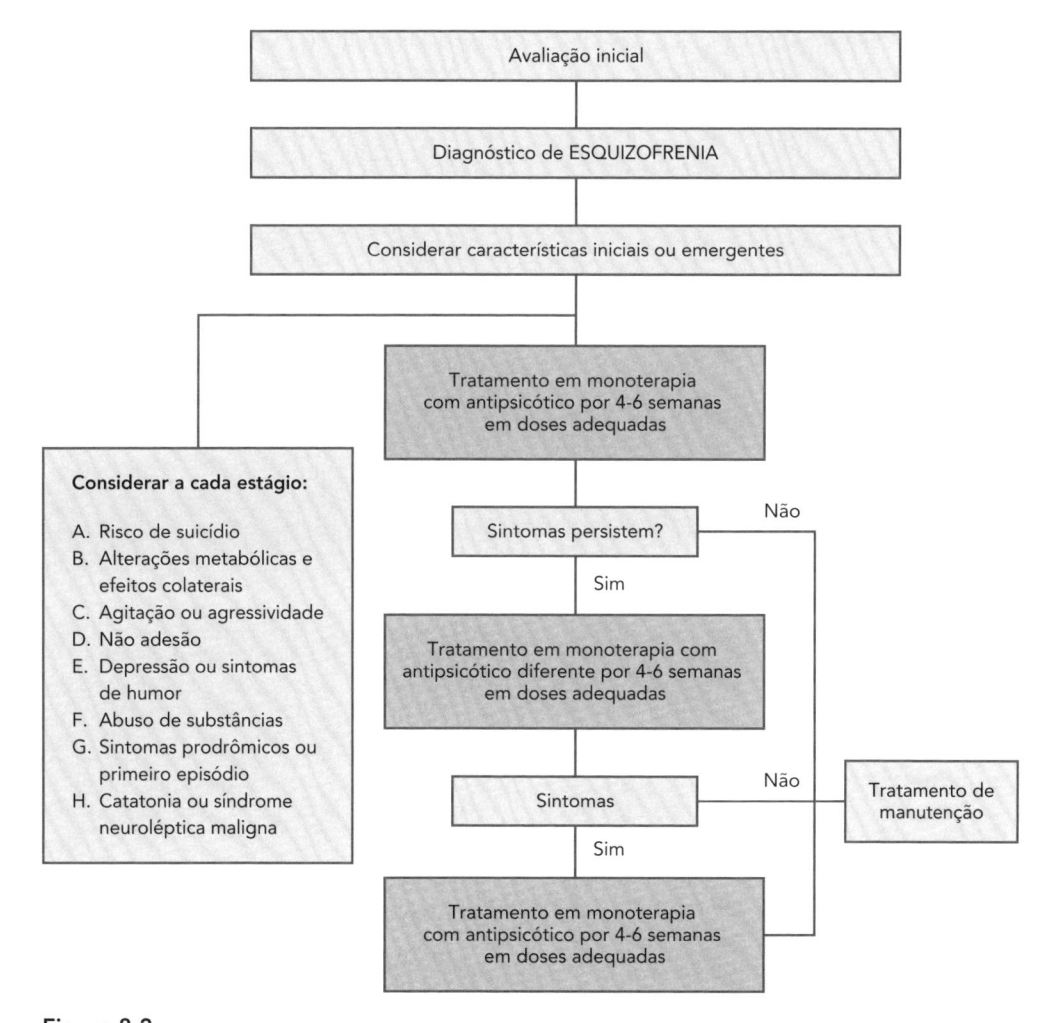

**Figura 8.2**
Algoritmo para tratamento da esquizofrenia.
Fonte: Adaptada de International Psychopharmacology Algorithm Project.[35]

- risco de suicídio;
- alterações metabólicas e outros efeitos colaterais;
- agitação ou comportamento violento;
- baixa adesão ao tratamento;
- depressão ou sintomas de humor;
- abuso de substâncias;
- pródromo ou primeiro episódio psicótico;
- catatonia e síndrome neuroléptica maligna.

Os antipsicóticos devem ser utilizados de preferência em monoterapia[36] e em dose adequada por pelo menos 4 a 6 semanas para que seja avaliada sua efetividade. Caso o paciente não responda adequadamente a dois antipsicóticos diferentes, pode ser considerado resistente ao tratamento. Estimativas apontam que cerca de um terço dos pacientes são classificados como resistentes, tendo indicação para iniciar o uso da clozapina (ver Cap. 11).

## TROCA DE ANTIPSICÓTICOS

No tratamento da esquizofrenia, depara-se frequentemente com situações que motivam a troca do antipsicótico empregado. Intolerabilidade aos efeitos adversos e resposta terapêutica insatisfatória são os principais motivos para a troca.[37,38] Entre os efeitos adversos, a principal queixa dos pacientes é quanto a SEPs e ganho de peso.[39] Quando a troca se faz necessária, algumas precauções devem ser tomadas a fim de atenuar o risco de recaídas, de agravamentos da sintomatologia ou de efeitos de retirada.[38] Há três principais estratégias de troca de antipsicóticos:[37] introdução e retirada abrupta de ambos os agentes; introdução abrupta do novo e retirada gradual do antigo; e introdução e retirada gradual de ambos os fármacos, sendo esta conhecida como troca cruzada. Embora não haja consenso acerca de qual a melhor estratégia, sugere-se a troca cruzada, que é a mais amplamente reconhecida e recomendada.[5,37] Tal estratégia consiste em introduzir o novo antipsicótico em dose baixa e elevar sua dose enquanto se reduz a dose daquele que está sendo retirado da prescrição. Por meio dessa estratégia, permite-se, portanto, que haja uma administração concomitante de dois antipsicóticos por algumas semanas, até que os níveis do medicamento introduzido se estabilizem, viabilizando a suspensão do antigo.

O tempo de transição varia conforme os agentes em questão, sendo mais curto quando ambos têm a mesma farmacologia (p. ex., olanzapina quetiapina ou risperidona ziprazidona). Nesse caso, o recomendado é que a troca seja concluída em uma semana (Figura 8.3). Quando envolve agentes com diferentes características farmacológicas (*pinas* x *donas*), o tempo de transição deve ser mais longo. Uma vez que o grupo das *pinas* apresenta propriedades anticolinérgicas e anti-histamínicas mais proeminentes, a retirada destas deve ser mais cautelosa (Figura 8.4), a fim de se atenuar o risco de repercussões como insônia e agitação, por exemplo. No caso específico da clozapina, a retirada deve ser ainda mais lenta, em ao menos quatro semanas[5] (para mais informações sobre a introdução desse agente, ver Cap. 11).

Caso a troca seja de uma *dona* por uma *pina*, esta última também deve ser aumentada ao longo de duas semanas, para que o paciente se adapte melhor aos efeitos sedativos, enquanto a *dona* já pode ser retirada em uma semana.

No caso de trocas por aripiprazol, este pode ser introduzido em uma dose intermediária, aumentando-se até a dose-alvo mais rapidamente, em torno de 3 a 7 dias. Caso o aripiprazol esteja sendo substituído, a suspensão pode ser imediata, e o agente substituto deve ser introduzido já em uma dose intermediária. A progressão ou redução da dose da *pina* ou *dona* que está participando da troca deve seguir os tempos já expostos.[5]

Tais recomendações aqui apresentadas podem ser ajustadas de acordo com peculiaridades clínicas. No entanto, deve-se evitar fazer as trocas mais rapidamente, a não ser que se trate de uma situação de urgência.

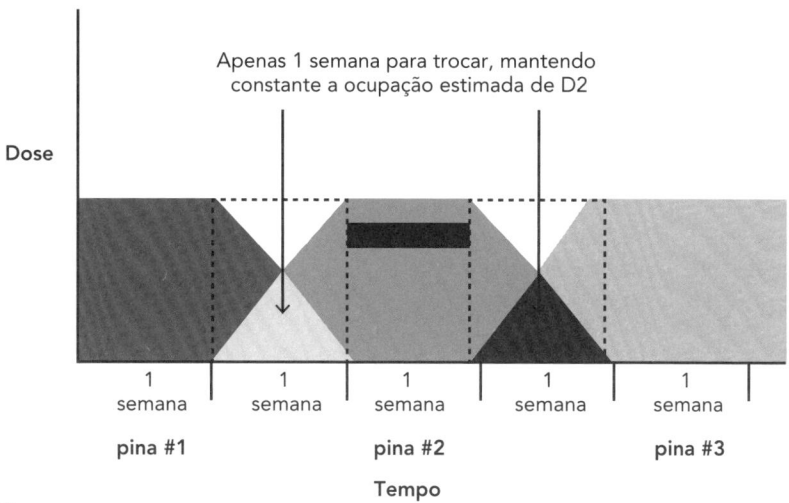

**Figura 8.3**
Troca cruzada entre duas *pinas*.
Fonte: Stahl.[30]

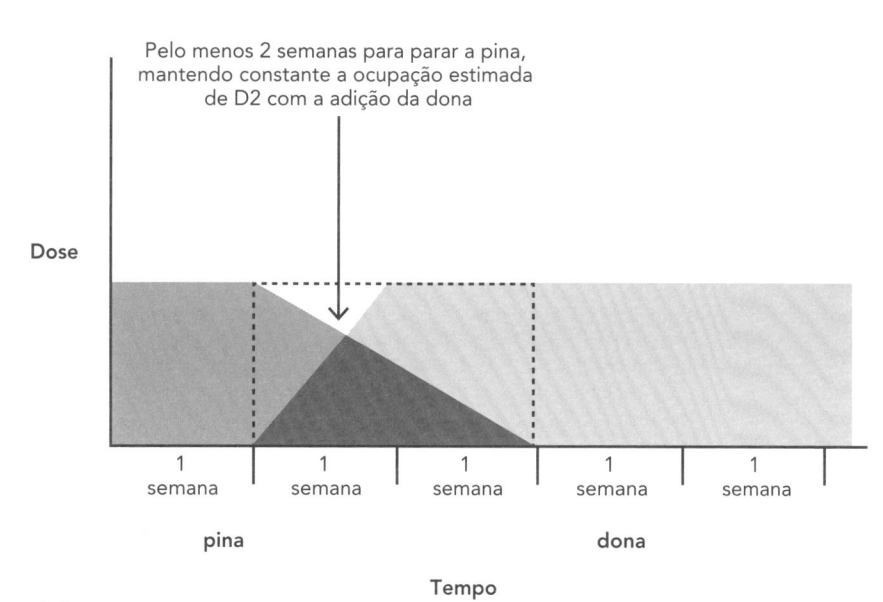

**Figura 8.4**
Troca cruzada entre uma *pina* e uma *dona*.
Fonte: Stahl.[30]

## CONSIDERAÇÕES FINAIS

Os antipsicóticos são a pedra angular do tratamento da esquizofrenia. São eficazes tanto na fase aguda como na fase de manutenção da doença. Devem ser utilizados levando-se sempre em conta as características de cada indivíduo. Diversos fatores influenciam a disposição e a capacidade de uma pessoa de permanecer em uso de medicamentos. Deve-se buscar o alívio dos sintomas, mas observar outros fatores, desde a tolerabilidade e o risco dos efeitos colaterais até o custo e a acessibilidade do tratamento. A avaliação cuidadosa desses fatores deve ser feita em conjunto com o paciente e seus responsáveis, e os médicos precisam monitorar atentamente não apenas os sintomas psicóticos, mas também a saúde física de seus pacientes.

## REFERÊNCIAS

1. Meyer JM, Simpson GM. From chlorpromazine to olanzapine: a brief history of antipsychotics. Psychiatr Serv. 1997;48(9):1137-9.
2. Rosenbloom M. Chlorpromazine and the psychopharmacologic revolution. JAMA. 2002;287(14):1860-1.
3. Stefan M, Travis MR. An atlas of schizophrenia. London: Parthenon; 2002.
4. Wenthur CJ, Lindsley CW. Classics in chemical neuroscience: clozapine. ACS Chem Neurosci. 2013;4(7):1018-25.
5. Stahl SM. Stahl's essential psychopharmacology: neuroscientific basis and practical applications. 4th ed. New York: Cambridge University; 2013.
6. Zipursky R, Jones C, Remington G, Houle S. Relationship between dopamine D 2 occupancy, clinical response, and side effects: a double-blind PET study of first-episode schizophrenia. Am J Psychiatry. 2000;157(4):514-20.
7. Gadelha A, Noto CS, de Jesus Mari J. Pharmacological treatment of schizophrenia. Int Rev Psychiatry. 2012;24(5):489-98.
8. Noto CS, Bressan RA, organizadores. Esquizofrenia: avanços no tratamento multidisciplinar. 2. ed. Porto Alegre: Artmed; 2012.
9. Crilly J. The history of clozapine and its emergence in the US market : a review and analysis. Hist Psychiatry. 2007;18(1):39-60.
10. Huhn M, Nikolakopoulou A, Schneider-Thoma J, Krause M, Samara M, Peter N, et al. Comparative efficacy and tolerability of 32 oral antipsychotics for the acute treatment of adults with multi-episode schizophrenia: a systematic review and network meta-analysis. Lancet. 2019;394(10202):939-51.
11. Mailman RB, Murthy V. Third generation antipsychotic drugs: partial agonism or receptor functional selectivity? Curr Pharm Des. 2010;16(5):488-501.
12. Hirsch L, Patten SB, Bresee L, Jette N, Pringsheim T. Second-generation antipsychotics and metabolic side-effects: Canadian population-based study. BJPsych Open. 2018;4(4):256-61.
13. Siafis S, Tzachanis D, Samara M, Papazisis G. Antipsychotic drugs: from receptor-binding profiles to metabolic side effects. Curr Neuropharmacol. 2018;16(8):1210-23.
14. World Health Organization. Adherence to long-term therapies: evidence for action. Geneva: WHO; 2003.
15. Knapp M. Costs of schizophrenia. Br J Psychiatry. 1997;171:509-18.
16. Lambert M, Conus P, Cotton S, Robinson J, McGorry PD, Schimmelmann BG. Prevalence, predictors, and consequences of long-term refusal of antipsychotic treatment in first-episode psychosis. J Clin Psychopharmacol. 2010;30(5):565-72.
17. Weiden PJ, Kozma C, Grogg A, Locklear J. Partial compliance and risk of rehospitalization among California medicaid patients with schizophrenia. Psychiatr Serv. 2004;55(8):886-91.
18. Zygmunt A, Olfson M, Boyer CA, Mechanic D. Interventions to improve medication adherence in schizophrenia. Am J Psychiatry. 2002;159(10):1653-64.
19. Brissos S, Veguilla MR, Taylor D, Balanzá-Martinez V. The role of long-acting injectable antipsychotics in schizophrenia: a critical appraisal. Ther Adv Psychopharmacol. 2014;4(5):198-219.
20. Tiihonen J, Mittendorfer-Rutz E, Majak M, Mehtälä J, Hoti F, Jedenius E, et al. Real-world effectiveness of antipsychotic treatments in a nationwide cohort of 29 823 patients with schizophrenia. JAMA Psychiatry. 2017;74(7):686-93.
21. Castillo EG, Stroup TS. Effectiveness of long-acting injectable antipsychotics: a clinical perspective. Evid Based Ment Health. 2015;18(2):36-9.
22. Kishimoto T, Robenzadeh A, Leucht C, Leucht S, Watanabe K, Mimura M, et al. Long-acting injectable vs oral antipsychotics for relapse prevention in schizophrenia: a meta-analysis of randomized trials. Schizophr Bull. 2014;40(1):192-213.
23. Kishi T, Oya K, Iwata N. Long-acting injectable antipsychotics for the prevention of relapse in patients with recent-onset psychotic disorders: a systematic review and meta-analysis of randomized controlled trials. Psychiatry Res. 2016;246:750-5.
24. Alvarez-Jimenez M, Priede A, Hetrick SE, Bendall S, Killackey E, Parker AG, et al. Risk factors for relapse following treatment for first episode psychosis: a systematic review and meta-analysis of longitudinal studies. Schizophr Res. 2012;139(1-3):116-28.

25. Robinson D, Woerner MG, Alvir JMJ, Bilder R, Goldman R, Geisler S, et al. Predictors of relapse following response from a first episode of schizophrenia or schizoaffective disorder. Arch Gen Psychiatry. 1999;56(3):241-7.
26. Hasan A, Falkai P, Wobrock T, Lieberman J, Glenthøj B, Gattaz WF, et al. World Federation of Societies of Biological Psychiatry (WFSBP) guidelines for biological treatment of schizophrenia–a short version for primary care. Int J Psychiatry Clin Pract. 2017;21(2):82-90.
27. National Collaborating Centre for Mental Health (UK). Psychosis and schizophrenia in adults: treatment and management. London: NICE; 2014.
28. Javaid I. Clinical pharmacokinetics of antipsychotics. J Clin Pharmacol. 1994;34(4):286-95.
29. Aichhorn W, Whitworth AB, Weiss EM. Second-generation antipsychotics is there evidence for sex differences in pharmacokinetic and adverse effect profiles? Drug Saf. 2006;29(7):587-98.
30. Stahl SM. Stahl's essential psychopharmacology: neuroscientific basis and practical applications. 4th ed. New York: Cambridge University; 2013.
31. Stroup TS, McEvoy JP, Swartz MS, Byerly MJ, Glick ID, Canive JM, et al. The National Institute of Mental Health Clinical Antipsychotic Trials of Intervention Effectiveness (CATIE) project: schizophrenia trial design and protocol development. Schizophr Bull. 2003;29(1):15-31.
32. Osser DN, Roudsari MJ, Manschreck T. The psychopharmacology algorithm project at the harvard south shore program: an update on schizophrenia. Harv Rev Psychiatry. 2013;21(1):18-40.
33. Galletly C, Castle D, Dark F, Humberstone V, Jablensky A, Killackey E, et al. Royal Australian and New Zealand College of Psychiatrists clinical practice guidelines for the management of schizophrenia and related disorders. Aust N Z J Psychiatry. 2016;50(5):410-72.
34. Buchanan RW, Kreyenbuhl J, Kelly DL, Noel JM, Boggs DL, Fischer BA, et al. The 2009 schizophrenia PORT psychopharmacological treatment recommendations and summary statements. Schizophr Bull. 2010;36(1):71-93.
35. International Psychopharmacology Algorithm Project. Schizophrenia algorithm [Internet]. IPAP; c2009 [capturado em 12 jun. 2020]. Disponível em: http://www.ipap.org/schiz/.
36. Galling B, Roldán A, Hagi K, Rietschel L, Walyzada F, Zheng W, et al. Antipsychotic augmentation vs. monotherapy in schizophrenia: systematic review, meta-analysis and meta-regression analysis. World Psychiatry. 2017;16(1):77-89.
37. Ganguli R. Rationale and strategies for switching antipsychotics. Am J Heal Pharm. 2009;59(Suppl. 8):2162.
38. Shore D, Matthews S, Cott J, Lieberman JA. NIMH activities: clinical implications of clozapine discontinuation: report of an NIMH workshop. Schizophr Bull. 1995;21(2):333-7.
39. Buis W. Patients' opinions concerning side effects of depot neuroleptics. Am J Psychiatry. 1992;149(6):844-5.

# 9
# Primeiro episódio psicótico

Jaime Eduardo Cecilio Hallak
Mara R. Crisóstomo Guimarães
Tiago Moraes Guimarães

## INTRODUÇÃO

Os primeiros anos após o início dos sintomas psicóticos são cruciais para que seja realizada uma intervenção com alto impacto na trajetória do transtorno e para que seja reduzido o risco de incapacidade em longo prazo.[1] Grande parte dos esforços nos serviços de primeiro episódio psicótico (PEP) – também denominado psicose de início recente – é destinada aos pacientes com diagnóstico de transtornos psicóticos primários, majoritariamente a esquizofrenia – vide programas de intervenção precoce como Recovery After an Initial Schizophrenia Episode (RAISE)[2] e Programa de Atención a las Fases Iniciales de las Psicosis (PAFIP).[3] Nesses casos, pacientes que não preencham os critérios diagnósticos para esquizofrenia podem ser excluídos desses serviços. Apesar disso, iniciativas com o objetivo de amparar todos os casos de PEP aumentaram nos últimos anos – como a do programa McLean OnTrack.[4]

Esquizofrenia e transtorno bipolar com sintomas psicóticos, por exemplo, são, muitas vezes, tratados por equipes diferentes, assim como os pacientes com PEP secundário ao uso de substâncias psicoativas ou a outras condições médicas. Todavia, a maioria dos pacientes abre um quadro psicótico polimorfo e com graus variados de sintomas psicóticos e do humor. Além disso, não é incomum que haja revisão diagnóstica, seja por mudanças no quadro clínico, seja por erros de diagnóstico. Em um estudo longitudinal, 29,6% dos pacientes foram diagnosticados com esquizofrenia e 21,1% com transtorno bipolar na admissão; dez anos depois, essas taxas mudaram para 49,8% de pacientes com diagnóstico de esquizofrenia e 24% com diagnóstico de transtorno bipolar. Pacientes podem ser diagnosticados com transtorno depressivo maior com características psicóticas ou com transtorno bipolar com características psicóticas no início do quadro e ter seus diagnósticos revistos após certo período. O mesmo pode ocorrer com pacientes que são inicialmente diagnosticados como tendo esquizofrenia.[5]

Uma crença habitual entre muitos clínicos é a de que os pacientes com transtornos psicóticos afetivos apresentam recuperação sintomática completa entre os episódios e têm melhores desfechos funcionais quando comparados aos pacientes com esquizofrenia. Contudo, há hipóteses que postulam que os transtornos psicóticos não são categorias completamente distintas e ocorrem em um *continuum*, compartilhando características etiológicas e clínicas e desfechos funcionais.[6]

Os transtornos do humor com sintomas psicóticos costumam apresentar maior variabilidade após o PEP, mas existem evidências suficientes para afirmar, sobretudo no caso do transtorno bipolar, que os transtornos psicóticos afetivos têm curso clínico com alto impacto funcional, assim como ocorre na esquizofrenia. Uma alta frequência de episódios de humor com sintomas psicóticos está associada a prejuízos sociais, internações hospitalares, resistência ao tratamento, aumento das taxas de suicídio, redução na qualidade de vida, alterações cerebrais funcionais e estruturais e déficits cognitivos.[7]

Dado o escopo deste livro, o foco do presente capítulo recairá sobre os estudos realizados em pacientes com esquizofrenia. Porém, o leitor é convidado a pensar e a investigar a psicose dentro de um amplo espectro de diagnósticos.

## DEFINIÇÃO

Os serviços que trabalham com PEP usam critérios diferentes para definir sua população-alvo. As três categorias mais utilizadas são (1) primeiro contato com o serviço, (2) tempo de tratamento e (3) tempo de doença.

De acordo com a primeira categoria, um indivíduo que entra pela primeira vez em contato com um serviço especializado é diagnosticado como em PEP. A vantagem dessa definição é a simplicidade, a confiabilidade e a facilidade de organizar a assistência. Contudo, os pacientes podem demorar dois anos em média para procurar atendimento pela primeira vez, e estudos que usam essa definição tendem a excluir pacientes com mais de seis meses de psicose não tratada, o que deixa de fora uma parcela significativa de pacientes com um tempo de doença ainda curto. Além disso, o primeiro contato com um serviço especializado em PEP muitas vezes não representa a primeira procura por um serviço psiquiátrico. Pelos critérios dessa definição, por exemplo, um indivíduo seria considerado como estando no PEP se estivesse entrando pela primeira vez em contato com o serviço e, além disso, se tivesse menos de seis meses de doença não tratada.

A segunda categoria define o PEP a partir do tempo de uso de antipsicótico pelo paciente e, a depender do serviço, considera em primeiro episódio pacientes com tratamento que varia de menos de três dias a menos de seis meses. Essa definição também tem seus problemas, porque um paciente crônico pode nunca ter sido tratado e também porque os antipsicóticos não são usados apenas para sintomas psicóticos.

A terceira categoria considera em PEP os pacientes com um tempo de doença menor que um período predeterminado desde o início dos sintomas. Essa categorização é a que tem maior validade, pois mais diretamente identifica indivíduos no início da doença, independentemente de tratamento, contato com serviço ou tempo de psicose não tratada. Um desafio dessa classificação é determinar de maneira acurada e de forma retrospectiva o início dos sintomas psicóticos. Existem instrumentos e escalas com esse objetivo, mas que são pouco utilizados na prática clínica. Outro desafio dessa categoria é o ponto de corte para considerar o PEP. A maioria dos serviços considera como primeiro episódio o período de 2 a 5 anos após o início dos sintomas. Levando em consideração que nessa fase há a maior deterioração funcional dos pacientes, esse período de no máximo cinco anos é o momento mais importante para a intervenção precoce, o que reforça o valor dessa definição.[8]

## EPIDEMIOLOGIA

Grande parte dos dados epidemiológicos de incidência e prevalência relativos ao PEP são baseados em estudos mais antigos[9] e anteriores aos serviços recentes de intervenção precoce. Em revisão sistemática de 2004,[9] a incidência da esquizofrenia foi de 15,2 casos novos para cada 100 mil habitantes por ano. A proporção em homens foi 40% maior do que em mulheres e 4,6 vezes maior em imigrantes. A escassez de estudos em ambientes rurais só permitiu a comparação entre estudos exclusivamente urbanos e estudos em ambientes mistos, que confirmou a descrição clássica de que a incidência de esquizofrenia é maior em ambientes urbanos.

Um levantamento epidemiológico recente, realizado em serviços de intervenção precoce na região leste da Inglaterra, encontrou uma incidência de 34 casos novos de PEP por 100 mil habitantes por ano. Destes, 50,9% dos pacientes foram diagnosticados com esquizofrenia, 32,5% com outro transtorno psicótico não afetivo (CID-10: F21-F29), o que significou uma incidência de 28,3 para transtornos psicóticos não afetivos. A incidência para psicoses afetivas foi de 4,2, sendo 77,4% de pacientes diagnosticados com transtorno bipolar. A incidência de transtornos psicóticos induzidos por substâncias foi de 1,5. A idade de encaminhamento aos serviços de PEP foi estatisticamente semelhante, independentemente de idade, sexo e diagnóstico. A mediana da idade de encaminhamento foi de 22,5 anos para homens (intervalo interquartil: 19,5-26,7) e de 23,4 anos para mulheres (intervalo interquartil: 19,5-29). Dois terços dos casos de PEP foram em homens e, apesar de haver mais homens nos casos de transtorno induzido por substâncias (76,7% de homens) e nos casos de psicose não afetivas (67,7% de homens) quando comparados às psicoses afetivas (57,7% de homens), não houve diferença estatística. A incidência foi maior em homens do que em mulheres até os 31 anos de idade nos transtornos psicóticos não afetivos e similar entre homens e mulheres independentemente da idade nos transtornos psicóticos afetivos. A incidência foi maior em regiões com densidade populacional maior (aumento de 37%), em regiões mais pobres (aumento de 2,11 vezes) e em grupos étnicos minoritários. Esses três últimos achados foram menos robustos nas psicoses afetivas.

O uso de maconha foi relacionado com risco aumentado de PEP em vários estudos, e parte desses achados foi sintetizada em uma metanálise realizada em 2016 que buscou encontrar uma relação entre dose de maconha consumida e risco de diagnóstico de transtornos com sintomas psicóticos. O uso pesado de maconha foi relacionado com um aumento de 3,9 vezes no risco de transtornos psicóticos.[10] Um estudo multicêntrico de caso-controle, publicado em 2019, demonstrou que o uso de maconha relacionou-se com um aumento na incidência de PEP, tendo como variáveis de maior impacto o uso diário de maconha e o uso de maconha de alta potência.[11]

O PEP também está relacionado com aumento nas taxas de sintomas de estresse pós-traumático – presente em 42% dos pacientes em PEP – e de transtorno de estresse pós-traumático – presente em 30% dos pacientes. Esses achados estão mais relacionados às psicoses afetivas e a amostras de pacientes internados.[12]

A violência contra outros é um tema delicado na psiquiatria devido à crença de que os pacientes psiquiátricos, principalmente os psicóticos, são violentos. Contudo, apesar disso, não se pode ignorar o tema. Violência leve pode ser definida como atos contra objetos e ataques físicos que não geram lesão. Considera-se a violência séria quando há qualquer tipo de lesão física, uso de armas ou qualquer tipo de violência sexual. A violência é grave quando resulta em lesão que necessita de tratamento hospitalar ou em dano permanente. Entre os pacientes em PEP, 35% cometeram qualquer ato de violência, 16,6% cometeram violência séria ou grave e 0,6% cometeram violência grave. Os principais fatores associados a qualquer tipo de violência foram histórico policial, hostilidade, sintomas maníacos e necessidade de internação involuntária – *odds ratio* (OR) > 2,5. Os principais fatores associados à violência séria foram história policial prévia, maior tempo de psicose não tratada e sintomas mais graves. Após o início do tratamento, o único fator associado a qualquer tipo de violência foi a internação involuntária. A taxa de homicídio é de 1 para cada 630 casos novos de PEP.[13]

A presença de sintomas depressivos é alta em pacientes no PEP e pode variar de 14,15 a 44,80%. Os principais fatores de risco são baixo funcionamento pré-mórbido, perdas, vergonha, persistência de sintomas positivos leves e maior tempo de psicose não tratada.

A prevalência de tentativas de suicídio também é alta e pode variar de 2,9 a 18,2%, e a de suicídio, de 0,4 a 4,29%. Vários fatores de risco para tentativas de suicídio e suicídio foram encontrados, como tentativa prévia, uso de substâncias psicoativas, baixo funcionamento prévio, maior tempo em tratamento, eventos negativos recentes, idade avançada, maior duração de psicose não tratada, sintomas mais graves, história familiar de transtorno psiquiátrico grave, sintomas depressivos e uso de maconha. A intervenção precoce é um fator protetor para tentativas de suicídio e para o suicídio.[14]

Apesar de não causar alterações comportamentais marcantes, o consumo de cigarro tem grande relevância na saúde individual e pública. Os pacientes em PEP apresentam alta prevalência de consumo de cigarro, chegando a quase 60%, o que ressalta a relevância de intervenções também em relação ao consumo dessa substância.[15]

## NEUROBIOLOGIA E FISIOPATOLOGIA

O PEP foi relacionado com reduções global e regionais do volume cerebral e com um aumento do volume ventricular em estudos de neuroimagem estrutural. Esse efeito se manteve no subgrupo de pacientes nunca expostos a antipsicóticos.

O potencial evocado auditivo de longa latência (P300) apresentou amplitude reduzida, e o potencial de incompatibilidade negativa (MMN) apresentou duração reduzida em estudos de neurofisiologia. Esses efeitos se mantiveram em pacientes nunca expostos a antipsicóticos com o adicional de latência reduzida no P300. O P300 e o MMN são potenciais auditivos de longa latência utilizados na avaliação de habilidades cognitivas, como discriminação e atenção. São também chamados de potenciais cognitivos.

Além disso, em estudos de alterações neuroquímicas, os pacientes em PEP apresentaram níveis reduzidos de N-acetil-aspartato. Este composto químico é marcador de excitotoxicidade por glutamato quando em níveis reduzidos.

Em relação ao eixo hipotálamo-hipófise-adrenal, a resposta do cortisol ao acordar mostrou-se suprimida nos pacientes em PEP e os níveis de prolactina apresentaram-se elevados em pacientes nunca expostos a antipsicóticos.

Estudos cardiometabólicos[16] realizados em pacientes nunca expostos a antipsicóticos evidenciaram que os pacientes em PEP apresentam glicemia de jejum elevada, glicemia aumentada no teste pós-prandial de tolerância à glicose, insulina de jejum elevada, triglicerídeos aumentados e colesterol total e LDL reduzidos.

Quanto ao sistema imune, o PEP foi relacionado ao aumento de citocinas séricas, especificamente IL-1β, sIL2R, IL-6, TNF-α, TGF-β e CRP, e ao aumento da contagem total de linfócitos. Nos pacientes não expostos a antipsicóticos, as citocinas aumentadas foram IL-1β, sIL2R, IL-6 e TNF-α.

Na metanálise que apresentou os achados expostos,[16] a hipótese é de que o PEP se apresente como condição que envolve múltiplos órgãos e sistemas. Nos estudos selecionados nessa metanálise relacionados ao sistema nervoso central, 84% dos pacientes tinham o diagnóstico de esquizofrenia e nos estudos relacionados a outros órgãos e sistemas, essa taxa foi de 74% (Figura 9.1).

Um estudo de neuroimagem realizado em 2016 tentou usar a morfometria baseada em voxels como ferramenta diagnóstica para diferenciar os pacientes em PEP com diagnóstico de esquizofrenia dos outros pacientes em PEP; contudo, apesar de haver diferenças entre os grupos, a ferramenta não pôde ser usada como marcador diagnóstico pelo fato de não atingir níveis confiáveis de sensibilidade e especificidade.[17]

Estudos de neuroimagem funcional encontraram disfunções no córtex pré-frontal dorsolateral, no córtex orbitofrontal e no giro superior temporal esquerdo durante tarefas e no estado de repouso nos pacientes em PEP. Tais achados são consistentes com hipóteses de que há disfunção frontotemporal em pacientes com esquizofrenia.[18]

**Alterações cardiometabólicas**

↑ Triglicerídeos
↓ Colesterol total
↓ HDL
↓ LDL

**Alterações cardiometabólicas**

↑ Resistência à insulina
↑ Glicemia de jejum
↑ Insulina de jejum
↑ Glicemia pós-prandial

**Alterações imunológicas**

↑ Citocinas inflamatórias
↑ Contagem de linfócitos

**Eixo hipotálamo-hipófise-adrenal**

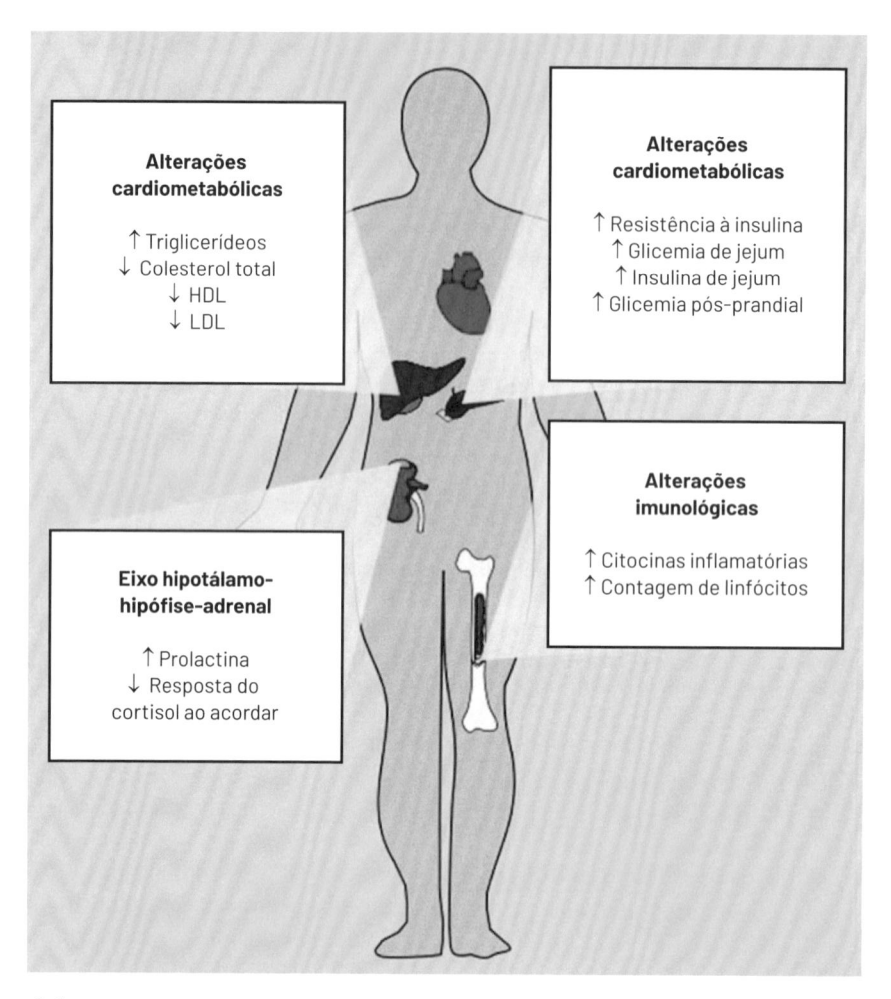

↑ Prolactina
↓ Resposta do cortisol ao acordar

**Figura 9.1**
Alterações presentes em múltiplos órgãos e sistemas, exceto sistema nervoso central, durante o PEP. Os parâmetros cardiometabólicos foram avaliados em pacientes nunca expostos aos antipsicóticos.
Fonte: Pillinger e colaboradores.[16]

## SERVIÇOS DE INTERVENÇÃO PRECOCE

Serviços especializados em intervenção precoce de pacientes com esquizofrenia surgiram com a justificativa de que os desfechos funcionais dos pacientes persistiam desfavoráveis durante o "tratamento habitual" (em inglês, *treatment as usual*). A esquizofrenia mantinha-se relacionada com alto grau de incapacidade, de sofrimento individual e de impacto social.[19] Uma metanálise realizada em 2013 mostrou uma taxa de recuperação de 13,5% de pacientes com esquizofrenia.[20]

Os pacientes com esquizofrenia podem ter até 20 anos de redução na expectativa de vida em relação à população geral.[21] O racional para a intervenção durante o PEP advém dos achados que mostram um declínio funcional, que ocorre sobretudo nos primeiros anos de doença, e uma melhor resposta ao tratamento na fase inicial.[22] Os serviços de intervenção precoce dispõem de equipe multiprofissional e incluem intervenções psicofarmacológicas e psicossociais, que também envolvem a família dos pacientes. Esses programas têm como alvo a redução dos sintomas psicóticos, a melhora dos desfechos funcionais e a redução da incapacidade durante o período crítico do transtorno.

Uma metanálise realizada em 2018 incluiu 10 estudos de intervenção precoce e encontrou superioridade destes em relação ao tratamento habitual em todos os desfechos avaliados, como risco de hospitalização, tempo de internação, sintomas e funcionamento global.[23]

Atualmente, existem várias iniciativas de intervenção precoce. A seguir será abordada uma delas.

O National Institute of Mental Health (NIMH), órgão de saúde do governo dos Estados Unidos, desenvolveu, em 2008, a iniciativa RAISE. Essa iniciativa fundou o RAISE Early Treatment Program (RAISE-ETP), que desenvolveu um programa para PEP e realizou uma série de ensaios clínicos randomizados para testar a eficácia da intervenção precoce.[24] O tratamento desenvolvido e testado no RAISE-ETP foi chamado de NAVIGATE, termo que alude a navegar com segurança pela experiência de ter um PEP.[2]

O programa consiste em quatro tipos distintos de intervenções oferecidas aos pacientes e seus familiares, que podem ser selecionadas pelos pacientes de acordo com seus objetivos, preferências e alvos.

O treinamento de resiliência individual é uma das quatro intervenções e se baseia em terapia individual voltada a auxiliar os pacientes a estabelecer e executar objetivos pessoais, a aumentar o bem-estar e a resiliência pessoal, a aprender sobre psicose e seu tratamento e a melhorar o manejo do transtorno. O treinamento é realizado em uma ou duas sessões semanais e é composto por sete módulos principais recomendados a todos os pacientes (p. ex., psicoeducação sobre psicose) e por seis módulos opcionais, que podem ser oferecidos de acordo com a necessidade (p. ex., lidar com os sintomas).

O programa de educação familiar é recomendado aos pacientes que têm contato pessoal regular com parentes ou pessoas próximas (p. ex., namorada/o). Esse programa tem como objetivos ensinar os familiares sobre psicose e seu tratamento, reduzir as recaídas, ensinando sinais de alerta precoces, e amenizar o sofrimento da família. Cerca de 10 a 12 sessões de psicoeducação são oferecidas às famílias.

O programa de apoio ao ensino e ao trabalho visa inserir ou reinserir o paciente no sistema de educação ou no mercado de trabalho. Essa intervenção auxilia os pacientes a desenvolver e a perseguir seus objetivos e sonhos de trabalho ou educacionais.

O quarto e último programa do NAVIGATE é o de manejo farmacológico personalizado, indicado para todos os pacientes. O manejo pode ser tanto manual quanto computadorizado e segue detalhados guias de tratamento, baseados em eficácia, efetividade e perfil de efeitos adversos. As intervenções farmacológicas são baseadas em estágios e acompanhadas de estratégias para minimizar efeitos adversos e monitorar a saúde geral do paciente.

## AVALIAÇÃO CLÍNICA E EXAMES COMPLEMENTARES

Na avaliação inicial do paciente em um PEP, é relevante a exclusão de outras condições médicas ou uso de substâncias/medicamentos que possam causar o quadro psicótico. Além disso, achados da avaliação inicial, mesmo que normais, podem servir para comparações futuras.

O rastreio indiscriminado de condições raras gera uma alta taxa de falso-positivos, o que pode expor o paciente a exames adicionais invasivos e desnecessários. Características individuais e locais devem ser levadas em consideração para a indicação de investigações específicas[25] (Quadro 9.1).

> **QUADRO 9.1**
>
> Diagnóstico diferencial no primeiro episódio psicótico
>
> **Exame físico com ênfase no exame neurológico**
>
> - Sinais vitais
> - Peso, altura, índice de massa corporal (IMC), circunferência abdominal
>
> **Exames laboratoriais**
>
> - Hemograma
> - Eletrólitos, incluindo cálcio
> - Provas de função e de lesão hepática
> - Velocidade de hemossedimentação (VHS)
> - Fator antinuclear (FAN)
> - Glicemia de jejum
> - Perfil lipídico
> - Considerar prolactina
> - Considerar hepatite C
> - Teste de gravidez (mulheres em idade fértil)
> - Exame de urina tipo I
> - Rastreio toxicológico
>
> **Exclusão de causas tratáveis específicas**
>
> - Hormônio tireoestimulante (TSH)
> - *Fluorescent treponemal antibody absorption test* (FTA-ABS)
> - Ceruloplasmina
> - Vitamina B12
>
> **Neuroimagem**
>
> - Ressonância nuclear magnética (RNM) de encéfalo (preferível em relação à tomografia computadorizada [TC])
>
> **Testes opcionais (considerar epidemiologia local e história clínica)**
>
> - Radiografia torácica
> - Eletroencefalograma
> - Punção lombar
> - Cariótipo
> - Investigação de metais pesados
> - Fundo de olho

Fonte: Freudenreich e colaboradores.[25]

## TRATAMENTO E PROGNÓSTICO

Como já mencionado, a intervenção precoce nos moldes do programa NAVIGATE é a principal estratégia para recuperação funcional e prevenção de desfechos desfavoráveis, como o suicídio e a violência. Ela envolve tanto o tratamento farmacológico quanto abordagens psicossociais e reinserção educacional ou profissional. O tratamento farmacológico deve se basear no diagnóstico do paciente, pois não há tratamento dessa modalidade que seja específico para o PEP. Mais detalhes sobre os antipsicóticos e o tratamento farmacológico dos pacientes com esquizofrenia podem ser encontrados nos Capítulos 7 e 8.

O fator mais relevante relacionado com um bom nível de funcionamento em longo prazo é o curto tempo de psicose não tratada. É importante ressaltar que tratamento não significa apenas o uso de antipsicóticos. Essa associação entre tempo reduzido de psicose não tratada e bom desfecho funcional se mantém robusta, mesmo após correção para funcionamento pré-mórbido, sexo, diagnóstico e idade de início dos sintomas. Um tempo prolongado de psicose não tratada tem um alto impacto social e aumenta o isolamento, o desemprego, o estigma e os sintomas depressivos. O funcionamento pré-mórbido também é um fator preditor de boa funcionalidade independente de outros fatores. Sexo feminino, escolaridade e histórico ocupacional também se relacionam com desfechos favoráveis em longo prazo. Dentre os domínios cognitivos, a atenção tem a maior relação com bom funcionamento em longo prazo, seguida por velocidade de processamento de informações, habilidade cognitiva, memória de trabalho, fluência verbal e memória verbal. Habilidade cognitiva geral também está associada a melhores desfechos. Esses achados reforçam a importância de intervenções que tenham impacto no funcionamento cognitivo. Em estudos de neuroimagem, foi encontrada uma associação positiva entre desfecho funcional de longo prazo e volume do hipocampo, volume do giro temporal superior e relação N-acetil-aspartato/creatina. Também foi descrita uma relação negativa entre desfecho funcional e redução cortical.

A remissão de sintomas negativos e positivos também apresenta alta relação com desfecho funcional de longo prazo e é um preditor de funcionamento global.[26]

## CONSIDERAÇÕES FINAIS

O PEP é uma condição médica heterogênea e pode ser consequência de etiologias distintas. A depender do levantamento epidemiológico e do serviço de referência, 0 a 50% dos pacientes são diagnosticados com esquizofrenia na admissão. Essa porcentagem tende a aumentar com o passar dos anos. O achado de 0% em alguns estudos se deve ao fato de o diagnóstico de esquizofrenia necessitar de seis meses de sintomas nos critérios do *Manual diagnóstico e estatístico de transtornos mentais*, por exemplo.

Devido ao alto impacto que o tempo de psicose não tratada traz ao paciente, a intervenção precoce é considerada hoje o principal fator preditor de desfecho favorável ao paciente em PEP que dá entrada em um serviço.

## REFERÊNCIAS

1. Sullivan SA, Carroll R, Peters TJ, Amos T, Jones PB, Marshall M, et al. Duration of untreated psychosis and clinical outcomes of first episode psychosis: an observational and an instrumental variables analysis. Early Interv Psychiatry. 2019;13(4):841-7.
2. Mueser KT, Penn DL, Addington J, Brunette MF, Gingerich S, Glynn SM, et al. The NAVIGATE program for first-episode psychosis: rationale, overview, and description of psychosocial components. Psychiatr Serv. 2015;66(7):680-90.
3. Pardo-de-Santayana G, Vázquez-Bourgon J, Gómez-Revuelta M, Ayesa-Arriola R, Ortiz-Garcia de la Foz V, Crespo-Facorro B, et al. Data regarding active psychosis and functional outcome, among other clinical variables, during early phases of the illness in first-episode psychosis in the PAFIP 10-year follow-up program. Data Br. 2020;30:105599.
4. Shinn AK, Bolton KW, Karmacharya R, Lewandowski KE, Yuksel C, Baker JT, et al. McLean OnTrack: a transdiagnostic program for early intervention in first-episode psychosis. Early Interv Psychiatry. 2017;11(1):83-90.
5. Bromet EJ, Kotov R, Fochtmann LJ, Carlson GA, Tanenberg-Karant M, Ruggero C, et al. Diagnostic Shifts during the decade following first admission for psychosis. Am J Psychiatry. 2011;168(11):1186-94.
6. Rybakowski JK. 120th anniversary of the kraepelinian dichotomy of psychiatric disorders. Curr Psychiatry Rep. 2019;21(8):65.
7. Magalhães PV, Dodd S, Nierenberg AA, Berk M. Cumulative morbidity and prognostic staging of illness in the systematic treatment enhancement program for bipolar disorder (STEP-BD). Aust N Z J Psychiatry. 2012;46(11):1058-67.
8. Breitborde NJK, Srihari VH, Woods SW. Review of the operational definition for first-episode psychosis. Early Interv Psychiatry. 2009;3(4):259-65.
9. McGrath J, Saha S, Welham J, El Saadi O, MacCauley C, Chant D. A systematic review of the incidence of schizophrenia: the distribution of rates and the influence of sex, urbanicity, migrant status and methodology. BMC Med. 2004;2:13.
10. Marconi A, Di Forti M, Lewis CM, Murray RM, Vassos E. Meta-analysis of the association between the level of cannabis use and risk of psychosis. Schizophr Bull. 2016;42(5):1262-9.
11. Di Forti M, Quattrone D, Freeman TP, Tripoli G, Gayer-Anderson C, Quigley H, et al. The contribution of cannabis use to variation in the incidence of psychotic disorder across Europe (EU-GEI): a multicentre case-control study. Lancet Psychiatry. 2019;6(5):427-36.
12. Rodrigues R, Anderson KK. The traumatic experience of first-episode psychosis: a systematic review and meta-analysis. Schizophr Res. 2017;189:27-36.
13. Large MM, Nielssen O. Violence in first-episode psychosis: a systematic review and meta-analysis. Schizophr Res. 2011;125(2-3):209-20.
14. Coentre R, Talina MC, Góis C, Figueira ML. Depressive symptoms and suicidal behavior after first-episode psychosis: a comprehensive systematic review. Psychiatry Res. 2017;253:240-8.
15. Palaniyappan L, Maayan N, Bergman H, Davenport C, Adams CE, Soares-Weiser K. Voxel-based morphometry for separation of schizophrenia from other types of psychosis in first episode psychosis. Cochrane Database Syst Rev. 2015;73(4):468-75.
16. Pillinger T, D'Ambrosio E, McCutcheon R, Howes OD. Is psychosis a multisystem disorder? A meta-review of central nervous system, immune, cardiometabolic, and endocrine alterations in first-episode psychosis and perspective on potential models. Mol Psychiatry. 2019;24(6):776-94.

17. Palaniyappan L, Maayan N, Bergman H, Davenport C, Adams CE, Soares-Weiser K. Voxel-based morphometry for separation of schizophrenia from other types of psychosis in first episode psychosis. Cochrane Database Syst Rev. 2015;2015(8):CD011021.
18. Mwansisya TE, Hu A, Li Y, Chen X, Wu G, Huang X, et al. Task and resting-state fMRI studies in first-episode schizophrenia: a systematic review. Schizophr Res. 2017;189:9-18.
19. Charlson FJ, Ferrari AJ, Santomauro DF, Diminic S, Stockings E, Scott JG, et al. Global epidemiology and burden of schizophrenia: findings from the global burden of disease study 2016. Schizophr Bull. 2018;44(6):1195-203.
20. Jaaskelainen E, Juola P, Hirvonen N, McGrath JJ, Saha S, Isohanni M, et al. A systematic review and meta-analysis of recovery in schizophrenia. Schizophr Bull. 2013;39(6):1296-306.
21. Hjorthøj C, Stürup AE, McGrath JJ, Nordentoft M. Years of potential life lost and life expectancy in schizophrenia: a systematic review and meta-analysis. Lancet Psychiatry. 2017;4(4):295-301.
22. Kahn RS, Sommer IE, Murray RM, Meyer-Lindenberg A, Weinberger DR, Cannon TD, et al. Schizophrenia. Nat Rev Dis Prim. 2015;1:15067.
23. Correll CU, Galling B, Pawar A, Krivko A, Bonetto C, Ruggeri M, et al. Comparison of early intervention services vs treatment as usual for early-phase psychosis. JAMA Psychiatry. 2018;75(6):555-65.
24. Kane JM, Robinson DG, Schooler NR, Mueser KT, Penn DL, Rosenheck RA, et al. Comprehensive versus usual community care for first-episode psychosis: 2-year outcomes from the NIMH RAISE Early Treatment Program. Am J Psychiatry. 2016;173(4):362-72.
25. Freudenreich O, Schulz SC, Goff DC. Initial medical work-up of first-episode psychosis: a conceptual review. Early Interv Psychiatry. 2009;3(1):10-8.
26. Santesteban-Echarri O, Paino M, Rice S, González-Blanch C, McGorry P, Gleeson J, et al. Predictors of functional recovery in first-episode psychosis: a systematic review and meta-analysis of longitudinal studies. Clin Psychol Rev. 2017;58:59-75.

# 10

## Prevenção de recaídas em esquizofrenia: o manejo da adesão

Renata N. S. Figueiredo
Antônio Geraldo da Silva
Karine da Silva Figueiredo
Carlos Guilherme Figueiredo

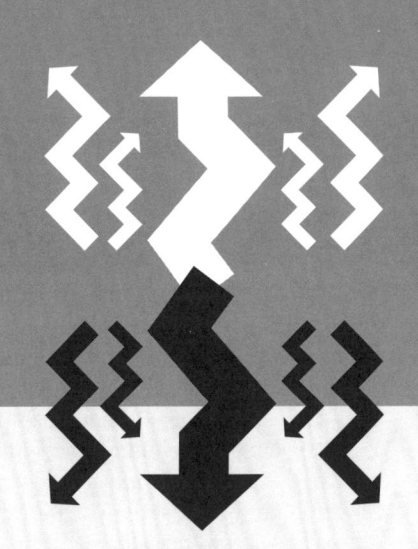

## INTRODUÇÃO

A esquizofrenia é um transtorno mental grave que causa distorções na sensopercepção e no pensamento, além de comprometer o afeto, o comportamento e a volição,[1,2] com incidência em faixa etária jovem[3] e na maioria dos casos de evolução crônica e potencialmente incapacitante.[2] A referida doença institui aos pacientes uma difícil realidade, por afetar a vida social, laboral, afetiva e familiar, ocasionando perda da funcionalidade e da autonomia.[2,3]

A evolução do quadro, na maioria dos casos, ocorre em surtos agudos intercalados por períodos de estabilização.[4] Cada nova reagudização acarreta deterioração e cronificação ao paciente, devido a progressão dos sintomas, comprometimento cognitivo e dano cerebral ao longo do tempo.[5]

A farmacoterapia e a terapia psicossocial ajudam a manejar a condição, sendo imprescindíveis para atrasar a deterioração imposta pela doença, de modo que se recomenda que a intervenção seja a mais precoce possível,[1,5-7] demandando ainda adesão do paciente ao tratamento. Por isso, é importante orientar, tirar dúvidas e explicar todo o plano terapêutico[8] para o doente e seus familiares, visto que uma percepção prejudicada da doença é um dos principais fatores que leva à não adesão à medicação, o que contribui para resultados clínicos negativos.[6] Levar a família para o cenário terapêutico proporciona mais segurança e fortalecimento dos vínculos.

## O MANEJO DA ADESÃO

O conceito de adesão ao tratamento é muito vasto. Vários termos vêm sendo utilizados para denominar o quanto o paciente segue seu tratamento,[5] entre eles conformidade, aceitação e aderência (em inglês, *compliance*, ou *adhesion*).[9]

Segundo a Organização Mundial da Saúde,[10] adesão é a medida em que o comportamento do indivíduo corresponde ao aconselhamento dado pelo profissional da saúde no que se refere ao uso dos medicamentos e às mudanças no estilo de vida, ou seja, o quanto o comportamento do paciente coincide com a prescrição médica, tanto no aspecto farmacológico quanto no aspecto comportamental.

A adesão do paciente ao tratamento é um processo comportamental e não deve ser vista somente como obediência cega às orientações, mas como anuência, participação e comprometimento com o plano terapêutico.

Na esquizofrenia, a adesão é fundamental para que o tratamento medicamentoso auxilie no controle dos sintomas psiquiátricos e no desfecho da doença. A adesão induz menor risco de recaídas e menor necessidade de internações psiquiátricas,[11] bem como auxilia na reabilitação psicossocial e melhora da funcionalidade.[8] Destaca-se ainda que a adesão/conformidade é um importante fator de prevenção ao suicídio.[5]

O comportamento de adesão é um fenômeno complexo, multifatorial, que oscila com o tempo, apresenta gradações e pode ter caráter intencional ou não. Na esquizofrenia pode ser considerado aderente o paciente que cumpre 80% da prescrição;[12] a adesão parcial é definida como cumprimento de 50%[12] da prescrição; e considera-se não aderente o paciente que suspende o uso das medicações por, pelo menos, uma semana.[12]

Na terapia medicamentosa, os antipsicóticos de primeira linha são eficazes em aproximadamente 70 a 80%[13] das pessoas diagnosticadas com esquizofrenia, porém estima-se que 50%[13,14] daqueles que respondem bem aos medicamentos não aderem ao tratamento. Existem poucos estudos brasileiros sobre adesão ao tratamento. Em razão do menor custo, são utilizados métodos indiretos, o que torna os estudos imprecisos. Como métodos indiretos, tem-se (1) entrevista do paciente e seus familiares, (2) diário do paciente, (3) questionários estruturados, (4) contagem manual de comprimidos, (5) registro de retirada de medicamento em farmácias e (6) Medication Event Monitoring System (MEMS), este último exigindo o uso de frascos especiais que registram o número de vezes que o paciente abre e fecha o frasco para retirar os comprimidos por dia.[15]

Existem diversos fatores que influenciam a manutenção do tratamento, sejam relacionados ao doente,[16] à própria patologia,[16] à conduta terapêutica proposta,[16] sejam fatores exógenos relativos ao contexto social e familiar,[13,16] conforme mostrado no Quadro 10.1.

Logo, é primordial conhecer as características dos pacientes e identificar as atitudes que os fazem interromper o tratamento,

### QUADRO 10.1
#### Aspectos associados à fraca adesão

**Relacionados ao doente:** sexo masculino, idade jovem,[17] pertencer a minorias étnicas,[17] estado civil solteiro, ausência de *insight*,[8] baixa autoestima, comorbidade com o uso de substâncias psicoativas,[18] comportamento violento, função pré-mórbida deficiente e esquecimentos.

**Relacionados à doença:** cronicidade,[5] delírios envolvendo a equipe de saúde, declínio cognitivo e ausência de sintomas ativos.

**Relacionados ao tratamento:** alto custo, efeitos colaterais,[8] complexidade dos esquemas terapêuticos, medo de dependência medicamentosa.

**Relacionados ao contexto social e familiar:** baixa escolaridade,[17] baixo nível socioeconômico[17] (vulnerabilidade social, situação de rua), ausência de rede de apoio.

**Relacionados à experiência de vida e culturais:** estigma,[11] negação da seriedade do problema, desconhecimento da existência do problema, presença de transtornos psiquiátricos na família, algumas crenças religiosas, falta de aliança terapêutica com a equipe.[5]

para discuti-las, promover informação e conhecimento sobre a doença e seu tratamento. Constantemente será necessário contar com a ajuda do serviço social.

Algumas condutas estão associadas à maior adesão, a saber: uso de antipsicóticos atípicos, por produzirem menos efeitos colaterais do que os antipsicóticos típicos; vinculação de medicação com atividades da rotina, como almoçar, jantar, escovar os dentes ou dormir; uso de aplicativos de celular ou despertadores para lembrar-se da medicação; separação dos medicamentos da semana em dispensador específico, com dia e turno/horário de uso, conduta esta que pode ser realizada pelo doente ou seus familiares; e administração de medicamentos de depósito por via parenteral[1,5,19] – o que garante a utilização da medicação da forma correta, sem o risco diário de esquecimentos, com manutenção dos níveis plasmáticos estáveis ao longo do tempo.

Por sua vez, a não adesão traz relevantes prejuízos ao tratamento:[19]

- Persistência de sintomas psicóticos entre as crises.
- Tentativas de suicídio.
- Maior uso dos serviços de emergência.
- Internações mais frequentes.
- Aumento dos gastos com a saúde.
- Recaídas frequentes[1] (alterações estruturais do cérebro, agravamento dos sintomas e aumento da resistência ao tratamento quando a medicação é retomada).[19]

Os prejuízos são diversos, não somente para o indivíduo, mas para a família e o sistema de saúde, promovendo o saturamento da rede e custos desnecessários com serviços.

## Manejo terapêutico na fase aguda da esquizofrenia

A adesão ao tratamento deve ser trabalhada mesmo no episódio agudo. Para isso, é importante que, nesse momento, o paciente seja atendido/ouvido antes dos acompanhantes. O médico deve escutar com empatia e atenção, demonstrando interesse pela história do paciente (muitas vezes de conteúdo persecutório). Deve-se ainda colher a anamnese detalhadamente, identificando atitudes que possam fazê-lo interromper o tratamento, promovendo informação e conhecimento sobre a doença, além de fornecer explicação acerca dos ganhos de um tratamento adequado e sobre as consequências da não adesão.[4]

Somente na segunda parte da consulta o(s) acompanhante(s) será(ão) chamado(s) para prestar mais informações e orientado(s) sobre a conduta a ser tomada.[4]

Após a avaliação dos sintomas e do contexto social em que o doente está inserido, deve-se optar pela hospitalização ou pelo tratamento ambulatorial. Em caso de necessidade de internação – falta de suporte familiar, risco para si próprio e para os outros, incapacidade de autocuidado, necessidade de supervisão constante e existência de problemas médicos que tornem o tratamento ambulatorial inseguro ou pouco efetivo[20] –, esta deverá ser a mais curta possível (15-30 dias), de acordo com a evolução do quadro. A alta hospitalar pode ocorrer mesmo que a remissão total não tenha ocorrido, caso a agressividade e/ou agitação psicomotora já estejam controladas, e os familiares, esclarecidos sobre a história natural da doença, se comprometam com o tratamento.[4]

A medicação antipsicótica deve ser escolhida de forma individualizada, observando resposta prévia (melhor preditor de resposta), eventuais patologias clínicas preexistentes, perfil de efeitos colaterais, efeitos colaterais que possam ser usados de maneira terapêutica e preferência do paciente, bem como evitando associações medicamentosas e posologias muito complexas.

O objetivo principal do tratamento na fase aguda é a intervenção precoce e a minimização da sintomatologia, seguidas de controle ambulatorial dos pacientes.[20] A intervenção precoce, ou seja, o menor tempo entre a emergência de uma psicose e a introdução da medicação antipsicótica em dose apropriada, é fundamental para a redução do tempo em crise psicótica e do tempo da internação.[5]

## Manejo terapêutico na fase de estabilização da esquizofrenia

Após a remissão do surto, é dado início à fase de estabilização. O objetivo principal dessa fase é evitar recaídas; para tanto, é fundamental trabalhar a adesão, já que os sintomas graves não estão mais presentes e, mesmo assim, a medicação usada na fase aguda deverá ser continuada por pelo menos seis meses na mesma dose. A redução precoce ou a descontinuação da medicação predispõem o paciente à recorrência dos sintomas psicóticos ou recaídas.[20]

## Manejo terapêutico na fase de manutenção da esquizofrenia

Os pacientes que se beneficiaram do tratamento agudo com medicação antipsicótica são candidatos ao tratamento de manutenção de longo prazo. A maioria dos doentes, principalmente após episódios múltiplos, se beneficiará caso as intervenções utilizem abordagem longitudinal compreensiva e personalizada, integrando os domínios biopsicossociais por período indeterminado ou, talvez, durante toda a vida.

A adesão ao tratamento, nessa etapa, deve ser trabalhada em cada consulta. O psiquiatra deve utilizar todos os recursos disponíveis para conscientizar o paciente de que a esquizofrenia é uma doença crônica e necessita de tratamento por prazo indeterminado. Deve-se mostrar que os prejuízos ocasionados pela interrupção do tratamento são maiores que os efeitos colaterais que os medicamentos podem causar. As medicações devem ser mantidas na dose mínima necessária para o controle dos sintomas, mas as reduções devem ser lentas e graduais.[20] Revelar o diagnóstico, confrontar os delírios e abordar o prognóstico são assuntos que só devem ser tratados quando o paciente estiver preparado e a aliança terapêutica estiver bem estabelecida. Cabe ao médico ter a sensibilidade de perceber o momento adequado.

O objetivo final da conscientização da doença é a colaboração do paciente com o tratamento.[6] Quando ele aceita receber a medicação responsavelmente e busca os caminhos para sua reabilitação, as possibilidades de controle da doença aumentam de forma considerável. Torna-se possível ajudá-lo a recuperar as habilidades sociais perdidas e diminuir o isolamento, incentivá-lo a cuidar das atividades da vida diária, como escovar os dentes, tomar banho, alimentar-se, dormir e ter momentos de lazer, e até mesmo promover a volta ao trabalho.

Nesse momento, o encaminhamento para abordagens psicossociais pode ser muito útil. A experiência clínica mostra que a aceitação da doença e o *insight* resultam em melhor qualidade de vida.

## Intervenções psicossociais e orientações à família

Todos os transtornos mentais dificultam a vida do portador e sua relação com a família. A esquizofrenia traz maiores implicações, sendo a terceira maior causa de incapacidade em jovens adultos no mundo todo.[21] De um lado, é importante a conscientização do portador da doença a fim de que tenha os meios para evitar as recaídas; de outro, se a família não for igualmente conscientizada, os conflitos serão inevitáveis.

As recaídas são mais frequentes quando o ambiente familiar é estressante. Assim, as intervenções psicossociais e orientações à família têm a finalidade de diminuir as tensões presentes no ambiente familiar[1,5] e melhorar o funcionamento social do portador do transtorno (Quadro 10.2).

Pacientes com esquizofrenia podem se beneficiar de programas de hospital-dia ou hospitalização parcial, que integram intervenções farmacológica e psicossociais, como terapia cognitiva, terapia cognitivo-comportamental, terapia ocupacional, psicoterapia individual ou grupal, grupos operativos, oficinas protegidas, treinamento de habilidades sociais, treinamento para resolução de problemas e terapia familiar.[21,22]

A terapia motivacional baseada em entrevistas parece ser eficaz para melhorar a adesão, o funcionamento e a percepção dos medicamentos sobre a doença e, assim, reduzir a gravidade dos sintomas e reinternações hospitalares.[23]

## CONSIDERAÇÕES FINAIS

A adesão ao tratamento é um desafio na esquizofrenia. No entanto, atingir e manter o

## QUADRO 10.2

**Objetivos principais das intervenções com o paciente e seus familiares**

- Orientar a família sobre o programa medicamentoso e de atividades da vida diária.
- Ajudar o portador a colaborar com o tratamento e a assumir responsabilidades, dentro do possível.
- Mostrar a importância da abstinência de substâncias lícitas e ilícitas.
- Verificar resposta ao tratamento e comunicar as mudanças que surgirem.
- Aprender sobre os sinais e os sintomas precoces de recaídas.
- Encorajar o portador a tornar-se independente, para suprir suas necessidades básicas.
- Reduzir o custo da doença (p. ex., uma família bem orientada contribui para reduzir as possibilidades de recaídas e reinternações).
- Ajustar as expectativas aos reais limites de cada paciente (famílias muito exigentes devem ser orientadas a serem menos exigentes).
- Convidar familiares ausentes a participar.

engajamento é fundamental para melhorar o prognóstico da doença.[1,16] Identificar problemas na adesão pode evitar condutas desnecessárias, como aumento nas dosagens dos medicamentos, trocas medicamentosas, associações precoces e classificação equivocada como esquizofrenia resistente ao tratamento.

Compreender as condições relacionadas à continuidade do tratamento farmacológico e psicoterapêutico potencializa o desempenho dos serviços de intervenção e ajuda a promover estratégias para incentivar as relações sociais e o envolvimento dos membros da família no tratamento. A equipe responsável pelos cuidados do paciente esquizofrênico, particularmente o psiquiatra, deve empenhar-se ao máximo para que a terapêutica não se restrinja ao alívio de delírios e alucinações, pois, apesar de relevante, isso não é suficiente. A verdadeira remissão deverá incluir resultados funcionais e cognitivos embasados no desempenho pré-mórbido.

## REFERÊNCIAS

1. Matos G, Guarniero FB, Hallak JE, Bressan RA. Schizophrenia, the forgotten disorder: the scenario in Brazil. Braz J Psychiatry. 2015;37(4):269-70.
2. Mantovani LM, Teixeira AL, Salgado J. Functional capacity: a new framework for the assessment of everyday functioning in schizophrenia. Braz J Psychiatry. 2015;37(3):249-55.
3. Universidade Aberta do SUS. Caso complexo: Amélia: fundamentação teórica: esquizofrenia [Internet]. UNASUS; 2010 [capturado em 12 jun. 2020]. Disponível em: https://www.unasus.unifesp.br/biblioteca_virtual/pab/5/unidades_casos_complexos/unidade28/unidade28_ft_esquizofrenia.pdf.
4. Redko C. Cultura, esquizofrenia e experiência. In: Shirakawa I, Chaves AC, Mari JJ, editores. O desafio da esquizofrenia. São Paulo: Lemos; 2001. p. 221-41.
5. Leclerc E, Noto C, Bressan RA, Brietzke E. Determinants of adherence to treatment in first-episode psychosis: a comprehensive review. Braz J Psychiatry. 2015;37(2):168-76.
6. Kim J, Ozzoude M, Nakajima S, Shah P, Caravaggio F, Iwata Y, et al. Insight and medication adherence in schizophrenia: an analysis of the CATIE trial. Neuropharmacology. 2020;168:107634.
7. Assis ABO, Brandao JGP, Esposito POP, Tessari Junior O, Ortiz BB. Fatores de risco associados a esquizofrenia resistente ao tratamento em primeiro episódio psicótico. Rev Debates Psiquiatr. 2017;7(4):8-12.
8. Czobor P, Van Dorn RA, Citrome L, Kahn RS, Fleischhacker WW, Volavka J. Treatment adherence in schizophrenia: a patient-level meta-analysis of combined CATIE and EUFEST studies. Eur Neuropsychopharmacol. 2015;25(8):115866.
9. Lingam R, Scott J. Treatment non-adherence in affective disorders. Acta Psychiatr Scand. 2002;105(3):164-72.
10. Organização Mundial da Saúde. Cuidados inovadores para condições crônicas: componentes estruturais de ação: relatório mundial. Brasília: OMS; 2003.
11. Loch AA. Stigma and higher rates of psychiatric re-hospitalization: Sao Paulo public mental health system. Braz J Psychiatry. 2012;34(2):185-92.
12. Velligan DI, Weiden PJ, Sajatovic M, Scott J, Carpenter D, Ross R, et al. Expert consensus panel on adherence problems in serious and persistent mental illness the expert consensus guideline series: adherence problems in patients with serious and persistent mental illness. J Clin Psychiatry. 2009;70(Suppl 4):1-46; quiz 47.

13. El-Mallakh P, Findlay J. Strategies to improve medication adherence in patients with schizophrenia: the role of support services. Neuropsychiatr Dis Treat. 2015;11:1077-90.
14. Maia-de-Oliveira JP, Bressan RA, Elkis H, Machado-de-Sousa JP, Hallak JE. Why we should use long-acting injectable antipsychotics more frequently. Braz J Psychiatry. 2013;35(3):217-8.
15. Obreli-Neto PR, Baldoni AO, Guidoni CM, Bergamini D, Hernandes KC, Luz RT, et al. Métodos de avaliação de adesão à farmacoterapia. Rev Bras Farm. 2012;93(4):403-10.
16. García S, Martínez-Cengotitabengoa M, López-Zurbano S, Zorrilla I, López P, Vieta E, et al. Adherence to antipsychotic medication in bipolar disorder and schizophrenic patients: a systematic review. J Clin Psychopharmacol. 2016;36(4):355-71.
17. Stentzel U, van den Berg N, Schulze LN, Schwaneberg T, Radicke F, Langosch JM, et al. Predictors of medication adherence among patients with severe psychiatric disorders: findings from the baseline assessment of a randomized controlled trial (Tecla). BMC Psychiatry. 2018;18(1):155.
18. Armstrong KS, Temmingh H. Prevalence of and factors associated with antipsychotic polypharmacy in patients with serious mental illness: findings from a cross-sectional study in an upper-middle-income country. Braz J Psychiatry. 2017;39(4):293-301.
19. Kane JM, Correll CU. Optimizing treatment choices to improve adherence and outcomes in schizophrenia. J Clin Psychiatry. 2019;80(5):IN18031AH1C.
20. Agostinho FR, Tamai S, Silva AG, Shirakawa I. Tratamento farmacológico da esquizofrenia: antipsicóticos de primeira geração. In: Nardi AE, Silva AG, Quevedo J, organizadores. Esquizofrenia: teoria e clínica. Porto Alegre: Artmed; 2015. p. 129-46.
21. Machado SEC, Paes F. Tratamentos biológicos não farmacológicos para esquizofrenia. In: Nardi AE, Silva AG, Quevedo J, organizadores. Esquizofrenia: teoria e clínica. Porto Alegre: Artmed; 2015. p. 173-82.
22. Nuernberg GL, Baeza FL, Fleck MP, Rocha NS. Outcomes of inpatients with severe mental illness: a naturalistic descriptive study. Braz J Psychiatry. 2016;38(2):141-7.
23. Chien WT, Mui JH, Cheung EF, Gray R. Effects of motivational interviewing-based adherence therapy for schizophrenia spectrum disorders: a randomized controlled trial. Trials. 2015;16:270.

# 11

## Esquizofrenia resistente ao tratamento

Fernando Rocha Loures Malinowski
Felipe Branco Arcadepani
Ary Gadelha
Bruno Ortiz

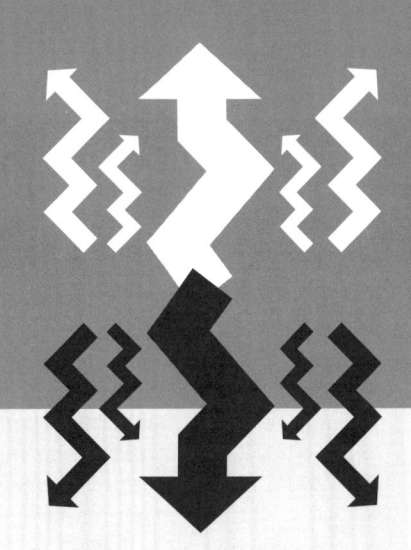

## INTRODUÇÃO

A esquizofrenia resistente ao tratamento (ERT) é atualmente definida pela ausência de resposta dos sintomas positivos e desorganizados após o tratamento com dois ou mais antipsicóticos, usados na dose e no tempo adequados e com adesão confirmada.[1]

A ERT atinge cerca de 30% dos pacientes e, quando comparada à esquizofrenia que responde ao tratamento, cursa com maior impacto em gravidade dos sintomas, prejuízo funcional, risco de hospitalizações e custos diretos e indiretos relacionados ao tratamento.[2] A introdução precoce da clozapina nos indivíduos com ERT se torna uma estratégia essencial no tratamento, sendo o mais importante modificador de trajetória da doença e de mortalidade.[3]

## A IMPORTÂNCIA CLÍNICA E SOCIAL DA ESQUIZOFRENIA RESISTENTE AO TRATAMENTO

A resistência ao tratamento é um desafio para os clínicos, pois a demanda clínica, social e econômica de um paciente resistente tende a ser muito maior do que a de um responsivo. Estudos internacionais[4] estimam que os custos anuais com cuidados de saúde são de 3 a 11 vezes mais elevados para ERT em comparação à esquizofrenia responsiva ao tratamento. A sobrecarga familiar e social também é maior: familiares[5] de indivíduos com ERT têm mais chances de doenças relacionadas ao estresse, afastamentos ou demissão do trabalho e interrupção de atividades produtivas pessoais e de relações sociais. Uma recente revisão sistemática de 65 estudos observou que a ERT está associada a maiores taxas de tabagismo, abuso de álcool e de substâncias, ideação suicida, comorbidades psiquiátricas graves e polifarmácia, bem como a um decréscimo de 20% na qualidade de vida média em comparação com pacientes em remissão.[2] No Brasil, tanto a internação hospitalar quanto o uso de mais de um antipsicótico contribuíram para maiores gastos do orçamento em saúde mental.[6] Em 2013, a recaída na esquizofrenia gerou R$1,07 bilhão de custos no País,[7] sendo que cada paciente com recaída apresentou um gasto médio de R$12.108,00. Embora essa estimativa não seja específica para a ERT, a resistência é a principal causa de reinternação de pacientes com esquizofrenia. Esse cenário reforça a importância do tema, pois, em geral, a esquizofrenia corresponde aos pacientes mais graves e com maior custo de tratamento, mas para os quais existe uma estratégia de tratamento eficaz que pode modificar esse quadro.[1]

## ESQUIZOFRENIA RESISTENTE COMO UM SUBTIPO?

Em 2013, Farooq e colaboradores[8] sugeriram classificar a esquizofrenia de acordo com a resposta ao tratamento. Eles argumentam que essa seria uma abordagem potencial para modificar o curso da doença, uma vez que os clínicos estariam mais bem preparados para intervir quando identificassem falha terapêutica. Na busca por fenótipos mais homogêneos, a ERT tem gerado interesse crescente. Resultados recentes sugerem a existência de características clínicas e biológicas específicas na ERT:

- Em contraste com as propriedades terapêuticas de ocupação do receptor D2 pelos antipsicóticos convencionais, a clozapina é um bloqueador D2 fraco com alta efetividade na ERT.[9]
- Exames de neuroimagem na ERT foram associados a função normal da dopamina e aumento dos níveis de glutamato no córtex cingulado anterior e no putame.[10]
- Em cerca de 70 a 80% da população com ERT, a resistência ao tratamento está presente como um traço estável desde o primeiro episódio, com um grupo minoritário tornando-se resistente durante o curso da doença.[10]

Propôs-se, então, que existiriam duas formas distintas de doença, uma com predomínio dopaminérgico, representada pelos pacientes não resistentes,[9] e outra com predomínio glutamatérgico.[10] Esses achados estão de acordo com observações de que a clozapina teria uma ação antiglutamatérgica.[10]

## DIRETRIZES ATUAIS PARA O DIAGNÓSTICO DA ESQUIZOFRENIA RESISTENTE AO TRATAMENTO

Em 2016, foram elaboradas diretrizes padronizadas para ERT pelo grupo de trabalho denominado Treatment Response and Resistance in Psychosis (TRRIP).[11] O TRRIP envolveu o consenso de múltiplos pesquisadores em ERT no intuito de padronizar critérios baseados em evidências científicas para pesquisas futuras. O termo recomendado é "resistência ao tratamento", evitando-se o termo "refratário", a fim de padronizar, em um único nome, conceitos iguais. Além disso, o TRRIP incluiu os conceitos "ERT de sintomas negativos" e "ERT de disfunção cognitiva", embora mantenha a ênfase na ERT de sintomas positivos, uma vez que o quadro responde melhor à clozapina.

### Critérios do TRRIP

O conceito de ERT é composto por três elementos-chave:

1. o diagnóstico confirmado de esquizofrenia baseado em critérios validados;
2. a falha no tratamento farmacológico adequado prévio com dois antipsicóticos;
3. a persistência de sintomas moderados a graves mesmo com tratamento adequado.

Para estabelecer de forma precisa cada critério, o TRRIP recomenda algumas definições. Quanto aos subespecificadores clínicos, sugere-se definir claramente qual é o domínio clínico da ERT: positivo, negativo ou cognitivo. Já para fins de pesquisa, deve-se evitar incluir mais de um domínio na definição escolhida, uma vez que em um mesmo paciente a resistência ao tratamento pode comprometer mais de um domínio. Na Tabela 11.1 encontra-se um resumo simplificado dos critérios de resistência estabelecidos pelo TRRIP.

Segundo o consenso, um teste terapêutico adequado com antipsicótico deve ter duração de pelo menos 4 a 6 semanas, sendo seis semanas a duração ótima em pesquisa para evitar falso-positivos (um fluxograma de tratamento está esquematicamente representado na Figura 11.1). São recomendadas doses equivalentes a 600 mg de clorpromazina, cuja interrupção por intolerância em menos de seis semanas não deve ser considerada

## TABELA 11.1

Critérios mínimos para ERT segundo as diretrizes do TRRIP

| Domínio clínico | Critérios mínimos do TRRIP |
|---|---|
| Fontes de informação de tratamentos prévios | • Paciente, família, equipe, prontuário, contagem de comprimidos e prescrições. |
| Duração e dose adequadas | • ≥ 6 semanas na dose equivalente a ≥ 600 mg/dia de clorpromazina. |
| Número de antipsicóticos | • ≥ 2 tratamentos adequados.<br>• Especificar o número de tratamentos sem resposta. |
| Adesão | • ≥ 80% da dose administrada. Adesão confirmada por pelo menos duas fontes: contagem de comprimidos, revisão de prescrição/informações de cuidador. |
| Dimensões de sintomas | • Positiva.<br>• Negativa.<br>• Cognitiva. |
| Período de início de resistência | • Início precoce (primeiro episódio).<br>• Início intermediário (1-5 anos).<br>• Início tardio (após 5 anos). |

Fonte: Howes e colaboradores.[11]

uma "falha no tratamento". A adesão ao tratamento deve ser estimada por meio de todas as fontes disponíveis, devendo ser consideradas pelo menos duas das seguintes formas de avaliá-la: contagem de pílulas, revisão do prontuário ou relato de cuidador e paciente. Por sua vez, a estimativa considerada "ótima" para adesão inclui que uma das falhas terapêuticas tenha sido com medicação de depósito, que seja realizada a dosagem de nível sérico da medicação oral e que haja supervisão direta de um profissional ou meio tecnológico que indique a tomada do medicamento (p. ex., *chip* no comprimido).

Para avaliação retrospectiva a fim de determinar a persistência ou não dos sintomas, é recomendada a confirmação de múltiplas fontes de informação: relato de cuidador, relato de profissionais e revisão de prontuário. Os sintomas do domínio clínico devem ser de intensidade moderada ou grave, afetando o funcionamento do paciente. Para fins de pesquisa, os sintomas devem ser avaliados por meio de uma das escalas validadas para psicopatologia (como Positive and Negative Syndrome Scale [PANSS], Brief Psychiatric Rating Scale [BPRS], Scale for the Assessment of Negative Symptoms [SANS] e Scale for the Assessment of Positive Symptoms [SAPS]). Para o domínio estudado, pelo menos dois sintomas devem ser moderados, ou um sintoma deve ser grave. O impacto funcional deve ser pelo menos moderado, equivalente à pontuação < 60 na Social and Occupational Functioning Assessment Scale (SOFAS).[12] No caso de estudos prospectivos, os sintomas medidos por meio de escala validada devem ter sua pontuação reduzida em, no mínimo, 20% após o uso da medicação, e, caso essa redução seja inferior a 20%, a falha terapêutica será considerada se forem preenchidos os critérios de persistência de sintomas já mencionados.

Ainda segundo o TRRIP, é recomendada a classificação temporal de ERT, como de início precoce (no primeiro ano de tratamento), de médio prazo (até os primeiros 5 anos de tratamento) ou de início tardio (após 5 anos de tratamento).

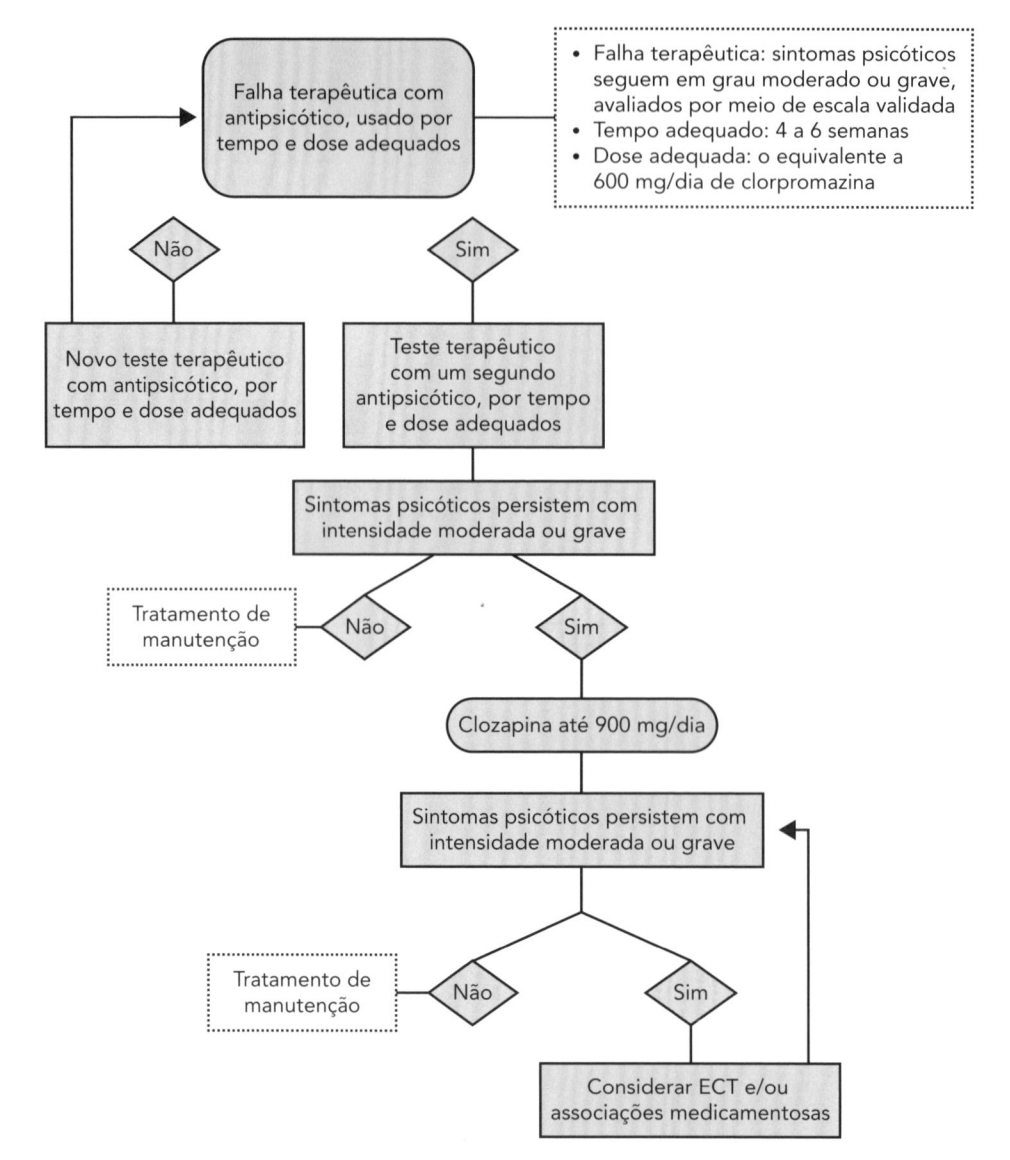

**Figura 11.1**
Fluxograma de manejo da esquizofrenia com base no algoritmo do International Psychopharmacology Algorithm Project (IPAP).
ECT, eletroconvulsoterapia.
Fonte: Adaptada de International Psychopharmacology Algorithm Project.[13]

## Recomendações adicionais do consenso de Nova York

Em março de 2019, Kane e colaboradores[1] publicaram recomendações elaboradas a partir do TRRIP. O foco foi propor recomendações adicionais voltadas para o clínico, no intuito de promover a identificação precoce da ERT e evitar atrasos desnecessários na introdução da clozapina. Eles mantiveram as definições do TRRIP para ERT como sendo a ausência de resposta nos sintomas positivos após o tratamento com dois ou mais antipsicóticos, administrados em dose e duração adequadas, e com adesão confirmada. Incluíram, ainda, recomendações de fatores a serem checados para evitar-se um diagnóstico equivocado de resistência, como não adesão medicamentosa, condições médicas gerais e uso de substâncias que influenciam nos sintomas e na farmacocinética (p. ex., absorção diminuída da medicação, aumento da barreira hematoencefálica, interação com outras medicações, alterações metabólicas e fatores que interferem no sistema P450 de enzimas hepáticas). Os autores também ressaltaram a importância de determinar se a resistência ao tratamento teve início precoce (logo no primeiro episódio), se seu desenvolvimento ocorreu ao longo do tempo após resposta satisfatória inicial ou se foi decorrente de múltiplas recaídas. Essas definições enfatizam, também, a compreensão de que a ERT constitui uma entidade heterogênea. Uma vez que a resistência pode estar presente desde o primeiro episódio, a identificação da ERT deve ocorrer da forma mais precoce possível, idealmente com apenas 12 semanas de tratamento, a fim de que não se retarde o início da clozapina.

## INTRODUÇÃO DA CLOZAPINA E MANEJO DE EFEITOS ADVERSOS

Repetidos ensaios clínicos e revisões sistemáticas comprovaram a efetividade da clozapina na ERT.[14] Os benefícios da clozapina incluem a diminuição da mortalidade por todas as causas, a redução do estigma e a melhora da adesão, além de estimular a formação de vínculos sociais.[14] Em um estudo conduzido nos Estados Unidos, onde apenas 4% dos pacientes recebiam clozapina, foi estimada a economia anual de US$290 milhões caso 30% dos pacientes recebessem a clozapina. No entanto, a clozapina continua sendo mundialmente subutilizada.[15] Enquanto a resistência ao tratamento atinge cerca de 30% dos pacientes, estima-se que apenas 5 a 15% dos pacientes recebam clozapina.[12] Estudos recentes estimaram que a duração média de tratamento antes do início da clozapina seja de 7,7 a 9,7 anos.[15] Outros estudos investigaram as principais barreiras que desencorajam os clínicos a iniciar e manter a clozapina, sendo elas o risco de efeitos adversos, a necessidade inicial de avaliações semanais e a atitude negativa do clínico ante os reais benefícios de seu uso.[16] Como consequência, os benefícios clínicos potenciais da clozapina tendem a estar reduzidos nesses pacientes. O atraso na introdução da clozapina e a resistência não manejada aumentam a mortalidade e a exposição dos pacientes à polifarmácia, causam sobrecarga familiar e elevam custos de saúde com reinternações e comorbidades.[15] O manejo e a psicoeducação adequados quanto aos efeitos adversos iniciais são fundamentais para promover a adesão medicamentosa.[14] Apesar dos esforços atuais visando à identificação precoce da resistência, um grande desafio é o fato de a ERT ainda ser diagnosticada com o teste terapêutico.[1] Seus preditores mais replicados são ajuste pré-mórbido ruim, início precoce da doença e maior duração da psicose não tratada (DUP, do inglês *duration of untreated psychosis*).[17] Além de todas as consequências já mencionadas, o atraso da clozapina reduz as taxas de resposta,[18] impedindo o paciente de ter uma evolução mais favorável.[18]

## Manejo da clozapina

### Titulação adequada

Ao iniciar a clozapina, o clínico deve ter em mente que é comum a família e o paciente estarem pouco esperançosos quanto a seus efeitos terapêuticos.[14] Isso se tornará uma barreira para a introdução da clozapina caso não haja uma comunicação muito clara com o cuidador e com o paciente. Até esse momento, o mais provável é que todos os tratamentos propostos não tenham sido efetivos, e, possivelmente, os efeitos colaterais tenham se sobreposto aos efeitos terapêuticos. Se, ao iniciar a titulação da clozapina, o paciente apresentar sedação, salivação excessiva e pouca resposta em relação aos sintomas, há grandes chances de que a tomada da clozapina seja suspensa pelo paciente ou cuidador antes mesmo dos primeiros efeitos terapêuticos. Nesses casos, é imprescindível tanto a titulação lenta quanto a explicação dos efeitos colaterais iniciais. Os protocolos atuais preconizam que a dose seja elevada apenas quando o paciente tiver adquirido a tolerância inicial aos efeitos colaterais.[14] De modo geral, em vigência de sedação com 25 mg, o clínico pode aguardar mais uma semana antes de aumentar a dose para 50 mg, salvo se os sintomas psicóticos estiverem muito exacerbados.[14]

Para os casos em que é possível a titulação mais rápida, a clozapina deve ser iniciada em 12,5 mg. Se tolerada, a dose deve ser aumentada em 25 mg a cada dois dias, fracionada em duas tomadas diárias, alternando-se o aumento de dose entre manhã e noite.[19] Ao atingir a dose de 300 mg/dia, se necessário, o aumento da dose diária pode ser de 50 a 100 mg a cada semana. A dose-alvo geralmente fica entre 300 e 600 mg, de acordo com a experiência do psiquiatra e a gravidade do paciente. A Figura 11.2 ilustra o modo adequado de introdução, titulação e controle com hemogramas da clozapina. Uma vez obtida a eficácia clínica, a maior parte da dose, ou a dose total, pode ser concentrada no período da noite.[14]

Caso o paciente esteja em uso de outro antipsicótico durante a introdução da clozapina, recomenda-se uma troca cruzada. O antipsicótico que estava em uso deve ter sua dose progressivamente reduzida, enquanto a titulação da clozapina deve ser feita de acordo com as recomendações apresentadas antes.[14] Durante esse processo, o clínico deve estar atento a efeitos adversos possivelmente relacionados à associação medicamentosa, como, por exemplo, sedação. Assim, a troca cruzada visa tanto ao controle de sintomas quanto ao conforto do paciente.[14]

### Avaliação inicial

Avaliações hematológica, física geral e cardiometabólica devem preceder a introdução da clozapina, e incluem os seguintes parâmetros clínicos e exames complementares:[19]

- Hemograma completo para checagem de leucócitos 10 dias antes da primeira tomada de clozapina.
- Sinais vitais, peso, altura, circunferência abdominal e índice de massa corporal.
- Glicemia de jejum (ou hemoglobina glicada) e perfil lipídico.

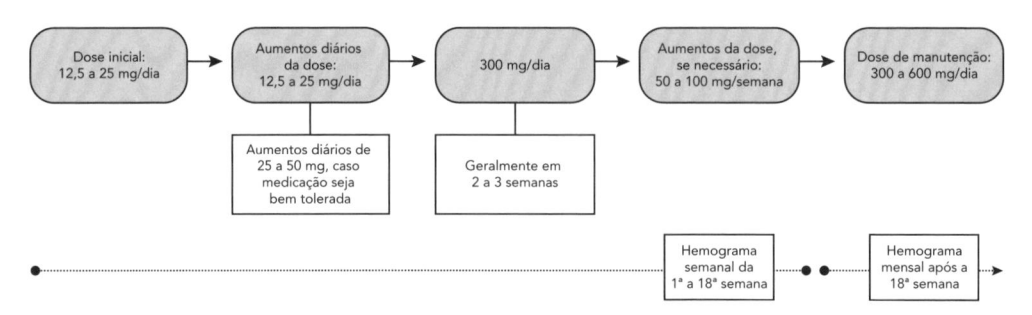

**Figura 11.2**
Modo adequado de introdução e titulação da clozapina. Titulação lenta; psicoeducação com paciente e familiares quanto aos efeitos colaterais iniciais; facilitadores para hemogramas semanais como programas de coleta domiciliar; troca cruzada com o antipsicótico atual.
Fonte: Meyer e Stahl.[14]

- Eletrocardiograma (ECG) em caso de presença de risco cardiovascular.
- Teste de gravidez em mulheres em idade fértil.

## Controle hematológico

Uma vez iniciado o tratamento com clozapina, o controle hematológico é mandatório. No Brasil, a bula da clozapina aprovada pela Agência Nacional de Vigilância Sanitária (Anvisa) exige monitoramento semanal nos primeiros seis meses e depois a cada 15 dias enquanto o sujeito estiver em uso da substância. A Food and Drug Administration (FDA) exige monitoramento semanal nos primeiros seis meses, quinzenal nos seis meses seguintes e mensal após um ano. Segundo a literatura científica, o risco de agranulocitose e neutropenia é maior nas primeiras 18 semanas, sendo recomendados hemogramas semanais durante 18 semanas, seguidos de hemogramas mensais enquanto durar o tratamento.[19] De modo geral, esta última opção é a mais utilizada.

## Interação medicamentosa

É importante, antes, durante e após a introdução da clozapina, que o clínico esteja atento quanto a possíveis interações medicamentosas com substâncias e/ou outras drogas com as quais o paciente pode ter contato. A Tabela 11.2 reúne algumas das principais interações relacionadas à clozapina.

### TABELA 11.2

Relação de algumas das principais substâncias na rotina clínica e suas interações farmacológicas com a clozapina

| Substância | Possível interação | Mecanismo proposto | Manejo recomendado |
|---|---|---|---|
| Carbamazepina | Síndrome neuroléptica maligna; reduz o nível sérico da clozapina; supressão medular | Acelera o metabolismo das enzimas CYP1A2 e CYP3A4 | Evitar o uso concomitante; monitorar a contagem de leucócitos |
| Fenitoína | Reduz o nível sérico da clozapina; toxicidade pela fenitoína | Acelera o metabolismo da enzima CYP2C9 | Monitorar os sintomas clínicos e a contagem de leucócitos |
| Valproato de sódio | Reduz o nível sérico da clozapina; hepatotoxicidade; encefalopatia hepática | Acelera o metabolismo das enzimas CYP1A2 e CYP3A4 | Monitorar os sintomas clínicos, a contagem de leucócitos e as enzimas hepáticas |
| Carbonato de lítio | Neurotoxicidade e sintomas neurológicos | Interação psicodinâmica | Monitorar os sintomas clínicos e manter litemia < 0,5 mEq/L |
| Risperidona | Eleva o nível sérico da clozapina | Inibe a enzima CYP2D6 (competição) | Monitorar os sintomas clínicos |
| Haloperidol | Eleva o nível sérico do haloperidol | Reduz a metabolização do haloperidol | Monitorar os sintomas clínicos |
| Fluvoxamina | Eleva o nível sérico da clozapina | Reduz a metabolização da clozapina; inibe as enzimas CYP1A2 e CYP2C19 | Monitorar a contagem de leucócitos |

Continua

## TABELA 11.2

Relação de algumas das principais substâncias na rotina clínica e suas interações farmacológicas com a clozapina

| Substância | Possível interação | Mecanismo proposto | Manejo recomendado |
|---|---|---|---|
| ISRSs | Eleva o nível sérico da clozapina | Reduz a metabolização da clozapina; inibe as enzimas CYP2D6, CYP2C19, CYP3A4 e CYP1A2 | Monitorar os sintomas clínicos e a contagem de leucócitos |
| ADTs | Eleva o nível sérico do antidepressivo | Reduz a metabolização do antidepressivo; inibe a enzima CYP2D6 | Monitorar os sintomas clínicos; ajustar a dose do antidepressivo |
| Benzodiazepínicos | Depressão do sistema nervoso central; desregulação cardiorrespiratória; síncope | Interação psicodinâmica | Monitorar os indicadores respiratórios |
| Ritonavir | Eleva o nível sérico da clozapina | Reduz a metabolização da clozapina; inibe a enzima CYP2D6 | Evitar o uso concomitante |
| Cimetidina | Eleva o nível sérico da clozapina | Inibe as enzimas CYP1A2, CYP2C9, CYP2D6 e CYP3A4 | Monitorar os sintomas clínicos e a contagem de leucócitos |
| Cocaína | Hipotensão e síncope | Interação psicodinâmica | Evitar o uso concomitante |
| Eritromicina, ciprofloxacina | Eleva o nível sérico da clozapina; neutropenia | Reduz a metabolização da clozapina; inibe as enzimas CYP1A2, CYP2D6 e CYP34A | Monitorar os sintomas clínicos e a contagem de leucócitos |
| Quinidina | Eleva o nível sérico da clozapina | Inibe a enzima CYP2D6 | Monitorar os sintomas clínicos e a contagem de leucócitos |
| Cetoconazol | Eleva o nível sérico da clozapina | Inibe a enzima CYP3A4 | Monitorar os sintomas clínicos e a contagem de leucócitos |
| Contraceptivos orais (etinilestradiol) | Eleva o nível sérico da clozapina | Inibe as enzimas CYP1A2, CYP2C19 e CYP3A4 | Monitorar os sintomas clínicos e a contagem de leucócitos |
| Cafeína | Reduz o nível sérico da clozapina | Acelera o metabolismo da enzima CYP1A2 | Monitorar os sintomas clínicos |
| Tabaco | Reduz o nível sérico da clozapina | Acelera a metabolização da clozapina; acelera o metabolismo da enzima CYP1A2 | Evitar o uso concomitante; cuidar com toxicidade pela clozapina caso paciente interrompa uso de tabaco |

ISRSs, inibidores seletivos da recaptação da serotonina; ADTs, antidepressivos tricíclicos.
Fonte: Yang e Marder.[19]

## Prevalência e manejo de efeitos adversos

Os efeitos colaterais iniciais da clozapina podem ser tanto graves como leves (Tabela 11.3). O clínico deve saber manejar os efeitos colaterais leves com o mesmo cuidado que os graves, uma vez que são a principal causa de não adesão e interrupção precoce da clozapina.[20,21]

**Sialorreia.** Não se deve confundir a sialorreia secundária à bradicinesia por bloqueio D2, comum aos antipsicóticos típicos, com a sialorreia secundária ao uso de clozapina. No caso da clozapina, apesar de essa medica-

### TABELA 11.3
Manejo de efeitos adversos relacionados à clozapina

| Efeitos adversos | Sinais e sintomas | Manejo |
| --- | --- | --- |
| Neutropenia e agranulocitose | Neutropenia é a contagem de neutrófilos abaixo de 1.500/mm$^3$, enquanto agranulocitose é a contagem de neutrófilos abaixo de 500/mm$^3$. O paciente pode queixar-se de sintomas gripais. É mais comum nas primeiras 18 semanas de uso de clozapina. | Reduzir a dose, no caso de neutropenia, ou suspender a medicação, no caso de agranulocitose. Solicitar avaliação ao hematologista. |
| Miocardite e Cardiomiopatia | Taquicardia ou arritmia durante repouso, com taquipneia, dispneia, hipotensão, aumento da pressão venosa jugular, fadiga, febre, dor torácica. A miocardite é mais frequente nas primeiras 6 a 8 semanas de uso de clozapina, enquanto a cardiomiopatia pode ocorrer a qualquer momento. | Suspender o uso de clozapina. Solicitar e repetir ECG e ecocardiograma. Solicitar avaliação ao cardiologista. |
| Febre | Febre ≥ 38° C (mais frequente nas primeiras 3 semanas de uso de clozapina). | Reduzir a velocidade de titulação. Solicitar hemograma com série branca, creatinoquinase, ECG e ecocardiograma. NÃO prescrever paracetamol. |
| Convulsão | É mais comum em altas doses, titulação rápida, interação medicamentosa que reduz o limiar convulsígeno, condição convulsígena prévia e doença clínica. | Reduzir a dose em aproximadamente 50%. Quando disponível, dosar nível plasmático da clozapina. Considerar associar medicação anticonvulsivante. |
| Sialorreia | Salivação excessiva, principalmente à noite (mais intensa nos primeiros meses de clozapina). | Recomendar ao paciente e ao cuidador medidas comportamentais (p. ex., capa para travesseiro). Considerar o uso de sublingual de colírio de atropina a 1%. |
| Constipação | Redução dos movimentos intestinais, fezes endurecidas, cólicas ou dor abdominais, redução do apetite. | Recomendar ao paciente aumentar a ingesta hídrica e de fibras. Prescrever laxativos somente quando necessários, após medidas comportamentais. |

Continua

## TABELA 11.3

Manejo de efeitos adversos relacionados à clozapina

| Efeitos adversos | Sinais e sintomas | Manejo |
| --- | --- | --- |
| Enurese | Perda do controle esfincteriano urinário, mais comum durante a noite. | Recomendar ao paciente evitar ingesta hídrica à noite. Considerar reduzir a dose noturna da medicação. |
| Ganho de peso | Mais comum nos primeiros anos de uso de clozapina. | Recomendar ao paciente alimentação balanceada e atividade física. Dosar indicadores metabólicos e considerar intervenção medicamentosa (p. ex., metformina). |

Fonte: Legge e colaboradores[20]; Noël-Jorand e colaboradores.[21]

ção apresentar atividade antagonista nos receptores colinérgicos muscarínicos M1, M2, M3 e M5, no que se refere particularmente ao M4, ela age como um potente agonista, promovendo maior atividade colinérgica nas glândulas salivares, o que leva ao incremento da produção de saliva. Essa diferenciação é muito importante, pois a administração de agentes anticolinérgicos para pacientes em uso de clozapina pode exacerbar drasticamente os efeitos colaterais advindos do já presente antagonismo muscarínico (como a constipação), de forma que é inicialmente recomendável optar-se por medidas comportamentais, como o uso de toalha sobre o travesseiro à noite ou a administração tópica de agente antagonista α-adrenérgico. O colírio de atropina a 1%, na dose de cinco gotas, via sublingual, a cada seis horas, pode ser uma alternativa eficaz.[22]

**Sedação.** A sedação é um dos efeitos adversos mais incômodos da clozapina, sobretudo no início do tratamento. A sonolência diurna tende a reduzir progressivamente quando a titulação da dose se estende entre 6 e 12 semanas. Portanto, deve-se sempre orientar o paciente quanto à higiene do sono e evitar administração concomitante de medicações sedativas. A sedação pode ser manejada com redução da dose da clozapina e ajuste dos horários das tomadas, com a maior parte da dose à noite. O uso de estimulantes deve ser evitado, pois não há evidências de benefícios.[23]

**Hipotensão ortostática.** A hipotensão ortostática é geralmente transitória, ocorrendo nas primeiras 4 a 6 semanas.[23] Ela é caracterizada pela redução de 20 mmHg na pressão sistólica ou 10 mmHg na diastólica ao erguer-se de posição sentada ou deitada. Quando persistente, deve-se evitar o aumento da dose, pois o risco de quedas aumenta. A hipotensão ortostática pode ser manejada orientando-se o paciente a levantar-se mais lentamente após acordar e depois das refeições. Outras medidas incluem:

- Titulação lenta da dose.
- Ingesta adequada de sal em líquidos e dieta.
- Uso de meias compressivas.
- Elevação da cabeceira da cama.

**Febre.** A febre induzida pela clozapina tende a ser benigna, sem outras alterações clínicas ou laboratoriais, e raramente ultrapassa 39ºC. Na maioria dos casos, tem duração de 2 a 4 dias, porém pode ser persistente em algumas situações, sendo necessária a investigação clínica, pois febre pode ser um sintoma tanto de miocardite quanto de infecção secundária a agranulocitose.[23]

**Taquicardia sinusal.** A taquicardia se caracteriza pelo aumento de 10 a 15 batimentos por minuto (bpm) na frequência cardíaca. Não costuma ultrapassar 120 bpm e pode durar de 4 a 6 semanas. Caso seja persistente, deve-se suspeitar de miocardite ou cardiomiopatia. A conduta para presença de taquicardia é solicitar ECG, considerar redução da dose e uso de betabloqueador na mínima dose efetiva.[24]

**Ganho de peso e síndrome metabólica.** Ganho de peso é um efeito adverso comum e que pode evoluir para síndrome metabólica, resistência insulínica e diabetes tipo 2.[25] As recomendações são:

- Não farmacológicas: orientação de dieta e atividade física.
- Farmacológicas: metformina, inibidores de apetite ou redução de dose.
- Cirúrgicas: cirurgia bariátrica.

Quanto à síndrome metabólica, deve ser considerado que o risco da clozapina não parece maior do que o dos outros antipsicóticos atípicos, e que o uso de clozapina reduz a mortalidade geral e não aumenta a mortalidade cardiovascular. No caso de resistência insulínica, evidências recentes demonstram que trocas de medicação devido a efeitos colaterais metabólicos não restauram a saúde prévia dos pacientes e contribuem para exacerbações do quadro, maiores gastos com exames e consultas, e polifarmácia.[26] Prevenir a síndrome metabólica com a introdução de metformina no caso de vigência de resistência insulínica e/ou ganho de peso nas primeiras semanas é eficaz e barato.[25] Já no caso de cetoacidose diabética, que pode ser fatal, a clozapina deve ser descontinuada imediatamente até a restauração dos níveis normais de glicemia.

**Constipação.** A constipação ocorre pelo antagonismo colinérgico de receptores M1.[26] Embora raras, as complicações relacionadas podem ser graves, sobretudo no caso de evolução para íleo paralítico. A constipação inicial pode passar despercebida pelo clínico, de forma que é recomendado sempre perguntar ativamente sobre a frequência de evacuações tanto para pacientes quanto para familiares. A conduta inicial consiste em redução de dose, dieta rica em fibras, atividade física e aumento da hidratação. Caso não haja melhora com essas medidas, o uso de laxativos pode ser considerado.

**Enurese noturna.** A enurese noturna pode ocorrer principalmente no início do tratamento. Ela é manejada dividindo-se a dose da clozapina ao longo do dia, recomendando-se que seja evitada ingesta de substâncias diuréticas e ingesta excessiva de líquidos à noite, e orientando-se o esvaziamento da bexiga antes de dormir. Na persistência dos sintomas, a redução da dose da clozapina pode ser considerada.[23]

### Efeitos adversos graves

**Agranulocitose e neutropenia.** A interrupção imediata da clozapina é obrigatória em vigência de agranulocitose. Trata-se de uma emergência médica, definida como contagem de neutrófilos abaixo de 500/mm$^3$.[27] A reintrodução da clozapina é contraindicada a menos que haja evidência de que os benefícios superam os riscos. Após a descontinuação da clozapina, é necessário o monitoramento hematológico diário e, quando possível, acompanhamento com serviço especializado de hematologia. O risco de agranulocitose é de 1,3%, sendo mais comum em idosos, mulheres, afrodescendentes e asiáticos. Por sua vez, a neutropenia é definida como contagem de neutrófilos abaixo de 1.500/mm$^3$ e pode ocorrer em até 3% dos pacientes tratados. Em 2015, a FDA flexibilizou as diretrizes para o manejo da neutropenia, recomendando a não descontinuação da clozapina no caso de neutropenia leve (contagem de neutrófilos entre 1.000 e 1.500/mm$^3$).[27] O monitoramento hematológico para a neutropenia leve deve ser feito três vezes por semana até atingir a contagem de neutrófilos de pelo menos 1.500/mm³. No caso de neutropenia moderada (contagem entre 500 e 1.000/mm³), é obrigatório descontinuar a clozapina e manter monitoramento hematológico diário até atingir a taxa de 1.000/mm³, quando então a clozapina pode ser reintroduzida e o monitoramento hematológico reduzido para três vezes por semana até a contagem de neutrófilos alcançar 1.500/mm³. Outras situações podem alterar a contagem de neutrófilos, tais como a neutropenia benigna em afrodescendentes, nos quais o valor de referência mínimo para leucócitos totais é de 2.800/mm³, enquanto em brancos é de 3.600/mm³. Variações diurnas na contagem de leucócitos podem ocorrer, sendo mais comuns valores menores durante o período da manhã, com aumento ao longo do dia. O uso concomitante de medicações com a clozapina pode causar neutropenia e até agranulocitose em um período tardio. As medicações mais associadas a essas complicações são o ácido valproico, o haloperidol, a olanzapina e a risperidona.[23]

**Miocardite.** A miocardite é um efeito adverso raro, porém com altas taxas de mortalidade. Em uma revisão sistemática de 2018, Bellissima e colaboradores relataram 21% de mortalidade entre 85 indivíduos que desenvolveram miocardite e cujas informações estavam disponíveis, 37% de mortalidade a partir de um banco de dados compulsórios sueco e 64% de mortalidade em registros compulsórios nos Estados Unidos.[28] A miocardite costuma ocorrer nos primeiros seis meses, com 85 a 90% dos casos nas primeiras oito semanas.[28] A cardiomiopatia é do tipo dilatada, e o ECG apresenta anormalidades das ondas P e T.[28] A miocardite não é dose-dependente, podendo ocorrer mesmo em doses baixas de clozapina. A fisiopatologia é desconhecida, mas uma das hipóteses seria a hipersensibilidade induzida pelo antagonismo colinérgico de receptores M2, o qual provocaria elevação das citocinas inflamatórias, levando à toxicidade cardíaca. Os sintomas tendem a ser inespecíficos, como, por exemplo, taquicardia, febre, palpitações, dispneia, dor torácica e fadiga. A suspeita ocorre quando há aumento de eosinófilos em vigência de taquicardia e febre.[27] Nesses casos, são recomendados os exames laboratoriais de proteína C reativa, troponina e creatinoquinase miocárdica (CK-MB). O ECG pode mostrar taquicardia e elevação do segmento ST, enquanto o diagnóstico é feito pelo ecocardiograma, com redução da fração de ejeção. Uma vez diagnosticada a miocardite, a clozapina deve ser suspensa imediatamente e o paciente encaminhado ao cardiologista.

**Convulsões.** A clozapina reduz o limiar convulsígeno, sendo o antipsicótico com maior risco de provocar convulsões. Crises convulsivas ocorrem com maior frequência quando são atingidas doses superiores a 600 mg. O risco também aumenta quando a dose é elevada rapidamente e quando são associadas medicações inibidoras da enzima CYP1A2 (que aumentam os níveis plasmáticos da clozapina). O cigarro pode reduzir em até 50% o nível plasmático da clozapina, de maneira que a interrupção abrupta do tabagismo pode rapidamente elevar esse nível e provocar convulsões. Por esse motivo, a interrupção gradual do tabagismo é recomendada nesses pacientes. Após o manejo da crise, sugere-se reduzir a dose da clozapina em 50% e investigar possíveis causas, começando com a solicitação de eletroencefalograma. A dose da clozapina pode ser reajustada, iniciando-se uma titulação mais lenta e associando-se um anticonvulsivante ao tratamento, como o ácido valproico ou a lamotrigina.[23]

## CONSIDERAÇÕES FINAIS

O atraso na introdução da clozapina e a resistência não manejada aumentam a mortalidade, a exposição dos pacientes à polifarmácia, a sobrecarga familiar e os custos de saúde com reinternações e comorbidades.[15] Diferentemente do que ocorre com os demais antipsicóticos, a clozapina é insubstituível na ERT, e sua manutenção concomitante ao manejo dos efeitos adversos em geral traz mais benefícios do que riscos. A recomendação atual quanto aos efeitos adversos é "monitorar, minimizar e manejar".[27]

# REFERÊNCIAS

1. Kane JM, Agid O, Baldwin ML, Howes O, Lindenmayer J-P, Marder S, et al. Clinical Guidance on the Identification and Management of Treatment-Resistant Schizophrenia. J Clin Psychiatry [Internet]. 2019 [capturado em 31 ago. 2019];80(2). Disponível em: https://www.psychiatrist.com/JCP/article/Pages/2019/v80/18com12123.aspx.
2. Kennedy JL, Altar CA, Taylor DL, Degtiar I, Hornberger JC. The social and economic burden of treatment-resistant schizophrenia: a systematic literature review. Int Clin Psychopharmacol. 2014;29(2):63-76.
3. Cho J, Hayes RD, Jewell A, Kadra G, Shetty H, MacCabe JH, et al. Clozapine and all-cause mortality in treatment-resistant schizophrenia: a historical cohort study. Acta Psychiatr Scand [Internet]. 2019 [capturado em 31 ago. 2019];139(3):237-47. Disponível em: https://onlinelibrary.wiley.com/doi/abs/10.1111/acps.12989.
4. Gören JL, Rose AJ, Ney JP. The business case for expanded clozapine utilization. Reply. Psychiatr Serv. [Internet] 2017 [capturado em 15 set. 2019];68(3):309-10. Disponível em: https://ps.psychiatryonline.org/doi/full/10.1176/appi.ps.201500507?url_ver=Z39.88-2003&rfr_id=ori%3Arid%3Acrossref.org&rfr_dat=cr_pub%3Dpubmed&.
5. Koutra K, Triliva S, Roumeliotaki T, Basta M, Lionis C, Vgontzas AN. Family functioning in first-episode and chronic psychosis: the role of patient's symptom severity and psychosocial functioning. Community Ment Health J. 2016;52(6):710-23.
6. Barbosa WB, Costa J de O, de Lemos LLP, Gomes RM, de Oliveira HN, Ruas CM, et al. Costs in the treatment of schizophrenia in adults receiving atypical antipsychotics: an 11-year cohort in brazil. Appl Health Econ Health Policy [Internet]. 2018 [capturado em 18 ago. 2019];16(5):697-709. Disponível em: http://link.springer.com/10.1007/s40258-018-0408-4.
7. Tay-teo K, Pezzullo L, Dias T, Pititto L, Guarniero F. O custo da recaída no tratamento da esquizofrenia no Brasil. J Bras Econ Saude. 2014;6(2):102-4.
8. Farooq S, Agid O, Foussias G, Remington G. Using treatment response to subtype schizophrenia: proposal for a new paradigm in classification. Schizophr Bull. [Internet] 2013 [capturado em: 20 ago. 2019];39(6):1169-72. Disponível em: https://www.ncbi.nlm.nih.gov/pmc/articles/PMC3796094/.
9. Gillespie AL, Samanaite R, Mill J, Egerton A, Maccabe JH. Is treatment-resistant schizophrenia categorically distinct from treatment-responsive schizophrenia? A systematic review. BMC Psychiatry. 2017;17(1):12.
10. Demjaha A. On the brink of precision medicine for psychosis: Treating the patient, not the disease: a commentary on: association between serum levels of glutamate and neurotrophic factors and response to clozapine treatment by Krivoy et al. Schizophr. Res. 2017;193:487-8.
11. Howes OD, McCutcheon R, Agid O, De Bartolomeis A, Van Beveren NJM, Birnbaum ML, et al. Treatment-Resistant Schizophrenia: Treatment Response and Resistance in Psychosis (TRRIP) Working Group Consensus Guidelines on Diagnosis and Terminology. Am J Psychiatry. 2017;174(3):216-29.
12. Morosini PL, Magliano L, Brambilla L, Ugolini S, Pioli R. Development, reliability and acceptability of a new version of the DSM-IV Social and Occupational Functioning Assessment Scale (SOFAS) to assess routine social funtioning. Acta Psychiatr Scand. 2000;101(4):323-9.
13. The International Psychopharmacology Algorithm Project. IPAP – Schizophrenia Algorithm: articles & downloads [Internet]. [capturado em 31 ago. 2019]. Disponível em: http://www.ipap.org/schiz/index.php.
14. Meyer J, Stahl S. The clozapine handbook: Stahl's handbooks. New York: Cambrigde University; 2019.
15. John AP, Ko EKF, Dominic A. Delayed initiation of clozapine continues to be a substantial clinical concern. Can J Psychiatry. [Internet] 2018 [capturado em 31 ago. 2019];63(8):526-31. Disponível em: https://www.ncbi.nlm.nih.gov/pmc/articles/PMC6099752/.
16. Verdoux H, Quiles C, Bachmann CJ, Siskind D. Prescriber and institutional barriers and facilitators of clozapine use: A systematic review. Schizophr Res [Internet]. 2018 [capturado em 30 ago. 2019];201:10-9. Disponível em: https://www.sciencedirect.com/science/article/abs/pii/S0920996418303116?via%3Dihub.
17. Carbon M, Correll CU. Clinical predictors of therapeutic response to antipsychotics in schizophrenia. Dialogues Clin Neurosci. 2014;16(4):505-24.
18. Yoshimura B, Yada Y, So R, Takaki M, Yamada N. The critical treatment window of clozapine in treatment-resistant schizophrenia: Secondary analysis of an observational study. Psychiatry Res. 2017;250:65-70.

19. Yang Y, Marder S. Pharmacological management of treatment-resistant schizophrenia: fundamentals of clozapine. In: Howes O, editor. Treatment response and resistance in schizophrenia. Oxford: Oxford Univeristy; 2018.
20. Legge SE, Hamshere M, Hayes RD, Downs J, O'Donovan MC, Owen MJ, et al. Reasons for discontinuing clozapine: A cohort study of patients commencing treatment. Schizophr Res [Internet]. 2016 [capturado em 1 set. 2019];174(1-3):113-9. Disponível em: https://www.sciencedirect.com/science/article/pii/S0920996416302225.
21. Noël-Jorand MC, Giudicelli S, Dassa D. Discourse analysis in phychosis: characteristics of Hebephrenic Subject's Speech. Actes JADT: 5es Journées Internationales d'Analyse Statistique des Données Textuelles. [Internet]. [Lausanne]:EPFL; 2000 [capturado em: 10 set. 2019]. Disponível em: http://www.cavi.univ-paris3.fr/lexicometrica/jadt/jadt2000/tocJADT2000.htm.
22. Sheikhmoonesi F, Zarghami M, Hendoie N, Azari P, Yazdanicherati J, Rezapour M. Comparing the impact of atropine drops and amitriptyline tablets in treatment of clozapine-induced sialorrhea: a randomized double-blind placebo controlled. Acta Med Iran [Internet]. 2018 [capturado em: 31 ago. 2019];56(12):757-63. Disponível em: http://acta.tums.ac.ir/index.php/acta/article/view/6930.
23. Citrome L, McEvoy JP, Saklad SR. A guide to the management of clozapine-related tolerability and safety concerns. Clin Schizophr Relat Psychoses [Internet]. 2016 [capturado em 25 ago. 2019];10(3):163-177D. Disponível em: http://www.clinicalschizophrenia.net/pdfs/Featured_Paper-Fall2016-Citrome.pdf.
24. Faden J, Citrome L. Resistance is not futile: treatment-refractory schizophrenia – overview, evaluation and treatment. Expert Opin Pharmacother. 2019;20(1):11-24.
25. Hendrick V, Dasher R, Gitlin M, Parsi M. Minimizing weight gain for patients taking antipsychotic medications: The potential role for early use of metformin. Ann Clin Psychiatry [Internet]. 2017 [capturado em 30 ago. 2019];29(2):120-4. Disponível em: http://www.ncbi.nlm.nih.gov/pubmed/28463344.
26. Every-Palmer S, Inns SJ, Grant E, Ellis PM. Effects of clozapine on the gut: cross-sectional study of delayed gastric emptying and small and large intestinal dysmotility. CNS Drugs [Internet]. 2019 [capturado em 10 set. 2019];33(1):81-91. Disponível em: http://link.springer.com/10.1007/s40263-018-0587-4.
27. Berardis D, Rapini G, Olivieri L, Di Nicola D, Tomasetti C, Valchera A, et al. Safety of antipsychotics for the treatment of schizophrenia: a focus on the adverse effects of clozapine. Ther Adv Drug Saf [Internet]. 2018 [capturado em: 19 set. 2019];9(5):237-56. Disponível em: https://www.ncbi.nlm.nih.gov/pmc/articles/PMC5956953/.
28. Bellissima BL, Tingle MD, Cicović A, Alawami M, Kenedi C. A systematic review of clozapine-induced myocarditis. Int J Cardiol. 2018;259:122-9.

# 12
# Manejo dos efeitos colaterais dos antipsicóticos

Monica Kayo
Helio Elkis

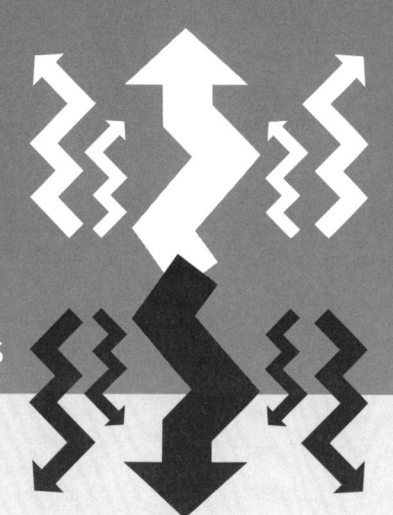

## INTRODUÇÃO

Desde o surgimento da clorpromazina, na década de 1950, os antipsicóticos antagonistas de receptores D2 de dopamina continuam sendo o principal tratamento farmacológico da esquizofrenia.[1] Na época do surgimento desse antipsicótico, imperava o "dogma neuroléptico", ou seja, eventos adversos extrapiramidais estavam necessariamente associados à eficácia terapêutica e, por isso, altas doses de medicamentos eram utilizadas.[2] Entretanto, a clozapina, lançada na década de 1970, quebrou esse dogma, por ser um antipsicótico eficaz e praticamente livre de sintomas extrapiramidais (SEPs). Hoje em dia, sabe-se que o bloqueio de receptores D2 acima de 65% está associado a um aumento de SEPs, porém sem qualquer ganho de eficácia.[3] Após o surgimento da clozapina, diversos outros antipsicóticos, chamados de antipsicóticos de segunda geração, foram lançados no mercado. A escolha do antipsicótico deve se basear no balanço entre eficácia, tolerabilidade e acesso ao medicamento.[4-6] A grande diferença entre os antipsicóticos está no perfil de tolerabilidade. Por isso, neste capítulo, será abordado o manejo dos efeitos colaterais dos antipsicóticos.

## DIFERENTES PERFIS DE EFEITOS ADVERSOS

Apesar de compartilharem o antagonismo de receptores D2 como o principal mecanismo de ação, os antipsicóticos são uma classe farmacológica bastante heterogênea. Nem mesmo a classificação em primeira e segunda geração os torna um grupo homogêneo quanto ao perfil de efeitos adversos.

Os antipsicóticos mais antigos, chamados de "típicos" ou de primeira geração, são conhecidos por estarem associados a uma maior incidência de SEPs, em comparação aos antipsicóticos de segunda geração ("atípicos"). Entretanto, os antipsicóticos de primeira geração de baixa potência (p. ex., clorpromazina) possuem risco tão baixo ou menor do que os de segunda geração quanto à incidência de SEPs.[7,8] Já a risperidona, apesar de ser um antipsicótico de segunda geração, está associada a uma incidência de SEPs maior do que os antipsicóticos fenotiazínicos de primeira geração.[7]

Por outro lado, vários antipsicóticos de segunda geração estão associados a uma maior incidência de efeitos colaterais metabólicos, como diabetes, hipertrigliceridemia e síndrome metabólica.[9] Todavia, nem todos os antipsicóticos de segunda geração apresentam o mesmo risco: aripiprazol e ziprasidona estão associados a uma menor frequência de efeitos colaterais metabólicos do que olanzapina e clozapina.[9]

Uma vez que os antipsicóticos possuem perfis diferentes de tolerabilidade, a troca de antipsicóticos é uma opção a ser considerada no caso de haver efeitos adversos importantes. Entretanto, nem sempre essa opção é viável. A falta de acesso a medicamentos mais modernos ainda é uma realidade em várias regiões do mundo.

Outro cuidado que merece atenção no manejo dos efeitos adversos é evitar a politerapia. As evidências atuais mostram que não existe ganho relevante de eficácia com a politerapia antipsicótica, porém há aumento de efeitos colaterais.[8,10] A politerapia, apesar da falta de evidência de eficácia, continua sendo prática comum no Brasil, com alto impacto nos custos da saúde pública.[11]

## Sintomas extrapiramidais

Os sintomas extrapiramidais (SEPs) causados pelos antipsicóticos são distonia aguda, rigidez, lentidão dos movimentos, acatisia, tremor, discinesia tardia e síndrome neuroléptica maligna. Além desses sintomas extrapiramidais motores, há também sintomas não motores, como a lentidão do pensamento e o embotamento afetivo, que podem ser considerados sintomas negativos secundários.[12] Uma metanálise demonstrou que o haloperidol é o antipsicótico associado à maior incidência de abandono de tratamento por causa de SEPs.[13] Os SEPs são dose-dependentes: quanto maior a dose, maior a incidência. Uma dose de haloperidol entre 3 e 7,5 mg por dia parece ser suficiente para tratar quadros agudos de esquizofrenia com menor risco de SEPs do que doses mais altas.[14]

A troca de antipsicótico, quando possível, pode ser uma alternativa efetiva para a redução dos SEPs.[15] Caso não seja possível a redução de dose ou a troca por um antipsicótico com menor incidência de SEPs, pode-se associar o biperideno, um anticolinérgico, sempre iniciando com dose baixa (1 mg duas vezes ao dia).

A acatisia induzida por antipsicóticos tem um componente subjetivo de intensa inquietação, acompanhado de movimentos não discinéticos, incluindo balançar alternadamente os pés, caminhar no mesmo lugar, fazer movimentos no sentido anteroposterior do tronco ou balançar alternadamente as pernas quando sentado. Nos casos graves, os pacientes levantam-se e abaixam-se, em uma tentativa de aliviar o sofrimento causado pela sensação de inquietação.[16]

A acatisia costuma ocorrer dias ou semanas após o início do tratamento. Alguns antipsicóticos de alta potência aparentemente têm maior risco de provocar esse efeito, como é o caso do aripiprazol e do haloperidol, sendo mais raro com a olanzapina, a clozapina ou a quetiapina.[17] O uso de betabloqueadores, tais como o propranolol, é eficaz para o controle da acatisia, mas as doses variam de modo substancial (20-120 mg/dia), sendo a dose de 60 mg/dia, aparentemente, a mais eficaz.[16]

Medicamentos anticolinérgicos são mais eficazes quando a acatisia está associada ao parkinsonismo.[17] Benzodiazepínicos, como o clonazepam, em doses baixas, entre 0,5 e 2,5 mg/dia também se mostraram efetivos na redução da acatisia.[16,17]

A distonia aguda é uma postura anormal ou espasmos musculares que se desenvolvem após o início do uso do medicamento ou o rápido aumento da dose. Estudos mostram que existem fatores de risco, como ser jovem do sexo masculino, usar cocaína e ter história de distonia aguda. A incidência de distonia aguda diminuiu com o uso de antipsicóticos de segunda geração e com a adoção de doses menores dos antipsicóticos de primeira geração. Em 95% dos casos, a distonia aguda aparece, em média, nas primeiras 96 horas de uso do medicamento ou após um aumento grande da dose.[18] Há relatos de distonia aguda causada por outras classes de medicamentos, como antivertiginosos (flunarizina, cinarizina), anticonvulsivantes (fenitoína e carbamazepina) e antimaláricos (cloroquina e hidroxicloroquina).[18] O tratamento é feito com biperideno ou prometazina intramuscular.[17,18]

A discinesia tardia caracteriza-se por movimentos involuntários, estereotipados, repetitivos e complexos na região orolingual, como mastigação, sucção e protrusão da língua, conhecidos como *rabbit syndrome*, porque lembram os movimentos do focinho de um coelho. Na maioria dos pacientes ocorre a presença simultânea de movimentos coreicos ou posturas distônicas dos membros. Pode existir envolvimento do diafragma e músculos torácicos, originando uma respiração ruidosa. Os movimentos são exacerbados pelo estresse, podem ser suprimidos voluntariamente e desaparecem durante o sono.[19]

A discinesia tardia aparece após meses ou anos de exposição ao antipsicótico.[17,19] Antipsicóticos de segunda geração apresentam menor risco de provocar discinesia tardia, com uma incidência anual de 3,9%, em comparação a 5,5% dos antipsicóticos de primeira geração.[20] Entre os fatores de risco conhecidos estão o sexo feminino e a presença precoce de SEPs, sendo este último um sinal de alerta para se substituir o antipsicótico antes da possível ocorrência de discinesia tardia.[17] Pode-se fazer a suspensão ou redução do antipsicótico, porém é frequente ocorrer agravamento da discinesia uma a duas semanas após a suspensão ou redução da dose do fármaco, fenômeno conhecido como discinesia de retirada; além disso, a maioria dos casos não se resolve com a retirada do antipsicótico.[19]

O uso da clozapina representou inicialmente uma grande esperança para o tratamento da discinesia tardia, porém evidências recentes mostraram que seu efeito é pequeno, sendo recomendada para casos moderados a graves.[21] Seu uso em monoterapia em pacientes com discinesia tardia é ainda recomendado em alguns algoritmos de tratamento, como o International Psychopharmacology Algorithm Project (www.ipap.org).

Recentemente, dois medicamentos foram aprovados para o tratamento da discinesia tardia nos Estados Unidos: a valbenazina e deutetrabenazina. Ambos são inibidores reversíveis do transportador vesicular de monoaminas-2 (VMAT2).[22,23] A maior concentração de VMAT2 encontra-se nos núcleos caudado, putame e *accumbens*. É bem provável que o efeito da deutetrabenazina seja decorrente de sua ação nos núcleos caudado e putame, que fazem parte do corpo estriado e estão relacionados ao controle dos movimentos.[24] Tanto a valbenazina como a deutetrabenazina não estão disponíveis no Brasil.

As diretrizes atuais de tratamento, baseadas em revisões sistemáticas e na opinião de especialistas, estabelecem uma hierarquia de evidências para o tratamento da discinesia: a valbenazina e a deutetrabenazina têm um nível maior de evidência de eficácia do que outras medicações, tais como o extrato de Ginkgo biloba e o clonazepam, que, por sua vez, são superiores à amantadina.[17,25]

A Tabela 12.1 resume as principais condutas nos SEPs.

## Síndrome neuroléptica maligna

A síndrome neuroléptica maligna (SNM) é a complicação mais grave do tratamento com antipsicóticos, com uma incidência que varia entre 0,02 e 2,4%.[17,26] Caracteriza-se por febre, rigidez generalizada, hipersudorese, taquicardia, pressão arterial lábil, alteração do nível da consciência e aumento de creatinofosfoquinase (CPK ou CK).[19]

Os fatores de risco identificados incluem desidratação, episódio prévio de SNM, agitação, politerapia antipsicótica, aumento rápido de dose, administração intramuscular de antipsicótico, uso de antipsicóticos de alta potência, uso de aripiprazol, lítio e benzodiazepínicos,[17,19,26] porém virtualmente todos os antagonistas dopaminérgicos estão associados ao aparecimento de SNM.[27]

O tratamento da SNM é uma emergência médica, e as evidências para esse tratamento

### TABELA 12.1

**Manejo dos sintomas extrapiramidais**

| Efeito adverso | Sinais e sintomas | Opções de manejo |
| --- | --- | --- |
| Parkinsonismo | Marcha em pequenos passos, perda do balanço dos braços, redução do equilíbrio postural, sinal da roda denteada. | Reduzir a dose ou trocar para um antipsicótico com menor incidência de SEPs ou associar biperideno (dose inicial de 1 mg por via oral duas vezes ao dia, podendo esta dose ser aumentada até a dose diária de 8 mg). |
| Acatisia | Inquietação subjetiva e objetiva, com movimentação intensa, incapacidade de permanecer sentado. | Reduzir a dose ou trocar antipsicótico; usar betabloqueadores (propranolol). Os anticolinérgicos podem ser úteis na presença de parkinsonismo associado; benzodiazepínicos (clonazepam 0,5 a 2,5 mg/dia). |
| Distonia aguda | Espasmo muscular agudo e doloroso. | Administrar biperideno 5 mg intramuscular; prometazina 25-50 mg intramuscular. |
| Discinesia tardia | Movimentos periorais e linguais estereotipados e repetitivos, movimentos coreicos associados. | Administrar clonazepam (até 4,5 mg/dia) ou extrato de Ginkgo biloba (até 240 mg/dia). Valbenazina e deutetrabenazina (não disponíveis no Brasil). Considerar clozapina em monoterapia. |

baseiam-se em relatos de casos ou séries de casos.[27] Devem ser suspensos todos os antipsicóticos e fármacos potencialmente causadores da SNM (p. ex., metoclopramida), introduzidas medidas de redução da temperatura corporal, hidratação intravenosa e correção de eletrólitos. O paciente deve ser transferido para uma unidade de terapia intensiva. Os medicamentos preconizados são os agonistas dopaminérgicos, como bromocriptina (2,5 mg por sonda nasogástrica a cada 6-8 horas, titulando-se até uma dose máxima de 40 mg/dia.)[19] O agonista deve ser mantido em dose terapêutica até 10 dias após o controle da SNM e depois retirado lentamente. O relaxante muscular dantrolene também é utilizado em pacientes com extrema rigidez e febre, na dose inicial de 1,0 a 2,5 mg/kg por via intravenosa; essa dose pode ser repetida até se chegar à dose máxima de 10 mg/kg/dia.[17,28]

## Sonolência

A sedação e a sonolência diurna são efeitos colaterais comuns não apenas dos antipsicóticos, mas de vários psicotrópicos, como anticonvulsivantes, benzodiazepínicos e alguns antidepressivos. Alguns antipsicóticos causam mais sonolência do que outros, especialmente no início do tratamento.

O manejo da sonolência pode ser feito adaptando-se a administração do antipsicótico ao momento em que o paciente vai se deitar, reduzindo a dose, quando possível, ou mudando para uma classe de antipsicótico menos sedativa (p. ex., aripiprazol). Há relatos do uso de metilfenidato e modafinila para o tratamento da sonolência associada a antipsicóticos, porém as evidências são muito limitadas e, além disso, há o risco de piora do quadro psicótico com o uso de estimulantes.[17]

É importante ter em mente que a sonolência costuma ser transitória, e tende a diminuir com a continuidade do tratamento.

## EFEITOS COLATERAIS METABÓLICOS

Os antipsicóticos, especialmente os de segunda geração, estão associados a uma série de efeitos adversos metabólicos, como diabetes tipo 2, aumento de peso e alterações no perfil lipídico. Esses três efeitos adversos costumam estar associados à hipertensão arterial, compondo, dessa forma, a chamada síndrome metabólica, que, por sua vez, aumenta o risco de doença cardiovascular.[9]

O estilo de vida do paciente com esquizofrenia certamente favorece o desenvolvimento da síndrome metabólica: sedentarismo, tabagismo, alimentação não saudável. Por isso, no caso de pacientes com esquizofrenia, é necessária uma abordagem ampla e multidisciplinar da síndrome metabólica.[9]

### Aumento de peso

O aumento de peso é um efeito colateral frequente do uso de antipsicóticos. Alguns, entretanto, provocam mais ganho de peso do que outros: clozapina e olanzapina são os que estão associados à maior incidência e intensidade de ganho de peso, enquanto ziprasidona, lurasidona e aripiprazol estão associados a menor ganho de peso.[29] O aumento de peso ocorre com mais frequência em pacientes internados, pacientes do sexo feminino e adolescentes.

A estratégia para controle do peso deve levar em conta o estilo de vida do paciente, pois, além do medicamento, outros fatores contribuem para a condição: o sedentarismo e a alimentação.

O uso de derivados anfetamínicos para controle de peso é contraindicado para pacientes com transtornos psicóticos por serem agonistas dopaminérgicos. Já a sibutramina pode ser utilizada em alguns casos, com cautela e acompanhamento cuidadoso.[9] Aparentemente, não há contraindicações ao uso de orlistate pelos pacientes em uso de antipsicóticos.[9] A perda de 5 a 10% do peso já produz alguma melhora dos distúrbios metabólicos.

### Diabetes tipo 2

A incidência de diabetes tipo 2 vem crescendo na população geral nas últimas décadas e está relacionada ao aumento de peso e à alimentação. Além desses fatores, os antipsicóticos, sobretudo os de segunda geração, também estão associados a um aumento de incidência de diabetes tipo 2. Os antipsicóticos de primeira geração também aumentam o risco de diabetes, porém menos do que os de segunda geração.[30] A clozapina e a olanzapina são antipsicóticos cujo uso está associado ao desenvolvimento de diabetes,[9,30,31] o que coincide com o fato de estarem associados também a um maior ganho de peso, ao lado da quetiapina e da clorpromazina.[29]

O tratamento não medicamentoso baseia-se na educação sobre diabetes, tendo como um dos enfoques a mudança do estilo de vida, procurando seguir as orientações do tópico anterior sobre excesso de peso, pois cerca de 80 a 90% dos pacientes com diabetes tipo 2 apresentam peso acima do adequado. Assim, o acompanhamento de nutricionista é de fundamental importância.

A educação alimentar deve sempre fazer parte do tratamento, independentemente da medicação.

Há vários fármacos utilizados no tratamento de diabetes tipo 2: metformina, glitazonas, liraglutida e sulfonilureias; eventualmente pode ser necessário o uso de insulina.

Em relação ao antipsicótico, caso as medidas comportamentais não funcionem, é possível pensar na troca por um com perfil de eventos adversos metabólicos mais favorável.

## Dislipidemias

Tanto a hipertrigliceridemia como a hipercolesterolemia podem estar associadas ao uso de antipsicóticos, especialmente os de segunda geração.[9] Esses distúrbios também podem ser causados por estilo de vida sedentário e alimentação de má qualidade.

Não se conhece o mecanismo pelo qual os antipsicóticos causam o aumento de triglicerídeos e colesterol, porém sabe-se que tais alterações estão diretamente associadas ao ganho de peso; por isso, os antipsicóticos que mais causam aumento de peso são também os que mais estão associados a hipertrigliceridemia e hipercolesterolemia.[9] Por outro lado, a ziprasidona e o aripiprazol aparentemente não afetam os níveis de colesterol e triglicerídeos.[9,31]

O monitoramento dos efeitos adversos metabólicos em pacientes em uso de antipsicóticos de segunda geração pode ser feito com a periodicidade descrita na Tabela 12.2.

## Efeitos cardiovasculares

Os efeitos adversos cardiovasculares mais frequentes relacionados aos antipsicóticos são hipotensão ortostática, taquicardia sinusal, prolongamento do intervalo QTc, miocardite e outros tipos de arritmias.[32] A miocardite é um evento grave associado ao uso da clozapina, porém há casos descritos também com o uso de olanzapina.[33] Arritmias, cardiomiopatias e alterações metabólicas podem levar à morte súbita, cuja frequência é maior em pessoas com esquizofrenia.

A doença cardiovascular é a principal causa de morte em pessoas com esquizofrenia, por isso deve-se ter muito cuidado no monitoramento desses pacientes. Antipsicóticos associados a um pior perfil metabólico aumentam o risco de doença cardiovascular. Entretanto, a escolha do antipsicótico leva em consideração vários outros fatores, como a eficácia e a adesão, além de outros efeitos adversos (p. ex., efeitos extrapiramidais), motivo pelo qual é importante saber manejar os efeitos adversos, visto que nem sempre é possível a troca do medicamento.

Em um estudo de vigilância de 20 anos de acompanhamento, feito na Alemanha, na Áustria e na Suíça, o aripiprazol mostrou-se como o antipsicótico com menor risco de efeitos adversos cardiovasculares, enquanto a ziprasidona e a clozapina estavam entre os antipsicóticos com maior incidência.[32] A zi-

### TABELA 12.2

Esquema de monitoramento proposto para pacientes em uso de antipsicóticos de segunda geração

| | Basal | 4 semanas | 8 semanas | 12 semanas | Trimestral | Anual |
| --- | --- | --- | --- | --- | --- | --- |
| História pessoal/familiar | ✓ | | | | | ✓ |
| Peso (IMC) | ✓ | ✓ | ✓ | ✓ | ✓ | |
| Circunferência abdominal | ✓ | | | | | ✓ |
| Pressão arterial | ✓ | | | ✓ | | ✓ |
| Glicemia de jejum | ✓ | | | ✓ | | ✓ |
| Perfil lipídico de jejum | ✓ | | | ✓ | | ✓ |

IMC, índice de massa corporal.
Fonte: Elkis e colaboradores.[9]

prasidona, apesar do perfil favorável em relação aos efeitos adversos metabólicos, está associada a um risco de prolongamento do intervalo QTc e aumento da pressão arterial.[10] Uma metanálise recente mostrou que o uso da amissulprida está associado a um aumento ainda maior do intervalo QTc do que aqueles observados com a ziprasidona.[29]

A hipotensão ortostática é um efeito adverso de praticamente todos os antipsicóticos, porém não costuma ser grave; orientações básicas, como pedir para o paciente não se levantar de forma abrupta, costumam ser suficientes, além de monitoramento da pressão arterial. É importante também pedir ao paciente que informe sobre o uso de outros medicamentos que possam potencializar a hipotensão.[34]

A avaliação clínica e o acompanhamento dos pacientes são fatores-chave no manejo dos eventos adversos cardiovasculares. As medidas adotadas são semelhantes às da população geral: controle da ingestão de sal, *check-up* incluindo eletrocardiograma (antes e depois do início do medicamento antipsicótico), avaliação rotineira da pressão arterial e cuidado com os fatores de risco metabólicos, como ganho de peso, diabetes e perfil lipídico.

## Disfunção sexual

A disfunção sexual afeta as pessoas com esquizofrenia de ambos os sexos, podendo ser causada tanto por antipsicóticos como por fatores intrínsecos à doença, tais como gravidade de sintomas negativos e psicóticos, presença de depressão e fatores relacionados ao estilo de vida. A politerapia antipsicótica também eleva o risco de disfunção sexual.[35]

A disfunção sexual em pacientes com esquizofrenia pode estar relacionada também ao uso de antidepressivos, que é frequente nesta população.[35]

Em ordem decrescente, os problemas sexuais mais encontrados são perda de libido (ambos os sexos), disfunção de excitação (ambos os sexos), disfunção erétil, retardo da ejaculação, disfunção da lubrificação vaginal, dispareunia e disfunção orgásmica (ambos os sexos).[35]

Embora vários mecanismos dos antipsicóticos possam causar disfunção sexual, o mecanismo mais provável é o bloqueio dopaminérgico potente, que, por sua vez, leva à hiperprolactinemia. Dentre os antipsicóticos, a amissulprida, a risperidona e a paliperidona são os que mais aumentam os níveis de prolactina, ao passo que a clozapina e o aripiprazol têm efeito nulo ou mesmo diminuem e normalizam os níveis de prolactina.[29,36]

Medicamentos com efeito anticolinérgico frequentemente empregados no tratamento antipsicótico (p. ex., biperideno) podem causar retardo da ejaculação, mas alguns antipsicóticos têm pronunciado efeito anticolinérgico, como é o caso da tioridazina e da quetiapina.[29]

A disfunção sexual é um dos fatores que mais levam à falta de adesão ao tratamento medicamentoso, por isso deve ser sempre investigada. O manejo inclui o controle de possíveis fatores contribuintes, tais como comorbidades físicas e psiquiátricas e, se possível, a redução da dose ou a substituição do antipsicótico por outro menos associado ao aumento de prolactina.

## Hiperprolactinemia

Os níveis de prolactina podem variar por diversos motivos: atividade física, estresse e uso de medicamentos. Os antipsicóticos podem causar aumento da prolactina por meio do bloqueio dopaminérgico na via túbero-infundibular. A dopamina é um fator inibidor de prolactina, e o bloqueio dos receptores dopaminérgicos na hipófise desencadeia a secreção excessiva deste hormônio. Como consequência da hiperprolactinemia, pode ocorrer amenorreia, galactorreia, ginecomastia e disfunção sexual. Como já apontado, certos antipsicóticos, como a amissulprida e a risperidona, elevam muito a prolactina.[29]

Quando se observa um aumento laboratorial dos níveis de prolactina, porém sem seu respectivo efeito, deve-se investigar gravidez, presença de macroprolactinemia, doença hipofisária (adenoma), uso de outros medicamentos que possam causar aumento de prolactina (p. ex., metoclopramida), estresse e hipotireoidismo. A macroprolactina é uma forma biologicamente inativa ou pouco ativa, que pode causar confusão na interpretação do exame.

Caso a hiperprolactinemia seja decorrente do uso de antipsicóticos, podem-se tomar as seguintes medidas, avaliando-se devidamente os riscos e benefícios: reduzir a dose, trocar para um antipsicótico com menor risco de elevação de prolactina (p. ex., aripiprazol),[29] adicionar metformina ou um agonista dopaminérgico (p. ex., bromocriptina ou cabergolina). Ainda há pouca evidência a respeito da eficácia da metformina: um estudo clínico randomizado demonstrou que esse medicamento reduz os níveis de prolactina em pacientes em uso de antipsicóticos.[37] A utilização de agonistas dopaminérgicos, por sua vez, não tem o suporte de dados que apoiem sua segurança quanto ao risco de uma exacerbação de sintomas psicóticos.[38] Ao avaliar riscos e benefícios, deve-se observar a gravidade dos sintomas causados pela hiperprolactinemia. Em alguns casos, é possível apenas monitorar os níveis de prolactina, sem intervenção imediata.

O monitoramento do paciente inclui também a avaliação da saúde óssea e dos níveis de vitamina D,[38] visto que a hiperprolactinemia crônica pode levar à perda de mineralização óssea.

A Tabela 12.3 resume os efeitos adversos não neurológicos dos antipsicóticos e possíveis opções de manejo.

### TABELA 12.3
**Manejo de efeitos adversos não neurológicos dos antipsicóticos**

| Efeito adverso | Sinais e sintomas | Opções de manejo |
| --- | --- | --- |
| Sonolência | Sonolência excessiva diurna. | Administração do antipsicótico à noite ou concentração da maior parte da dose ao deitar; redução da dose, se possível. |
| Aumento de peso | Aumento de peso significativo, com prejuízo do perfil lipídico e glicêmico; IMC ≥ 25 e < 30 (sobrepeso); IMC ≥ 30 (obeso). | Orientação alimentar; exercícios; mudança de antipsicótico. |
| Dislipidemia | Aumento de triglicerídeos e/ou colesterol total e LDL. | Orientação alimentar; exercícios; mudança de antipsicótico; estatinas, fibratos. |
| Diabetes tipo 2 | Glicemia de jejum > 126 mg/dL; teste oral de tolerância à glicose (2 horas) ≥ 200 mg/dL. | Orientação alimentar; mudança no estilo de vida; uso de medicamentos para diabetes. |
| Efeitos cardiovasculares | Taquicardia, arritmia, hipotensão, miocardite, prolongamento do intervalo QTc. | Monitoramento constante; controle dos fatores de risco metabólicos; mudanças de estilo de vida (dieta, exercícios, não fumar). Orientações gerais; mudança de antipsicótico, se possível e necessário. |

*Continua*

### TABELA 12.3
### Manejo de efeitos adversos não neurológicos dos antipsicóticos

| Efeito adverso | Sinais e sintomas | Opções de manejo |
| --- | --- | --- |
| Disfunção sexual | Perda da libido, redução do desejo, retardo da ejaculação, disfunção erétil, anorgasmia, dispareunia. | Redução da dose de antipsicótico; mudança de antipsicótico; controle de outros fatores ambientais e comorbidades. |
| Hiperprolactinemia | Aumento persistente dos níveis séricos de prolactina. | Avaliação de outras causas; redução ou substituição do antipsicótico por outro com menor efeito sobre a prolactina; associação de metformina. |

IMC, índice de massa corporal.

# REFERÊNCIAS

1. Kahn RS, Sommer IE, Murray RM, Meyer-Lindenberg A, Weinberger DR, Cannon TD, et al. Schizophrenia. Nat Rev Dis Primers. 2015;1:15067.
2. Pacheco e Silva AC, Carvalho HM, Fortes JRA. O emprego da clorpromazina em doses maciças (síndrome de impregnação). Publi Méd. 1957; 28(198):52.
3. Kapur S, Zipursky R, Jones C, Remington G, Houle S. Relationship between dopamine D2 occupancy, clinical response, and side effects: a double-blind PET study of first-episode schizophrenia. Am J Psychiatry. 2000;157(4):514-20.
4. Remington G, Addington D, Honer W, Ismail Z, Raedler T, Teehan M. Guidelines for the pharmacotherapy of schizophrenia in adults. Can J Psychiatry. 2017;62(9):604-16.
5. Hasan A, Falkai P, Wobrock T, Lieberman J, Glenthøj B, Gattaz WF, et al. World Federation of Societies of Biological Psychiatry (WFSBP) guidelines for biological treatment of schizophrenia–a short version for primary care. Int J Psychiatry Clin Pract. 2017;21(2):82-90.
6. National Institute for Health and Care Excelence. Psychosis and schizophrenia in adults: prevention and management: clinical guideline [CG178] [Internet]. London: NICE; 2014 [capturado em 04 jun. 2020]. Disponível em: https://www.nice.org.uk/guidance/cg178.
7. Druschky K, Bleich S, Grohmann R, Engel RR, Toto S, Neyazi A, et al. Severe parkinsonism under treatment with antipsychotic drugs. Eur Arch Psychiatry Clin Neurosci. 2020;270(1):35-47.
8. Correll CU, Rubio JM, Inczedy-Farkas G, Birnbaum ML, Kane JM, Leucht S. Efficacy of 42 pharmacologic cotreatment strategies added to antipsychotic monotherapy in schizophrenia: systematic overview and quality appraisal of the meta-analytic evidence. JAMA Psychiatry. 2017;74(7):675-84.
9. Elkis H, Gama C, Suplicy H, Tambascia M, Bressan R, Lyra R, et al. Consenso Brasileiro sobre antipsicóticos de segunda geração e distúrbios metabólicos. Rev Bras Psiquiatr 2008;30(1):77-85.
10. Young SL, Taylor M, Lawrie SM. 'First do no harm.' A systematic review of the prevalence and management of antipsychotic adverse effects. J Psychopharmacol. 2015;29(4):353-62.
11. Razzouk D, Kayo M, Sousa A, Gregorio G, Cogo-Moreira H, Cardoso AA, et al. The impact of antipsychotic polytherapy costs in the public health care in sao paulo, Brazil. PLoS One. 2015;10(4):e0124791.
12. Millan MJ, Fone K, Steckler T, Horan WP. Negative symptoms of schizophrenia: clinical characteristics, pathophysiological substrates, experimental models and prospects for improved treatment. Eur Neuropsychopharmacol. 2014;24(5):645-92.
13. Leucht S, Cipriani A, Spineli L, Mavridis D, Orey D, Richter F, et al. Comparative efficacy and tolerability of 15 antipsychotic drugs in schizophrenia: a multiple-treatments meta-analysis. Lancet. 2013;382(9896):951-62.
14. Donnelly L, Rathbone J, Adams CE. Haloperidol dose for the acute phase of schizophrenia. Cochrane Database Syst Rev. 2013;(8):CD001951.

15. Park S, Ross-Degnan D, Adams AS, Sabin J, Kanavos P, Soumerai SB. Effect of switching antipsychotics on antiparkinsonian medication use in schizophrenia: population-based study. Br J Psychiatry. 2005;187:137-42.
16. Lima AR, Bacaltchuk J, Ferraz MPT. Tratamento farmacológico de acatisia induzida por antipsicóticos. Rev Bras Psiquiatr. 2001;23(2):110-6.
17. Stroup TS, Gray N. Management of common adverse effects of antipsychotic medications. World Psychiatry. 2018;17(3):341-56.
18. van Harten PN, Hoek HW, Kahn RS. Fortnightly review: acute dystonia induced by drug treatment. BMJ 1999;319(7210):623-6.
19. Damásio J, Carvalho S. Doenças do movimento induzidas por fármacos: a importância dos psicofármacos. Acta Med Port. 2011;24:915-22.
20. Correll CU, Schenk EM. Tardive dyskinesia and new antipsychotics. Curr Opin Psychiatry. 2008;21(2):151-6.
21. Mentzel TQ, van der Snoek R, Lieverse R, Oorschot M, Viechtbauer W, Bloemen O, et al. Clozapine monotherapy as a treatment for antipsychotic-induced tardive dyskinesia: a meta-analysis. J Clin Psychiatry. 2018;79(6):17r11852.
22. Uhlyar S, Rey JA. Valbenazine (Ingrezza): the first FDA-approved treatment for tardive dyskinesia. P T. 2018;43(6):328-31.
23. Claassen DO, Philbin M, Carroll B. Deutetrabenazine for tardive dyskinesia and chorea associated with Huntington's disease: a review of clinical trial data. Expert Opin Pharmacother. 2019;20(18):2209-21.
24. Dean M, Sung VW. Review of deutetrabenazine: a novel treatment for chorea associated with Huntington's disease. Drug Des Devel Ther. 2018;12:313-9.
25. Bhidayasiri R, Jitkritsadakul O, Friedman JH, Fahn S. Updating the recommendations for treatment of tardive syndromes: a systematic review of new evidence and practical treatment algorithm. J Neurol Sci. 2018;389:67-75.
26. Caroff SN, Mann SC. Neuroleptic malignant syndrome. Med Clin North Am. 1993;77(1):185-202.
27. Ware MR, Feller DB, Hall KL. Neuroleptic malignant syndrome: diagnosis and management. Prim Care Companion CNS Disord. 2018;20(1):17r02185.
28. Ngo V, Guerrero A, Lanum D, Burgett-Moreno M, Fenati G, Barr S, et al. Emergent treatment of neuroleptic malignant syndrome induced by antipsychotic monotherapy using dantrolene. Clin Pract Cases Emerg Med. 2019;3(1):16-23.
29. Huhn M, Nikolakopoulou A, Schneider-Thoma J, Krause M, Samara M, Peter N, et al. Comparative efficacy and tolerability of 32 oral antipsychotics for the acute treatment of adults with multi-episode schizophrenia: a systematic review and network meta-analysis. Lancet. 2019;394(10202):939-51.
30. Grajales D, Ferreira V, Valverde ÁM. Second-generation antipsychotics and dysregulation of glucose metabolism: beyond weight gain. Cells. 2019;8(11):1336.
31. Newcomer JW. Second-generation (atypical) antipsychotics and metabolic effects: a comprehensive literature review. CNS Drugs. 2005;19 Suppl 1:1-93.
32. Friedrich ME, Winkler D, Konstantinidis A, Huf W, Engel R, Toto S, et al. Cardiovascular adverse reactions during antipsychotic treatment: results of AMSP, A Drug Surveillance Program Between 1993 and 2013. Int J Neuropsychopharmacol. 2020;23(2):67-75.
33. Vang T, Rosenzweig M, Bruhn CH, Polcwiartek C, Kanters JK, Nielsen J. Eosinophilic myocarditis during treatment with olanzapine – report of two possible cases. BMC Psychiatry. 2016;16:70.
34. Khasawneh FT, Shankar GS. Minimizing cardiovascular adverse effects of atypical antipsychotic drugs in patients with schizophrenia. Cardiol Res Pract. 2014;2014:273060.
35. Dumontaud M, Korchia T, Khouani J, Lancon C, Auquier P, Boyer L, et al. Sexual dysfunctions in schizophrenia: Beyond antipsychotics. A systematic review. Prog Neuropsychopharmacol Biol Psychiatry. 2020;98:109804.
36. Kelly DL, Powell MM, Wehring HJ, Sayer MA, Kearns AM, Hackman AL, et al. Adjunct aripiprazole reduces prolactin and prolactin-related adverse effects in premenopausal women with psychosis: results from the DAAMSEL Clinical Trial. J Clin Psychopharmacol. 2018;38(4):317-26.
37. Bo QJ, Wang ZM, Li XB, Ma X, Wang CY, de Leon J. Adjunctive metformin for antipsychotic-induced hyperprolactinemia: a systematic review. Psychiatry Res. 2016;237:257-63.
38. Grigg J, Worsley R, Thew C, Gurvich C, Thomas N, Kulkarni J. Antipsychotic-induced hyperprolactinemia: synthesis of world-wide guidelines and integrated recommendations for assessment, management and future research. Psychopharmacology (Berl). 2017;234(22):3279-97.

# 13
## Comorbidades clínicas na esquizofrenia

Marcelo Alves Carriello
Diogo F. Bornancin Costa
Raffael Massuda

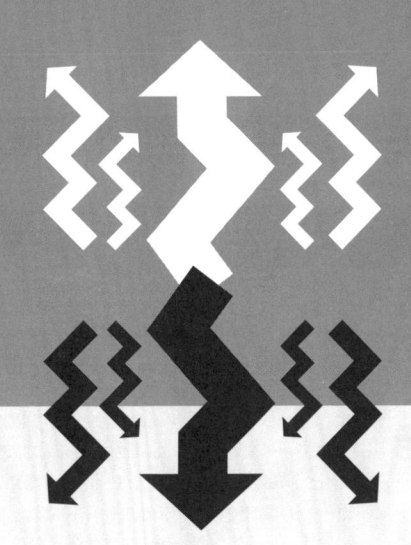

## INTRODUÇÃO

A esquizofrenia é um transtorno mental grave, de curso crônico e deteriorante, responsável por intenso sofrimento psíquico ligado aos sintomas psicóticos, negativos e cognitivos. Acomete cerca de 1% da população e, além do impacto individual, traz importantes repercussões na convivência e relação familiar, no funcionamento social, no ambiente profissional e na vida financeira, como resultado dos sintomas ou como condições que os precederam. Além disso, a esquizofrenia está associada a um impacto negativo na saúde física, o que se reflete em uma diminuição da expectativa de vida de cerca de 20 anos em comparação à população geral e um risco de morte aumentado em até três vezes.[1]

Inúmeros fatores parecem explicar o fato de os indivíduos com esquizofrenia morrerem mais cedo. No início do quadro, o suicídio é o principal responsável pelo aumento da mortalidade nessa população. Já nos quadros mais crônicos, o adoecimento clínico, particularmente o cardiovascular, está mais implicado no aumento da mortalidade.[2] Problemas cardiovasculares, cerebrovasculares, respiratórios e câncer são as principais causas de óbito na população geral e também nos pacientes com esquizofrenia, porém essas condições aparecem mais precocemente e com maior frequência nesse transtorno. Por exemplo, um estilo de vida não saudável, incluindo hábitos alimentares ruins, sedentarismo e tabagismo, é comum na esquizofrenia e está ligado a aumento no risco cardiovascular, de câncer e de doenças respiratórias.[3]

Apesar de ficar evidente pelos dados atuais que a saúde física dos indivíduos com esquizofrenia é um fator importante a ser avaliado, profissionais da saúde tendem a focar seus esforços no controle dos sintomas psíquicos e negligenciar outras condições. Diante disso, o objetivo deste capítulo é discutir as principais condições clínicas que acometem esses pacientes.

## ALTERAÇÕES METABÓLICAS NA ESQUIZOFRENIA

A associação entre obesidade e esquizofrenia está bem estabelecida na literatura médica. Antes mesmo da descoberta dos antipsicóticos, clínicos como Bleuler e Kraepelin já a descreviam. Alguns estudos realizados em pessoas com esquizofrenia que não estão em uso de antipsicóticos também mostram essa associação.[4] Sedentarismo, hábitos alimentares não saudáveis, uso de antipsicóticos e vulnerabilidade genética impactam de forma decisiva o ganho de peso, como também o desenvolvimento de síndrome metabólica e diabetes tipo 2, complicações cardiovasculares e aumento da mortalidade.[5] Em um estudo realizado no Brasil com pacientes com esquizofrenia, a frequência de sobrepeso/obesidade era de 70%, e mais de 70% dos pacientes apresentavam dislipidemia.[6] Para o diagnóstico, um índice de massa corporal (IMC) acima de 25 é considerado sobrepeso pelos critérios da Organização Mundial da Saúde (OMS); já um IMC acima de 30 é considerado obesidade.

Além da obesidade, a síndrome metabólica está presente em cerca de um terço dos pacientes com esquizofrenia.[5] Essa síndrome é caracterizada por hipertensão, dislipidemia, resistência à insulina, aumento de gordura visceral, levando a maior chance de desenvolvimento de diabetes tipo 2, morbidade cardiovascular e aumento da mortalidade. Os critérios para diagnóstico de síndrome metabólica podem variar; um dos mais utilizados é o proposto pelo Instituto Nacional do Coração, Pulmão e Sangue dos Estados Unidos, apresentado na Tabela 13.1.[7]

Sensibilidade aumentada ao estresse e aumento de citocinas pró-inflamatórias são observados em pacientes já na primeira crise psicótica e nas pessoas com alto risco para o desenvolvimento de psicose.[8] A fisiopatologia da esquizofrenia cursaria com aumento do estresse oxidativo, estado inflamatório sistêmico, principalmente durante a crise psicótica, desregulação de neurotransmissores e neurodegeneração. Níveis elevados de estresse poderiam levar a uma predisposição ao ganho ponderal, devido a alterações neurobiológicas, como desregulação do eixo hipotálamo-hipófise, aumento nos níveis de hormônio adrenocorticotrófico (ACTH), cortisol, citocinas pró-inflamatórias, substâncias relacionadas ao apetite e saciedade.[9]

O diabetes tipo 2 também está mais presente em pessoas com esquizofrenia em uma proporção duas vezes maior (próximo de 24%) do que na população geral.[5] Embora haja um aumento do desenvolvimento de diabetes com o uso de antipsicóticos, o fato de o diabetes ser também frequente em familiares de primeiro grau sugere um *link* genético entre essas condições.[10] Em parte dos pacientes, o aumento de resistência à insulina e a intolerância à glicose estão presentes desde a primeira crise psicótica.[11] Além disso, níveis mais altos de glicemia já foram associados a maior gravidade de sintomas negativos e cognitivos.[12]

Hábitos alimentares inadequados também contribuem de forma decisiva para o ganho

**TABELA 13.1**

Critérios para diagnóstico de síndrome metabólica (pelo menos três alterações devem ser observadas)

| | |
|---|---|
| Circunferência abdominal<br>• Homens<br>• Mulheres | > 102 cm<br>> 88 cm |
| Triglicerídeos | ≥ 150 mg/dL |
| Colesterol HDL<br>• Homens<br>• Mulheres | < 40 mg/dL<br>< 50 mg/dL |
| Pressão arterial* | ≥ 130/85 mmHg (ou qualquer, se tratada) |
| Glicemia de jejum | ≥ 100 mg/dL |

* A pressão arterial deve ser medida duas vezes por consulta, uma medida na posição sentada, outra 5 minutos após o repouso.
Fonte: Samson e Garber.[7]

de peso. Pessoas com esquizofrenia consomem mais calorias por dia, além de uma proporção maior de carboidratos e gordura saturada. Também consomem menos alimentos saudáveis e com alto teor de fibras, como frutas e legumes.[13] Um padrão alimentar semelhante foi observado em sujeitos com alto risco para psicose e em primeira crise psicótica, consequência de condições neurobiológicas, como pior controle inibitório, e socioeconômicas, como desemprego e menor nível educacional.[14]

O sedentarismo é comum na esquizofrenia e parece ser ainda mais frequente em pacientes com proeminência de sintomas negativos e cognitivos e de sintomas depressivos comórbidos.[15] A atividade física regular tem potencial reconhecido de reduzir o risco cardiovascular de forma semelhante a intervenções farmacológicas.[16] Além dos benefícios da prevenção de dislipidemia, diabetes, obesidade, síndrome metabólica, complicações cardiovasculares e mortalidade, pode haver melhora de sintomas positivos e negativos, de humor, cognição e qualidade de vida.[17]

## EFEITOS METABÓLICOS E ENDOCRINOLÓGICOS DECORRENTES DO USO DE ANTIPSICÓTICOS

O uso de antipsicóticos de segunda geração tem sido associado a piora no perfil metabólico e aumento de peso. Cerca de 50% dos pacientes tratados com antipsicóticos desenvolvem complicações metabólicas, incluindo obesidade, dislipidemia, resistência insulínica e diabetes tipo 2. Os antipsicóticos mais frequentemente associados a esse efeito são a olanzapina e a clozapina.[18]

Os principais mecanismos relacionados a alterações metabólicas incluem o bloqueio de receptores dopaminérgicos D2/3, receptores serotoninérgicos 5-HT2c e receptores histaminérgicos tipo 1. Além disso, alguns estudos identificaram que pacientes em uso de antipsicóticos apresentam aumento da concentração sérica de leptina, hormônio anorexígeno secretado pelo tecido adiposo, e diminuição da adiponectina, hormônio orexígeno com efeitos opostos aos da leptina. Diferentemente do esperado, essas alterações hormonais não resultaram em diminuição de apetite e peso, sugerindo que pode ocorrer interrupção do efeito fisiológico dessas substâncias, com consequente alteração do controle da ingesta alimentar. Há evidência também de desregulação glicêmica ocasionada pelo antagonismo ao receptor muscarínico M3 nas células β pancreáticas.[19]

O aumento de peso tende a ocorrer cerca de 6 a 8 semanas após o início do tratamento com antipsicóticos, e há um ganho médio de 3,8 kg nas primeiras 12 semanas. O ganho ponderal é mais intenso nos primeiros seis meses de uso de neurolépticos, e os pacientes mais suscetíveis são os que nunca fizeram uso de fármacos dessa classe.[20]

Uma metanálise identificou a ocorrência de síndrome metabólica em 51,9% dos pacientes tratados com clozapina, 28,2% dos tratados com olanzapina e 27,9% dos com risperidona, enquanto os pacientes não medicados apresentavam uma taxa de 20,2%. A amostra de usuários em uso de clozapina poderia apresentar uma prevalência aumentada de síndrome metabólica, por motivos como maior número de pacientes refratários, maior idade e maior tempo de doença.[21]

## Alterações metabólicas e prejuízos cognitivos

Um estudo recente sugere que o uso de antipsicóticos poderia estar associado a prejuízos cognitivos em decorrência de seus efeitos colaterais metabólicos. Entre os possíveis fatores implicados nesse efeito, destacam-se estes:

- O bloqueio de receptores dopaminérgicos poderia levar a uma diminuição da sensibilidade tecidual periférica à insulina. Esse efeito e a obesidade estão associados com a redução da capacidade endógena de produção de dopamina, que, somada

ao bloqueio de outros neurorreceptores, pode resultar em piora cognitiva.
- Pacientes com esquizofrenia poderiam apresentar alterações na composição da microbiota intestinal, afetando a produção de moléculas-chave para o funcionamento do sistema nervoso central, como o fator neurotrófico cerebral (BDNF, do inglês *brain-derived neurotrophic factor*), e a promoção da resposta imune intestinal. Além disso, os antipsicóticos podem alterar a composição da microbiota intestinal, com a possibilidade de ocasionar aumento de peso e alterações metabólicas. Estudos em animais e humanos demonstram que mudanças da microbiota estariam associadas a prejuízos cognitivos e metabólicos em indivíduos com esquizofrenia.
- Há evidência preliminar, de estudos *post mortem*, de que antipsicóticos estão associados a microangiopatia de vasos sanguíneos no córtex pré-frontal, e alterações microangiopáticas no cérebro estão associadas a prejuízo cognitivo.

No entanto, os autores reforçam que há casos em que são observadas alterações metabólicas e não são encontrados prejuízos cognitivos. Também se esperaria que os antipsicóticos associados a maior risco metabólico, como clozapina e olanzapina, resultassem em maiores prejuízos cognitivos, o que não parece ser o caso. Há também estudos que encontraram melhora de aspectos cognitivos em esquizofrênicos quando em uso de antipsicóticos.[22]

## ESTRATÉGIAS PARA REDUZIR O RISCO METABÓLICO E CARDIOVASCULAR NA ESQUIZOFRENIA

Em razão da alta prevalência de efeitos colaterais cardiovasculares e metabólicos resultantes tanto de fatores da doença quanto do uso de antipsicóticos, é recomendável que se tomem medidas de prevenção e tratamento com o objetivo de reduzir os possíveis prejuízos decorrentes desses medicamentos.

Medidas de prevenção incluem interrupção do tabagismo, adesão a uma dieta balanceada e prática de exercícios físicos com regularidade. É indicado cuidado especial nos casos de pacientes com história de doença cardíaca, hepática ou renal, nos idosos, naqueles com transtorno por uso de substâncias, naqueles com maior risco de apresentar distúrbios eletrolíticos e nos que fazem uso de outros medicamentos que podem aumentar as enzimas hepáticas ou o intervalo QT.[23]

Além dos benefícios cardiorrespiratórios e metabólicos, estudos indicam que a prática de exercícios físicos por pacientes com esquizofrenia está associada a redução de obesidade e diabetes, melhora de funções cognitivas, aumento do BDNF e do volume das substâncias cerebrais cinzenta e branca. Uma metanálise recente avaliou a prática de atividades físicas (predominantemente aeróbicas) nessa população e os possíveis desfechos em diferentes domínios cognitivos. Os dados indicam que a realização de exercícios físicos resultou em melhora cognitiva global, com resultados mais expressivos nos domínios de memória de trabalho, cognição social e atenção/vigilância. Os indivíduos mais beneficiados foram aqueles que praticaram mais tempo de exercícios ao longo da semana e aqueles cuja atividade física foi supervisionada por profissionais qualificados.[24]

Antes de iniciar o uso de antipsicóticos, recomenda-se investigar a história cardiovascular do paciente e de seus familiares, medir peso, pressão arterial, frequência cardíaca e circunferência abdominal e solicitar exames laboratoriais que incluam hemograma completo, eletrólitos (incluindo sódio, potássio, cálcio e magnésio), função renal (creatinina), função hepática (bilirrubina total e frações, tempo de ativação da protrombina, albumina e transaminases, quando houver indicação), função tireoidiana (hormônio tireoestimulante – TSH e T4 livre), glicose e/ou hemoglobina glicada, perfil lipídico (colesterol total, HDL, LDL e triglicerídeos), prolactina e teste de gravidez para mulheres em idade fértil.[25] O eletrocardiograma (ECG) é indicado somente em situações específicas, que incluem histórico prévio de alterações eletrocardiográficas, múltiplos riscos para prolongamento de intervalo QT, presença de sintomas cardíacos, uso concomitante de mais de um antipsicótico, casos em que foram identificadas alterações de eletrólitos, e para usuários de clozapina em que há suspeita de miocardite.[23]

O monitoramento dos pacientes em uso de antipsicóticos deve ser individualizado. A Tabela 13.2 sintetiza as principais medidas necessárias para o acompanhamento de pacientes com esquizofrenia que estão em uso de antipsicóticos. É importante reforçar que a realização dos exames pode ser mais frequente nos casos em que há necessidade, e que outros exames não presentes na tabela podem ser necessários.

Nos pacientes que apresentam comorbidades, como sobrepeso, obesidade, dislipidemia, diabetes, hipertensão e doença hepática, deve ser realizado o tratamento específico para cada condição. O uso de estatinas pode ser considerado nos dislipidêmicos que não obtiverem melhora com medidas comportamentais; no entanto, é recomendável que, antes de iniciá-lo, as transaminases sejam medidas, já que alguns antipsicóticos podem ocasionar aumento de enzimas hepáticas. Nos casos em que há hipertensão, não está contraindicado o uso de medicamentos anti-hipertensivos.[23]

O tratamento dos efeitos metabólicos resultantes do uso de antipsicóticos se inicia com intervenções não farmacológicas. Quando estas são insuficientes, é possível substituir o medicamento em uso por outro antipsicótico com menor risco metabólico, mas existe o risco de essa alteração ocasionar reagudização dos sintomas. Possibilidades terapêuticas incluem a associação de metformina, aripiprazol, topiramato, reboxetina e sibutramina ao tratamento vigente.[27] O uso

### TABELA 13.2
Monitoramento de pacientes em uso de antipsicóticos

| | Basal | 4 semanas | 8 semanas | 12 semanas | 24 semanas | Anualmente |
|---|---|---|---|---|---|---|
| História pessoal | X | | | | | X |
| Peso (IMC) | X | X | X | X | X | X |
| Circunferência abdominal | X | | | X | X | X |
| Eletrólitos, função renal, função hepática e função tireoidiana | X | | | X | X | X |
| Frequência cardíaca e pressão arterial | X | | | X | | X |
| Glicemia de jejum ou hemoglobina glicada | X | | | X | X | X |
| Hemograma completo | X | | | X | X | X |
| Perfil lipídico | X | | | X | X | X |
| Prolactina | X | | | | X | X |

Fonte: Elaborada com base em Galletly e colaboradores[25] e Lehman e colaboradores.[26]

adjunto de metformina, nas doses de 500 a 2.000 mg por dia, apresenta evidências mais robustas de redução de peso, diminuição da resistência insulínica e dos níveis lipídicos.[27] Esse medicamento age aumentando a ação insulínica no fígado, diminuindo a produção de glicose hepática e reduzindo a resistência insulínica periférica, e acredita-se que também possa ocasionar redução de apetite.[28]

Uma metanálise identificou que o uso de metformina em pacientes com esquizofrenia ou transtorno esquizoafetivo medicados com antipsicóticos resultou em uma perda de peso média de 3,27 quilos (intervalo de confiança de 95%: -4,66 a -1,89), redução do IMC em média de 1,13 kg/m² (IC 95%: -1,61 a -0,60) e diminuição significativa da resistência insulínica em comparação ao placebo. No entanto, a diminuição de peso foi encontrada em cerca da metade dos pacientes, e os outros apresentaram aumento de peso, mesmo com o uso de metformina. Os dados desse estudo sugerem que o medicamento pode ser mais efetivo na prevenção de aumento de peso quando utilizado antes da ocorrência de aumento significativo da resistência insulínica. Apesar dos possíveis benefícios descritos, é importante destacar que seu uso pode estar associado a deficiência de vitamina B12 e ocasionar efeitos colaterais graves, como acidose láctica.[25]

Outras possibilidades consistem no uso de topiramato, que pode resultar em redução de peso e dos níveis glicêmicos, e reboxetina, na dose de 4 mg ao dia, que pode diminuir significativamente o ganho de peso. É possível ainda associar aripiprazol ao antipsicótico em uso, nas doses de 5 a 15 mg por dia, com evidências de que possa causar redução dos níveis de colesterol e triglicerídeos, além de apresentar um efeito modesto de diminuição de peso de 2,13 kg em média (IC 95%: -2,87 a -1,39 kg). Já a utilização de sibutramina, mesmo com o objetivo de perda de peso e melhora do perfil metabólico, é uma conduta questionável. Há estudos que a associam com aumento de mortalidade cardiovascular, e, em função disso, o medicamento foi proscrito em diversos países.[20]

## Tabagismo

O tabagismo é reconhecido pela OMS como a principal causa prevenível de morte no mundo, e parece ter um impacto ainda maior nos indivíduos com esquizofrenia. Estudos apontam que pessoas com esquizofrenia têm uma chance quatro vezes maior de ser fumantes do que a população geral. Embora a frequência do tabagismo entre os indivíduos com esquizofrenia pareça vir acompanhando a tendência de queda vista na população geral, essa frequência diminuiu de cerca de 90%, em estudos dos anos 1980 e 90, para 65% – ainda muito preocupante – em estudos mais atuais.[29] Um estudo brasileiro, com 2.461 participantes, mostrou uma taxa de 54% de tabagismo entre os pacientes com diagnóstico de psicoses ou transtorno bipolar.[30]

Pessoas com esquizofrenia apresentam uma vulnerabilidade maior à dependência de substâncias como a nicotina. Fatores ambientais e neurobiológicos, como alterações de funcionamento das regiões pré-frontal, hipocampo e sistema de recompensa, estariam relacionados a essa vulnerabilidade.[31] Com o uso do cigarro, os pacientes com esquizofrenia buscariam alívio do estresse, melhora dos efeitos colaterais do antipsicótico, de sintomas negativos e da cognição. Por meio dos receptores nicotínicos de acetilcolina (nAchRs), a nicotina tem o potencial de modular a neurotransmissão de dopamina, glutamato, serotonina e ácido gama-aminobutírico (GABA) nas regiões cortical e subcortical, e, dessa forma, melhorar os sintomas negativos e cognitivos da esquizofrenia.[29] Entretanto, é provável que esse efeito benéfico sobre a cognição não se mantenha com o uso crônico do cigarro.[32] Estudos genéticos demonstraram que o gene *CHRNA7*, que codifica para uma subunidade alfa-7 dos *nAchRs*, está presente na esquizofrenia e na dependência de nicotina,[33] o que poderia tornar pessoas com esquizofrenia mais sujeitas à dependência de tabaco.

O padrão de uso de cigarro nas pessoas com esquizofrenia parece ser mais intenso (fumam um número maior de cigarros ao dia), mais duradouro (fumam por mais tempo)[13] e mais dificilmente modificável (apresentam maior dificuldade em cessar o tabagismo). O diagnóstico de esquizofrenia parece tornar as pessoas mais propensas ao tabagismo, já que existe uma cultura permissiva ao uso de cigarro em serviços de saúde mental e enfermarias psiquiátricas. Infelizmente, o uso de cigarro ainda é visto como um hábito aceitável em pessoas com transtorno mental.[34]

### Intervenções para a cessação do tabagismo na esquizofrenia

A maioria das pessoas com esquizofrenia que fuma deseja interromper esse hábito. Os tratamentos indicados são os mesmos para a população geral e incluem o uso de medicamentos associados a medidas comportamentais. Os principais fármacos utilizados, em ordem decrescente de efetividade, são vareniclina, bupropiona e terapia de reposição de nicotina, que pode ser realizada associada a esses medicamentos ou de forma isolada.[35]

A vareniclina é um fármaco com ação agonista parcial em receptores nicotínicos do subtipo α4β2.[36] Apresenta evidências de ser benéfica na interrupção do tabagismo e na prevenção de recaída em pacientes abstinentes. Apesar de alguns estudos indicarem a possibilidade de sintomas adversos associados ao uso da vareniclina, como surgimento e/ou piora de sintomas depressivos e relatos de casos de suicídio, não há evidência de aumento desses efeitos nos pacientes com esquizofrenia.

A bupropiona é um antidepressivo que atua em receptores dopaminérgicos e serotoninérgicos, mas seu efeito no tabagismo se deve à ação em receptores nicotínicos.[36] Mesmo ocasionando inibição da recaptação de dopamina, não há evidências de que seu uso por pacientes com esquizofrenia resulte em piora dos sintomas. Pode ser utilizada combinada ou não à terapia de reposição de nicotina, e estudos indicam um aumento da abstinência de duas a cinco vezes quando comparada ao placebo.[35]

Apesar dos efeitos benéficos desse medicamento, recomenda-se cautela em seu uso. A bupropiona é um inibidor forte do citocromo P450 2D6 e pode interagir com alguns antipsicóticos, resultando em aumento dos níveis séricos de medicamentos como haloperidol e risperidona, além de diminuir o limiar convulsivo.[37] Os efeitos colaterais neuropsiquiátricos mais comuns decorrentes do uso de vareniclina e bupropiona são distúrbios no sono.

As taxas de interrupção de tabagismo em pacientes com esquizofrenia são menores do que na população geral, e as de recaída do tabagismo são maiores. Em função disso, é recomendado que o tratamento medicamentoso seja associado a medidas comportamentais, e, quando for possível, os fármacos devem ser utilizados na fase de manutenção, medida que está associada a menores taxas de recaída.[35]

## Câncer

Há mais de 100 anos se descreve uma menor prevalência de câncer em pessoas com transtorno mental do que na população geral. Estudos epidemiológicos dos anos 1980 e 90 também já indicavam uma menor incidência de câncer em pessoas com esquizofrenia e nos familiares de primeiro grau não acometidos, o que levou a pensar que essas pessoas teriam uma menor suscetibilidade genética ao desenvolvimento de neoplasias ou poderiam estar expostas a possíveis fatores protetores, como o uso de psicotrópicos. Existem, porém, estudos epidemiológicos divergentes, que mostraram que indivíduos com esquizofrenia têm um risco semelhante ao da população geral, e ainda outros que verificaram um risco aumentado para alguns tipos de câncer, como o de pulmão. As controvérsias desses resultados foram relacionadas principalmente à avaliação de populações diferentes, aos muitos fatores confundidores não controlados, como tabagismo, sexo e idade, e à dificuldade diagnóstica nessa população.[38]

A primeira metanálise sobre o tema, de 2002, descreveu um risco semelhante de desenvolvimento de câncer em pacientes com esquizofrenia, apesar de eles estarem mais expostos a diversos fatores com potencial de aumentar a incidência de câncer (obesidade, tabagismo, hábitos alimentares não saudáveis, etc.) e um risco mais baixo em seus familiares de primeiro grau não acometidos.[39] Metanálises recentes demonstram um risco menor de desenvolvimento de câncer na esquizofrenia,[40] mas um risco aumentado de câncer de mama em mulheres.[41] Ainda que possa haver uma menor incidência de câncer nesses pacientes, é de especial interesse o rastreio diagnóstico e tratamento precoces, já que o câncer em pessoas com esquizofrenia está associado a pior prognóstico e maior mortalidade.[42]

### Doenças infectocontagiosas

Doenças infectocontagiosas são de interesse crescente da psiquiatria. Muitas têm capacidade de gerar reações inflamatórias sistêmicas, que atualmente estão implicadas no desenvolvimento de transtornos mentais. Diversos estudos já descreveram a possibilidade de quadros infecciosos (virais e parasitários) terem um papel modulador no desenvolvimento de transtornos psicóticos, como a esquizofrenia, sobretudo durante a gestação. Embora ainda sejam esparsos os estudos sobre o desenvolvimento de infecções em pessoas com esquizofrenia, acredita-se que estas sejam mais vulneráveis a infecções, sobretudo por vírus transmitidos pelo sangue.[43]

Prejuízos do julgamento, compreensão e autocuidados, desinformação, baixo nível socioeconômico, situação de rua, envolvimento em situações de abuso sexual, comportamento de risco e uso de substâncias endovenosas são fatores que elevam o risco de infecções nessa população.[43] Há, por exemplo, um risco três vezes maior de pessoas com esquizofrenia adquirirem hepatite B ou C, prevalência de 7% e 6%, respectivamente,[44] e também um risco aumentado de infecção pelo vírus da imunodeficiência humana (HIV), com prevalência muito variável conforme a região estudada.[43] O diagnóstico comórbido de esquizofrenia e HIV impacta de forma negativa o tratamento de ambas as condições e está relacionado ao aumento da mortalidade desse grupo de pacientes. A esquizofrenia também já foi associada a maior incidência de tuberculose, infecções bacterianas e infecções enteroparasitárias.[45]

## OUTRAS DOENÇAS CLÍNICAS ASSOCIADAS AO USO DE ANTIPSICÓTICOS

Em geral, o uso de antipsicóticos está associado a uma ampla gama de efeitos colaterais, que incluem principalmente sintomas anticolinérgicos e alterações cardiovasculares, endocrinológicas e neurológicas. Os principais efeitos colaterais ocasionados pelo uso de antipsicóticos estão descritos na Tabela 13.3.

Na Tabela 13.4, é possível encontrar a frequência dos efeitos colaterais mais comuns ocasionados pelos principais antipsicóticos em uso.

### Alterações eletrocardiográficas

Os antipsicóticos ocasionam efeitos cardíacos análogos aos dos antiarrítmicos de classe 1a, como a quinidina. Prolongamento do intervalo QT, depressão do segmento ST, anormalidades na morfologia da onda T e alargamento do complexo QRS e da onda U são alterações eletrocardiográficas encontradas em até 25% dos usuários de neurolépticos.[46]

Um intervalo QTc (intervalo QT corrigido pela frequência cardíaca pela fórmula de Bazzet) é considerado aumentado quando superior a 440 ms em homens e 470 ms em mulheres.[23] A prevalência de aumento de intervalo QTc quando o paciente usa antipsicóticos é de cerca de 8% (QTc > 476 ms) e tende a aumentar se forem administradas altas doses desses medicamentos, se houver uso concomitante de tricíclicos e em pacientes com maior idade.[46] Essa condição está associada a maior risco de *torsades de pointes*,

### TABELA 13.3
Principais efeitos colaterais ocasionados pelo uso de antipsicóticos

| Efeitos colaterais | Sinais e sintomas |
| --- | --- |
| Anticolinérgicos | Boca seca, constipação, retenção urinária, salivação excessiva, visão turva |
| Cardiovasculares | Dislipidemia, hipertensão, hipotensão ortostática, prolongamento do intervalo QT, taquicardia, síndrome metabólica, tromboembolismo venoso |
| Endocrinológicos | Obesidade, diabetes, hiperprolactinemia (disfunção sexual) |
| Neurológicos | Acatisia, crises epilépticas, distonia aguda e crônica, parkinsonismo, sedação, síndrome neuroléptica maligna |

uma taquicardia ventricular polimórfica que, se não tratada, pode evoluir para taquicardia ventricular ou fibrilação ventricular e resultar em morte súbita.[23]

## Alterações da pressão arterial

Hipotensão e hipertensão têm sido associadas ao uso de antipsicóticos. A hipotensão ortostática consiste na redução de ao menos 20 mmHg na pressão arterial sistólica e/ou 10 mmHg na pressão diastólica nos primeiros três minutos após o usuário assumir a posição bípede.[47] É um efeito colateral resultante da vasodilatação causada pelo antagonismo ao receptor $\alpha_1$-adrenérgico e pelo efeito anticolinérgico resultante do uso de antipsicóticos.[48] Nos casos mais severos, e quando ocorre de forma mais prolongada, a hipotensão ortostática pode resultar em desfechos mais graves, como síncope, queda, infarto agudo do miocárdio e acidente vascular cerebral.[47]

Além dos efeitos hipotensores, os antipsicóticos também podem ocasionar hipertensão arterial. Entre os medicamentos de segunda geração, clozapina, olanzapina e ziprasidona estão associadas a maior risco de hipertensão, enquanto quetiapina e risperidona apresentam menor risco.[47] Recomenda-se que os pacientes em uso de neurolépticos tenham sua pressão arterial e frequência cardíaca monitoradas periodicamente, bem como são recomendados avaliação e acompanhamento com médico cardiologista dos sintomáticos ou que desenvolveram hipertensão. Quando necessário, nos casos em que não houve melhora com mudanças de estilo de vida e quando há níveis pressóricos mais elevados, está indicado o uso de medicamentos anti-hipertensivos.

## Miocardite

O uso de clozapina está associado ao surgimento de casos de miocardite. Em função da raridade de sua ocorrência e do fato de a maioria dos estudos presentes na literatura médica serem relatos de caso, há poucos dados epidemiológicos sobre sua incidência, com estudos sugerindo que varie de 0,02 a 1% até 0,7 a 1,2%.[46,47] Já informações do Banco de Dados Francês de Farmacovigilância indicam que usuários de clozapina têm uma razão de chances (OR) 11,5 vezes maior de desenvolver miocardite.[46] A miocardite induzida por clozapina ocorre, principalmente, nos primeiros 6 a 9 meses de uso do medicamento. Parece não depender da dose utilizada e apresenta sintomas similares aos da insuficiência cardíaca congestiva, como dispneia, fadiga, palpitações, taquicardia e tosse.[23] Podem ocorrer ainda febre, dor no peito,

## TABELA 13.4
Frequência relativa dos efeitos colaterais dos antipsicóticos

| Antipsicótico | Efeitos anticolinérgicos | Prolongamento do intervalo QTc | Aumento de peso | Dislipidemia | Hiperglicemia | Hiperprolactinemia | Hipotensão ortostática | EEP | Sedação |
|---|---|---|---|---|---|---|---|---|---|
| **Antipsicóticos de primeira geração** | | | | | | | | | |
| Clorpromazina | +++ | ++ | ++ | +++ | +++ | +++ | +++ | +++ | +++ |
| Flufenazina | + | + | ++ | ? | ++ | +++ | + | +++ | + |
| Flupentixol | ++ | + | ++ | ? | ++ | +++ | + | ++ | + |
| Haloperidol | + | ++ | +/- | + | ++ | +++ | + | +++ | + |
| Periciazina | +++ | ? | ++ | ? | + | +++ | ++ | + | +++ |
| Trifluoperazina | + | ? | ++ | ? | + | +++ | ++ | +++ | + |
| Zuclopentixol | ++ | ? | ++ | ? | + | +++ | + | ++ | +++ |
| **Antipsicóticos de segunda geração** | | | | | | | | | |
| Amissulprida | - | ++ | +/- | ? | - | +++ | - | + | + |
| Aripiprazol | + | - | +/- | - | - | - | + | + | - |
| Asenapina | + | +/- | + | ++ | ++ | + | + | + | + |
| Clozapina | +++ | + | +++ | +++ | +++ | +/- | +++ | - | +++ |
| Lurasidona | - | - | +/- | - | +/- | ++ | - | ++ | - |
| Olanzapina | ++ | + | +++ | +++ | +++ | + | + | +/- | ++ |
| Paliperidona | + | +/- | ++ | ++ | + | +++ | ++ | ++ | + |
| Quetiapina | + | ++ | ++ | ++ | +++ | + | ++ | + | ++ |
| Risperidona | + | + | ++ | ++ | ++ | +++ | ++ | + | + |
| Sertindol | - | +++ | ++ | - | - | + | + | - | - |
| Ziprazidona | + | ++ | +/- | - | + | ++ | + | ++ | + |

EEP, efeitos extrapiramidais
Fonte: Adaptada de Galletly e colaboradores.[25]

dores articulares, edema, redução do volume urinário e sintomas tão intensos a ponto de mimetizar um infarto agudo do miocárdio.[47]

Nos casos suspeitos, é indicado descontinuar o uso de clozapina. Quando essa medida é realizada no início do quadro, há melhora dos desfechos clínicos e maior possibilidade de reversão da disfunção cardíaca.[46] Recomenda-se, ainda, solicitar ECG, ecocardiograma e exames laboratoriais, como dosagem de proteína C reativa (PCR), creatinoquinase (CK) e troponina, além de encaminhar o paciente para atendimento cardiológico especializado. A mortalidade pode chegar a 24% dos casos.[23]

## Tromboembolismo venoso

Tromboembolismo venoso é uma doença, de causas multifatoriais, que compreende a trombose venosa profunda e o tromboembolismo pulmonar. Há evidências de que o uso de antipsicóticos, tanto de primeira como de segunda geração, pode estar associado à ocorrência de tromboembolismo venoso. Dados de metanálises, de estudos de caso-controle e de coorte indicam que usuários de antipsicóticos têm um risco 1,5 a 2,4 vezes maior de desenvolver tromboembolismo venoso quando comparados com os que não fazem uso desses medicamentos.[49]

O mecanismo pelo qual esse efeito colateral ocorre ainda não foi totalmente elucidado, mas acredita-se que se deva a aumento de peso, aumento da agregação plaquetária, sedação e/ou a própria esquizofrenia. Evidências indicam se tratar de um efeito dose-dependente.[23] Os pacientes que desenvolvem tromboembolismo devem ser avaliados em unidade de emergência quanto à indicação de tratamento antitrombótico. Nos casos em que for possível, deve ser considerada a substituição ou interrupção do antipsicótico em uso.[49] A prevenção consiste no tratamento dos fatores de risco, além de controle do peso, prática regular de exercícios físicos, alimentação balanceada, interrupção do tabagismo, dentre outras medidas comportamentais.

## Hiperprolactinemia

Estima-se que a hiperprolactinemia decorrente do uso de antipsicóticos possa ocorrer em até 70% dos pacientes com esquizofrenia.[50] Esse efeito se dá em função do bloqueio dopaminérgico em receptores D2/3 na via dopaminérgica túbero-infundibular.[23] O aumento de prolactina pode ser assintomático ou ocasionar sintomas, como galactorreia, disfunções sexuais (diminuição da libido, anorgasmia e falta de lubrificação vaginal) e reprodutivas (infertilidade feminina), devido a um desequilíbrio hormonal, com importante impacto na produção de estrogênio, progesterona e testosterona.[50] Os resultados na literatura são divergentes quanto ao fato de a hiperprolactinemia induzida por uso de antipsicóticos estar associada a aumento de osteoporose e câncer de mama.[23] Portanto, é recomendado que mulheres com mais de 50 anos que façam uso de antipsicóticos com potencial de causar hiperprolactinemia sejam monitoradas com exames de mama e densitometria óssea. Tratamento hormonal (com estrogênio e testosterona) pode ser considerado naqueles com disfunções sexuais, mas os riscos e benefícios devem ser pesados e a indicação de tratamento deve ser individualizada.[50]

# MORTALIDADE

A mortalidade em pessoas com esquizofrenia é mais elevada do que a das pessoas sem a doença. As mortes ocorrem mais frequentemente por suicídio, doenças cardiovasculares e câncer. Pacientes com esquizofrenia apresentam uma menor taxa de diagnósticos de condições clínicas quando comparados à população em geral.[51] Além dessas causas, outros estudos que avaliaram o risco de mortalidade associada ao uso de antipsicóticos em pacientes com esquizofrenia apresentam dados discordantes. Acredita-se que arritmias cardíacas, principalmente *torsades de pointes*, podem resultar em fibrilação ventricular e morte súbita. No entanto, a causa exata desse desfecho ainda não é conhecida.[47]

Informações extraídas de bancos de dados do Reino Unido indicam haver aumento do risco de morte por infarto agudo do miocárdio nos primeiros 30 dias após o início do uso de antipsicóticos de primeira ou segunda geração. Uma metanálise de estudos de coorte e caso-controle, publicada em 2016, encontrou associação entre o uso de antipsicóticos e maior incidência de morte súbita em comparação aos controles. O risco era decrescente para tioridazina, clozapina, risperidona, haloperidol, olanzapina e quetiapina. Contudo, os estudos incluídos não foram randomizados nem controlados para fatores confundidores, como obesidade.[23]

Outra metanálise, publicada em 2013, identificou que pacientes com esquizofrenia que usavam antipsicóticos apresentavam uma menor taxa de mortalidade geral quando comparados aos que usaram placebo. Além disso, a mortalidade em ambos os grupos foi maior do que na população geral. Há trabalhos mostrando que pacientes que não faziam uso de antipsicóticos ou que os utilizavam em altas doses apresentaram maior mortalidade cardiovascular quando comparados a indivíduos em uso de doses baixas e moderadas. Esses dados sugerem que o aumento da mortalidade pode estar associado a casos mais graves de esquizofrenia, em geral de pacientes que estão em uso de doses mais altas de antipsicóticos, e que outros fatores influenciam essa associação, como, por exemplo, o tabagismo.[23]

O pensamento atual é que existe a possibilidade de alguns antipsicóticos acarretarem um maior risco de mortalidade cardiovascular, principalmente nos pacientes com quadros de esquizofrenia mais grave, naqueles em uso de altas doses de neurolépticos e nos indivíduos com riscos cardiovasculares prévios.

## CONSIDERAÇÕES FINAIS

Em diversas situações, o médico psiquiatra é o único clínico a acompanhar o paciente, e não é incomum minimizar e atribuir as queixas físicas desses pacientes ao seu transtorno mental. É sabido que pacientes com esquizofrenia apresentam menores taxas de diagnóstico de comorbidades clínicas, um dos fatores que aumentam sua mortalidade. É importante que o psiquiatra clínico aborde fatores capazes de modificar o risco de comorbidades e mortalidade, como mudanças no estilo de vida, cessação do tabagismo, melhora das condições de habitação, de socialização e mesmo de acesso a serviços de saúde. É fundamental a atenção aos efeitos colaterais das prescrições, como repercussão no peso, no perfil metabólico e na condição cardíaca. Estar atento à saúde física do paciente com esquizofrenia é estar atento aos seus sintomas, buscando reduzir a morbidade e a mortalidade e melhorar sua qualidade de vida.

## REFERÊNCIAS

1. McGrath J, Saha S, Chant D, Welham J. Schizophrenia: a concise overview of incidence, prevalence, and mortality. Epidemiol Rev. 2008;30:67-76.
2. Kahn RS, Sommer IE, Murray RM, Meyer-Lindenberg A, Weinberger DR, Cannon TD, et al. Schizophrenia. Nat Rev Dis Primer. 2015;1(1):15067.
3. Hennekens CH, Hennekens AR, Hollar D, Casey DE. Schizophrenia and increased risks of cardiovascular disease. Am Heart J. 2005;150(6):1115-21.
4. Fernandez-Egea E, Bernardo M, Donner T, Conget I, Parellada E, Justicia A, et al. Metabolic profile of antipsychotic-naive individuals with non-affective psychosis. Br J Psychiatry J Ment Sci. 2009;194(5):434-8.
5. Annamalai A, Kosir U, Tek C. Prevalence of obesity and diabetes in patients with schizophrenia. World J Diabetes. 2017;8(8):390-6.
6. Gordon PC, Xavier JC, Louzã MR. Weight gain, metabolic disturbances, and physical health care in a Brazilian sample of outpatients with schizophrenia. Neuropsychiatr Dis Treat. 2013;9:133-8.
7. Samson SL, Garber AJ. Metabolic syndrome. Endocrinol Metab Clin North Am. 2014;43(1):1-23.
8. Chiappelli J, Shi Q, Kodi P, Savransky A, Kochunov P, Rowland LM, et al. Disrupted glucocorticoid—Immune interactions during stress response in schizophrenia. Psychoneuroendocrinology. 2016;63:86-93.
9. Mondelli V, Cattaneo A, Murri MB, Di Forti M, Handley R, Hepgul N, et al. Stress and inflammation reduce BDNF expression in first-episo-

de psychosis: a pathway to smaller hippocampal volume. J Clin Psychiatry. 2011;72(12):1677-84.
10. Foley DL, Mackinnon A, Morgan VA, Watts GF, Castle DJ, Waterreus A, et al. Common familial risk factors for schizophrenia and diabetes mellitus. Aust N Z J Psychiatry. 2016;50(5):488-94.
11. Perry BI, McIntosh G, Weich S, Singh S, Rees K. The association between first-episode psychosis and abnormal glycaemic control: systematic review and meta-analysis. Lancet Psychiatry. 2016;3(11):1049-58.
12. Perry BI, Salimkumar D, Green D, Meakin A, Gibson A, Mahajan D, et al. Associated illness severity in schizophrenia and diabetes mellitus: a systematic review. Psychiatry Res. 2017;256:102-10.
13. Roick C, Fritz-Wieacker A, Matschinger H, Heider D, Schindler J, Riedel-Heller S, et al. Health habits of patients with schizophrenia. Soc Psychiatry Psychiatr Epidemiol. 2007;42(4):268-76.
14. Adam TC, Epel ES. Stress, eating and the reward system. Physiol Behav. 2007;91(4):449-58.
15. Stubbs B, Firth J, Berry A, Schuch FB, Rosenbaum S, Gaughran F, et al. How much physical activity do people with schizophrenia engage in? A systematic review, comparative meta-analysis and meta-regression. Schizophr Res. 2016;176(2):431-40.
16. Naci H, Ioannidis JPA. Comparative effectiveness of exercise and drug interventions on mortality outcomes: metaepidemiological study. BMJ. 2013;347:f5577.
17. Rosenbaum S, Tiedemann A, Sherrington C, Curtis J, Ward PB. Physical activity interventions for people with mental illness: a systematic review and meta-analysis. J Clin Psychiatry. 2014;75(9):964-74.
18. Leucht S, Cipriani A, Spineli L, Mavridis D, Orey D, Richter F, et al. Comparative efficacy and tolerability of 15 antipsychotic drugs in schizophrenia: a multiple-treatments meta-analysis. Lancet Lond Engl. 2013;382(9896):951-62.
19. Barnes TR, Drake R, Paton C, Cooper SJ, Deakin B, Ferrier IN, et al. Evidence-based guidelines for the pharmacological treatment of schizophrenia: updated recommendations from the British Association for Psychopharmacology. J Psychopharmacol Oxf Engl. 2020;34(1):3-78.
20. Mizuno Y, Suzuki T, Nakagawa A, Yoshida K, Mimura M, Fleischhacker WW, et al. Pharmacological strategies to counteract antipsychotic-induced weight gain and metabolic adverse effects in schizophrenia: a systematic review and meta-analysis. Schizophr Bull. 2014;40(6):1385-403.
21. Mitchell AJ, Vancampfort D, Sweers K, van Winkel R, Yu W, De Hert M. Prevalence of metabolic syndrome and metabolic abnormalities in schizophrenia and related disorders--a systematic review and meta-analysis. Schizophr Bull. 2013;39(2):306-18.
22. MacKenzie NE, Kowalchuk C, Agarwal SM, Costa-Dookhan KA, Caravaggio F, Gerretsen P, et al. Antipsychotics, metabolic adverse effects, and cognitive function in schizophrenia. Front Psychiatry. 2018;9:622.
23. Barnes TR, Drake R, Paton C, Cooper SJ, Deakin B, Ferrier IN, et al. Evidence-based guidelines for the pharmacological treatment of schizophrenia: updated recommendations from the British Association for Psychopharmacology. J Psychopharmacol Oxf Engl. 2020;34(1):3-78.
24. Firth J, Stubbs B, Rosenbaum S, Vancampfort D, Malchow B, Schuch F, et al. Aerobic exercise improves cognitive functioning in people with schizophrenia: a systematic review and meta-analysis. Schizophr Bull. 2017;43(3):546-56.
25. Galletly C, Castle D, Dark F, Humberstone V, Jablensky A, Killackey E, et al. Royal Australian and New Zealand College of Psychiatrists clinical practice guidelines for the management of schizophrenia and related disorders. Aust N Z J Psychiatry. 2016;50(5):410-72.
26. Lehman AF, Lieberman JA, Dixon LB, McGlashan TH, Miller AL, Perkins DO, et al. Practice guideline for the treatment of patients with schizophrenia, second edition. Am J Psychiatry. 2004;161(2 Suppl):1-56.
27. Mizuno Y, Suzuki T, Nakagawa A, Yoshida K, Mimura M, Fleischhacker WW, et al. Pharmacological strategies to counteract antipsychotic-induced weight gain and metabolic adverse effects in schizophrenia: a systematic review and meta-analysis. Schizophr Bull. 2014;40(6):1385-403.
28. de Silva VA, Suraweera C, Ratnatunga SS, Dayabandara M, Wanniarachchi N, Hanwella R. Metformin in prevention and treatment of antipsychotic induced weight gain: a systematic review and meta-analysis. BMC Psychiatry. 2016;16(1):341.
29. de Leon J, Diaz FJ. A meta-analysis of worldwide studies demonstrates an association between schizophrenia and tobacco smoking behaviors. Schizophr Res. 2005;76(2):135-57.
30. Barros FCR de, Melo APS, Cournos F, Cherchiglia ML, Peixoto ER de M, Guimarães MDC. Cigarette smoking among psychiatric patients in Brazil. Cad Saude Publica. 2014;30(6):1195-206.
31. Kozak K, Barr MS, George TP. Traits and biomarkers for addiction risk in schizophrenia. Curr Addict Rep. 2017;4(1):14-24.
32. Harris JG, Kongs S, Allensworth D, Martin L, Tregellas J, Sullivan B, et al. Effects of nicotine on cognitive deficits in schizophrenia. Neuropsychopharmacology. 2004;29(7):1378-85.

33. Mexal S, Berger R, Logel J, Ross RG, Freedman R, Leonard S. Differential Regulation of α7 Nicotinic Receptor Gene (CHRNA7) expression in schizophrenic smokers. J Mol Neurosci. 2010;40(1):185-95.
34. Twyman L, Bonevski B, Paul C, Bryant J. Perceived barriers to smoking cessation in selected vulnerable groups: a systematic review of the qualitative and quantitative literature. BMJ Open. 2014;4(12):e006414.
35. Cather C, Pachas GN, Cieslak KM, Evins AE. Achieving smoking cessation in individuals with schizophrenia: special considerations. CNS Drugs. 2017;31(6):471-81.
36. Lucatch AM, Lowe DJE, Clark RC, Kozak K, George TP. Neurobiological determinants of tobacco smoking in schizophrenia. Front Psychiatry. 2018;9:672.
37. Shawen AE, Drayton SJ. Review of pharmacotherapy for smoking cessation in patients with schizophrenia. Ment Health Clin. 2018;8(2):78-85.
38. Hodgson R, Wildgust HJ, Bushe CJ. Cancer and schizophrenia: is there a paradox? J Psychopharmacol Oxf Engl. 2010;24(Suppl 4):51-60.
39. Catts VS, Catts SV, O'Toole BI, Frost ADJ. Cancer incidence in patients with schizophrenia and their first-degree relatives – a meta-analysis. Acta Psychiatr Scand. 2008;117(5):323-36.
40. Li H, Li J, Yu X, Zheng H, Sun X, Lu Y, et al. The incidence rate of cancer in patients with schizophrenia: a meta-analysis of cohort studies. Schizophr Res. 2018;195:519-28.
41. Bushe CJ, Bradley AJ, Wildgust HJ, Hodgson RE. Schizophrenia and breast cancer incidence: a systematic review of clinical studies. Schizophr Res. 2009;114(1):6-16.
42. Zhuo C, Tao R, Jiang R, Lin X, Shao M. Cancer mortality in patients with schizophrenia: systematic review and meta-analysis. Br J Psychiatry. 2017;211(1):7-13.
43. Bauer-Staeb C, Jörgensen L, Lewis G, Dalman C, Osborn DPJ, Hayes JF. Prevalence and risk factors for HIV, hepatitis B, and hepatitis C in people with severe mental illness: a total population study of Sweden. Lancet Psychiatry. 2017;4(9):685-93.
44. Lluch E, Miller BJ. Rates of hepatitis B and C in patients with schizophrenia: a meta-analysis. Gen Hosp Psychiatry. 2019;61:41-6.
45. Leucht S, Burkard T, Henderson J, Maj M, Sartorius N. Physical illness and schizophrenia: a review of the literature. Acta Psychiatr Scand. 2007;116(5):317-33.
46. Howell S, Yarovova E, Khwanda A, Rosen SD. Cardiovascular effects of psychotic illnesses and antipsychotic therapy. Heart. 2019;105(24):1852-9.
47. Khasawneh FT, Shankar GS. Minimizing cardiovascular adverse effects of atypical antipsychotic drugs in patients with schizophrenia. Cardiol Res Pract. 2014;2014:273060.
48. Reynolds GP, McGowan OO. Mechanisms underlying metabolic disturbances associated with psychosis and antipsychotic drug treatment. J Psychopharmacol. 2017;31(11):1430-6.
49. Jönsson AK, Schill J, Olsson H, Spigset O, Hägg S. Venous thromboembolism during treatment with antipsychotics: a review of current evidence. CNS Drugs. 2018;32(1):47-64.
50. Galletly C, Castle D, Dark F, Humberstone V, Jablensky A, Killackey E, et al. Royal Australian and New Zealand College of Psychiatrists clinical practice guidelines for the management of schizophrenia and related disorders. Aust N Z J Psychiatry. 2016;50(5):410-72.
51. Piotrowski P, Gondek TM, Królicka-Deręgowska A, Misiak B, Adamowski T, Kiejna A. Causes of mortality in schizophrenia: an updated review of European studies. Psychiatr Danub. 2017;29(2):108-20.

# 14

## Comorbidades psiquiátricas na esquizofrenia

Thaysse G. Ricci
André Barciela Veras

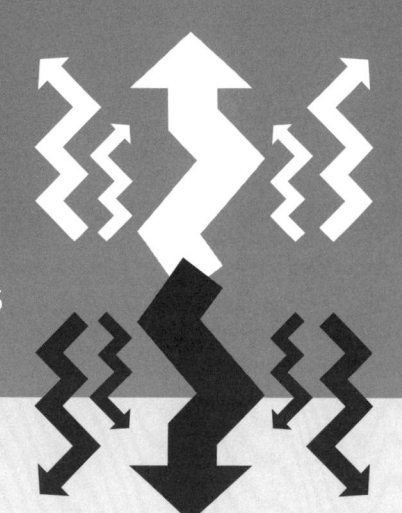

## INTRODUÇÃO

A esquizofrenia é uma patologia grave, cujo curso é caracterizado por uma ampla variedade de aspectos. Esses aspectos essenciais são um misto de sinais e sintomas característicos, classificados como positivos ou negativos. Tais sintomas são passíveis de grandes oscilações, que podem apenas caracterizar temporariamente uma crise, como também permanecer, se intensificar ou se agravar ao longo do tempo, ou mesmo configurar uma comorbidade.

Essa ligação esquizofrenia-comorbidade pode ser considerada uma discussão histórica na psiquiatria, diante da tênue linha que distingue neurose e psicose, assunto que até hoje é objeto de questionamentos e reflexões. As controvérsias sobre se uma apresentação sintomática é decorrente de uma neurose, acompanhada em seu agravamento por sintomas psicóticos, ou, na verdade, trata-se de uma psicose estrutural, que contém aspectos mais neuróticos no funcionamento mental, resultam em uma frequente dúvida diagnóstica.

As comorbidades psiquiátricas são comuns em muitos pacientes com esquizofrenia. Os sintomas mais encontrados são a ansiedade e a depressão. Além deles, o abuso de substâncias também é considerado uma comorbidade importante no curso da doença.[1] As manifestações clínicas, a evolução e o tratamento da esquizofrenia podem variar dependendo das comorbidades observadas em cada caso.

A identificação das comorbidades é de fundamental importância para o tratamento, pois torna o manejo de cada paciente com esquizofrenia ainda mais específico quanto às estratégias farmacológicas e intervenções terapêuticas, afetando diretamente o prognóstico. Esse enfoque do diagnóstico adicional da comorbidade na esquizofrenia se justifica, inclusive, devido à amplitude sintomática da doença, pois frequentemente se atribui a um transtorno mental maior a explicação e o pertencimento de todos os demais sintomas.

A importância clínica da existência de comorbidades é um assunto recente, que ainda requer maiores investimentos quanto a pesquisas e debates, mas, sobretudo, maior atenção por parte dos profissionais da saúde. Com o objetivo de auxiliar esses profissionais em sua identificação, este capítulo abordará a apresentação das principais comorbidades psiquiátricas observadas na esquizofrenia (Figura 14.1).

## TRANSTORNO DEPRESSIVO

É estimado que 80% dos indivíduos com esquizofrenia experienciem sintomas depressi-

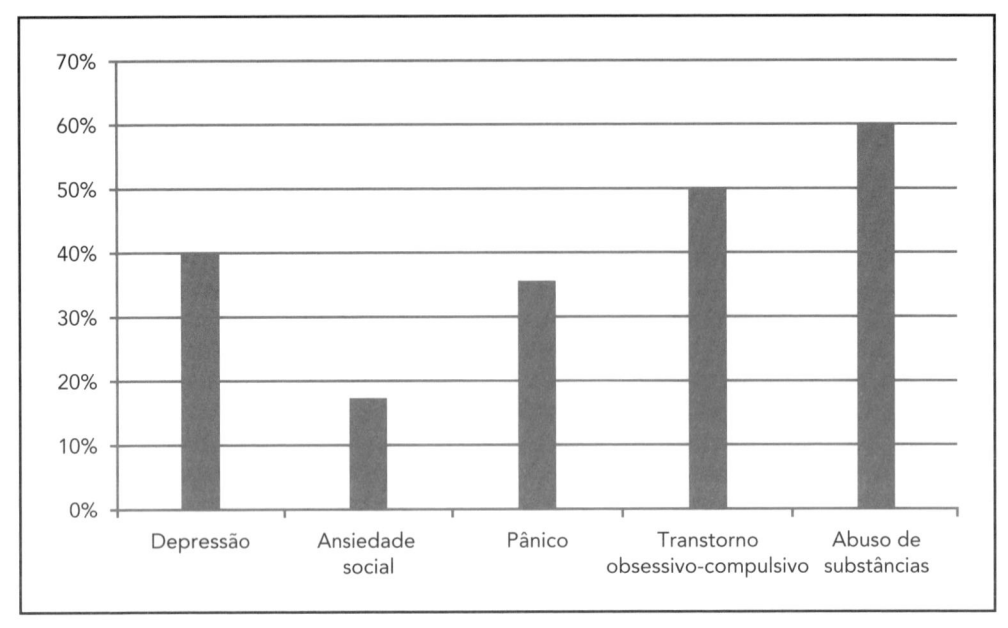

**Figura 14.1**
Prevalência das comorbidades psiquiátricas na esquizofrenia.

vos ao menos uma vez durante a fase inicial da doença. Esse dado revela que, pelo menos na fase inicial, os sintomas de humor podem ser mais do que "experiências comórbidas".[1] Essa é uma situação desafiadora na clínica, em razão da dificuldade em distinguir sintomas de humor de sintomas negativos, e que se apresenta como uma sobreposição complexa e ainda pouco compreendida no nível fenomenológico.[2]

Além dessa alta porcentagem, a prevalência de transtornos depressivos diagnosticados na esquizofrenia chega a cerca de 40% nesses indivíduos; no entanto, o estágio da doença (crônica/inicial) e o estado (agudo/pós-psicótico) demonstram ter influência sobre essa porcentagem, variando consideravelmente. No episódio agudo, a prevalência chega a 60%, enquanto no pós-psicótico a prevalência de depressão moderada a grave varia entre 20% na esquizofrenia crônica e 50% após o tratamento do primeiro episódio.[2]

Em geral, os sintomas depressivos são divididos em três subtipos: sintomas depressivos relacionados a fatores orgânicos; sintomas depressivos não associados a episódios psicóticos; e depressão não orgânica associada ao episódio psicótico.[3]

A depressão maior aparece com frequência como comorbidade da esquizofrenia e pode ser vista em diferentes fases da doença: na fase prodrômica ao primeiro episódio psicótico; em uma frequente reação depressiva causada pela percepção do paciente acerca da gravidade de seu adoecimento; e no próprio curso da esquizofrenia, como episódio depressivo sobreposto, chamado de depressão pós-psicose.[3] Na relação esquizofrenia-depressão, alguns autores[3] afirmam que os sintomas iniciais da doença refletem um núcleo psicopatológico comum para os estágios iniciais de ambas. Nesse sentido, observou-se que o pico da experiência depressiva em pacientes com esquizofrenia coincide com o pico da psicose.[3]

Previamente, estudos apontavam que a presença de transtornos de humor indicava um prognóstico positivo, mas estudos recentes apontam o oposto, demonstrando que tais comorbidades preveem um pior prognóstico para a esquizofrenia.[1] Com frequência, pacientes com esquizofrenia e sintomas depressivos apresentam maiores sintomas positivos e negativos (Quadro 14.1). Pacientes com sintomas depressivos e psicóticos tendem a apresentar certa tranquilidade em seu exterior, porém, em seu interior, experienciam delírios, que remetem a uma depressão delirante mascarada.[4]

Dessa forma, quando presentes, os sintomas depressivos agravam o quadro psicótico, contribuem para o isolamento e retraimento social do paciente e ampliam o prejuízo de funções cognitivas, como dificuldades de pensamento e concentração, e intensificam a hipobulia e o risco de suicídio. Todos esses fatores fazem com que o sujeito permaneça ainda mais imerso em si mesmo e em sua doença, indicando um prognóstico desfavorável se a condição não for adequadamente reconhecida e tratada.[5]

Sentimentos de falta de propósito e rejeição costumam aparecer nesses pacientes. Tais sintomas demonstram estar relacionados à diminuição do enfrentamento e ao aumento da experiência psicótica. Tanto os delírios como as alucinações podem causar maior sofrimento psíquico, como, por exemplo, maior sentimento de culpa obsessiva e vitimização, comuns à depressão delirante.[4]

Pacientes com esquizofrenia e depressão apresentam uma probabilidade significativamente maior de reincidência, de insegurança em ambientes públicos, devido a violência, tentativas de suicídio e prisões; apresentam maiores problemas relacionados ao uso de substâncias psicoativas e revelam pior funcionamento mental, dificuldades no convívio familiar e com a adesão ao tratamento medicamentoso. Em fases anteriores à doença, sujeitos classificados como pacientes de risco ultra-alto (em inglês, *ultra high risk* – UHR) para psicose apresentam forte ideação suicida.[2]

Alguns autores apontam três teorias distintas a fim de entender a relação entre esquizofrenia e depressão. A primeira defende que a depressão seria intrínseca à psicose; a segunda percebe a depressão como uma reação psicológica frente ao diagnóstico de psi-

### QUADRO 14.1

**Critérios (CID-10) para depressão pós-esquizofrenia (F20.4)**

| Episódio depressivo eventualmente prolongado que ocorre ao fim de uma afecção esquizofrênica |
|---|
| Apresentar ao menos um ou mais sintomas esquizofrênicos "positivos" ou "negativos" que se apresentam mas não se sobrepõem ao quadro clínico. |

| Sintomas positivos | Sintomas negativos |
|---|---|
| • delírios, ideias delirantes, pensamentos irreais;<br>• alucinações auditivas e visuais;<br>• confusão mental; pensamento e discurso desorganizado;<br>• ansiedade excessiva;<br>• agressividade. | • lentidão psicomotora;<br>• embotamento definido de afeto;<br>• passividade e falta de iniciativa;<br>• pobreza da qualidade ou conteúdo da fala;<br>• comunicação não verbal pobre através de expressão facial, contato visual, modulação da voz ou postura;<br>• desempenho social e autocuidado deficientes. |

| Apresentar maior risco de suicídio. |
|---|
| Os critérios gerais para esquizofrenia (F20.0 – F20.3) devem ter sido preenchidos em algum momento anteriormente, mas não são preenchidos no presente. |
| Se os sintomas esquizofrênicos ainda são aparentes e proeminentes, deve-se manter o diagnóstico da forma clínica apropriada da esquizofrenia. |

Fonte: Adaptado de World Health Organization.[6]

cose, que estaria inter-relacionada a preocupações com *status* social e familiar; e, como terceira hipótese, apresenta-se a depressão como consequência de traumas associados à infância do indivíduo e a psicose como o seguimento de um processo mórbido.[2]

Em relação ao tratamento, a depressão comórbida pode ser tratável com o uso de antidepressivos adjuvantes (inibidores seletivos da recaptação da serotonina – ISRSs), como a depressão psicótica, indicando-se também psicoterapia para colaborar na adesão ao tratamento e avaliar risco e tentativas de suicídio.[4]

## TRANSTORNOS DE ANSIEDADE

A relação entre ansiedade e psicose não vem sendo discutida de forma tão ampla pela literatura, se comparada com outros temas, como a relação entre psicose e os transtornos do humor. Estudos indicam que certos fatores ambientais podem estar relacionados ao desenvolvimento de transtornos ansiosos na esquizofrenia. Conflitos familiares e expressões exacerbadas de emoções resultantes de relacionamentos estressantes podem suceder em manifestações mais acentuadas de ansiedade e psicose em pacientes com esquizofrenia, além de causar um aumento significativo nos sintomas positivos e psicóticos.[7,8]

Atualmente, a prevalência de sintomas ansiosos em pacientes com esquizofrenia chega a 65%. Essa alta coocorrência, como resultado, acarreta um impacto negativo no curso e prognóstico da esquizofrenia. No entanto, muitos sintomas ansiosos e transtornos ansiosos não são percebidos/diagnosticados, o que se reflete na falta de tratamento destes. Assim, faz-se necessário destacar a importância de mais estudos que possam facilitar a distinção e o tratamento de sintomas e transtornos de ansiedade.[9]

### Transtorno de ansiedade social

O transtorno de ansiedade social (TAS) é caracterizado pela intensa preocupação do indivíduo com a opinião dos outros. Essa preocupação frequentemente produz um comportamento evitativo e um desinvestimento gradual nas relações sociais.

A ansiedade social está entre as cinco comorbidades mais frequentes na esquizofrenia. Pesquisas apontam que sintomas da ansiedade social são muito comuns nos pacientes com esquizofrenia, e cerca de 17% deles são também diagnosticados com TAS.[10]

Achados demonstram que o diagnóstico prévio de TAS é também um fator de risco para a esquizofrenia precoce. O TAS pré-mórbido à esquizofrenia demonstra grande influência no início e no prognóstico dessa condição.[11] Além de modificar as manifestações sintomáticas, por exemplo, o indivíduo tende a apresentar uma preocupação maior de que outros estejam ouvindo seus pensamentos e outras ideias de referência.[4]

A esquizofrenia associada ao TAS tende a aumentar a prevalência de tentativas de suicídio, baixa autoestima, funcionamento social prejudicado e baixa qualidade de vida.[11] O TAS comórbido com a esquizofrenia aparece também como decorrente de um fator de estigmatização social, pois, ao "classificar" tais indivíduos como estranhos ou perigosos, faz o sujeito passar a evitar situações sociais e de possíveis humilhações frequentemente.[4]

Devido à baixa autoestima, pacientes com esquizofrenia e TAS apresentam uma maior autorreferência. Os delírios paranoicos, em sua maioria, costumam estar associados a temores de observação por autoridades como FBI, CIA, alienígenas e figuras religiosas.[12]

É comum que o estado resultante da reclusão social a fim de evitar situações angustiantes provoque uma dificuldade de distinção diagnóstica entre o TAS e os transtornos do espectro da esquizofrenia, especialmente os transtornos da personalidade do *cluster* A. Para a distinção entre esses diagnósticos, os clínicos em geral utilizam o critério do interesse nas relações sociais, que está presente no TAS, enquanto a indiferença afetiva é característica dos transtornos do espectro da esquizofrenia. Entretanto, embora esse critério permita uma adequada diferenciação na maioria dos casos, em algumas situações clínicas observa-se uma interpenetração desses transtornos.

Diversos estudos se dedicaram a identificar sintomas de ansiedade social em pacientes com esquizofrenia. Entre os estudos mais recentes, Lysaker e colaboradores[13] identificaram que os sintomas negativos e a autoestima são fatores preditores da ansiedade social na esquizofrenia. Outro estudo[11] coordenado por Lysaker constatou que maior intensidade da paranoia está associada com ansiedade social mais intensa, o que parece decorrente de uma melhor *performance* da teoria da mente (capacidade de perceber o outro e o próprio estado mental) desses pacientes. Diante de tais achados, o critério das relações sociais e da importância afetiva dessas relações para o indivíduo fica fragilizado. A fragilização decorre da grande variabilidade de indiferença afetiva observada na esquizofrenia, que é ainda maior caso se levem em consideração os indivíduos com transtornos da personalidade do *cluster* A ou pacientes psicóticos com grande preservação afetiva, como é o caso daqueles com transtorno delirante. Essa indiferença afetiva pode não ocorrer ou mesmo estar inversamente exacerbada, sobretudo se o paciente é capaz de perceber suas limitações cognitivas, afetivas e sociais.

Conforme evidenciado por Martin e Penn[14] em uma amostra da comunidade, a intensidade da ideação paranoide está associada a maiores níveis de ansiedade social, evitação, apreensão com a avaliação, auto-observação e baixa autoestima. Uma relação interessante entre ansiedade e psicose foi observada por Freeman e Fowler.[15]

Esses autores evidenciaram que uma história de trauma influencia a intensidade dos pensamentos persecutórios pela via da geração de ansiedade e que a ansiedade também é responsável pela relação entre o uso de substâncias e a paranoia. Essa interpenetração entre ansiedade social e psicose ocorre, do ponto de vista psicopatológico, por diferentes processos.[16]

O primeiro é dependente da maior habilidade ou inabilidade do indivíduo de questionar a impressão de ser criticado pelo outro. Essa habilidade pode levar a dois polos sintomáticos:

1. Quanto maior a capacidade do indivíduo de reconhecer que uma ideia é exagerada, mais essa vivência se aproxima de uma preocupação ansiosa como uma obsessão. Essa manifestação está de acordo com uma apresentação sintomática observada na literatura, que é a "síndrome de referência olfatória". Ela é caracterizada por pensamentos de que o indivíduo exala um odor fétido, embora o próprio paciente não sinta esse odor. Os acometidos por essa síndrome tendem a imaginar que o odor exalado por eles é percebido pelas pessoas, o que leva ao isolamento social e a comportamentos compulsivos, como tomar inúmeros banhos por dia e lavar repetidamente as próprias roupas. Por tais motivos, essa síndrome é considerada como parte do espectro obsessivo-compulsivo.

2. Quanto menor o *insight*, maior a crença de que a ideia é real e, portanto, mais a experiência se assemelha ao delírio de referência. Por exemplo, um paciente gradualmente desenvolve a convicção de que é criticado pelos vizinhos, na medida em que a exposição repetida a tal situação reforça esse sentimento. Mais tarde, quando esse mesmo paciente se torna capaz de criticar o pensamento, adquirindo *insight*, ele passa a ser capaz de considerar a ideia como absurda ou exagerada.

Uma segunda possibilidade seria a função de perpetuação do estressor desempenhada pelo TAS, o que tornaria os indivíduos mais sujeitos a apresentar transtornos mentais mais graves, como o transtorno delirante persistente. Michail e Birchwood[17] também identificaram essa hipótese ao observarem que pacientes psicóticos com TAS apresentavam sentimentos mais vívidos de que "alguém os poderia ferir ou prejudicar" (45% *versus* 11,6%) quando comparados com pacientes psicóticos sem o TAS.

A terceira explicação é a possibilidade de o TAS ser causado por uma alteração primária do pensamento (autorreferência psicótica) em alguns casos, no lugar de uma alteração afetiva (insegurança ansiosa), o que levaria da mesma forma a uma intensa preocupação com a opinião dos outros. Diante de manifestações subsindrômicas, a diferenciação clínica dessas condições etiológicas seria particularmente difícil. Porém, não seria incoerente pensar que, em razão da autorreferência, as relações interpessoais causariam preocupação e desconforto, levando o indivíduo a desenvolver uma personalidade evitativa. Tal possibilidade está de acordo com a apresentada por Michail e Bischwood,[17] que afirmam que "[...] ansiedade social e pensamento persecutório se desenvolvem juntos nas fases iniciais da psicose e seguem um curso comum".

Considerando a primeira explicação para a interpenetração entre ansiedade social e psicose, também observada na relação entre obsessão e psicose, é preciso notar que o elemento que dá ao indivíduo a capacidade de ter mais ou menos *insight* sobre se a vivência é decorrente de elementos internos ou de eventos externos é justamente a capacidade de individuação, de separação entre o eu e o mundo.

### Transtorno de pânico

Estima-se que entre 7,1 e 47,5% dos indivíduos diagnosticados com esquizofrenia apresentem em algum momento crises de pânico e que até 35% dos pacientes preencham os critérios diagnósticos para transtorno de pânico.[18,19] Segundo Veras e colaboradores,[4] a esquizofrenia comórbida ao pânico está associada a um perfil cognitivo menos comprometido. Portanto, os autores sugerem que indivíduos com maior comprometimento cognitivo podem apresentar menor capacidade para relatar sintomas de pânico, criando um viés de subidentificação, de modo que a prevalência de crises e transtorno de pânico nesses pacientes possa ser significativamente maior.

Essa manifestação ansiosa está relacionada com o início da doença, na fase prodrômica da esquizofrenia, quando predominam sintomas ansiosos, somáticos e cognitivos vagos.[20-24] A ocorrência de pânico, após estabelecido o curso da doença, estaria relacionada à existência de ansiedade paroxística concomitante com alucinações auditivas e ideias delirantes.[23] Uma metanálise identificou uma prevalência média de 9,8% de coocorrência do transtorno de pânico na população com esquizofrenia estabelecida,[25] enquanto na população geral essa prevalência é de 1,2%.[26] Uma relação adicional interessante é o aumento do risco de acometimento pelo transtorno de pânico em parentes de primeiro grau de pacientes com esquizofrenia.[21]

Atualmente, alguns estudos tentam caracterizar um subtipo de apresentação psicótica denominada *panic-psychosis subtype*. Kahn e colaboradores[20] descreveram inicialmente pacientes com esquizofrenia que também apresentam o transtorno de pânico, com predominância de sintomas positivos,[19,27,28] em quem os sintomas ansiosos e psicóticos respondem ao uso de alprazolam,[25] que apresentam crises de pânico desencadeadas pelo dióxido de carbono ($CO_2$) a 35%[29] e têm um perfil cognitivo diferenciado.[15] Entre os aspectos clínicos mais relevantes desses pacientes, estão a ocorrência paroxística de crises de pânico acompanhadas pelo início abrupto de alucinações auditivas ou de ideias delirantes, a maior ocorrência de sintomas positivos em pacientes com *panic-psychosis subtype* e uma maior preservação cognitiva e da consciência de morbidade.

Em 2007, Ulas e colaboradores[27] utilizaram apenas a Positive and Negative Syndrome Scale (PANSS) e observaram uma maior intensidade dos sintomas positivos entre os pacientes com esquizofrenia com crises de pânico, e, em 2010,[30] uma diferença não significativa na intensidade dos sintomas positivos em um grupo semelhante. Higuchi e colaboradores,[31] também não tendo encontrado relação entre crises de pânico e os sintomas positivos da PANSS, se utilizaram apenas de uma análise quantitativa. Os autores que chegaram mais próximos de uma análise qualitativa, ainda que utilizando a PANSS, foram Lysaker e Salyers.[28] Tais autores encontraram uma correlação positiva entre alucinações e sintomas de pânico (0,27), de ansiedade social (0,29) e preocupações amedrontadoras (0,25), além de uma maior ocorrência de alucinações no grupo de pacientes com esquizofrenia com ansiedade grave. Contudo, o tipo de alucinação não foi especificado, nem a qualidade dos demais sintomas psicóticos, como delírio. Outros autores, ainda que não se utilizando de grupos de comparação e com amostras pequenas, observaram a relação entre alucinações auditivas e crises de pânico.[23,29] A relação entre a qualidade dos delírios e crises de pânico foi observada apenas em um relato de caso, por Bermanzohn e colaboradores.[32] Nesse caso, o paciente apresentava percepções delirantes, que estão incluídas entre os sintomas schneiderianos de primeira ordem, e um delírio de que teria seus órgãos sexuais cortados, vivenciando, assim, uma ameaça à integridade corporal. Bayle e colaboradores,[19] apesar de não especificarem os delírios e alucinações observados, identificaram em uma amostra de 40 pacientes a ocorrência de crises de pânico em 19 destes; em sete indivíduos os ataques eram espontâneos, e nos outros 12 casos eram desencadeados pelos sintomas positivos, distinguindo, assim, duas situações clínicas. Neste último estudo, também não se avaliou a qualidade dos sintomas psicóticos.

Em relação ao tratamento, Veras e colaboradores[4] apontam que o uso de clonazepam adjuvante para o transtorno de pânico comórbido tem apresentado bons resultados e consideram a psicoterapia essencial para manter a adesão ao tratamento, especialmente quando o sujeito começa a sentir uma melhora clínica.

## TRANSTORNO OBSESSIVO-COMPULSIVO

Os fenômenos obsessivo-compulsivos na esquizofrenia têm recebido uma maior atenção nos últimos anos. Westphal[33] apresentou em 1878 a hipótese de o transtorno obsessivo-compulsivo (TOC) ser uma variante ou um pródromo da esquizofrenia. Bleuler[34] relatava que alguns pacientes que sofrem de sintomas obsessivos crônicos eram, de fato, portadores de esquizofrenia. Já Stengel[35] criou a hipótese de uma possível interação entre as manifestações obsessivo-compulsivas neuróticas e reações psicóticas durante o curso da doença como uma parte dos mecanismos de defesa adaptativos. Estudos mais recentes, no entanto, apontam que pacientes com esquizofrenia associada ao TOC apresentam funcionamento mais pobre, bem como maiores prejuízos neuropsiquiátricos do que pacientes com esquizofrenia sem TOC.[36-40]

Os sintomas obsessivo-compulsivos em pacientes com esquizofrenia podem assumir variadas apresentações clínicas, como temor de contaminação, delírios e alucinações de caráter sexual, religioso, agressivo ou somático, com ou sem compulsões acompanhadas. As obsessões em geral são de difícil identificação em pacientes com esquizofrenia, pois muitas vezes se confundem com sintomas psicóticos, como os delírios. Pacientes com obsessões reconhecem tais pensamentos como provenientes de sua própria mente e, assim, conseguem, de certa forma, resistir a eles. Porém, na psicose, o *insight* está frequentemente comprometido, e muitos não conseguem fazer tal distinção, necessitando-se de um aprofundamento na investigação desses casos.

A ocorrência de TOC em pacientes com esquizofrenia tem se mostrado presente em 10 a 64% desses indivíduos.[41] Os sintomas obsessivo-compulsivos demonstram ser mais frequentes em sujeitos do sexo masculino, ter início insidioso e longa duração, como uma psicose atenuada, sendo mais associados com sintomas negativos intensos, assim como com vivências de depressão e tentativas de suicídio. Sharma e Reddy[41] apontam que o TOC ou os sintomas obsessivo-compulsivos tendem a se manifestar em sujeitos com alto risco de psicose (UHR) durante o estado psicótico prodrômico, no primeiro episódio de esquizofrenia, durante o curso da esquizofrenia crônica e/ou ainda após o tratamento com antipsicóticos atípicos.

A etiologia do TOC como comorbidade na esquizofrenia ainda não é totalmente compreendida. Assim, diferentes teorias foram propostas a fim de explicar o porquê dessa alta porcentagem de comorbidade entre os transtornos. Evidências clínicas e neurobiológicas sugerem que a apresentação simultânea de esquizofrenia e TOC representa uma entidade clínica distinta, caracterizando-se como um subgrupo que muitos pesquisadores chamam de "esquizo-TOC" ou "esquizofrenia obsessivo-compulsiva".[42] O termo "transtorno esquizo-obsessivo" tem sido usado em diversos artigos, devido às diferentes características clínicas de pacientes com esquizofrenia e TOC. Alguns estudos sugerem que a presença de TOC na esquizofrenia acarreta pior prognóstico da doença, sintomas psicóticos mais elevados e maior comprometimento social.[43] Entretanto, devido à complexidade dessa ocorrência, é possível encontrar divergências nos resultados obtidos em diversos experimentos. Alguns estudos apontam uma maior gravidade nos sintomas negativos,[43,44] enquanto outros descrevem menor ou nenhuma diferença,[45,46] o que remete à necessidade de maior aprofundamento e discussão dessa relação.

Ainda não é possível afirmar que o diagnóstico de TOC representa um risco de desenvolvimento futuro de psicose; todavia, estudos apontam que o TOC pode aumentar as chances disso. Meier e colaboradores[47] sugerem em seus estudos que o diagnóstico prévio de TOC foi associado ao maior risco de desenvolvimento de esquizofrenia e transtornos do espectro da esquizofrenia posteriormente. Demonstram ainda que o risco elevado também é identificado em filhos de pais com TOC.

Pacientes com esquizofrenia e TOC tendem a apresentar início dos sintomas psicóticos mais precocemente, o que está relacionado a sintomas clínicos mais graves e pior prognóstico na esquizofrenia.[43] Para o tratamento da esquizofrenia com TOC, ou "transtorno esquizo-obsessivo", deve ser considerado o uso de doses mais elevadas de ISRSs, em associação com antipsicóticos que não apresentem a evidência de terem agravado as obsessões, embora os benefícios da medicação possam aparecer apenas após alguns meses.[4]

## DEPENDÊNCIA DE ÁLCOOL E OUTRAS DROGAS

O abuso de álcool e outras drogas é uma das coocorrências mais frequentes entre pacientes que apresentam seu primeiro episódio de psicose, com uma prevalência que varia entre 25 e 60%.[48] Ou seja, estima-se que quase metade dos pacientes portadores de esquizofrenia apresentem dependência de alguma substância. O estudo Epidemiologic Catchment Area (ECA) observou em uma amostra comunitária prevalência de 47% para transtornos decorrentes do uso de substâncias entre pacientes com esquizofrenia. Entre as substâncias mais comumente causadoras de dependência, em primeiro lugar aparece o álcool, com uma prevalência de 38%, seguido pela cocaína e pela maconha.[49] Entre pacientes com esquizofrenia em ambientes de tratamento, essa comorbidade é ainda mais significativa, podendo chegar a uma prevalência de 80%.[50] Se forem levadas em consideração substâncias como a cafeína e o tabaco, a prevalência de abuso de substâncias chega a até 90%.[51]

Mauri aponta que pacientes com esquizofrenia em comorbidade com abuso de substâncias tendem a apresentar recidivas mais frequentes, aumento de sintomas positivos e depressão, maior comprometimento cognitivo e baixa resposta ao tratamento.[48] Em sua maioria, os pacientes que apresentam a comorbidade de dependência de substâncias são homens jovens que iniciaram o abuso antes do surgimento da esquizofrenia, que apresentavam um nível melhor de funcionamento antes da doença, mas cuja esquizofrenia começou mais precocemente.[52] Tal perfil está relacionado com o papel das drogas, incluindo a maconha, em estágios precoces do neurodesenvolvimento, sobre o início de quadros psicóticos crônicos. O efeito da *Cannabis* é causador de sintomas psicóticos,[53] e a exposição precoce a essa substância pode antecipar o início do acometimento pela esquizofrenia em indivíduos suscetíveis.[53,54] As demais drogas, como o álcool, a cocaína e seus derivados, como o *crack*, sendo causadores de sintomatologia psicótica e de dano neurológico, são também potenciais despertadores de esquizofrenia em um aparelho psíquico muitas vezes já fragilizado, o que se reflete pela ocorrência dos sintomas depressivos e ansiosos, que com frequência antecedem o surgimento dos sintomas positivos e negativos e que favorecem o abuso e dependência de substâncias. Em resumo, o paciente se insere em um ciclo patológico, uma vez que, antes do início do quadro esquizofrênico, apresenta sintomas menores que favorecem o abuso de substâncias e o desenvolvimento de uma dependência propicia o surgimento da psicose. Em seguida, o início da psicose aumenta ainda mais a gravidade dos sintomas, como a depressão, e perpetua as dependências.

Durante o curso da esquizofrenia, o abuso de substâncias psicoativas piora significativamente o prognóstico da doença, estando relacionado com maior número de recorrências e de internações psiquiátricas, maior disfunção sócio-ocupacional e maior risco de suicídio.[54] A piora do curso da esquizofrenia se dá por uma ação direta das substâncias sobre os sintomas dessa psicose, mas também por uma interação de tais substâncias com os fármacos utilizados com um fim terapêutico, como antipsicóticos e antidepressivos. Nesse caso, mesmo drogas com um menor potencial de modificação comportamental, como a cafeína e o tabaco, são relevantes, visto que atuam na farmacocinética dos psicotrópicos, ocasionando menor absorção e maior metabolização, via estimulação do complexo do citocromo P450. Além de tais influências, a adesão à medicação também fica significativamente mais comprometida entre pacientes com a comorbidade da dependência de álcool e outras drogas, uma vez que a consciência de morbidade fica ainda mais prejudicada e que se ampliam os efeitos colaterais de longo prazo dos antipsicóticos, como a discinesia tardia.

Para os pacientes com esquizofrenia e dependência de substância, deve-se abandonar o raciocínio clínico hierárquico, que tende a ver a dependência como uma consequência da desorganização ou ineficácia do tratamento para esquizofrenia. A estratégia de tratamento deve incluir ambas as condições, inserindo o paciente, ainda que portador de um transtorno mental maior, em estratégias intensivas de intervenção sobre dependências. No formato brasileiro de assistência, o paciente deverá se utilizar dos recursos gerenciados pelos Centros de Atenção Psicossocial para álcool e outras drogas (CAPS-ad), assim como de grupos de apoio mútuo e acompanhamento médico integrado, pela maior chance de apresentar doenças físicas.

## CONSIDERAÇÕES FINAIS

Considerar as comorbidades psiquiátricas na esquizofrenia demanda do clínico um aprofundamento na investigação psicopatológica, que não deve se restringir ao reconhecimento de sintomas positivos e negativos. A importância de tal investigação se deve ao papel habitualmente agravador das comorbidades psiquiátricas na intensidade e evolução clínicas. Tal papel pode influenciar de forma decisiva na estabilização da doença. Mais claramente, o abuso de substâncias, mas também as comorbidades depressivas e ansiosas, costumam atuar como forças propulsoras, empurrando o paciente suscetível para a esquizofrenia e, posteriormente, para uma evolução com persistência de sintomas positivos e negativos e progressivo declínio sócio-ocupacional.

Dessa forma, parece fundamental inserir no tratamento uma estratégia também para as comorbidades identificadas, a fim de interromper grande parte dos agentes patológicos da esquizofrenia e, assim, impedir a evolução de uma condição que não se apresenta como um simples estado estático (existente ou inexistente), mas como uma condição crônica, progressiva e degenerativa.

## REFERÊNCIAS

1. Zhou C, Kong D, Zhu X, Wu W, Xue R, Li G, et al. Rethinking schizophrenia and depression comorbidity as one psychiatric disorder entity: evidence from mouse model. Front Neurosci. 2020;14:115.
2. Upthegrove R, Marwaha S, Birchwood M. Depression and schizophrenia: cause, consequence, or trans-diagnostic issue? Schizophr Bull. 2017;43(2):240-4.
3. Buckley PF, Miller BJ, Lehrer DS, Castle DJ. Psychiatric comorbidities and schizofrenia. Schizofr Bull. 2009;35(2):383-402.
4. Veras A, Cougo S, Meira F, Peixoto C, Barros J, Nardi AE, et al. Schizophrenia dissection by five anxiety and depressive subtype comorbidities: clinical implications and evolutionary perspective. Psychiatry Res. 2017;257:172-8.
5. Koreen AR, Siris SG, Chakos M. Depression in first-episode schizophrenia. Am J Psychiatry. 1993;150(11):1643-8.
6. World Health Organization. Classificação de transtornos mentais e de comportamentos da CID-10: descrições clínicas e diretrizes diagnósticas. Porto Alegre: Artes Médicas; 1993.
7. Glynn SM, Randolph ET, Eth S, Paz GG, Leong GB, Shaner AL, et al. Patient psychopathology and expressed emotion in schizophrenia. Br J Psychiatry. 1990;157:877-80.
8. Braga RJ, Reynolds GP, Siris SG. Anxiety comorbidity in schizophrenia. Psychiatry Res. 2013;210(1):1-7
9. Temmingh H, Stein DJ. Anxiety in patients with schizophrenia: epidemiology and management. CNS Drugs. 2015;29(10):819-32.
10. Dernovšek MZ, Šprah L. Comorbid anxiety in patients with psychosis. Psychiatria Danubina. 2009;21(Suppl. 1):43-50.
11. Lysaker PH, Salvatore G, Grant ML, Procacci M, Olesek KL, Buck KD, et al. Deficits in theory of mind and social anxiety as independent paths to paranoid features in schizophrenia. Schizophr Res. 2010;124(1-3):81-5.
12. Kahn JP. Angst: origins of anxiety and depression. Oxford: Oxford University; 2013.
13. Lysaker PH, Yanos PT, Outcalt J, Roe D. Association of stigma, self-esteem, and symptoms with concurrent and prospective assessment of social anxiety in schizophrenia. Clin Schizophr Relat Psychoses. 2010; 4(1):41-8.
14. Martin JA, Penn DL. Social cognition and subclinical paranoid ideation. Br J Clin Psychol. 2001; 40(Pt 3):261-5.
15. Freeman D, Fowler D. Routes to psychotic symptoms: trauma, anxiety and psychosislike experiences. Psychiatry Res. 2009;169(2):107-12.
16. Veras AB, do-Nascimento JS, Rodrigues RL, Guimarães ACA, Nardi AE. Psychotic symptoms in social anxiety disorder patients: report of three cases. Int Arch Med. 2011;4:12-6.
17. Michail M, Birchwood M. Social anxiety disorder in first-episode psychosis: incidence, phenomenology and relationship with paranoia. Br J Psychiatry. 2009;195(3):234-41.
18. Goodwin R, Amador XF, Malaspina D, Yale SA, Goetz RR, Gorman JM. Anxiety and substance use co-morbidity among inpatients with schizophrenia. Schizophr. Res. 2003;61(1):89-95.
19. Bayle FJ, Krebs MO, Epelbaum C, Levy D, Hardy P. Clinical features of panic attacks in schizophrenia. Eur Psychiatry. 2001;16(6):349-53.
20. Kahn JP, Puertollano MA, Schane MD, Klein DF. Adjunctive alprazolam for schizophrenia with panic anxiety: clinical observation and pathogenetic implications. Am J Psychiatry. 1988;145(6):742-4.
21. Heun R, Maier W. Relation of schizophrenia and panic disorder: evidence from a controlled family study. Am J Med Genet.;60(2):127-32.
22. Hofmann SG. Relationship between panic and schizophrenia. Depress Anxiety. 1999;9(3):101-6.
23. Kahn JP, Meyers JR. Treatment of comorbid panic disorder and schizophrenia: evidence for a panic psychosis. Psychiatric Annals. 2000;30(1): 29-33.
24. Craig T, Hwang MY, Bromet EJ. Obsessive–compulsive and panic symptoms in patients with first-admission psychosis. Am J Psychiatry. 2002;59:592-800.
25. Achim AM, Maziade M, Raymond E, Olivier D, Merette C, Roy MA. How prevalent are anxiety disorders in schizophrenia? A meta-analysis and critical review on a significant association. Schizophr Bull. 2011;37(4):811-21.
26. Somers JM, Goldner EM, Waraich P, Hsu L. Prevalence and incidence studies of anxiety disorders: a systematic review of the literature. Can J Psychiatry. 2006;51(2):100-13.
27. Ulas H, Alptekin K, Akdede BB, Tumuklu M, Akvardar Y, Kitis A, et al. Panic symptoms in schizophrenia: comorbidity and clinical correlates. Psychiatry Clin Neurosci. 2007;61(6):678-80.
28. Lysaker PH, Salyers MP. Anxiety symptoms in schizophrenia spectrum disorders: associations with social function, positive and negative symptoms, hope and trauma history. Acta Psychiatr Scand. 2007;116(4):290-8.
29. Savitz AJ, Kahn TE, McGovern KE, Kahn JP. Carbon dioxide induction of panic anxiety in schizophrenia with auditory hallucinations. Psychiatry Res. 2011;189(1):38-42.

30. Ulas H, Polat S, Akdede BB, Alptekin K. Impact of panic attacks on quality of life among patients with schizophrenia. Prog Neuropsychopharmacol Biol Psychiatry. 2010;34(7):1300-5.
32. Higuchi H, Kamata M, Yoshimoto M, Shimisu T, Hishikawa Y. Panic attacks in patients with chronic schizophrenia: a complication of long-term neuroleptic treatment. Psychiatry Clin Neurosci. 1999;53(1):91-4.
32. Bermanzohn PC, Arlow PB, Albert C, Siris SG. Relationship of panic attacks to paranoia. Am J Psychiatry. 1999;156(9):1469.
33. Westphal K. Ueber zwangsvorstellungen. Archiv Psychiatric Nervenkrankheiten. 1878;8:734-50.
34. Bleuler E. Dementia praecox or the group of schizophrenias. New York: International University Press; 1956.
35. Stengel E. A study on some clinical aspects of the relationship between obsessional neurosis and psychotic reaction types. J Ment Sci. 1945;91(383):166-84.
36. Berman I, Kalinowski A, Berman SM, Lengua J, Green AI. Obsessive and compulsive symptoms in chronic schizophrenia. Compr Psychiatry. 1995;36(1):6-10.
37. Fenton WS, McGlashan TH. The prognostic significance of obsessive-compulsive symptoms in schizophrenia. Am J Psychiatry.1986; 143(4):437-41.
38. Hwang MY, Hollander E. Schizophrenia with obsessive-compulsive features: clinical and neuropsychological study. In: Annual Meeting of the American College of Neuropsychopharmacology. San Juan; 1992.
39. Hwang MY, Kim S-W, Yum SY, Opler LA. Management of schizophrenia with obsessive-compulsive disorder. Psychiatr Clin North Am. 2009;32(4):835-51.
40. Samuels J, Nestadt G, Wolyniec P, Adler L, Liang KY, Pulver AK. Obsessive-compulsive symptoms in schizophrenia. Schizophr Res 1993;9:139.
41. Sharma LP, Reddy YCJ. Obsessive-compulsive disorder comorbid with schizophrenia and bipolar disorder. Indian J Psychiatry. 2019;61(Suppl 1):S140-8.
42. Poyurovsky M, Hramenkov S, Isakov V, Rauchverger B, Modai I, Schneidman M. Obsessive–compulsive disorder in hospitalized patients with chronic schizophrenia. Psychiatry Res. 2001;102(1):49-57.
43. Kokurcan A, Nazlı ŞB. Clinical correlates of obsessive-compulsive disorder comorbidity in patients with schizophrenia. Indian J Psychiatry. 2020;62(1):51-8.
44. Tonna M, Ottoni R, Affaticati A, Ferrari L, Monici A, Ossola P, et al. The impact of obsessive dimension on symptoms and functioning in schizophrenia. Psychiatry Res. 2015;230(2):581-4.
45. de Haan L, Sterk B, Wouters L, Linszen DH. The 5-year course of obsessive-compulsive symptoms and obsessive-compulsive disorder in first--episode schizophrenia and related disorders. Schizophr Bull. 2013;39(1):151-60.
46. Tibbo P, Kroetsch M, Chue P, Warneke L. Obsessive-compulsive disorder in schizophrenia. J Psychiatr Res. 2000;34:139-46.
47. Meier SM, Petersen L, Pedersen MG, Arendt MC, Nielsen PR, Mattheisen M, et al. Obsessive--compulsive disorder as a risk factor for schizophrenia: a nationwide study. JAMA Psychiatry. 2014;71(11):1215-21.
48. Mauri MC, Di Pace C, Reggiori A, Paletta S, Colasanti A. Primary psychosis with comorbid drug abuse and drug-induced psychosis: diagnostic and clinical evolution at follow up. Asian J Psychiatr. 2017;29:117-22.
49. Regier DA, Farmer ME, Rae DS, Locke BZ, Keith SJ, Judd LL, et al. Comorbidity of mental disorders with alcohol and other drug abuse. Results from the Epidemiologic Catchment Area (ECA) Study. JAMA. 1990;264(19): 2511-8.
50. Hwang PC, Bermanzohn PC. Schizophrenia and comorbid conditions: diagnosis and treatment. Washington: American Psychiatric Press; 2005.
51. Ziedonis DM. Comorbid psychopathology and cocaine addiction. In: Kosten TR, Kleber HD, editors. Clinician's guide to cocaine addiction. New York: Guilford; 1992. p. 337-60.
52. Arendt M, Rosenberg R, Foldager L, Perto G, Munk-Jørgensen P. Cannabis-induced psychosis and subsequent schizophrenia-spectrum disorders: follow-up study of 535 incident cases. Br J Psychiatry. 2005;187:510-5.
53. Large M, Sharma S, Compton MT, Slade T, Nielssen O. Cannabis use and earlier onset of psychosis: a systematic meta-analysis. Arch Gen Psychiatry. 2011;68(6):555-61.
54. Wesermayer JW. Schizophrenia and drug abuse. In: Tasman A, Riba MB, editors. American Psychiatric Press Review of Psychiatry. Edited by Washington: American Psychiatric Press; 1992. p. 379-401.

# 15

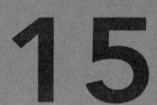

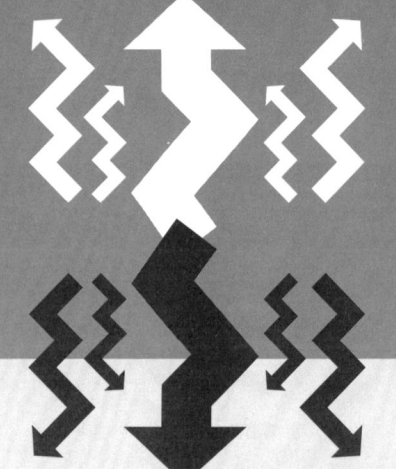

## Tratamentos biológicos não farmacológicos para esquizofrenia

Sergio Eduardo de Carvalho Machado

## INTRODUÇÃO

A esquizofrenia é um transtorno psiquiátrico grave, com consequências funcionais evidentes, em que uma porcentagem significativa dos pacientes apresenta sintomas crônicos e problemas psiquiátricos intermitentes.[1] Trata-se de uma das principais doenças causadoras de incapacidade no mundo,[2] gerando elevados custos para a sociedade e afetando a vida de pacientes e familiares.[3] Estudos epidemiológicos indicam que o risco de desenvolver esquizofrenia ao longo da vida ronda os 0,7%,[4] e sua incidência é superior nos homens, em comparação com as mulheres (razão de 1,4:1).[5]

A esquizofrenia implica uma perda de contato com a realidade e inclui delírios, alucinações ou outras distorções da realidade; sintomas negativos,[6] relacionados com o empobrecimento ou perda de várias funções afetivas e volitivas, como, por exemplo, anedonia (incapacidade de sentir prazer), apatia (falta de interesse), alogia (pobreza no discurso), avolição (falta de iniciativa), abulia (falta de motivação), isolamento social, entre outros; e sintomas cognitivos,[7] caracterizados por alterações em diversas funções mentais, como memória, funcionamento executivo, atenção, velocidade de processamento, cognição social, entre outras. Além de perdas nesses três domínios principais, os pacientes com esquizofrenia podem apresentar ainda desorganização do discurso e do comportamento, sintomas depressivos e ideação suicida, sintomas neuromotores, ansiedade, alterações neurológicas sutis, anomalias físicas discretas, bem como variadas comorbidades médicas e psiquiátricas.[8]

A esquizofrenia se manifesta gradualmente ao longo da vida, iniciando seu curso em uma fase pré-mórbida durante a infância, quando são observados os primeiros sinais, como atraso no desenvolvimento motor e da linguagem, fraco desempenho escolar,[9] déficits cognitivos, problemas na fala[10] e dificuldades na interação e relações sociais.[11] Durante a adolescência se dá a fase prodrômica, em que podem ser observados vários sintomas psicóticos e não psicóticos atenuados.[12] Esse processo culmina no primeiro surto psicótico, que ocorre geralmente entre os 17 e 25 anos e é caracterizado por sintomatologia positiva florida.[13] Após o primeiro surto, a evolução da doença varia substancialmente,[6] sendo frequente os pacientes experienciarem episódios psicóticos recorrentes ao longo da vida,[14] devido a fatores como eventos estressantes,[15] não adesão à medicação[16] ou consumo de substâncias psicoativas.[17] Durante esse período de recorrência sintomática, os pacientes podem vivenciar um processo de deterioração funcional até atingirem a fase de estabilização, mantendo o seu nível de funcionamento e sintomas residuais.[14]

## FORMAS DE TRATAMENTO

Considerando a complexidade e a heterogeneidade dos pacientes com esquizofrenia, verifica-se que seu tratamento deverá ser concretizado a partir de uma abordagem sistemática e interdisciplinar, combinando tratamento farmacológico com intervenções psicoterapêuticas e psicossociais (Figura 15.1).[18] Em termos farmacológicos, a alternativa de referência para o tratamento agudo e crônico de pacientes com esquizofrenia é a medicação antipsicótica. Atualmente existem inúmeros fármacos que partilham como principal mecanismo de atuação a capacidade de bloquear um subtipo específico de receptores de dopamina (D2).[19] Esse mecanismo antagonista dos receptores D2 possibilita a redução da atividade dopaminérgica na via mesolímbica, atenuando os sintomas psicóticos e prevenindo recaídas.[20] Contudo, além de esses fármacos serem bastante ineficazes na redução dos sintomas negativos e cognitivos,[21] uma porcentagem expressiva dos pacientes não apresenta uma resposta significativa ao tratamento.[22] Os antipsicóticos estão ainda associados a múltiplos efeitos adversos, incluindo sintomas neuromotores e efeitos cardiometabólicos (ganho de peso, hiperlipidemia).[23] A alta incidência de efeitos adversos dificulta a adesão dos pacientes ao tratamento, por isso o uso de fármacos injetáveis de longa duração tem sido a alternativa para contornar essa realidade.[24]

Devido aos efeitos limitados da abordagem farmacológica, outras opções de intervenção são fundamentais na recuperação dos pacientes com esquizofrenia. Várias revisões têm também destacado a eficácia da recuperação

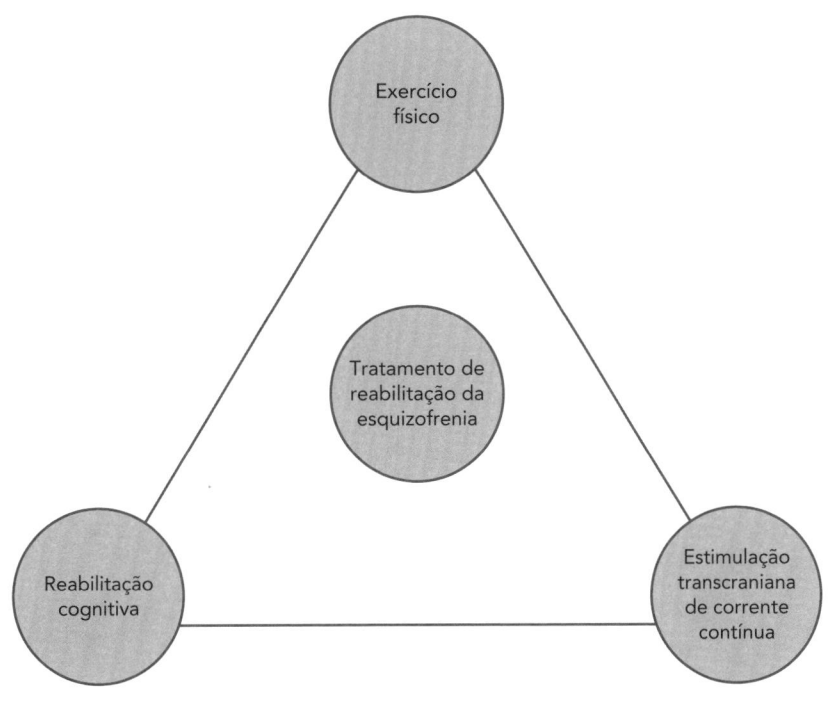

**Figura 15.1**
Alternativas de tratamento e reabilitação para pacientes com esquizofrenia.

cognitiva na reabilitação dos déficits neurocognitivos e de cognição social desses pacientes,[25] o que induz também processos neuroplásticos em regiões cerebrais tipicamente afetadas pelo curso da doença.[26] Por sua vez, a estimulação transcraniana de corrente contínua (ETCC) também proporciona melhora no funcionamento cognitivo dos pacientes.[27]

Além da sintomatologia típica, pacientes com esquizofrenia apresentam risco elevado de desenvolver uma série de comorbidades cardiovasculares e metabólicas.[28] Assim, na última década, verificou-se um forte investimento no desenho de programas destinados à promoção de estilos de vida saudáveis, com especial enfoque na prática de exercícios físicos. Este capítulo visa descrever o panorama atual da evidência sobre os efeitos do exercício físico, da reabilitação cognitiva e da ETCC em indicadores de saúde física e mental de pacientes com esquizofrenia.

## Exercício físico

Dada a complexidade da esquizofrenia, os benefícios do exercício físico poderão ser multidimensionais, abrangendo os diversos domínios afetados pela doença. Assim, serão descritos e analisados os efeitos do exercício não apenas na redução da sintomatologia psiquiátrica, mas também na melhoria do desempenho cognitivo e da aptidão física, bem como do funcionamento na vida diária e da qualidade de vida. Pretende-se ainda debater os principais desafios na prescrição e promoção da adesão ao exercício desses pacientes, e quais as principais questões de investigação a serem exploradas na próxima década.

### Efeitos do exercício na sintomatologia psiquiátrica de pacientes com esquizofrenia

Uma metanálise recente concluiu que os efeitos do exercício físico na sintomatologia psiquiátrica de pacientes com esquizofrenia parecem ser dependentes da intensidade do exercício praticado.[29] Segundo os resultados dessa revisão, o exercício de intensidade moderada a alta possibilita melhoras não somente na sintomatologia global, mas também nos domínios específicos dos sintomas positivos e negativos. Os autores destacam ainda o fato de o exercício aeróbico ser, possivelmente, a alternativa mais eficaz para a redução da sintomatologia em pacientes com esquizofrenia.

Em um dos primeiros estudos a analisar os efeitos de um protocolo de exercício aeróbico em pacientes com esquizofrenia, verificou-se que, após 10 semanas de treinamento (3 x 25 min/semana), os participantes do grupo experimental apresentaram melhoria no score de qualidade de vida e diminuição dos sintomas positivos e negativos em cerca de 40%.[30] Apesar de esse estudo não descrever detalhadamente as características do seu protocolo, outros autores têm explorado várias modalidades e intensidades de treinamento. Existe evidência da eficácia de um protocolo de exercício aeróbico de 10 semanas usando a esteira (3 x 30 min/semana) na redução da sintomatologia psiquiátrica de pacientes com esquizofrenia.[31] Ainda, nesse protocolo, a intensidade do treinamento foi definida individualmente com base na frequência cardíaca alvo ajustada para a idade. Já o grupo de Pajonk e colaboradores[32] verificou que um protocolo de exercício aeróbico em grupo usando bicicletas estáticas, com duração de 12 semanas (3 x 30 min/semana) e com intensidade baseada na concentração sanguínea de lactato reduziu significativamente a sintomatologia psiquiátrica em comparação a um grupo-controle ativo. Importa ainda destacar o protocolo de Scheewe e colaboradores,[33] que combinou treino de força e exercício aeróbico de intensidade moderada a alta (45 a 75% da frequência cardíaca de reserva). Após 24 semanas de treinamento (2 x 60 min/semana) os participantes do grupo de exercício apresentaram reduções significativas dos sintomas psicóticos (-20,7%) e do índice de depressão (-36,6%) em comparação ao grupo-controle. Por fim, apesar da maior parte dos estudos recrutarem majoritariamente pacientes ambulatoriais, um estudo recente avaliou o impacto de um programa de exercício com duração de três meses (3 x 120 min/semana) em pacientes hospitalizados, verificando uma redução dos sintomas negativos em cerca de 30%.[34]

Assim, existe bastante evidência de que a prescrição de exercício físico para pacientes com esquizofrenia pode ser útil na redução da sintomatologia tipicamente psicótica e benéfica para outras variáveis associadas à saúde mental dos pacientes. Além disso, apesar de a modalidade de treinamento ser aparentemente irrelevante para esse desfecho, as mudanças ao nível da sintomatologia são apenas verificadas quando a intensidade de exercício é moderada ou alta.

## Efeitos do exercício no funcionamento cognitivo de pacientes com esquizofrenia

Várias revisões da literatura têm descrito os benefícios do exercício físico no funcionamento cognitivo de sujeitos saudáveis e de pacientes com transtorno psiquiátrico. Recentemente, uma metanálise dos efeitos do exercício aeróbico em pacientes com esquizofrenia destacou os resultados sobre memória de trabalho, atenção e cognição social,[35] mas ao longo do tempo vários estudos têm destacado efeitos em diversos domínios cognitivos tipicamente afetados nessa população. Um dos primeiros estudos que avaliou o impacto do exercício aeróbico no desempenho cognitivo de pacientes com esquizofrenia relatou melhorias em várias funções cognitivas, nomeadamente memória de curto prazo, memória de trabalho e aprendizagem verbal.[36] Mais recentemente, Kimhy e colaboradores[37] usaram um protocolo com a duração de 12 semanas (3 x 60 min/semana) com intensidade moderada a elevada e verificaram melhorias acentuadas (cerca de 15%) no funcionamento cognitivo global de pacientes crônicos. Já o estudo de Pajonk e colaboradores[32] mencionado na seção anterior verificou que os participantes do grupo de exercício aumentaram em 34% o seu desempenho em tarefas de memória verbal de curto prazo, além de apresentarem um aumento significativo no volume do hipocampo, uma região cerebral amplamente envolvida nos mecanismos da memória. Por fim, apesar de a maior parte dos estudos com pacientes com esquizofrenia usar o exercício aeróbico como a tipologia predileta, Strassnig e colaboradores[38] exploraram os efeitos de um protocolo bissemanal, com dois meses de duração, de treino de força em circuito de alta velocidade. Além do esperado aumento dos níveis de força nos principais grupos musculares, os participantes apresentaram melhorias surpreendentemente significativas no funcionamento cognitivo global e no nível da memória de trabalho e velocidade de processamento.

Mais recentemente, vários autores têm estudado a hipótese de o exercício físico potencializar os efeitos da reabilitação cognitiva em pacientes com esquizofrenia. O exercício poderá induzir no cérebro um estado de prontidão neuroplástica que permita potencializar os efeitos da reabilitação cognitiva nos déficits apresentados pelos pacientes.[39] Oertel-Knochel e colaboradores[39] verificaram os efeitos de um protocolo de 12 sessões de reabilitação cognitiva combinado com 135 minutos semanais de exercício aeróbico de intensidade moderada (60 a 70% da frequência cardíaca máxima – FCmáx.), observando melhorias nos domínios de memória de trabalho em comparação ao grupo-controle. Já o grupo de Manu e colaboradores[40] combinou as duas intervenções de forma diferente: os participantes completaram um protocolo de exercício aeróbico de intensidade moderada a alta com 12 semanas de duração (3 x 30 min/semana). A partir da sexta semana, os pacientes realizaram também duas sessões semanais de treino cognitivo computadorizado. Após o período de treinamento, os participantes apresentaram melhoras significativas na memória verbal de curto e longo prazos e flexibilidade cognitiva, associadas à redução dos déficits de funcionamento global e social. Por fim, destaca-se ainda um estudo desenvolvido com pacientes de primeiro surto psicótico em que os autores utilizaram um protocolo de 10 semanas de exercício aeróbico (150 minutos por semana a 60 a 80% da FCmáx.) em combinação com quatro horas semanais de treino cognitivo.[41] Em comparação com o grupo de treino cognitivo, apenas os pacientes do grupo combinado apresentaram melhorias significativas do funcionamento cognitivo global, com especial destaque para os domínios da cognição social, memória de trabalho, velocidade de processamento e atenção.

Em conclusão, o papel do exercício físico na redução dos déficits cognitivos experienciados por pacientes com esquizofrenia é cada vez mais evidente. Além disso, estudos recentes demonstram o potencial da combinação do treino cognitivo e exercício físico, pelo que a sua utilização na fase inicial da doença poderá ser extremamente útil para atenuar a deterioração funcional associada ao declínio cognitivo. Os mecanismos neurobiológicos pelos quais o exercício poderá promover o desempenho cognitivo de pacientes com esquizofrenia são ainda incertos, mas vários autores têm defendido o papel dos fatores neurotróficos, que são agentes fundamentais para os mecanismos de neuroplasticidade.[41] Assim, o aumento da produção de neurotrofinas induzido pelo exercício poderá facilitar processos neuroplásticos, especialmente em regiões cerebrais subjacentes à aprendizagem e funções cognitivas afetadas.[39]

### Efeitos do exercício na aptidão e saúde física de pacientes com esquizofrenia

Pacientes com esquizofrenia apresentam baixos níveis de aptidão física em comparação à população em geral, destacando-se especialmente as alterações da composição corporal (excesso de peso, obesidade)[40] e a reduzida capacidade cardiorrespiratória.[41] Essas alterações são explicadas pela interação entre processos endógenos relacionados com a doença,[42] fatores externos, tais como efeitos adversos da medicação,[43] e comportamentos de risco apresentados por esses pacientes, incluindo sedentarismo, tabagismo e hábitos inadequados de alimentação.[44] Essa constelação de fatores explica, em grande parte, o risco elevado de esses pacientes desenvolverem doenças cardiovasculares e metabólicas, a sua reduzida expectativa média de vida (10 a 20 anos inferior),[45] bem como suas elevadas taxas de mortalidade e morbidade em comparação à população em geral.[46] Assim, na última década, pesquisadores de todo o mundo têm desenvolvido programas de exercício físico que visam se contrapor e/ou atenuar as consequências dos fatores supramencionados.

O peso corporal ou índice de massa corporal (IMC) têm sido os desfechos mais utilizados para verificar o impacto do exercício físico na saúde metabólica dos pacientes com esquizofrenia. Contudo, uma metanálise recente relatou que o exercício não reduz significativamente o IMC de pacientes com esquizofrenia.[29] Existem estudos que não encontraram alterações significativas no peso corporal ou no IMC após os pacientes concluírem algum tipo de protocolo de exercício físico, visto que esse resultado é transversal para diversos tipos de treinamento, incluindo exercício aeróbico em grupo,[30] de alta intensidade,[47] treinamento intervalado,[48] treinamento de força[49] e treinamento combinado.[50] O único estudo que descreveu redução significativa do IMC após um período de exercício físico utilizou um programa de treinamento de futebol com duração de 12 semanas (2 x 120 min/semana).[51] Os autores verificaram uma redução significativa do IMC (-4,6%), enquanto o grupo-controle aumentou o peso. Tendo em conta a natureza multifatorial do ganho de peso na esquizofrenia, pode-se inferir que a mudança nesse desfecho dependerá igualmente da combinação de várias intervenções. Um exemplo disso é o programa multimodal desenvolvido por Takahashi e colaboradores,[52] que, durante três meses, combinou sessões de educação nutricional, aconselhamento sobre efeitos de medicação e exercício de diferentes modalidades (aeróbico, alongamentos e basquetebol), permitindo uma redução significativa do IMC nos participantes do grupo.

Outro domínio frequentemente avaliado em estudos envolvendo exercício físico para pacientes com esquizofrenia é a aptidão cardiorrespiratória. Ao contrário do IMC ou do peso, essa variável aparenta ser claramente modificável em pacientes com esquizofrenia por meio do exercício aeróbico. Estima-se que o aumento do volume de oxigênio ($VO_2$) máximo ou $VO_2$ pico estimado pós-exercício nessa população ronde os 2,87 mL/kg/min, valor extremamente relevante em termos clínicos para a redução do risco de doença cardiovascular.[53] Embora o componente aeróbico pareça determinante nos resultados cardiorrespiratórios em pacientes com esquizofrenia, é possível verificar várias nuances na modalidade e no tipo de exercício utilizados pelos pesquisadores. Por exemplo, Heggelund e colaboradores[47] utilizaram um protocolo de oito semanas (3 x 25 min/semana) de treinamento aeróbico intervalado de alta intensidade em esteira, alternando quatro períodos de 4 minutos de exercício de alta intensidade (85 a 95% FC pico) com períodos de 3 minutos de descanso ativo (70% FC pico). Os autores verificaram um aumento de 12% do $VO_2$ pico no grupo de exercício, enquanto os pacientes do grupo-controle que completaram sessões com jogos de vídeo não apresentaram qualquer alteração. Já com o protocolo de Kimhy e colaboradores,[37] os participantes completaram 12 semanas de exercício aeróbico (3 x 60 min/semana) utilizando diversos equipamentos tradicionais (esteira, bicicleta estática, elíptico), bem como jogos virtuais de exercício (p. ex., Xbox Kinect). A intensidade do treinamento foi mantida entre 60 e 75% da FCmáx., e no final da intervenção os pacientes treinados apresentaram um aumento significativo do $VO_2$ pico (18%), enquanto o grupo-controle apresentou uma pequena redução. Por fim, destaca-se ainda o estudo de Scheewe e colaboradores[33] previamente descrito, que, após os seis meses de treinamento combinado de força e exercício aeróbico, verificou um ligeiro aumento do $VO_2$ pico no grupo de exercício, enquanto o grupo-controle apresentou deterioração.

Em suma, a redução do peso ou IMC por meio do exercício em pacientes com esquizofrenia mostra-se extremamente difícil, já que o aumento de peso após o tratamento farmacológico parece inevitável.[54] Contudo, o exercício físico aeróbico pode ser usado como veículo para melhorar a aptidão cardiorrespiratória, reduzindo concomitantemente a morbidade e a mortalidade prematura desses pacientes. Existem, então, vários argumentos que reforçam a aptidão cardiorrespiratória como um desfecho mais realista e clinicamente significativo para pacientes com esquizofrenia: 1) existe cada vez maior destaque para a importância da aptidão cardiorrespiratória como preditor da morbidade cardiovascular;[55] 2) a aptidão cardiorrespiratória é claramente modificável pela prática de exercício físico em pacientes com esquizofrenia;[53] e 3) pacientes com esquizofrenia com nível superior de aptidão cardiorrespiratória apresentam menos dificuldades físicas na realização de atividades da vida diária (subir escadas, carregar compras, deslocar-se, etc.).[54]

## Reabilitação cognitiva

Nesta seção, serão descritos e analisados os efeitos da reabilitação cognitiva na melhoria do desempenho cognitivo. A reabilitação cognitiva tem como meta a intervenção sobre os déficits cognitivos (p. ex., de atenção, memória, função executiva, cognição social) usando os princípios científicos de aprendizagem com o objetivo final de melhorar os resultados funcionais.[56] No entanto, embora o objetivo final da reabilitação cognitiva seja a melhora funcional, ela também visa reduzir os déficits cognitivos detectados por testes padronizados.[56]

Várias metanálises descreveram efeitos significativos de reabilitação cognitiva no desempenho cognitivo de pacientes com esquizofrenia.[57-59] Uma dessas metanálises constatou efeito variando de pequeno a moderado da reabilitação cognitiva imediatamente após a intervenção e nas avaliações de acompanhamento desses pacientes.[60] Além disso, existem evidências que apoiam os efeitos da reabilitação cognitiva na cognição social, com efeitos positivos significativos sobre a teoria da mente e os déficits de percepção emocional.[25]

Outros estudos mostraram uma relação do fator neurotrófico cerebral (BDNF, do inglês *brain-derived neurotrophic factor*), biomarcador responsável por alterações neuroplásticas, com a reabilitação cognitiva em pacientes com esquizofrenia. Vinogradov e colaboradores[61] e Adcock e colaboradores[62] aplicaram um programa de treinamento auditivo computadorizado de 10 semanas a 56 pacientes com esquizofrenia crônica e encontraram melhorias na memória de trabalho verbal, verbal imediata, aprendizagem e memória verbal. Mais importante, houve aumento significativo dos níveis de BDNF em comparação com o grupo-controle. Não houve relação significativa entre o aumento do BDNF e a melhora dos escores cognitivos, embora uma associação positiva significativa com melhor qualidade de vida tenha sido relatada. Outro estudo subsequente da mesma equipe com uma amostra ampliada forneceu evidências de melhora cognitiva e aumento do BDNF após a intervenção. A análise de tamanho de efeito mostrou efeitos moderados do treinamento cognitivo. Os níveis de BDNF, desde a 2ª semana, permaneceram em torno da mesma magnitude até o final da intervenção.[63]

Em suma, a reabilitação cognitiva é um método relevante para o tratamento da esquizofrenia, trazendo melhorias para o funcionamento cognitivo dos pacientes.

## Estimulação transcraniana de corrente contínua

Nesta seção, serão descritos e analisados os efeitos da ETCC, não apenas na redução da sintomatologia psiquiátrica, mas também na melhora do desempenho cognitivo.

A ETCC consiste em um estímulo elétrico não invasivo que promove mudanças no potencial de repouso da membrana neuronal.[64] Essas alterações podem promover excitação, despolarização tônica do potencial de repouso da membrana (estímulo anódico), ou inibição cortical, por hiperpolarização do potencial de repouso da membrana (estímulo catódico),[64] influindo no nível de excitabilidade cortical.[65] O campo elétrico emitido pela ETCC chega ao cérebro o suficiente para modular a taxa de disparo das células neuronais isoladas, sem, no entanto, agir sobre os neurônios. Esse efeito modulador da ETCC é capaz de modificar os potenciais de membrana de repouso dos neurônios, influenciando o nível de excitabilidade cortical.[64,65]

A ETCC tem uma história substancial, mas foi submetida mais recentemente a uma intensa avaliação para ser usada como uma ferramenta para modular os sintomas e funções cognitivas de transtornos psiquiátricos.[65] A ETCC tem um grande potencial como tratamento, devido a seu baixo custo, portabilidade, segurança e facilidade de uso em comparação com outros métodos de neuromodulação.[64] Efeitos colaterais, como prurido, sensação de queimação ou dor de cabeça, são comuns, mas geralmente, leves e sem impacto a longo prazo.[64,65]

### Efeitos da ETCC nos sintomas psiquiátricos

As evidências do uso de ETCC nas alucinações auditivas são variadas, com alguns achados positivos. No estudo de Mondino e colaboradores,[66] foi observado um efeito da ETCC catódica (ETCC-c) na junção temporo-parietal esquerda com o eletrodo referência colocado sobre o córtex pré-frontal dorsolateral (CPFDL) nas alucinações verbais auditivas após sessões de estimulação duas vezes ao dia por 20 minutos a 2 mA. Já Woods e colaboradores[67] não conseguiram replicar o achado, possivelmente devido ao procedimento (estimulação uma vez ao dia *versus* duas vezes). O número de estímulos por dia é mais um exemplo de um parâmetro experimental potencialmente relevante, cujo *status* teórico é incerto, mas que requer um olhar mais aprofundado. Corroborando os achados de Woods e colaboradores,[67] Kennedy e colaboradores[68] analisaram 143 pacientes em cinco estudos de alucinações auditivas. Oitenta pacientes foram tratados com ETCC a 2 mA, e 63 pacientes foram tratados com ETCC-sham (ETCC-s) – simulada (placebo). Os autores concluíram que, devido à grande heterogeneidade (I2 = 77,11%) entre os estudos, não foi possível alcançar um efeito significativo comparando a ETCC ativa com a ETCC-s (g de Hedge = -0,28; p = 0,38).

## Efeitos da ETCC no funcionamento cognitivo

A maioria dos estudos examinaram os efeitos da ETCC em memória, atenção e controle cognitivo dos pacientes com esquizofrenia. Com relação aos estudos sobre memória, vários aplicaram a ETCC anódica (ETCC-a) sobre o CPFDL esquerdo com o eletrodo referência colocado sobre o córtex orbitofrontal direito (COF). Outros estudos implementaram protocolos de várias sessões (de 10 a 40). Efeitos comportamentais foram encontrados para diferentes parâmetros de estimulação (variando entre 1 e 2 mA). Os estudos de Impey e colaboradores[69] e Schwippel e colaboradores[70] encontraram efeitos comportamentais (precisão) após ETCC a 2 mA que não foram observados para ETCC a 1 mA. O efeito oposto foi relatado por Papazova e colaboradores[71] e Orlov e colaboradores,[72] que encontraram melhorias na tarefa *n-back* de memória de trabalho (precisão, mas não reação) apenas 24 horas após a ETCC a 2 mA, mas não imediatamente após o tratamento.[73] Além disso, Rassovsky e colaboradores[73] compararam a ETCC-c com a ETCC-a sobre o CPFDL em uma tarefa de memória de trabalho por 20 min a 2 mA e, surpreendentemente, encontraram melhorias na precisão com o uso da ETCC-s ou simulada (falsa) em comparação com a ETCC-a e a ETCC-c.

Outros estudos examinaram e relataram efeitos significativos da ETCC na atenção. Um estudo relatou efeitos significativos empregando a ETCC-a sobre o CPFDL esquerdo.[72] Outros estudos aplicaram a ETCC-a sobre o córtex parietal posterior (CPP) direito, o córtex frontal medial (CFM) e a ETCC-c sobre o córtex temporal (CT) bilateral.[74-76] A ETCC-a sobre o CPFDL esquerdo levou à redução do tempo de reação (TR) durante a condição incongruente da tarefa Stroop.[74] Já três estudos usando protocolos de estimulação semelhantes não puderam confirmar os efeitos sobre a atenção visual,[74] a tarefa Stroop[75] ou o teste de trilha.[76] Já Dunn e colaboradores[77] aplicaram ETCC-a, ETCC-c e ETCC-s a 1 mA bilateralmente sobre o CT. A ETCC-c, mas não a ETCC-a, melhorou significativamente o desempenho na tarefa de correspondência de tons em comparação com a ETCC-s.

Em suma, apesar de alguns resultados positivos do uso de ETCC no tratamento de sintomas psiquiátricos e déficits cognitivos da esquizofrenia, ainda são necessários muitos avanços sobre os parâmetros de tratamento utilizados para que a ETCC seja considerada útil no tratamento de sintomas psiquiátricos e déficits cognitivos.

## CONSIDERAÇÕES FINAIS E RECOMENDAÇÕES

O exercício físico e a reabilitação cognitiva são ferramentas extremamente úteis para pacientes com esquizofrenia, dado que permitem reduzir os sintomas psiquiátricos e déficits cognitivos, contribuindo definitivamente para a melhor qualidade de vida desses pacientes. Já com relação à ETCC, ainda são necessários maiores esforços no entendimento dos parâmetros de tratamento para que esta seja considerada uma ferramenta útil no tratamento de sintomas psiquiátricos e déficits cognitivos.

## REFERÊNCIAS

1. Harvey PD, Strassnig M. Predicting the severity of everyday functional disability in people with schizophrenia: cognitive deficits, functional capacity, symptoms, and health status. World Psychiatry. 2012;11(2):73-9.
2. Whiteford HA, Degenhardt L, Rehm J, Baxter AJ, Ferrari AJ, Erskine HE, et al. Global burden of disease attributable to mental and subs-

tance use disorders: findings from the Global Burden of Disease Study 2010. Lancet. 2013;382(9904):1575-86.
3. Chong HY, Teoh SL, Wu DBC, Kotirum S, Chiou CF, Chaiyakunapruk N. Global economic burden of schizophrenia: a systematic review. Neuropsychiatr Dis Treat. 2016;12:357-73.
4. McGrath J, Saha S, Chant D, Welham J. Schizophrenia: a concise overview of incidence, prevalence, and mortality. Epidemiol Rev. 2008;30:67-76.
5. McGrath J, Saha S, Welham J, Saadi OE, MacCauley C, Chat D. A systematic review of the incidence of schizophrenia: the distribution of rates and the influence of sex, urbanicity, migrant status and methodology. BMC Med. 2004;2:13.
6. Silveira C, Marques-Teixeira J, de Bastos-Leite AJ. More than one century of schizophrenia: an evolving perspective. J Nerv Ment Dis. 2012;200(12):1054-7.
7. Owen MJ, Sawa A, Mortensen PB. Schizophrenia. Lancet. 2016;388(10039):86-97.
8. Nasrallah H, Tandon R, Keshavan M. Beyond the facts in schizophrenia: closing the gaps in diagnosis, pathophysiology, and treatment. Epidemiol Psychiatr Sci. 2011;20(4):317-27.
9. Welham J, Isohanni M, Jones P, McGrath J. The antecedents of schizophrenia: a review of birth cohort studies. Schizophr Bull. 2009;35(3):603-23.
10. Welham J, Scott J, Williams GM, Najman JM, Bor W, O'Callaghan M, et al. The antecedents of non-affective psychosis in a birth-cohort, with a focus on measures related to cognitive ability, attentional dysfunction and speech problems. Acta Psychiatr Scand. 2010;121(4):273-9.
11. Tarbox SI, Pogue-Geile MF. Development of social functioning in preschizophrenia children and adolescents: a systematic review. Psychol Bull. 2008;134(4):561-83.
12. McGorry PD, Nelson B, Goldstone S, Yung AR. Clinical staging: a heuristic and practical strategy for new research and better health and social outcomes for psychotic and related mood disorders. Can J Psychiatry. 2010;55(8):486-97.
13. Weiden PJ, Buckley PF, Grody M. Understanding and treating "first-episode" schizophrenia. Psychiatr Clin North Am. 2007;30(3):481-510.
14. Harrison G, Hopper K, Craig T, Laska E, Siegel C, Wanderling J, et al. Recovery from psychotic illness: a 15- and 25-year international follow-up study. Br J Psychiatry. 2001;178:506-17.
15. Corcoran C, Walker E, Huot R, Mittal V, Tessner K, Kestler L, et al. The stress cascade and schizophrenia: etiology and onset. Schizophr Bull. 2003;29(4):671-92.
16. Fatemi SH, Folsom TD. The neurodevelopmental hypothesis of schizophrenia, revisited. Schizophr Bull. 2009;35(3):528-48.
17. Ameller A, Gorwood P. Attributable risk of co-morbid substance use disorder in poor observance to pharmacological treatment and the occurrence of relapse in schizophrenia. Encephale. 2015;41(2):174-83.
18. Tandon R, Nasrallah HA, Keshavan MS. Schizophrenia, "just the facts" 5. Treatment and prevention. Past, present, and future. Schizophr Res. 2010;122(1-3):1-23.
19. Miyamoto S, Miyake N, Jarskog LF, Fleischhacker WW, Lieberman JA. Pharmacological treatment of schizophrenia: a critical review of the pharmacology and clinical effects of current and future therapeutic agents. Mol Psychiatry. 2012;17(12):1206-27.
20. Leucht S, Cipriani A, Spineli L, Mavridis D, Orey D, Richter F, et al. Comparative efficacy and tolerability of 15 antipsychotic drugs in schizophrenia: a multiple-treatments meta-analysis. Lancet. 2013; 382(9896):951-62.
21. Nielsen RE, Levander S, Kjaersdam Telléus G, Jensen SOW, Østergaard Christensen T, Leucht S. Second-generation antipsychotic effect on cognition in patients with schizophrenia--a meta-analysis of randomized clinical trials. Acta Psychiatr Scand. 2015;131(3):185-96.
22. Conley RR, Kelly DL. Management of treatment resistance in schizophrenia. Biol Psychiatry. 2001;50(11):898-911.
23. Newcomer JW, Haupt DW. The metabolic effects of antipsychotic medications. Can J Psychiatry. 2006;51(8):480-91.
24. Lafeuille MH, Dean J, Carter V, Duh MS, Fastenau J, Dirani R, et al. Systematic review of long-acting injectables versus oral atypical antipsychotics on hospitalization in schizophrenia. Curr Med Res Opin. 2014;30(8):1643-55.
25. Kurtz MM, Gagen E, Rocha NBF, Machado S, Penn DL. Comprehensive treatments for social cognitive deficits in schizophrenia: a critical review and effect-size analysis of controlled studies. Clin Psychol Rev. 2016;43:80-9.
26. Campos C, Santos S, Gagen E, Machado S, Rocha S, Kurtz MM, et al. Neuroplastic changes following social cognition training in schizophrenia: a systematic review. Neuropsychol Rev. 2016;26(3):310-28.
27. Chase HW, Boudewyn MA, Carter CS, Phillips ML. Transcranial direct current stimulation: a roadmap for research, from mechanism of action to clinical implementation. Mol Psychiatry., 2020;25(2):397-407.
28. Fan Z, Wu Y, Shen J, Ji T, Zhan R. Schizophrenia and the risk of cardiovascular diseases: a meta-analysis of thirteen cohort studies. J Psychiatr Res. 2013;47(11):1549-56.
29. Firth J, Cotter J, Elliott R, French P, Yung AR. A systematic review and meta-analysis of exercise

interventions in schizophrenia patients. Psychol Med. 2015;45(7):1343-61.
30. Acil AA, Dogan S, Dogan O. The effects of physical exercises to mental state and quality of life in patients with schizophrenia. J Psychiatr Ment Health Nurs. 2008;15(10):808-15.
31. Beebe LH, Tian L, Morris N, Goodwin A, Allen SS, Kuldau J. Effects of exercise on mental and physical health parameters of persons with schizophrenia. Issues Ment Health Nurs. 2005; 26(6):661-76.
32. Pajonk FG, Wobrock T, Gruber O, Scherk A, Berner D, Kaizl I, et al. Hippocampal plasticity in response to exercise in schizophrenia. Arch Gen Psychiatry 2010;67(2):133-43.
33. Scheewe TW, Backx FJG, Takken T, Jorg F, van Strater ACP, Kroes AG, et al. Exercise therapy improves mental and physical health in schizophrenia: a randomised controlled trial. Acta Psychiatr Scand. 2013;127(6):464-73.
34. Gholipour A, Abolghasemi Sh, Gholinia K, Taheri S. Token reinforcement therapeutic approach is more effective than exercise for controlling negative symptoms of schizophrenic patients: a randomized controlled trial. Int J Prev Med. 2012;3(7):466-70.
35. Firth J, Stubbs B, Rosenbaum S, Vancampfort D, Malchow B, Schuch F, et al. Aerobic exercise improves cognitive functioning in people with schizophrenia: a systematic review and meta-analysis. Schizophr Bull. 2016;43(3):546-56.
36. Zwick S, Brunnauer A, Laux G. Effects of aerobic endurance training on neurocognitive function in schizophrenic patients. Proceedings of the 18th European Congress of Psychiatry; 2010. Munich; 2010.
37. Kimhy D, Vakhrusheva J, Bartels MN, Armstrong HF, Ballon JS, Khan S, et al. The impact of aerobic exercise on brain-derived neurotrophic factor and neurocognition in individuals with schizophrenia: a single-blind, randomized clinical trial. Schizophr Bull. 2015;41(4):859-68.
38. Strassnig MT, Signorile JF, Potiaumpai M, Romero MA, Gonzalez C, Czaja S, et al. High velocity circuit resistance training improves cognition, psychiatric symptoms and neuromuscular performance in overweight outpatients with severe mental illness. Psychiatry Res. 2015;229(1-2):295-301.
39. Oertel-Knöchel V, Mehler P, Thiel C, Steinbrecher K, Malchow B, Tesky V, et al. Effects of aerobic exercise on cognitive performance and individual psychopathology in depressive and schizophrenia patients. Eur Arch Psychiatry Clin Neurosci. 2014;264(7):589-604.
40. Manu P, Dima L, Shulman M, Vancampfort D, De Hert M, Correll CU, et al. Weight gain and obesity in schizophrenia: epidemiology, pathobiology, and management. Acta Psychiatr Scand. 2015;132(2):97-108.
41. Vancampfort D, Rosenbaum S, Schuch F, Ward PB, Richards J, Mugisha J, et al. Cardiorespiratory fitness in severe mental illness: a systematic review and meta-analysis. Sports Med. 2017;47(2):343-52.
42. Andreassen OA, Djurovic S, Thompson WK, Schork AJ, Kendler KS, O'Donovan MC, et al. Improved detection of common variants associated with schizophrenia by leveraging pleiotropy with cardiovascular-disease risk factors. Am J Hum Genet. 2013;92(2):197-209.
43. Wu SI, Kao KL, Chen SC, Juang JJ, Lin CJ, Fang CK, et al. Antipsychotic exposure prior to acute myocardial infarction in patients with serious mental illness. Acta Psychiatr Scand. 2015;131(3):213-22.
44. Vancampfort D, Knapen J, Probst M, van Winkel R, Deckx S, Maurissen K, et al. Considering a frame of reference for physical activity research related to the cardiometabolic risk profile in schizophrenia. Psychiatry Res. 2010;177(3):271-9.
45. Laursen TM, Munk-Olsen T, Vestergaard M. Life expectancy and cardiovascular mortality in persons with schizophrenia. Curr Opin Psychiatry. 2012; 25(2):83-8.
46. Walker ER, McGee RE, Druss BG. Mortality in mental disorders and global disease burden implications: a systematic review and meta-analysis. JAMA Psychiatry. 2015;72(4):334-41.
47. Heggelund J, Nilsberg GE, Hoff J, Morken G, Helgerud J. Effects of high aerobic intensity training in patients with schizophrenia: a controlled trial. Nord J Psychiatry. 2011;65(4):269-75.
48. Abdel-Baki A, Brazzini-Poisson V, Marois F, Letendre E, Karelis AD. Effects of aerobic interval training on metabolic complications and cardiorespiratory fitness in young adults with psychotic disorders: a pilot study. Schizophr Res. 2013;149(1-3):112-5.
49. Heggelund J, Morken G, Helgerud J, Nilsberg GE, Hoff J. Therapeutic effects of maximal strength training on walking efficiency in patients with schizophrenia – a pilot study. BMC Res Notes. 2012;5:344.
50. Marzolini S, Jensen B, Melville P. Feasibility and effects of a group-based resistance and aerobic exercise program for individuals with severe schizophrenia: a multidisciplinary approach. Mental Health and Physical Activity. 2009;2(1):29-36.
51. Battaglia G, Alesi M, Inguglia M, Roccella M, Caramazza G, Bellafiore M, et al. Soccer practice as an add-on treatment in the management of individuals with a diagnosis of schizophrenia. Neuropsychiatr Dis Treat. 2013;9:595-603.

52. Takahashi H, Sassa T, Shibuya T, Kato M, Koeda M, Murai T, et al. Effects of sports participation on psychiatric symptoms and brain activations during sports observation in schizophrenia. Transl Psychiatry. 2012;2(3):e96.
53. Vancampfort D, Rosenbaum S, Ward PB, Stubbs B. Exercise improves cardiorespiratory fitness in people with schizophrenia: a systematic review and meta-analysis. Schizophr Res. 2015;169(1-3):453-7.
54. Bak M, Fransen A, Janssen J, van Os J, Drukker M. Almost all antipsychotics result in weight gain: a meta-analysis. PLoS One. 2014;9(4):e94112.
55. Lee DC, Artero EG, Sui X, Blair SN. Mortality trends in the general population: the importance of cardiorespiratory fitness. J Psychopharmacol. 2010;24(4 Suppl):27-35.
56. Wykes T, Spaulding WD. Thinking about the future cognitive remediation therapy-what works and could we do better? Schizophr Bull. 2011;37(Suppl 2): S80-90.
57. Kurtz MM, Moberg PJ, Gur RC, Gur RE. Approaches to cognitive remediation of neuropsychological deficits in schizophrenia: a review and meta-analysis. Neuropsychol Ver. 2001;11(4):197-210.
58. Grynszpan O, Perbal S, Pelissolo A, Fossati P, Jouvent R, Dubal S, et al. Efficacy and specificity of computer-assisted cognitive remediation in schizophrenia: a meta-analytical study. Psychol Med. 2011;41(1):163-73.
59. McGurk SR, Twamley EW, Sitzer DI, McHugo GJ, Mueser KT. A meta-analysis of cognitive remediation in schizophrenia. Am J Psychiatry. 2007;164(12):1791-802.
60. Wykes T, Huddy V, Cellard C, McGurk SR, Czobor P. A meta-analysis of cognitive remediation for schizophrenia: methodology and effect sizes. Am J Psychiatry. 2011;168(5):472-85.
61. Vinogradov S, Fisher M, Holland C, Shelly W, Wolkowitz O, Mellon SH. Is serum brain-derived neurotrophic factor a biomarker for cognitive enhancement in schizophrenia? Biol Psychiatry. 2009;66(6):549-53.
62. Adcock RA, Dale C, Fisher M, Aldebot S, Genevsky A, Simpson GV, et al. When top-down meets bottom-up: auditory training enhances verbal memory in schizophrenia. Schizophr Bull. 2009;35(6):1132-41.
63. Fisher M, Mellon SH, Wolkowitz O, Vinogradov S. Neuroscience informed auditory training in schizophrenia: a final report of the effects on cognition and serum brain-derived neurotrophic factor. Schizophr Res Cogn. 2016;3:1-7.
64. Nitsche MA, Fricke M, Henschke U, Schlitterlau A, Liebetanz D, Lang N, et al. Pharmacological modulation of cortical excitability shifts induced by transcranial direct current stimulation in humans. J Physiol. 2003;553(1):293-301.
65. Brunoni AR, Nitsche MA, Bolognini N, Bikson M, Wagner T, Merabet L, et al. Clinical research with transcranial direct current stimulation (tDCS): challenges and future directions. Brain Stimul. 2012;5(3):175-95.
66. Mondino M, Jardri R, Suaud-Chagny MF, Saoud M, Poulet E, Brunelin J. Effects of fronto-temporal transcranial direct current stimulation on auditory verbal hallucinations and resting-state functional connectivity of the left temporo-parietal junction in patients with schizophrenia. Schizophrenia bulletin. 2016;42(2):318-26.
67. Woods AJ, Antal A, Bikson M, Boggio PS, Brunoni AR, Celnik P, et al. A technical guide to tDCS, and related non-invasive brain stimulation tools. Clin Neurophysiol. 2016;127(2):1031-48.
68. Kennedy NI, Lee WH, Frangou S. Efficacy of non-invasive brain stimulation on the symptom dimensions of schizophrenia: a meta-analysis of randomized controlled trials. Eur Psychiatry J Assoc Eur Psychiatr. 2018;49:69-77.
69. Impey D, Baddeley A, Nelson R, Labelle A, Knott V. Effects of transcranial direct current stimulation on the auditory mismatch negativity response and working memory performance in schizophrenia: a pilot study. J Neural Transm. 2017;124(11):1489-501.
70. Schwippel T, Papazova I, Strube W, Fallgatter A, Hasan A, Plewnia C. Beneficial effects of anodal transcranial direct current stimulation (tDCS) on spatial working memory in patients with schizophrenia. Eur Neuropsychopharmacol. 2018;28(12):1339-50.
71. Papazova I, Strube W, Becker B, Henning B, Schwippel T, Fallgatter AJ, et al. Improving working memory in schizophrenia: effects of 1 mA and 2 mA transcranial direct current stimulation to the left DLPFC. Schizophr Res. 2018;202:203-9.
72. Orlov ND, Tracy DK, Joyce D, Patel S, Rodzinka-Pasko J, Dolan H, et al. Stimulating cognition in schizophrenia: a controlled pilot study of the effects of prefrontal transcranial direct current stimulation upon memory and learning. Brain Stimul. 2017;10(3):560-6.
73. Rassovsky Y, Dunn W, Wynn JK, Wu AD, Iacoboni M, Hellemann G, et al. Single transcranial direct current stimulation in schizophrenia: randomized, cross-over study of neurocognition, social cognition, ERPs, and side effects. PLoS One. 2018;13(5):e0197023.
74. Gögler N, Papazova I, Oviedo-Salcedo T, Filipova N, Strube W, Funk J, et al. Parameter-based evaluation of attentional impairments in schizophrenia and their modulation by prefrontal

transcranial direct current stimulation. Front Psychiatry. 2017;8:259.
75. Koops S, Blom JD, Bouachmir O, Slot MI, Neggers B, Sommer IE. Treating auditory hallucinations with transcranial direct current stimulation in a double-blind, randomized trial. Schizophr Res. 2018;201:329-36.
76. Chang CC, Kao YC, Chao CY, Chang HA. Enhancement of cognitive insight and higher-order neurocognitive function by fronto-temporal transcranial direct current stimulation (tDCS) in patients with schizophrenia. Schizophr Res. 2019;208:430-8.
77. Dunn W, Rassovsky Y, Wynn J, Wu AD, Iacoboni M, Hellemann G, et al. The effect of bilateral transcranial direct current stimulation on early auditory processing in schizophrenia: a preliminary study. J Neural Transm. 2017;124(9):1145-9.

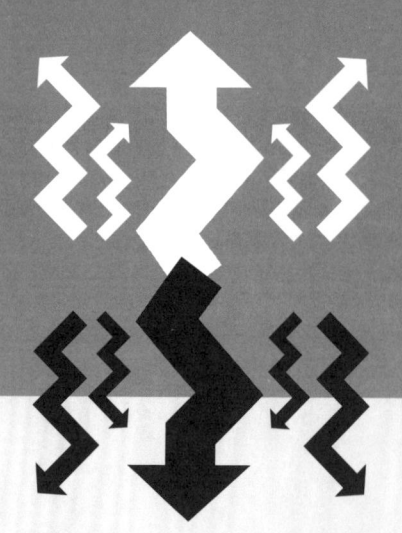

# 16

## Terapia cognitivo-comportamental para esquizofrenia

Arthur Berberian
Patricia L. Becker
Cândida Helena Lopes Alves

## INTRODUÇÃO

A terapia cognitivo-comportamental (TCC) é um tipo de psicoterapia que tem o mais extenso suporte empírico da atualidade.[1] Seu *status* científico ultrapassou, nos últimos anos, o estágio que priorizava a eficácia de protocolos,[2] passando a também enfatizar processos psicoterapêuticos[3,4] e a influência do contexto (cultura, valores pessoais, momento sócio-histórico) nos resultados.[3,5,6] Com efeito, seu sistema de tratamento passou a integrar mais de uma abordagem epistemológica (p. ex., lógica positivista e construtivismo), como conhecimentos das escolas cognitivo-comportamental, humanista, existencial, analítica e até de tradições espirituais.[1,7-9]

Um plano de tratamento poderá, portanto, considerar conhecimentos oriundos de sistemas nomotéticos (protocolos válidos, baseados em nosologia psiquiátrica)[10,11] e idiográficos (formulações personalizadas com foco na natureza idiossincrática das crenças disfuncionais e baseadas em evidências de processos), independentemente da nosologia psiquiátrica.[12-14] Assim, dependendo do contexto e da necessidade individual, um psicoterapeuta poderá considerar o uso de técnicas voltadas para modificação de pensamentos, sentimentos e crenças desadaptativas (p. ex., reestruturação cognitiva, teste de evidências, experimentos comportamentais),[2,10,11] ressignificação da experiência emocional (p. ex., técnicas de imagens mentais),[15] aceitação dos pensamentos e emoções disfuncionais sem a necessidade de modificá-los (p. ex., aceitação e *mindfulness*)[9,12] e, ainda, estruturar objetivos com base em valores de importância subjetiva.[13,14]

As mais influentes diretrizes (*guidelines*) recomendam a TCC como principal forma de tratamento psicológico da esquizofrenia.[16-18] Os objetivos da TCC enfatizam o desenvolvimento de autonomia, autodeterminação e vida de qualidade, não apenas pela estabilidade e ausência de dificuldades, mas, sobretudo, pelos desejos, valores e necessidades do paciente e de seus familiares. Isso se torna possível quando o paciente desenvolve uma postura ativa e persistente em direção à sua própria recuperação, o que, necessariamente, o levará a questionar como lida com sua doença.[13,14]

Este capítulo busca descrever as principais propostas das TCCs para o tratamento da esquizofrenia. Para serem efetivas, tais propostas devem integrar conhecimentos e modelos da neurociência cognitiva,[19,20] entre outros,[10,13,21] em um modelo cognitivo biopsicossocial abrangente.[11,21] O presente capítulo enfatiza o desenvolvimento de um racional necessário para a realização de um plano de tratamento condizente com a complexidade da esquizofrenia.

## SISTEMA NOMOTÉTICO E IDIOGRÁFICO

As pesquisas em psicoterapia são guiadas basicamente por duas perguntas:[7] um tratamento psicoterapêutico realmente funciona (foco em resultados)? Por que um tratamento ou técnica psicoterapêutica promove mudanças?

Embora as perguntas sejam complementares, a primeira tende a usar ensaios clínicos, com protocolos estruturados e sistematizados, sendo seus resultados pautados na variação média de grupos. A segunda, por sua vez, preocupa-se em responder quais são os processos ou ingredientes que compõem as mudanças, e seus métodos tendem a englobar pressupostos teóricos, fenomenológicos, construtivista-interpretativos e análise qualitativa sistemática de dados.[7]

A recomendação da TCC para esquizofrenia é sustentada pelo modelo de pesquisa com foco em resultados.[10,22] Além disso, suas intervenções obedecem à nosologia psiquiátrica, isto é, as intervenções assumem a homogeneidade dos indivíduos que compõem um mesmo grupo – nesse caso, uma classificação diagnóstica.

É preciso manter em mente que a etiologia da esquizofrenia tem diferentes fatores genéticos e neurobiológicos. Sua manifestação clínica é tamanha que foi mais bem organizada em cinco dimensões de sintomas.[23] Seu prognóstico é variado e seu desempenho cognitivo pode variar do próximo ao normal até o comprometimento semelhante ao das demências.[24] Devido à natureza altamente idiossincrática das crenças que embasam muitos dos sintomas positivos, bem como de valores que constituirão o processo de superação (*recovery*), o tratamento da TCC para esquizofrenia também deve recorrer a uma avaliação e planos de tratamento mais individualizados. Nesse sentido, o uso de protocolos válidos e pautados em nosologia psiquiátrica é de extrema relevância. No entanto, também é preciso utilizar sistemas que permitam captar particularidades individuais de cada paciente (sistema idiográfico).[1,3,6,13]

Assim, é preciso considerar processos psicológicos típicos da esquizofrenia, mas também processos transdiagnósticos, como funcionamento cognitivo, regulação emocional, traços de personalidade, ciclos de manutenção de sintomas e história de vida pessoal. Isso se aplica a planos de tratamento que utilizam apenas a TCC tradicional[22] e também a TCC contextual.[1,3]

## MODELO COGNITIVO INTEGRATIVO DA ESQUIZOFRENIA

A esquizofrenia é um transtorno mental grave e evolui a partir de alterações do neurodesenvolvimento.[25] Tais alterações são oriundas de um jogo complexo de interações entre fatores de vulnerabilidade genética, biológica (como a estrutura e o funcionamento cerebrais), psicossociais (características pessoais, condição financeira, rede de suporte e cultura) e ambientais (influência dos pais, parto, exposição a eventos estressores, suporte social).[26] Para que uma proposta psicoterapêutica contemple tais demandas, é necessário um plano que utilize modelos multimodais que integrem os conjuntos de fatores que contribuem, positiva e negativamente, para o desenvolvimento e prognóstico da doença.[27,28] Além disso, é preciso enfatizar a necessidade do papel ativo dos pacientes no seu processo de *recovery*,[16,21] termo que foi adaptado no Brasil como superação.[29,30]

É preciso utilizar um modelo integrativo que ultrapasse a ideia de estabilidade ou ausência de doença e assumir uma concepção sobre promoção contínua de saúde. Por meio da integração de evidências em processos (biológicos, psicossociais e contextuais), é possível integrar os sistemas nomotético e idiográfico, pelo uso flexível de abordagens epistemológicas (p. ex., empirismo positivista, construtivismo), conhecimentos de diferentes escolas filosóficas (p. ex., fenomenologia, existencialismo, hermenêutica baseada no significado do processo individual) e metodologia apropriada (p. ex., desenhos qualitativos, naturalistas, análises com base em significância clínica *versus* significância estatística, *recovery*, resultados baseados em custo-benefício).[1,4,6-8,13]

A seguir serão descritos modelos que integram o modelo cognitivo integrativo da esquizofrenia, uma abordagem biopsicossocial ampla para o tratamento dessa doença.[22]

## Modelo cognitivo simplificado

Inspirado no conceito estoico de que as pessoas não são perturbadas pelos fatos, mas pelos significados atribuídos a eles (Epicteto), o modelo cognitivo sugere que a interpretação fenomenológica dos fatos influencia as respostas emocionais, fisiológicas e comportamentais. O modelo simplificado é descrito aqui para facilitar a compreensão das relações entre ambiente (ou memórias de eventos, alucinações ou ideias delirantes e intrusivas); avaliações cognitivas (interpretação dos fatos ambientais, memórias ou sintomas); respostas emocionais e fisiológicas; e comportamentos.[31]

A Figura 16.1 descreve as relações entre os elementos do modelo e o modo como uma paciente interpreta (avaliação cognitiva) suas alucinações auditivas. Nesse caso, ela acredita que as vozes são mensagens enviadas por seu antigo chefe, que quer desmoralizá-la e humilhá-la. Essa interpretação delirante teve início após sua demissão, 18 anos antes. Na ocasião, a paciente passou a sentir medo e ressentimento. Como estratégia compensatória (comportamento), ela adotava a supressão de pensamentos e/ou sentimentos, a fim de evitar o mal-estar que as "críticas" lhe causavam.

É importante ter em mente que, embora cognições, emoções e comportamentos se-

**Evento:**
dormindo até tarde, a paciente vivencia uma alucinação auditiva: "Você é inútil e fraca".

**Avaliação cognitiva:**
"Meu antigo chefe continua a me humilhar. Não tenho caráter."

**Emoções:**
medo e ressentimento.

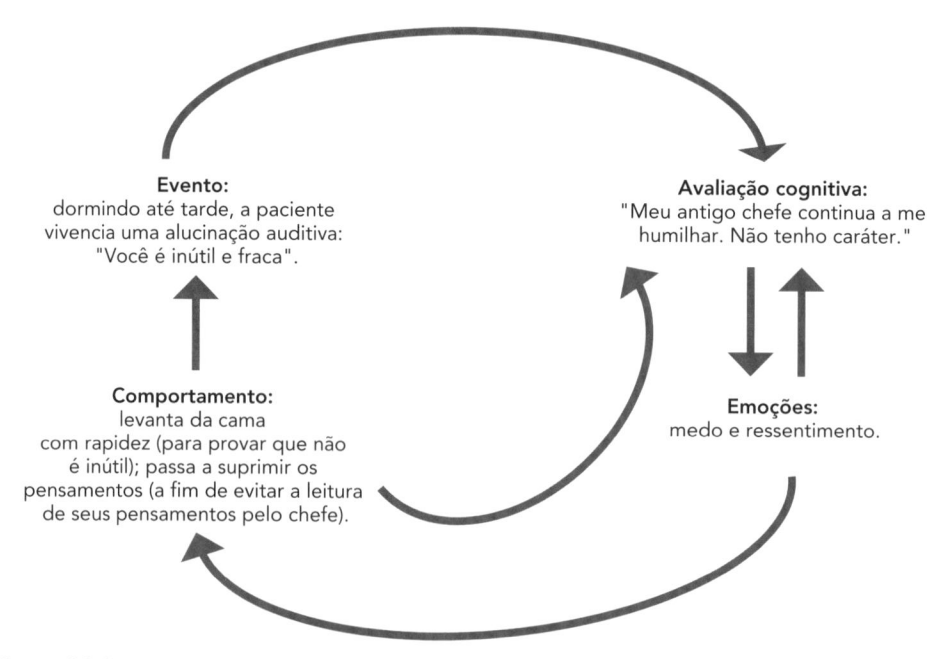

**Comportamento:**
levanta da cama com rapidez (para provar que não é inútil); passa a suprimir os pensamentos (a fim de evitar a leitura de seus pensamentos pelo chefe).

**Figura 16.1**
Modelo cognitivo-comportamental básico.
Fonte: Wright e colaboradores.[11]

jam interdependentes, estes funcionam em um sistema de causalidade circular retroativa.[11,32]

O modelo cognitivo-comportamental permite, portanto, esclarecer e estabelecer conexões entre as interpretações da paciente e suas respostas emocionais e comportamentais ante suas alucinações auditivas. Para o estudo de um modelo cognitivo mais amplo, abordando as origens das avaliações cognitivas (esquemas, crenças centrais e intermediárias), sugere-se o estudo de textos básicos da TCC.[31,33]

## Modelos de vulnerabilidade--estresse-*coping*

Os modelos de vulnerabilidade-estresse-*coping*[27] permitem estabelecer uma lógica teórico-dedutiva para uma formulação biopsicossocial de um paciente.[11] O modelo permite conceituar o modo particular em que as interações entre vulnerabilidades pessoais e ambientais favoreceram tanto o desenvolvimento da esquizofrenia (fase pré-mórbida, período prodrômico e início dos sintomas), quanto recaídas (passadas, atuais e futuras).[21] A Figura 16.2 ilustra esse modelo.

- **Vulnerabilidades pessoais:** disfunções dopaminérgicas e glutamatérgicas; circuitos encefálicos alterados; processamento de informações reduzido; hiperatividade autonômica; saliência e vieses de pensamento.
- **Fatores de resiliência:** *coping*; autoeficácia; medicação antipsicótica.
- **Proteção ambiental:** suporte familiar; tratamentos psicossociais.
- **Vulnerabilidades ambientais:** atitudes críticas ou emocionalmente intensas sobre o paciente; exposição a eventos estressores; ambiente social sobrecarregado.
- **Experiências intrusivas:** sintomas subsindrômicos.
- **Sobrecarga de processamento:** sobrecarga de reação neuroendócrina.
- **Déficits cognitivos:** dificuldades de *insight*, funções executivas, regulação emocional, flexibilidade cognitiva e controle inibitório, conclusões precipitadas, etc.
- **Fatores perpetuadores:** ciclos de manutenção descritos na seção sobre formulação.
- **Superação:** quebra de fatores perpetuadores e estilo de vida saudável, apesar da esquizofrenia.

No lado esquerdo da Figura 16.2, há duas setas demonstrando fatores pessoais de vulnerabilidade e resiliência (seta para baixo) e fatores de estresse e de proteção ambientais (seta para cima). Tudo isso constitui a fase pré-mórbida do desenvolvimento da doença. A interação entre esses fatores produzirá três dimensões que também interagem entre si (experiências intrusivas, déficits cognitivos e sociais e sobrecarga do processamento da informação). Quando essas dimensões não são identificadas e tratadas, a fase pré-mórbida evolui, englobando as etapas conhecidas como estado mental de risco e prodrômico. Em seguida, podem ocorrer episódios psicóticos e o desenvolvimento franco da esquizofrenia.

## Modelo de superação (*recovery*) pelo aprimoramento da metacognição

Superação é um processo profundo e subjetivo direcionado para a mudança e a estruturação da identidade de pessoas acometidas por doenças graves e crônicas, entre outros desafios.[29] Esse processo possibilita que o indivíduo mantenha a esperança e estabeleça novas perspectivas de vida, aumentando sua participação no meio social.[21]

A superação pode ser classificada por parâmetros clínicos ou pessoais.[13,21,29] O primeiro se baseia na remissão objetiva de sintomas, melhora da funcionalidade e da adaptação social. Os pesquisadores procuram estudar a superação com ferramentas objetivas e que tenham propriedades psicométricas adequadas.[21,29] O segundo parâmetro, por sua vez, baseia-se na perspectiva individual de quem tem uma doença.[13] Existe al-

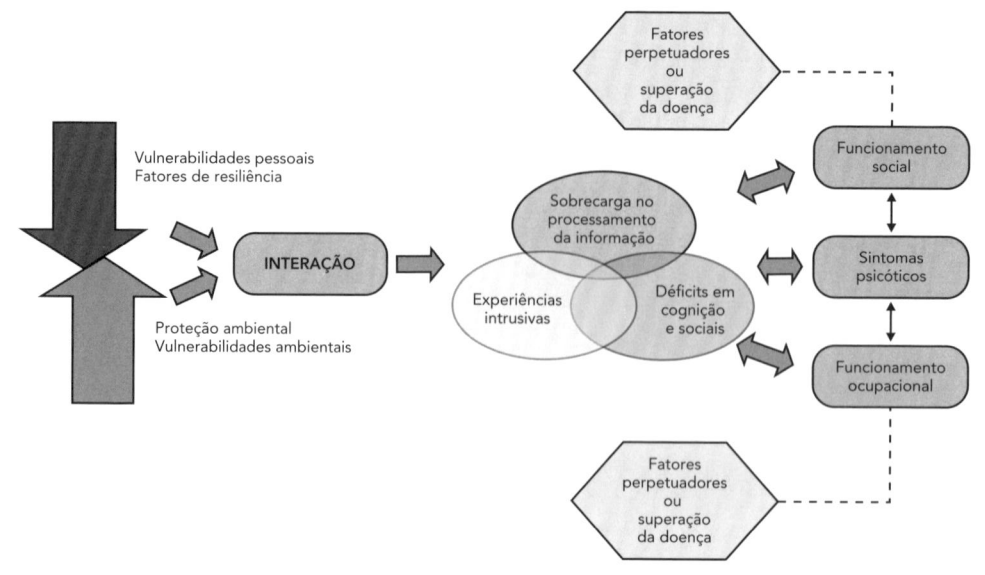

**Figura 16.2**
Modelos de vulnerabilidade-estresse-*coping* para esquizofrenia.
Fonte: Nuechterlein e colaboradores.[27]

guma vida de qualidade que não seja aquela reconhecida por quem vivencia a doença? Existe vida de qualidade, bem-estar ou saúde sem a presença dos valores particulares desse indivíduo? Uma psicoterapia deve considerar tanto medidas objetivas de *recovery*[21,29] como abordagens epistemológicas construtivistas e fenomenológico-existenciais, conforme valores, significados e possibilidades de cada paciente, para promoção da superação.

A metacognição constitui habilidade cognitiva essencial para o desenvolvimento da superação.[13,20] Nas psicoses, esse termo é pesquisado e utilizado de diferentes maneiras.[2] Destacam-se aqui duas formas de terapia:[13,20]

1. Treinamento metacognitivo,[20] com foco em ganho de consciência e treinamento para vieses cognitivos típicos da esquizofrenia:[20,34,35] conclusões precipitadas (em inglês, *jumping to conclusion*) e negação de evidências desconfirmatórias (em inglês, *bias against disconfirmatory evidence*); excesso de confiança em erros (em inglês, *overconfidence in errors*); estilo de atribuição externa e percepção monocausal para fatos (em inglês, *biased monocausal and external attribution styles*); déficits em teoria da mente; esquemas cognitivos depressivos (em inglês, *depressive cognitive schemata*).

2. Reflexão metacognitiva e terapia de *insight* (MERIT),[13] em que se diagnostica o modo como uma pessoa percebe e integra informações sobre si mesma e sobre as outras pessoas. Mais especificamente, é feito um diagnóstico do grau em que uma pessoa é capaz de englobar o oceano de códigos cognitivos separados (representações mentais) em códigos íntegros maiores, como identidade própria, identidade dos outros e das coisas. A falta de fronteiras entre esses componentes constitui problemas no *insight*. Ao mesmo tempo, os valores pessoais permitem uma reflexão metacognitiva sobre como se pode alcançar a superação.

Autonomia, autodeterminação e esperança são fundamentais para o processo contínuo de superação. Esses atributos e habilidades parecem ser facilitados pela autoconsciência e o significado que se atribui para a vida. A metacognição é entendida como uma habilidade fundamental para que esse processo se estabeleça, tanto no sentido objetivo (redução de sintomas), como para a promoção de saúde via processo construtivista-existencial.

## Modelo de funções executivas autorreguladoras

Este modelo, assim como a conceituação da TCC para os sintomas psicóticos, sugere que os delírios e as alucinações se manifestam como uma intrusão no fluxo de pensamento deliberativo de uma pessoa.[19,28] Parte-se da premissa de que todas as pessoas têm ideias intrusivas ao longo do dia, mas têm capacidade de inibi-las ao ponto de nem prestarem atenção a elas.[28] Entretanto, quando fatores de vulnerabilidade estão presentes (p. ex., prejuízos na cognição), como apresentado na Figura 16.2, é possível que a inibição de tais intrusões esteja comprometida. Isso possivelmente ativará crenças metacognitivas disfuncionais, intensificando os vieses de pensamento apontados pela terapia de treinamento metacognitivo.[20]

Crenças metacognitivas disfuncionais são crenças e estruturas psicológicas que direcionam o controle, a modificação e a interpretação do próprio pensamento.[19,28] Por exemplo, uma crença pode ser: "Preocupar-me será a melhor maneira de lidar com isso". Esse esquema ativará estratégias *top-down* de controle cognitivo, direcionando a atenção seletiva e toda a cognição para os eventos considerados importantes, aumentando a sensibilidade e a saliência da pessoa a eles. Se tais crenças, embora consideradas adequadas, provocarem maior estresse, então comportamentos e estratégias compensatórias provavelmente serão utilizados para lidar com o mal-estar vivenciado (p. ex., supressão do pensamento ou da situação ou uso de álcool ou outras substâncias), reforçando todo o processo. A ativação de estratégias executivas direcionadas a crenças metacognitivas disfuncionais é conhecida como síndrome cognitiva atencional (em inglês, *cognitive attencional bias*).[14]

## TCC NA PRÁTICA CLÍNICA

O tratamento da TCC para a esquizofrenia em geral é dividido em quatro etapas:[10]

- Fase inicial (estabelecimento da relação terapêutica, avaliação inicial, formulação do caso e plano de tratamento).
- Fase de mudanças de estratégias (estratégias voltadas para mudanças estruturais no processamento cognitivo do paciente e de respostas comportamentais, redução ou manejo de sintomas, melhora funcional).
- Fase de formulação longitudinal (foco em mudanças de esquemas profundos e início da fase de superação).
- Fase de consolidação (planejamento de manutenção de ganhos e prevenção de recaídas).

A seguir, será descrito um caso hipotético, com detalhes de cada etapa do tratamento.

### Descrição de caso hipotético

A. é um paciente do sexo masculino, com 33 anos de idade, ensino superior incompleto (engenharia civil) e com diagnóstico de esquizofrenia resistente ao tratamento. Seu primeiro episódio psicótico ocorreu quando tinha 23 anos, durante uma cerimônia religiosa. Na época, A. morava em uma república com dois amigos. Tem histórico de uma internação de 10 dias (primeiro episódio).

Após alguns meses, permanecendo com sintomas positivos e quebra funcional importante, o diagnóstico de esquizofrenia foi estabelecido. O paciente fez uso de medicação de depósito por muitos anos, com resposta parcial, e sempre permaneceu com sintomas positivos. Tem poucos sintomas negativos, preservação relativa de suas capacidades cognitivas pré-mórbidas, porém não foi capaz de retomar os níveis de funcionalidade acadêmica ou laboral.

A. passou a fazer uso de clozapina e risperidona, além de antidepressivo. Atualmente, apresenta sintomas positivos, anedonia e dificuldades em funções executivas (flexibilidade cognitiva, planejamento e resolução de problemas), conforme indicado por avaliação neuropsicológica. O paciente mora com os pais e possui rotina preenchida com algumas atividades prazerosas e que demandam esforço cognitivo (leitura de livros sobre religião, estudo de línguas, filosofia, astronomia e cultura em geral) e faz atividade física todos os dias.

Apresenta dificuldades em relacionamentos sociais. Com poucos amigos, A. relata ter intolerância e desconforto quando permanece muito tempo em locais com muitos estímulos (barulho e pessoas aglomeradas falando). Seu contato social é restrito ao seu irmão, com quem diariamente faz atividades físicas e passa um tempo conversando. Seu irmão com frequência o convida para sair. A. fez psicoterapias de diferentes abordagens desde seu primeiro episódio psicótico.

Recentemente, o irmão mais velho se casou e mudou de cidade. Com a ausência do irmão, A. sentiu-se sozinho, o que impactou diretamente seus afazeres diários. Seus pais passaram a criticá-lo cada vez mais em função da quebra de rotina.

Com o casamento do irmão, A. voltou a enxergar sua condição atual como uma falta de evolução. Isso o deixou abalado, deprimido e altamente autocrítico, aumentando seu isolamento. Após vários dias nessa condição, A. assistiu a uma entrevista de TV com a participação de um líder religioso, o que o fez lembrar-se de seu primeiro episódio psicótico. No meio da entrevista, A. passou a desconfiar do líder religioso da entrevista, principalmente quando este relatou um caso de superação das dificuldades por meio da fé. Para A., havia ali uma clara mensagem de que o líder religioso sabia tudo sobre ele e que sua vida era horrível.

Após esse evento, os pensamentos delirantes que apresentava aos 23 anos (no primeiro episódio) voltaram a ocorrer: líderes religiosos direcionavam-lhe trabalhos espirituais maléficos com o intuito de prejudicá-lo. Alucinações auditivas que sempre estiveram presentes passaram a ter maior intensidade e foram associadas ao conteúdo religioso das ideias delirantes. A. foi encaminhado para TCC após a piora dos sintomas.

### Fase pré-tratamento

Para que o tratamento seja mais efetivo, é fundamental seguir alguns procedimentos, que garantirão a escolha e adaptação dos melhores protocolos e intervenções, sempre adequados ao caso (em inglês, *case formulation drived*). A fase pré-tratamento envolve estabelecimento de vínculo, entrevista inicial (ou avaliação inicial), lista de dificuldades e metas elaborada de forma colaborativa, formulação de caso inicial (constantemente aprimorada ao longo do tratamento) e plano de tratamento.

O primeiro passo envolve a compreensão, a caracterização e a descrição do funcionamento específico da pessoa, independentemente de seu diagnóstico. É necessário priorizar o ser humano que ali se apresenta. Perguntas-chave para a adaptação dos protocolos e técnicas devem ser primariamente transdiagnósticas. Por exemplo: "Qual é o funcionamento cognitivo-comportamental desta pessoa?"; "Quais são as características de sua personalidade?"; "Ante dificuldades, quais são os padrões de resposta que esta pessoa costuma empregar?"; "Ela tem repertório para compreensão e enfrentamento de seus problemas?"; "Qual seu estilo de aprendizado?"; "Como relacionar esses dados com seu histórico de vida?".

Os objetivos de uma avaliação inicial são encontrados em textos básicos da TCC, como os de Beck,[31] Sperry e Sperry[36] e Westbrook e colaboradores.[37] O Apêndice C da obra *Terapia cognitiva da esquizofrenia*, de Beck e colaboradores,[22] também oferece conteúdos importantes para entrevista e avaliação inicial. É recomendado ainda o estudo cuidadoso do texto sobre avaliação inicial e formulação de caso de Nicoletti e Becker.[38]

## Vínculo terapêutico na esquizofrenia

O vínculo terapêutico é estabelecido na fase pré-tratamento. A busca por informações, portanto, não se constitui como processo unicamente técnico, mas como um modo autêntico de conhecer e entrar em relação com o paciente. Expectativas de ambas as partes estão presentes desde o primeiro contato. Uma abordagem empática ante as questões do paciente, junto à contínua expressão de que ele é aceito, valorizado e singular, é condição *sine qua non* para o desenvolvimento de todo o processo terapêutico. É extremamente útil e necessário compreender a perspectiva do paciente sobre seus problemas. O estabelecimento de um elo de confiança mútua possibilita o acesso ao paciente e o seu engajamento no tratamento.[10,11]

Entretanto, formar um elo de confiança com indivíduos com transtornos mentais graves pode ser um grande desafio. Crenças paranoides, quando mal gerenciadas ou ocultadas, interferem diretamente na relação e na adesão ao tratamento. A falta de *insight* dificulta a diferenciação entre experiências subjetivas e fatos objetivos, o que torna o paciente convicto de que não precisa de tratamento.

Vale salientar que diversas variáveis podem desestabilizar ou agravar a intensidade dos sintomas na esquizofrenia (p. ex., esquecer-se de tomar medicamentos, receber uma crítica, passar por mudanças na rotina e fazer uso de substâncias). Pelo menos quatro atitudes são fundamentais ao longo de todo o processo terapêutico:

1. estar atento aos *feedbacks* verbais e não verbais do paciente, que demonstra o quão desconfortável ou tolerável está uma sessão;
2. perguntar explicitamente se o paciente necessita de intervalos e sobre como ele se sente por ter que tratar de alguns assuntos;
3. decompor a entrevista ou intervenções em várias sessões;
4. discutir e esclarecer o propósito da avaliação/intervenção, bem como a duração e o conteúdo das sessões.

Com o objetivo de facilitar o vínculo e evitar riscos de não adesão, é inteligente obter informações sobre o paciente antes mesmo do contato inicial (com médicos, familiares, colegas da equipe, prontuário de ambulatório ou de hospital).[10,11] Um paciente com alterações cognitivas, impulsividade e excesso de ansiedade provavelmente terá dificuldades para permanecer dentro de uma sala por 50 minutos. Dar intervalos, nesses casos, permitindo ao paciente "tomar um ar", fumar ou oferecer água e chá, pode favorecer a adesão e os objetivos da avaliação inicial. Um paciente com excesso de preocupações e desconfortos pode ser favorecido se o terapeuta sutilmente convidá-lo para uma volta na enfermaria, ambulatório, rua ou até mesmo uma caminhada até a padaria para um café. Quanto mais o terapeuta demonstrar seriedade, porém leveza, tranquilidade e descontração, maiores serão as chances para o estabelecimento de vínculo.[10,11] A "terapia de verdade" ocorrerá à medida que o vínculo gradativamente se estabelecer. Isso pode levar semanas.

Sempre que sintomas estiverem influenciando a adesão do paciente, será preciso comunicar-se com os médicos e com a equipe de tratamento. O ajuste da medicação ou a garantia de que o paciente a está usando corretamente é fundamental. Muitas vezes, os efeitos benéficos desses ajustes constituem aquilo que faltava para o estabelecimento do vínculo. Por fim, deve-se ter em mente que, nos casos mais graves, a conquista e a reconquista do vínculo terapêutico são um processo que pode ser lento e gradual.[10,11]

## Formulação e plano de tratamento

A estrutura geral de formulações de caso e plano de tratamento pode ser encontrada em diferentes obras.[10,11,31,36,37] Sugere-se o estudo do texto de Nicoletti e Becker.[38] A Figura 16.3 ilustra um modelo de formulação de caso.

O eixo transversal da formulação (Quadro 16.1) engloba três dimensões: fatores precipitantes, padrão de funcionamento e dificuldades apresentadas. Fatores precipitantes são elementos ambientais relevantes (incidentes críticos, gatilhos e moduladores situacionais) que interagem com o padrão de funcionamento.[37,38] O padrão de funcionamento se refere à forma como o paciente percebe, processa e responde às situações cotidianas.[36] Envolve seus pensamentos automáticos diante das situações ativadoras, suas respostas emocionais e fisiológicas, bem como suas formas de manejo da situação, ou seja, seus padrões comportamentais e estratégias compensatórias.[37,38] Dificuldades apresentadas podem ser sintomas clínicos ou funcionais, ou queixas específicas do paciente e de sua família, que devem ser explicados como consequência do padrão de funcionamento.[37,38]

## Formulação biopsicossocial abrangente (eixo longitudinal)

O eixo horizontal ou longitudinal (Quadro 16.2), por sua vez, fornece uma ideia mais ampla do caso, desde seus fatores de predis-

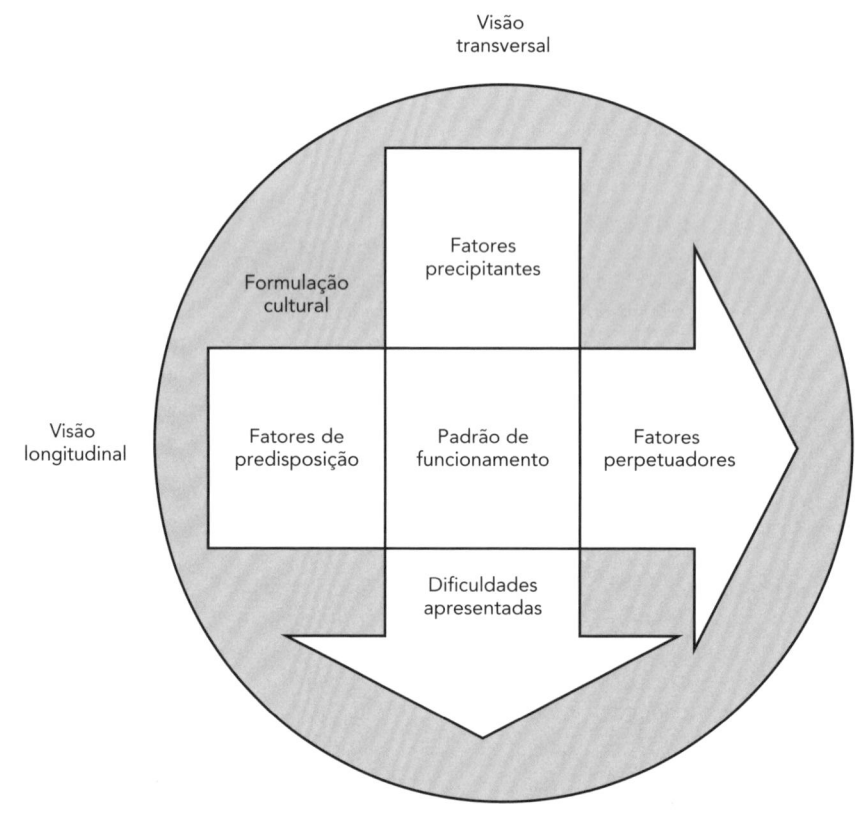

**Figura 16.3**
Formulação clínica com eixo transversal, longitudinal e formulação cultural.

## QUADRO 16.1

**Formulação do estado atual do paciente (eixo transversal)**

### Fatores precipitantes

- Incidente crítico: casamento e mudança do irmão.
- Gatilhos e moduladores situacionais: crítica dos pais e programa de TV com líderes religiosos (lembrança do primeiro episódio).

### Padrão de funcionamento ante os fatores precipitantes

- Padrão de pensamentos/cognições: "Os líderes religiosos voltaram a me atacar"; "Não tenho ninguém para conversar"; "Os sintomas voltaram mais fortes; não há esperança para mim, que sou louco".
- Emoções: ansiedade, tristeza e humor deprimido.
- Reações fisiológicas: tensão, aperto no peito, inquietude, excesso de sono.
- Comportamentos: isolamento no quarto; supressão e controle dos pensamentos para evitar a "exposição" de suas intimidades para os líderes religiosos.

### Dificuldades atuais

- Problemas interpessoais (mudança da configuração da relação com o irmão e conflito com os pais); recaída com sintomas delirantes de conteúdo religioso; quebra da rotina e perda funcional; isolamento social persistente; sintomas positivos, anedonia, dificuldades em funções executivas; intolerância ao desconforto ao permanecer em locais com vários estímulos.

Fonte: Nicolleti e Becker.[38]

posição até o estado atual do paciente. Esse eixo também contempla os fatores perpetuadores, que são um dos principais focos da TCC e que também permitem explicar o estado atual do paciente e fazer previsões sobre chances de recaídas e superação.

## QUADRO 16.2

**Formulação do estado biopsicossocial abrangente (eixo longitudinal)**

### Fatores de predisposição

*Genéticos e biológicos*: tio com suspeita de esquizofrenia; avó com suspeita de depressão; tio com histórico de alcoolismo; primo com diagnóstico de transtorno de déficit de atenção/hiperatividade (TDAH).

*História de desenvolvimento*: parto com fórceps e baixo peso, internação em unidade de terapia intensiva neonatal; infecção hospitalar durante a internação; complicações renais nesse período; pequeno atraso na alfabetização; poucos amigos na escola; pais críticos; histórico de estresse agudo durante a fase pré-vestibular devido a reprovações anteriores; quebra do rendimento acadêmico e isolamento social acentuado, a partir do quarto semestre do curso de engenharia.

### Vulnerabilidades psicológicas

*Vieses cognitivos*:
- Crenças intermediárias:
  – Regras: "Eu deveria sempre estar atento"; "Não se deve confiar intimidades aos outros".

Continua

### QUADRO 16.2

**Formulação do estado biopsicossocial abrangente (eixo longitudinal)**

- Suposições: "Se eu não vigiar o que penso e faço, posso ser surpreendido com o pior".
- Atitudes: "É terrível estar exposto".
- Crenças centrais: "Não há nada que eu possa fazer".
- Esquemas: desvalor, desamparo.
- Lócus de controle externo e vulnerabilidade.
- Presença de vieses confirmatórios; conclusões precipitadas; negação de evidências desconfirmatórias; crenças metacognitivas: "É melhor perceber as dificuldades para alcançar mudança".

*Dificuldades neuropsicológicas*: ativação de estratégias autorreguladoras (*top-down*) que salientam e evidenciam suas dificuldades; dificuldades em funções executivas (inibição e adaptação); autorregulação emocional deficitária ante frustrações.

*Dificuldades comportamentais*: dificuldades em habilidades sociais; testagem da realidade ausente; relacionamento interpessoal e comunicação com os pais pobres; esquiva e fuga ante a previsão de mal-estar.

*Sintomas*: refratariedade.*

*Pontos fortes*: bom relacionamento com o irmão; inteligência acima da média; percepção e *insight* sobre seu diagnóstico; boa capacidade de manter a rotina.

**Fatores perpetuadores**

Dificuldade com habilidades sociais; vínculo quase único e exclusivo com o irmão; isolamento; pouca assertividade para lidar com críticas; dificuldades de comunicação; fácil ativação de esquemas de desamparo ante as dificuldades (conflitos interpessoais ou sintomas psicóticos refratários); dificuldade no manejo de ansiedade e estresse; pensamentos rotineiros prejudiciais (metacognição deficitária); frustração por ter pouca autonomia (elementos relacionados à melhora social); sintomas refratários.

\* Sintomas refratários são considerados, do ponto de vista da formulação transversal, uma predisposição (vulnerabilidade) para problemas atuais do paciente. Do ponto de vista longitudinal, são considerados fatores perpetuadores de prejuízos funcionais.
Fonte: Wright e colaboradores;[11] Nicoletti e Becker.[38]

## Ciclos de manutenção

A formulação de caso permite estabelecer os ciclos de manutenção, derivados dos fatores perpetuadores e do padrão de funcionamento cognitivo-comportamental do paciente. Os ciclos de manutenção constituem os objetivos primários de qualquer intervenção em TCC,[3,8] pois são eles os responsáveis pela manutenção dos sintomas e pelo agravamento das dificuldades do paciente (Figura 16.4). Tais ciclos são viciosos, alimentados por *feedbacks* que sustentam uma crença disfuncional ou um problema. A Tabela 16.1 descreve alguns ciclos de manutenção de A. que são foco de tratamento pela TCC.

## Lista de metas

O uso da metodologia SMART para o estabelecimento da lista de metas é fundamental para garantir modos tangíveis de aprimoramento do caso. Idealmente, as metas devem estar relacionadas a aumento da qualidade de vida e/ou redução do sofrimento. Os objetivos em geral não são diretamente relacionados à psicose e podem abordar elementos mais amplos, como, por exemplo, ser otimista sobre o futuro; entender a si mesmo e aumentar a confiança; melhorar redes e relacionamentos sociais; envolver-se em atividades significativas que promovam algum grau de gratificação; ou focar em outros problemas

## Esquizofrenia

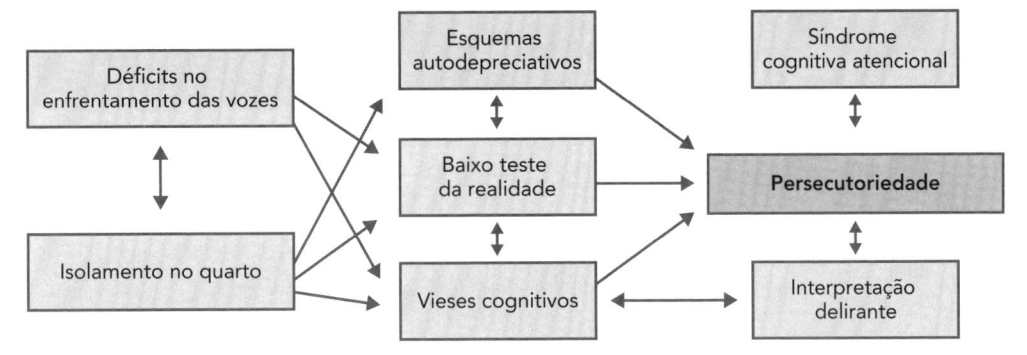

**Figura 16.4**
Ilustração de ciclo de manutenção adaptado de protocolo nosológico para persecutoriedade.
Fonte: Elaborada com base em Morrison;[10] Nuechterlein e colaboradores.[27]

### TABELA 16.1
Descrição de ciclos de manutenção do paciente, a partir da formulação de caso

| Comportamento | Motivo | Alívio imediato | Manutenção do problema |
|---|---|---|---|
| Isolamento no quarto e mais horas de sono | Ficar menos vulnerável aos líderes religiosos | Diminuição da ansiedade causada pela sensação de exposição e vulnerabilidade | Manutenção da crença de que está sendo vigiado e não desenvolvimento de recursos internos para tolerar a ansiedade |
| Isolamento no quarto e mais horas de sono | Cansaço e desânimo | Sensação de conforto por acreditar que precisa descansar | Manutenção de sintomas depressivos e do viés de improdutividade Manutenção da crença "Nunca conseguirei ser alguém na vida" |
| Alucinações auditivas atribuídas a mensagens de líderes religiosos | Fornecer sentido para o fenômeno | Compreensão do fato | Manutenção da saliência e convicção sobre pensamentos delirantes intrusivos |
| Autocríticas severas (desmoralização) | "Será preciso prestar atenção a todos os detalhes para superar as falhas" | Sensação de solução de problemas | Engajamento e manutenção do processamento *top-down* de autorregulação que intensifica a percepção de falhas |
| Pouca assertividade e não comunicação (principalmente com os pais) | "É horrível ter conflitos com as pessoas" "A harmonia deve ser preservada para sempre atrair boas energias" | Alívio por evitar conflitos | Falta de percepção sobre desamparo e isolamento |

Continua

## TABELA 16.1
Descrição de ciclos de manutenção do paciente, a partir da formulação de caso

| Comportamento | Motivo | Alívio imediato | Manutenção do problema |
| --- | --- | --- | --- |
| *Surgem fatores perpetuadores:* Sintomas refratários Falta de autonomia | "Sou doente e defeituoso" "Jamais serei ajustado" | Justificativa para dificuldades e frustrações | Manutenção de avaliações cognitivas: "Sou um fracasso total"; "Jamais darei conta da vida" Manutenção da dependência, da depressão e de prejuízos funcionais |

de saúde mental (ansiedade, humor, trauma, etc.).[10,11] As prioridades são decididas conjuntamente com o paciente.

No caso hipotético proposto, foram definidas as seguintes metas: aumentar o apoio familiar com a ausência do irmão; retomar a rotina; reduzir os sintomas da depressão; diminuir o impacto dos sintomas psicóticos (delírios e alucinações); e aumentar a autonomia (superação). A Tabela 16.2 exemplifica o uso da metodologia SMART. Apenas a primeira meta foi considerada, a título de ilustração.

## TABELA 16.2
Uso da metodologia SMART para metas terapêuticas

| *Meta*: aumento do suporte familiar com a ausência do irmão | |
| --- | --- |
| SMART | Descrição |
| S (específica) | Conseguir comunicar para os pais suas dificuldades e necessidades. As necessidades são: 1) deixar claro que se sente mal ao ser criticado e que buscar uma solução poderá ser muito mais útil e motivador; 2) ter tranquilidade para conversar sobre suas dificuldades, como sentir-se fraco e limitado e pedir ajuda para solucionar seus problemas; e 3) comunicar a falta que o irmão faz e como se sente mal ao ser criticado. |
| M (mensurável) | Quando diálogos sobre as dificuldades ocorrerem. Com isso, esperam-se menos críticas e mais empatia dos pais. |
| A (atingível) | Para a meta ser alcançável, é preciso checar com os pais a disposição para esse tipo de conversa e verificar questões como estas: Será necessário envolver o terapeuta e realizar sessões conjuntas? Como está a capacidade de comunicação do paciente? Como está sua tolerância à frustração nesse contexto? |
| R (relevante) | Qual seria o impacto da melhora na comunicação para a evolução do quadro? Segundo o paciente, isso ajudaria muito, principalmente a sentir-se à vontade com suas doenças. |
| T (temporal) | O prazo definido para atingir esta meta foi de um mês, considerando conversas e psicoeducação com os pais, melhora da comunicação, *role-playing* com o paciente e avaliação dos resultados. |

## Síntese do modelo cognitivo integrativo e formulação de caso

É possível organizar o modelo cognitivo integrativo em quatro níveis para auxiliar na formulação de caso:

1. Fatores de vulnerabilidade pessoais e ambientais (modelo de vulnerabilidade-estresse-*coping*)[18] interagem ao longo do desenvolvimento.
2. O resultado dessa interação origina fatores neuroendócrinos, déficits cognitivos e intrusão de pensamentos, conforme o modelo de vulnerabilidade-estresse-*coping*. O modelo cognitivo[11,31] também estabelece os vieses de processamento cognitivo (crenças, emoções e comportamentos disfuncionais) como elementos originados da interação do primeiro nível. O mesmo ocorre em relação às crenças metacognitivas[34,35] e funções executivas autorreguladoras[24] (síndrome cognitiva atencional).
3. São desenvolvidos sintomas clínicos e é estabelecido o diagnóstico.[18]
4. Fatores perpetuadores dos quadros ou estratégias de enfrentamento para superação.[11,31]

O eixo longitudinal da formulação de caso engloba como fatores de predisposição[38] elementos do primeiro e do segundo nível do modelo cognitivo integrativo. O padrão de funcionamento do paciente do eixo transversal constitui o modo como o paciente responde à sua situação atual, a partir dos elementos do segundo nível interagindo com as demandas ambientais atuais ou fatores precipitantes, que constituem a primeira dimensão do eixo transversal.[38] Os sintomas e dificuldades no nível 3 constituem as dificuldades apresentadas no mesmo eixo. Finalmente, o nível 4 do modelo cognitivo integrativo estabelece os fatores perpetuadores na última dimensão do eixo longitudinal.

## Fases de tratamento

A Tabela 16.3 apresenta uma proposta de plano de tratamento para as quatro fases da TCC para o caso hipotético relatado neste capítulo.

### TABELA 16.3
Etapas do plano de tratamento adaptado para o caso hipotético

| Objetivos | Técnicas, práticas e materiais |
|---|---|
| **Fase 1. Engajamento do paciente, avaliação inicial, plano de tratamento e discussão de metas** | |
| O aumento da consciência sobre a doença quebrará o ciclo que alimenta o autoestigma, as angústias e os medos em relação à doença.<br><br>A normalização ajudará na adesão, motivação e esperança.<br><br>Psicoeducação sobre modelo cognitivo e TCC. | • Realizar psicoeducação sobre delírios e alucinações.<br>• Abordar a visão biológica do transtorno.<br>• Dissociar a identidade do paciente de seus sintomas e dificuldades.<br>• Estudar casos de pessoas com esquizofrenia e superação.<br>• Examinar evidências.<br>• Oferecer explicações alternativas para os sintomas.<br>• Registrar pensamentos. |
| Discussão sobre a lista de dificuldades e metas.<br>Início do desenvolvimento da postura ativa do paciente. | • Realizar escuta empática.<br>• Oferecer esclarecimentos.<br>• Promover psicoeducação. |

*Continua*

## TABELA 16.3

### Etapas do plano de tratamento adaptado para o caso hipotético

| Objetivos | Técnicas, práticas e materiais |
|---|---|
| | • Considerar e validar os sentimentos e dificuldades do paciente.<br>• Esclarecer sobre formulação e ciclo de manutenção.<br>• Realizar entrevistas motivacionais. |
| Quebra do ciclo de manutenção que favorece o desamparo e a falta de suporte familiar. | • Promover a psicoeducação dos pais.<br>• Disponibilizar espaço para conversa sobre a ausência do irmão e seus impactos.<br>• Auxiliar o paciente a reconhecer suas necessidades (teoria do apego e do esquema).<br>• Aumentar o contato virtual com o irmão.<br>• Promover comunicação assertiva com treino de habilidades e *role-play*. |
| A melhora da rotina promoverá a quebra do ciclo que diminui a autoestima, o bem-estar, a sensação de produtividade.<br>A diminuição do isolamento, por meio da rotina, enfraquecerá crenças sobre invalidez e julgamentos de desmoralização. | • Avaliar, junto com equipe, paciente e familiares, a necessidade de auxílio momentâneo de terapia ocupacional e participação de outros familiares ou educador físico em atividades físicas. |
| **Fases 2 e 3. Modificações de estruturas do paciente, treinamento de habilidades e quebra de ciclo de manutenção** | |
| Diminuição do impacto das alucinações auditivas.<br>A psicoeducação facilitará a normalização e o *insight*, que fortalecerá o enfrentamento de ideias delirantes.<br>A modificação dos sentimentos e impactos das alucinações poderá aumentar a esperança e a perspectiva de funcionalidade, apesar da sua ocorrência.<br>Abertura de caminho para superação. | • Realizar psicoeducação e normalização por meio do estudo de vídeos e materiais sobre o tema.<br>• Oferecer explicação biomédica com uso de imagens de estudos com ressonância magnética funcional e alucinações auditivas.<br>• Dissociar as vozes dos problemas que elas causam (sentimentos e medos são causados por elas, não são elas mesmas o problema).<br>• Criar explicações racionais para sua ocorrência.<br>• Promover a reestruturação cognitiva sobre as interpretações das vozes, dissociando-as das ideias delirantes.<br>• Sugerir técnicas de distração e focalização. |
| Diminuição do impacto das alucinações auditivas modificando a relação com sintomas psicóticos.<br>Melhora funcional.<br>Diminuição do estresse negativo causado pelas alucinações.<br>Abertura de caminho para superação. | • Usar técnicas de *mindfulness* como estratégia de enfrentamento, promovendo a aceitação dos sintomas, e não a luta contra eles.<br>• Mudar crenças disfuncionais sobre a doença. |
| Diminuição dos impactos dos delírios. | • Realizar exame de evidências, teste da realidade, reestruturação cognitiva, modificação de esquemas.<br>• Técnicas de *mindfulness*. |

*Continua*

## TABELA 16.3

Etapas do plano de tratamento adaptado para o caso hipotético

| Objetivos | Técnicas, práticas e materiais |
|---|---|
| Fortalecimento dos ganhos da rotina e autonomia.<br>Abertura de caminho para sensação de autonomia e superação. | • Realizar um plano de gestão do tempo para melhora da rotina (descrição da semana; vantagens de uso de agenda para organização da rotina; identificação, previsão e gestão de situações desencadeantes de estresse; diferença entre atividades passivas e ativas). |
| Diminuição do isolamento social, quebra de ciclos de manutenção e de fatores perpetuadores. | • Definir o problema, as situações em que existem dificuldades, identificá-las e checar se estão relacionadas a problemas puramente interpessoais ou aos sintomas da esquizofrenia. Treinar habilidades (p. ex., contato visual, fluência verbal, gestos, agradecimento, pedido de ajuda a alguém), uso de *role-playing* para simulação de situações sociais e discussão sobre exercícios independentes em situações reais. |
| Aprofundamento dos ganhos para os sintomas psicóticos.<br>Quebra de fatores perpetuadores. | • Identificar e tratar os esquemas ativados pelos sintomas psicóticos (p. ex., desamparo) (Fase 1).<br>• Realizar exposição controlada e hierárquica, com técnicas de relaxamento, experimentos comportamentais, prevenção de resposta e mentalização para alucinações auditivas e ideias delirantes (Fase 2). |
| Aprofundamento da exposição social. | • Promover exposição controlada e hierárquica, com técnicas de relaxamento, experimentos comportamentais, prevenção de resposta e mentalização para frequentar lugares com um pouco mais de pessoas e movimento (p. ex., realizar sessões em ambientes públicos, padarias). |
| Fortalecimento ou complementação de ganhos para manejo dos impactos de sintomas positivos. | • Realizar treino metacognitivo. |
| Superação (*recuperação*). | • Realizar terapia de *insight* e reflexão metacognitiva para superação com foco em gerenciamento do tempo livre e nas áreas laboral e acadêmica (com adaptações).<br>• Verificar condição necessária para viver e gerir moradia de modo autônomo ou ter autonomia e assumir responsabilidades da casa onde mora atualmente. |
| **Fase 4. Manutenção dos ganhos do tratamento** | |
| Retomada dos ganhos estabelecidos até o momento. | • Fundamental para concretizar todo o caminho percorrido e motivar o paciente em sua busca por superação. Isso pode ser feito também nas etapas anteriores. |
| Identificação de gatilhos ou desencadeadores de risco para recaída. | • Críticas com o pai; permanecer sem contato com irmão; tendência a permanecer no quarto. |
| Formulação de um plano de prevenção de recaídas. | • Manter rotina.<br>• Realizar higiene do sono.<br>• Perceber mudanças nos sintomas (p. ex., depressão ou aumento de alucinações).<br>• Perceber que, ante frustrações, comportamentos de segurança voltam a ser ativados. |

*Continua*

### TABELA 16.3

Etapas do plano de tratamento adaptado para o caso hipotético

| Objetivos | Técnicas, práticas e materiais |
| --- | --- |
| Envolvimento da a família. | • Auxiliar o paciente a aderir à medicação.<br>• Atender as necessidades afetivas do paciente.<br>• Buscar diálogo e comunicação.<br>• Oferecer suporte.<br>• Auxiliar o paciente em suas metas pessoais. |
| Teste da capacidade de elaboração de plano do paciente. | • Utilizar como exemplo um caso clínico com recaídas.<br>• Pedir que o paciente elabore estratégias para melhora do quadro.<br>• Discutir os resultados e as possibilidades do tratamento em todas as suas fases. |
| Participação em grupos de apoios, de terapia em grupo, de estimulação social para pessoas com esquizofrenia. | • Na verdade, esta estratégia pode ser usada desde o começo. Além de normalizar o quadro, há possibilidades de apoio mútuo, ampliação da socialização, aprendizado de estratégias de enfrentamento com os outros. |
| Sessões de manutenção. | • De tempos em tempos, realizar sessões de manutenção é de grande valia. |

## CONSIDERAÇÕES FINAIS

Neste capítulo, foram revisados os principais modelos teórico-científicos que embasam a prática da TCC para esquizofrenia. A formulação de caso e o plano de tratamento demandam integrar o modelo cognitivo tradicional aos conhecimentos das neurociências, modelos de vulnerabilidade-estresse-*coping*, superação, metacognição, funções executivas de autorregulação e modelos de aceitação, *mindfulness* e compromisso. O trabalho voltado para superação (*recovery*) demanda conhecimentos epistemológicos para além da lógica positivista e do sistema nomotético de análise de resultados. O uso complementar de epistemologias construtivistas e de escolas filosóficas, como a fenomenologia humanista e o existencialismo, são fundamentais para a elaboração de planos de tratamento que abordem toda a complexidade da esquizofrenia.

## REFERÊNCIAS

1. Hoffman, SG Hayes, SC. Future of intervention science: process-based therapy. Clin Psychol Sci. 2018:7(1):1-14.
2. Elkin I. The NIHM treatment of depression collaborative program: where we began and where we are. In: Bergin AE, Garfield SL, editors. Handbook of psychotherapy and behavior change. New York: Willey; 1994. p. 114-39.
3. Hayes SC, Nelson RO, Jarrett R. Treatment utility of assessment: a functional approach to evaluating the quality of assessment. Am Psychol. 1987;42(11):963-74.
4. Levitt HM, Pomerville A, Surace, FI. A qualitative meta-analysis examining clients' experiences of psychotherapy: a new agenda. Psychol Bulletin. 2016;142(8):801-30.
5. Wolitzky-Taylo K, Arch JJ, Rosenfield, D. Craske, MG. Moderators and non-specific predictors of treatment outcome for anxiety disorders: a comparison of cognitive behavioral therapy to acceptance and commitment therapy. J Consulty Clin Psychol. 2012;80(5):786-99.
6. Norcross JC, Lambert, MJ. Psychotherapy relationshhips that work III. Psychotherapy. 2018;55(4):303-15.

7. Braakmann D. Historial paths in psychotherapy research. In: Omar CHH, Pritz A, Rieken B, editors. Psychotherapt research: foundations, process, and outcome. New York: Springer; 2015. p. 39-65.
8. Anchin JC. Contextualizing discourse on philosophy os science for psychotherapy integration. J Pschother Integr. 2008;10(1):1-24.
9. Roemer L, Orsillo, SM. A prática da terapia cognitivo-comportamental baseada em mindfulness e aceitação. Porto Alegre: Artmed; 2010.
10. Morrison AP. A manualised treatment protocol to guide delivery of evidence-based cognitive therapy for people with distressing psychosis: learning from clinical trials. Psychosis. 2017;9(3):271-81.
11. Wright J, Turkington D, Kingdon DG, Basco MR. Terapia cognitivo-comportamental para doenças mentais graves. Porto Alegre: Artmed; 2010.
12. Newman-Taylor K, Abba N. Mindfulness in CBT for psychosis. In: Cupitt C, editor. CBT for psychosis: process-oriented therapies and the third wave. London: Routledge; 2019. Chapter 4, p. 64-78.
13. Lysaker PH, Hasson-Ohaon I. Metacognition in psychosis: implications for developing revovery oriented pschotherapies. In: Cupitt C, editor. CBT for psychosis: process-oriented therapies and the third wave. London: Routledge; 2019. Chapter 1, p. 15-30.
14. Morris EM. Acceptance and commitment therapy. In: Cupitt C, editor. CBT for psychosis: process-oriented therapies and the third wave. London: Routledge; 2019. Chapter 5, p. 79-94.
15. Thiel N, Jacob GA, Tuschen-Caffier B, Herbst N, Kulz AK, Hertenstein E, et al. Schema therapy augmented exposure and response prevention in patients with obsessive-compulsive disorder: Feasibility and efficacy of a pilot study. J Behav Ther Exp Psychiatry. 2016;52:59-67.
16. National Institute for Health and Care Excellence. Schizophrenia: core interventions in the treatment and management of schizophrenia in adults in primary and secondary care [Internet]. London: NICE; 2014 [capturado em 26 jun. 2020]. Disponível em: https://www.nice.org.uk/guidance/cg178.
17. Lehman AF, Lieberman JA, Dixon LB, McGlashan TH, Miller AL, Perkins DO, et al. Practice guideline for the treatment of patients with schizophrenia, second edition. Am J Psychiatry. 2004;161(2 Suppl):1-56.
18. Royal Australian and New Zealand College of Psychiatrists Clinical Practice Guidelines Team for the Treatment of Schizophrenia and Related Disorders. Royal Australian and New Zealand College of Psychiatrists clinical practice guidelines for the treatment of schizophrenia and related disorders. Aust N Z J Psychiatry. 2005;39(1-2):1-30.
19. Sellers R, Varese F, Wells A, Morrison AP. A meta-analysis of metacognitive beliefs as implicated in the self-regulatory executive function model in clinical psychosis. Schizophr Res. 2017;179:75-84.
20. Balzan RP, Moritz S, Schneider BC. Metacognitive training: targeting cognitive biases. In: Cupitt C, editor. CBT for psychosis: process-oriented therapies and the third wave. London: Routledge; 2019. Chapter 3.
21. Liberman RP, Kopelowicz A. Recovery from schizophrenia: a concept in search of research. Psychiatr Serv. 2005;56(6):735-42.
22. Beck A, Rector NA, Stolar N, Grant P. Terapia cognitiva da esquizofrenia. Porto Alegre: Artmed; 2010.
23. Higuchi CH, Ortiz B, Berberian AA, Noto C, Cordeiro Q, Belangero SI, et al. Factor structure of the Positive and Negative Syndrome Scale (PANSS) in Brazil: convergent validation of the Brazilian version. B J Psychiatry. 2014;36(4):336-9.
24. Kremen WS, Seidman LJ, Faraone SV, Toomey R, Tsuang MT. The paradox of normal neuropsychological function in schizophrenia. J Abnorm Psychol. 2000;109(4):743-52.
25. Kessler RC, Berglund P, Demler O, Jin R, Merikangas KR, Walters EE. Lifetime prevalence and age-of-onset distributions of DSM-IV disorders in the National Comorbidity Survey Replication. Arch Gen Psychiatry. 2005;62(6):593-602.
26. Radua J, Ramella-Cravaro V, Loannidis JPA, Reichenberg A, Phiphopthatsanee N, Amir T, et al. What causes psychosis? An umbrella review of risk and protective factors. World Psychiatry. 2018;17(1):49-66.
27. Nuechterlein KH, Dawson ME, Ventura J, Gitlin M, Subotnik KL, Snyder KS, et al. The vulnerability/stress model of schizophrenic relapse: a longitudinal study. Acta Psychiatr Scand Suppl. 1994;382:58-64.
28. Wells A, Matthews G. Modelling cognitive in emotional disorders: the S-REF model. Behav Res. 1996;34(11-12):881-8.
29. Silva TR, Berberian AA, Gadelha A, Vilares CC, Martin LC, Bressan RS. Validação da Recovery Assessment Scale (RAS) no Brasil para avaliar a capacidade de superação das pessoas com esquizofrenia. J Bras Psiquiatr. 2017; 66(1):1-8.
30. Miranda APM, Villares CC, Pimentel FA. Anjos de uma asa só: processos de superação na esquizofrenia em um grupo de ajuda mútua. Nova Perspectiva Sistêmica. 2014;23(48):64-79.
31. Beck J. Terapia cognitiva-comportamental: teoria e prática. 2. ed. Porto Alegre: Artmed; 2013.

32. Eich E, Kihlstrom JF, Bower GH, Forgas JP, Niedenthal PM. Cognition and emotion. New York: Oxford University; 2000.
33. Knapp P, Beck AT. Fundamentos, modelos conceituais, aplicações e pesquisa da terapia cognitiva. Rev Bras Psiquiatr. 2008;30(2):s54-64.
34. Wells A. Emotional disorders and metacognition: innovative cognitive therapy. United States: John Wiley; 2002.
35. Wells A. Metacognitive therapy for anxiety and depression. New York: Guilford; 2009.
36. Sperry L, Sperry J. Case conceptualization: mastering this competency with ease and confidence. New York: Routledge; 2012.
37. Westbrook D, Kennerley H, Kirk J. An introduction to cognitive behaviour therapy: skills and applications. 2nd ed. New York: Sage; 2011.
38. Nicoletti EA, Becker PL. Avaliação e formulação de caso. In: Nicoletti EA, Donadon MF, editoras. Ciclo de manutenção em terapia cognitivo-comportamental: formulação de caso, plano de tratamento e intervenções específicas. Novo Hamburgo: Sinopsys, 2019. Capítulo 1.

## LEITURA RECOMENDADA

Zimmermann G, Favrod J, Trieu VH, Pomini V. The effect of cognitive behavioral treatment on the positive symptoms of schizophrenia spectrum disorders: a meta-analysis. Schizophr Res. 2005;77(1):1-9.

# 17

## Abordagens psicossociais na esquizofrenia

Isabela Pina
Rodrigo Coelho Marques
Leonardo Machado

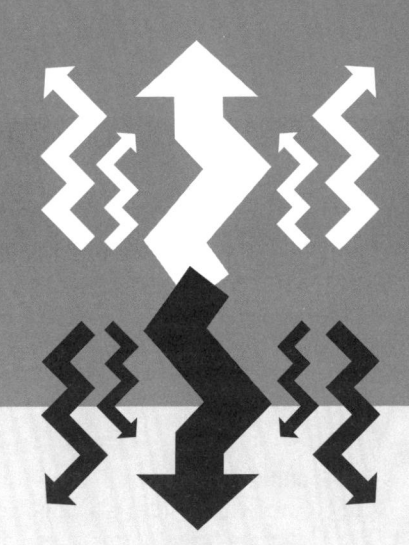

## INTRODUÇÃO

A esquizofrenia é uma doença complexa e multifatorial. Fatores genéticos envolvendo múltiplos genes com pequeno efeito e fatores ambientais complexos em vários estágios do neurodesenvolvimento interagem entre si permitindo o aparecimento da doença.[1]

Um dos maiores desafios ainda existentes no tratamento da esquizofrenia é a presença persistente de sintomas negativos e cognitivos. Embora a prevalência de sintomas negativos varie de acordo com a terminologia definidora usada, até 60% dos pacientes com esquizofrenia apresentam sintomas negativos proeminentes ou predominantes que são clinicamente relevantes e precisam de tratamento.[1,2] Além disso, quase 98% dos pacientes que sofrem de esquizofrenia têm sintomas em algum domínio cognitivo e, assim, ficam aquém de sua função cognitiva prevista, com base nos níveis de inteligência pré-mórbidos e na educação dos pais.[3]

Esses sintomas negativos e cognitivos respondem menos aos tratamentos medicamentosos disponíveis, havendo necessidade de outros tipos de intervenção para tratá-los, uma vez que eles parecem impactar bastante a funcionalidade e o bem-estar dos pacientes[1-3] (Quadro 17.1).

## INTERVENÇÕES FAMILIARES

O diagnóstico de um transtorno mental grave, em especial a esquizofrenia, gera diversas mudanças na dinâmica familiar. Na fase aguda da doença, é a família quem primeiro percebe a mudança comportamental do paciente e precisa lidar com os sintomas positivos, como delírios persecutórios, agitação e agressividade, muitas vezes direcionados para os próprios familiares.[4] Após a resolução da fase aguda, os sintomas negativos e cognitivos acabam impactando de forma mais proeminente a funcionalidade e o bem-estar individual e familiar. Isso gera uma sobrecarga de cuidados gerais e de saúde para os familiares, redução de horas de lazer dos cuidadores e gastos financeiros.[5]

Isso não significa que o paciente seja culpado pelo sofrimento de seus familiares, mas os sintomas apresentados por ele interagem com o temperamento, as angústias, preocupações e anseios dos membros da família.[6] Um dos aspectos mais importantes na resposta do cuidador é o processo de avaliação cognitiva relacionada à doença, ou seja, como o cuidador entende o diagnóstico e como acredita que possa lidar com ele.[4]

Diante da complexidade da esquizofrenia e da importância da família no tratamento, é necessário que o contato com os cuidadores seja planejado e incluído no tratamento desde o diagnóstico, com explicações claras e compreensíveis sobre doença, prognóstico e tratamento.[4] A interação família-profissionais da saúde deve ser ampla e franca, permitindo discussões para evitar atitudes negativas contra os pacientes e para melhorar os resultados do tratamento.

As dificuldades de interação familiar foram definidas e denominadas "emoção expressa", conceito desenvolvido pelos pesquisadores Brown e Rutter.[7] Esse constructo refere-se a comportamentos da família em relação ao paciente, como alta frequência de comentários críticos, hostilidade e envolvimento emocional exacerbado.[8]

A emoção expressa não é exclusiva da esquizofrenia, podendo ocorrer em outros casos de transtornos psiquiátricos, mas tem uma relevância maior nessa patologia, uma vez que contribui para o desgaste familiar e influencia o curso da doença. Observa-se um maior número de recaídas e internações em famílias com altas emoções expressas.[6] Uma porcentagem significativa de familiares com altas emoções expressas muda espontaneamente para um *status* de baixas emoções expressas, e o oposto também ocorre. Por isso, há evidências crescentes da necessidade de ampliar as intervenções familiares para um maior espectro de tipos de famílias.[9]

Uma ressalva de Brown e Rutter é a própria percepção que o nome "emoção expressa" pode trazer às emoções, como se elas trouxessem necessariamente desfechos desfavoráveis. É importante entender que as emoções não são em si ruins. Na realidade, elas parecem ter funções adaptativas para o ser humano, muito embora em situações patológicas o cérebro acabe não conseguindo regulá-las.[10,11]

Há grande variedade de intervenções familiares descritas, mas todas apresentam alguns objetivos gerais em comum:[9]

- promover aliança com os familiares;
- reduzir a adversidade do ambiente familiar;
- aumentar a capacidade resolutiva de problemas dos familiares;
- diminuir as emoções expressas dos familiares;
- promover o *recovery* (ver Cap. 7);
- estabelecer limites apropriados entre o paciente e seus familiares;
- determinar mudanças no sistema de crenças e comportamentos dos familiares.

## Tipos de intervenção familiar

As intervenções familiares para esquizofrenia consistem em uma combinação de estratégias psicoterapêuticas destinadas a desenvolver uma relação de trabalho entre a família, o paciente e a equipe de saúde mental para apoiar a recuperação do paciente.[4] São recomendadas como intervenções baseadas em evidências e tratamento adjuvante de escolha por algumas das mais importantes instituições mundiais de saúde mental, incluindo a American Psychiatric Association (APA),[12] e em diversos manuais, como o do National Institute for Health and Care Excellence (NICE),[13] o manual canadense de tratamento psicossocial na esquizofrenia[14] e o manual do Royal Australian and New Zealand College of Psychiatrists.[15]

Não há uma abordagem estabelecida como padrão-ouro,[4] mas o modelo mais utilizado consiste em uma combinação de elementos da psicoeducação familiar (para mais informações, ver Anderson e colaboradores),[16] da terapia familiar comportamental (para mais informações, ver Falloon e colaboradores)[17] e da terapia de grupo multifamiliar (para mais informações, ver McFarlane).[18] Os grupos de psicoeducação familiar podem ser compostos por membros de uma única família ou de várias.[19,20]

De acordo com a revisão de Sin e Norman,[21] existem quatro categorias principais de abordagem:

- individual: o terapeuta atende um familiar ou uma unidade familiar;

- em grupo: os familiares participam de sessões juntos;
- misto: uma combinação das duas opções anteriores;
- outros tipos: qualquer formato diferente dos anteriores, incluindo intervenções *on-line*, fóruns de discussão ou grupos virtuais.

No geral, a duração dessas intervenções varia entre 4 e 36 semanas, incluindo 6 a 12 sessões semanais ou quinzenais.[21,22]

Algumas estratégias de intervenção diferentes desses modelos já foram propostas, como o diálogo aberto, desenvolvido na Finlândia, porém ainda sem estudos clínicos robustos que comprovem sua eficácia.[23] Para pacientes com múltiplas recidivas de esquizofrenia que residem em um ambiente familiar particularmente estressante, foi desenvolvida uma terapia familiar mais intensiva para solucionar problemas, geralmente com mais encontros e visitas à casa dos familiares.[23] Todavia, no maior estudo randomizado comparando essa intervenção mais intensiva com intervenções usuais, não se encontraram diferenças quanto à reinternação dos pacientes.[24] Outros estudos também não encontraram superioridade em intervenções mais intensivas.[19]

## INTERVENÇÕES PROVIDAS POR PARES (*PEER-SUPPORT*)

O suporte por pares reúne diferentes modelos que têm em comum pacientes mais empoderados e em processo mais avançado de recuperação pessoal oferecendo apoio a outros pacientes, servindo a eles de exemplo de recuperação.[25]

Esses programas são classificados principalmente em duas categorias, de acordo com a forma como os serviços são administrados e os papéis desempenhados por seus coordenadores ou facilitadores. O primeiro tipo de programa é o grupo mútuo liderado por profissionais, que fazem a facilitação do grupo, permitindo o compartilhamento de experiências e estratégias de enfrentamento. O outro tipo de programa é composto e liderado pelos próprios pacientes e/ou familiares. No entanto, ambas as categorias de programa de apoio por pares enfatizam o aprendizado mútuo interativo ou social. O conteúdo discutido nos grupos pode variar de psicoeducação sobre esquizofrenia e seu manejo de sintomas, adesão a medicamentos, estratégias de redução de estresse e enfrentamento, abordagens de resolução de problemas e fortalecimento de programas comunitários.[26]

No Brasil e no Reino Unido, alguns desses grupos de pares vêm utilizando programas estruturados de recuperação pessoal, como o Plano de Ação para Recuperação e Bem-Estar (Wellness Recovery Action Plan – WRAP), a Rede de Ouvidores de Vozes (Hearing Voices Network) e a Comunidade de Fala, com o objetivo de melhorar a habilidade de manejo da doença e dos sintomas.[25]

Entretanto, uma recente revisão do grupo Cochrane encontrou estudos de baixa qualidade metodológica, mostrando que a adição de grupos de pares ao atendimento-padrão não afeta as internações e a mortalidade por todas as causas estudadas em comparação

---

**QUADRO 17.1**

**Objetivos gerais das abordagens psicossociais na esquizofrenia**

1. Promover psicoeducação para paciente e familiares.
2. Formar serviços de saúde mental baseados nos princípios do *recovery*.
3. Estabelecer vínculo terapêutico entre a equipe de saúde mental, paciente e familiares.
4. Oferecer abordagens psicossociais como adjuvantes ao tratamento medicamentoso antipsicótico.
5. Melhorar os sintomas negativos e cognitivos do paciente.
6. Conhecer os principais recursos terapêuticos disponíveis no serviço e na comunidade.
7. Trabalhar com paciente, família e comunidade contra o estigma e o preconceito com a esquizofrenia.

Fonte: Palmeira.[25]

com o atendimento-padrão. Outras evidências, também limitadas, mostram melhora nas pontuações de escalas usadas para avaliar o estado global e mental do paciente. Chamam a atenção, no entanto, para a necessidade de estudos com melhor qualidade, para que seja possível chegar a conclusões mais robustas.[26]

## TERAPIA COGNITIVO-COMPORTAMENTAL NA ESQUIZOFRENIA

A terapia cognitivo-comportamental (TCC) para psicose é uma técnica de psicoterapia que visa estabelecer conexões entre os pensamentos, sentimentos e ações do paciente, estimulando a reavaliação de suas percepções e crenças, maior consciência sobre os sintomas e desenvolvimento de habilidades de enfrentamento e redução do estresse, melhorando o nível de resiliência.[25]

Diversos manuais de tratamento psicossocial na esquizofrenia recomendam a TCC como abordagem complementar à medicação, com foco nos sintomas psicóticos persistentes, mas também nos sintomas depressivos e ansiosos.[14,15,22] A TCC pode ser instituída no período inicial agudo ou na manutenção/recuperação do paciente. O tempo de tratamento varia bastante, mas a maioria dos estudos apontam 4 a 9 meses de terapia individual ou em grupo, com um mínimo de 16 sessões, segundo o manual canadense.[8,14]

Quanto à melhor forma de apresentação da TCC (individual ou em grupo), os dados da literatura ainda não são suficientes para decidir entre uma e outra forma. Leva-se em consideração, então, tanto a identificação do paciente/terapeuta quanto as estratégias para lidar com os sintomas ou problemas-alvo.[8]

De qualquer maneira, uma metanálise recente de Jauhar e colaboradores[27] encontrou um tamanho de efeito pequeno da TCC nos sintomas, de forma geral. Para mais informações sobre a TCC na psicose, ver o Capítulo 16 deste livro.

## PSICOLOGIA POSITIVA PARA TRATAMENTO DE PSICOSES

Diversas abordagens destinadas a promover o bem-estar de pessoas com esquizofrenia já foram testadas em pesquisas experimentais, como o *mindfulness*. Uma das estratégias promissoras parece ser a psicoterapia positiva (PPT, do inglês *positive psychotherapy*), que já foi adaptada a pessoas com psicose.[28] A PPT é uma terapia já bem estabelecida que, em contraste com as terapias tradicionais, centradas na resolução de problemas, utiliza-se das forças pessoais e experiências positivas, com o intuito de promover o bem-estar.[28] Tenta-se superar sentimentos negativos por meio do reforço de pontos positivos, como, por exemplo, superar o pessimismo e a desesperança reforçando o otimismo. Intervenções em psicologia positiva (IPP), que incorporam princípios baseados nas forças pessoais, se alinham à visão de que a recuperação em saúde mental transcende o alívio de sintomas. Isso inclui a experiência de emoções positivas, satisfação e propósito para a promoção do bem-estar.[29]

Os diversos estudos sobre psicologia positiva utilizaram protocolos diferentes de intervenções, sendo as mais bem estruturadas o WELLFOCUS, uma psicoterapia positiva adaptada para pessoas com esquizofrenia (para maiores detalhes do protocolo, ver Riches e colaboradores),[29] e o PEPS (Positive Emotions Program for Schizophrenia) (para maiores detalhes do protocolo, ver Nguyen e colaboradores).[30] Por serem abordagens recentes, trabalhos mais robustos e mais ensaios clínicos randomizados controlados precisam ser realizados. Entretanto, os estudos iniciais mostraram que as IPPs coadjuvantes ao tratamento medicamentoso parecem ser eficazes em aumentar desfechos relacionados ao bem-estar e à qualidade de vida, bem como em reduzir sintomas negativos em pacientes no espectro da esquizofrenia.

## TERAPIA DE ACEITAÇÃO E COMPROMISSO E TERAPIAS BASEADAS EM ATENÇÃO PLENA PARA PSICOSE

As TCCs de terceira onda, incluindo os grupos de terapia de aceitação e compromisso (TAC) e *mindfulness*, visam modificar o relacionamento da pessoa com suas experiências psicóticas. Ambas envolvem o ensino de habilidades metacognitivas, meditação e atenção plena. Essas terapias promovem uma postura alternativa de perceber as experiências, sem julgamento e sem luta, para reduzir a extensão em que elas dominam a experiência e o comportamento da pessoa.[15]

Uma recente revisão sistemática com metanálise[31] evidenciou que essas terapias de terceira onda se mostraram eficazes e seguras para indivíduos com esquizofrenia, apresentando melhora nos sintomas negativos, depressivos e psicopatologia geral, bem como impacto positivo em desfechos de bem-estar e qualidade de vida.[31]

## ARTETERAPIA

As terapias artísticas são intervenções complexas que combinam técnicas psicoterapêuticas com atividades destinadas a promover a expressão criativa. As Diretrizes do Instituto Nacional de Saúde e Excelência Clínica para psicose e esquizofrenia (NICE, 2009), após revisão sistemática, que incluiu sete artigos e um total de 406 pacientes, passaram a recomendar a arteterapia como tratamento adjuvante na esquizofrenia. A revisão encontrou evidências consistentes de que as terapias artísticas são eficazes na redução de sintomas negativos quando comparadas com qualquer outro controle. Além disso, há evidências consistentes de um tamanho de efeito médio, independentemente da modalidade usada na intervenção (música, orientação corporal ou arte), e as terapias artísticas foram igualmente eficazes na redução de sintomas negativos em pacientes internados ou em acompanhamento ambulatorial. A revisão das diretrizes do NICE, em 2014, manteve a recomendação.[13]

Entretanto, em revisão narrativa da literatura, publicada em 2016 no *The Lancet Psychiatry*, os autores não encontraram evidências suficientes para confirmar a efetividade da arteterapia nos sintomas negativos e na melhora do funcionamento de pessoas com psicose.[32] Por sua vez, artigos qualitativos bem documentados indicaram que os terapeutas e os clientes consideraram a arteterapia uma intervenção benéfica, significativa e aceitável, embora essa conclusão tenha sido baseada em um pequeno número de estudos. A discrepância entre as evidências de efetividade e as experiências dos usuários e profissionais dos serviços destaca uma lacuna na teoria da compreensão de como, por que e para quem a arteterapia funciona, e os autores sugerem novos ensaios clínicos randomizados para apoiar econômica e eticamente o oferecimento dessas intervenções pelos sistemas de saúde.[32]

## TERAPIA DE REMEDIAÇÃO COGNITIVA

Comprometimentos cognitivos na esquizofrenia estão presentes no início da doença, persistem por toda a vida, estão fortemente associados à incapacidade funcional e são amplamente resistentes ao tratamento.[33] Os estudos demonstram que os principais domínios alterados nessa população são percepção, memória de trabalho, aprendizagem verbal e visual, velocidade de processamento, raciocínio, resolução de problemas, atenção, funções executivas, memória de longo prazo e cognição social.

Um estudo de Bor e colaboradores[34] avaliou o impacto da terapia de remediação cognitiva (TRC) na ativação cerebral usando ressonância magnética funcional. Após a intervenção, foi possível observar melhor ativação cerebral no giro frontal inferior/médio esquerdo, no giro do cíngulo e no lóbulo parietal inferior para tarefas espaciais.

Outro estudo, uma metanálise de Wykes e colaboradores,[35] mostrou boas evidências com tamanho de efeito moderado para benefícios cognitivos duráveis e melhorias funcionais após a TRC, sobretudo em memória verbal, velocidade de processamento e memória não verbal.

O REHACOP[36] é um programa de reabilitação neuropsicológica integrativa desenvolvido por especialistas em neuropsicologia da Universidade de Deusto, em Bilbao, na Espanha, originalmente desenvolvido para fornecer a primeira intervenção padronizada disponível em reabilitação neuropsicológica para pacientes espanhóis com esquizofrenia. Pacientes com esquizofrenia recebendo intervenção REHACOP tiveram melhora neurocognitiva em velocidade de processamento, memória verbal, fluência verbal, memória de trabalho e funções executivas, assim como nas pontuações globais de neurocognição. Os tamanhos dos efeitos dessas melhorias variaram de médio a alto, dependendo do domínio avaliado. Entre os domínios da cognição social, a teoria da mente mostrou as maiores melhorias após a implementação, seguida por percepção social e processamento emocional.[36]

Apesar desses resultados, não há consenso sobre o real benefício de tais tratamentos, o que leva a uma precaução quanto à sua recomendação de forma geral para os pacientes com esquizofrenia, uma vez que as evidências de sua eficácia são insuficientes, e mais estudos devem ser realizados.[14]

De qualquer maneira, nem sempre a melhora cognitiva observada em baterias neuropsicológicas ou a mudança na atividade cerebral conseguem ser traduzidas em melhoras na funcionalidade do indivíduo. Por isso, a inclusão de desfechos que avaliam não somente a cognição em laboratório, mas também na vida real, tem sido um campo que vem crescendo nos últimos tempos, não somente no estudo de pessoas com esquizofrenia, mas com outros diagnósticos em geral.

## TREINAMENTO DE HABILIDADES SOCIAIS

O treinamento de habilidades sociais para indivíduos com esquizofrenia consiste em treinamento comportamental focado em situações, problemas e atividades específicas. O objetivo final desse treinamento é a generalização das habilidades aprendidas para atividades baseadas na comunidade, com melhor funcionamento.

Embora o conteúdo dos programas de treinamento de habilidades possa variar de acordo com o programa ou com as necessidades de cada paciente, a maioria inclui ênfase nas habilidades interpessoais. As técnicas básicas de treinamento incluem instrução comportamental, modelagem de papéis, ensaio, *feedback* corretivo e reforço positivo.[13,25]

Faltam maiores estudos que avaliem a eficácia dessa abordagem, embora potencialmente pareça ser útil, sobretudo na melhora do funcionamento interpessoal.

## TRATAMENTO ASSERTIVO NA COMUNIDADE

É uma das possíveis formas de programa de tratamento na comunidade. Consiste em atendimento integral com uma equipe multidisciplinar, que se envolve em todas as áreas de cuidado ao paciente, disponível por 24 horas, 7 dias por semana, para atuar na comunidade, por exemplo, na casa do paciente, no local de trabalho, entre outros. O tratamento permite o acompanhamento mais próximo do paciente e de suas necessidades, aumentando a adesão e reduzindo as hospitalizações. Prioriza os casos mais graves e mais complexos, por estes terem uma relação paciente-funcionários menor (10:1 ou 12:1).[8,25]

Estão incluídas no tratamento comunitário as alternativas à internação de pacientes com sintomas agudos, como hospital-dia, casas que acolhem o paciente em crise como alternativa à hospitalização e equipes de saúde mental treinadas em resolução de crise que tratam o paciente em sua casa ou em moradia assistida, combinando cuidados de saúde e assistência social. Os profissionais também podem realizar monitoramento da saúde mental e física do paciente, treino de habilidades sociais no ambiente do paciente e apoio para a reintegração familiar.[37]

Embora essa pareça ser uma abordagem bastante útil, há uma carência de estudos bem desenhados sobre ela na literatura.

## REABILITAÇÃO VOCACIONAL

No aspecto laboral, existem dois tipos principais de intervenção: suporte ao emprego e treinamento vocacional. As recomendações de tratamento PORT 2009 incluem a oferta de emprego apoiado a todo indivíduo com esquizofrenia que expresse esse desejo.[22]

Os modelos de colocação e apoio individuais (suporte ao emprego) apresentam como princípios fundamentais:[8]

- emprego competitivo em ambientes de trabalho integrados na comunidade;
- busca rápida por emprego, desde o começo do processo;
- integração entre a reabilitação profissional e a saúde mental, com os especialistas em emprego integrados a equipes multidisciplinares;
- empregos baseados nas preferências e escolhas do paciente;
- avaliação contínua e abrangente ao longo das experiências de trabalho e apoio continuado de acordo com as necessidades do paciente.

Caso o paciente manifeste o desejo de trabalhar, mas não se sinta pronto para retornar ao mercado de trabalho, pode realizar um treinamento vocacional. Este consiste em um grupo de intervenções para preparar o paciente para o trabalho, incluindo treinamento de habilidades, remediação cognitiva e TCC. Depois o paciente pode ser alocado em um emprego competitivo, em cooperativas de trabalho ou em trabalhos protegidos.[25]

Evidências de alta a moderada qualidade mostraram que o emprego apoiado foi mais eficaz do que o treinamento pré-vocacional para obter resultados competitivos, como horas/semanas trabalhadas, tempo no emprego mais longo e período de tempo trabalhado. De forma geral, as evidências clínicas sugerem que o emprego apoiado é o método de reabilitação profissional mais eficaz para conseguir um emprego competitivo e para obter qualquer ocupação (remunerada, não remunerada ou voluntária).[13-15]

## CONSIDERAÇÕES FINAIS

Sintomas negativos e cognitivos parecem ter grande impacto em longo prazo na funcionalidade e no bem-estar de pessoas com esquizofrenia. Embora vários medicamentos tenham sido testados nos últimos anos, há uma carência de resultados significativos nessas esferas por meio de psicofármacos. Dessa forma, abordagens psicossociais são importantes para melhorar esses dois domínios de sintomas. De modo geral, elas parecem ter impacto positivo na melhora dos sintomas negativos, da funcionalidade e do bem-estar em geral (Tabela 17.1), embora seu efeito positivo na cognição pareça ser mais discreto, ou pelo menos não conclusivo. Talvez a mensuração dos testes neuropsicológicos não consiga traduzir os benefícios na vida real do paciente.

## TABELA 17.1

Síntese das principais evidências sobre tratamento psicossocial na esquizofrenia

| Abordagens psicossociais | Características | Impactos positivos | Estudos |
|---|---|---|---|
| Intervenção familiar | Psicoeducação familiar; terapia familiar comportamental; terapia de grupo familiar. | Redução de gravidade de sintomas, hospitalização e estresse. | Indicação forte: National Institute for Health and Care Excellence (NICE),[13] Canadense,[14] Equipe de Pesquisa de Resultados de Pacientes com Esquizofrenia (PORT)[22] e *Australian and New Zealand Journal of Psychiatry* (ANZJP).[15] |
| Intervenção por pares | Psicoeducação; grupos com e sem profissionais. | Pacientes engajados; redução do estresse. | Estudos preliminares. Não indicada pelo PORT.[22] |
| Terapia cognitivo-comportamental para psicose | Estabelecimento de conexões entre pensamentos, sentimentos e ações do paciente. | Desenvolvimento de habilidades de enfrentamento e redução do estresse, melhorando a resiliência. | Indicação forte: NICE,[13] Canadense,[14] PORT[22] e ANZJP.[15] |
| Psicologia positiva | Baseada nas forças pessoais; promoção do bem-estar e propósito de vida. | Promoção de emoções positivas, satisfação e propósito. Aumento do bem-estar. | Estudos preliminares. |
| Terapia de aceitação e compromisso (TAC)/ *mindfulness* (atenção plena) | Promoção de habilidades metacognitivas, meditação e atenção plena. | Melhora nos sintomas negativos, depressivos e psicopatologia geral. | Estudos preliminares. Recomendada como consenso pelo ANZJP[15] (sem nível de evidência). |
| Arteterapia | Atividades destinadas a promover a expressão criativa. | Redução de sintomas negativos. | Estudos contraditórios. Recomendada apenas pelo NICE.[13] |
| Terapia de remediação cognitiva | Reabilitação neuropsicológica. | Melhora em alguns domínios cognitivos alterados pela patologia. | Evidências insuficientes para recomendação pelo NICE,[13] Canadense[14] e PORT.[22] Recomendada pelo ANZJP.[15] |
| Treinamento de habilidades sociais | Treinamento comportamental focado em situações, problemas e atividades específicas. | Generalização das habilidades aprendidas para atividades baseadas na comunidade com melhor funcionamento. | Nível de evidência baixo, necessidade de mais estudos. Recomendado pelo PORT.[22] |

*Continua*

## TABELA 17.1

Síntese das principais evidências sobre tratamento psicossocial na esquizofrenia

| Abordagens psicossociais | Características | Impactos positivos | Estudos |
|---|---|---|---|
| Tratamento assertivo na comunidade | Atendimento integral com uma equipe multidisciplinar. | Aumento da adesão e redução da hospitalização. | Indicação forte: NICE,[13] Canadense[14] e PORT.[22] |
| Reabilitação vocacional | Emprego competitivo; busca rápida por emprego; emprego com suporte da equipe. | Melhora de funcionalidade, propósito na vida e bem-estar. | Indicação forte: NICE,[13] Canadense,[14] PORT[22] e ANZJP.[15] |

# REFERÊNCIAS

1. Aleman A, Lincoln TM, Bruggeman R, Melle I, Arends J, Arango C, et al. Treatment of negative symptoms: Where do we stand, and where do we go? Schizophr Res. 2017;186:55-62.
2. Correll CU, Schooler NR. Negative symptoms in schizophrenia: a review and clinical guide for recognition, assessment, and treatment. Neuropsychiatr Dis Treat. 2020;16:519-34.
3. Tripathi A, Kar SK, Shukla R. Cognitive deficits in schizophrenia: understanding the biological correlates and remediation strategies. Clin Psychopharmacol Neurosci. 2018;16(1):7-17.
4. Caqueo-Urízar A, Rus-Calafell M, Craig TK, Irarrazaval M, Urzúa A, Boyer L, et al. Schizophrenia: impact on family dynamics. Curr Psychiatry Rep. 2017;19(1):2.
5. Gopal S, Xu H, McQuarrie K, Savitz A, Nuamah I, Woodruff K, et al. Caregiver burden in schizophrenia following paliperidone palmitate long acting injectables treatment: pooled analysis of two double-blind randomized phase three studies. NPJ Schizophr. 2017;3(1):23
6. Palmeira L, Geraldes M, Bezerra A. Entendendo a esquizofrenia: como a família pode ajudar no tratamento? 2. ed. Rio de Janeiro: Interciência; 2013.
7. Brown GW, Rutter M. The measurement of family activities and relationships: a methodological study. Human Relations. 1966;19(3):241-63.
8. Swartz M, Frohberg N, Drake R, Lauriello J. Terapias psicossociais. In: Lieberman J, Stroup T, Perkins D, organizadores. Fundamentos da esquizofrenia. Porto Alegre: Artmed; 2013. p. 225-42.
9. Mari J, Turecki G, Streiner D. Intervenções familiares e recaídas na esquizofrenia: metanálise dos resultados de pesquisas. In: Shirakawa I, Chaves A, Mari J, organizadores. O desafio da esquizofrenia. 3. ed. São Paulo: Atheneu; 2015 p. 167-83.
10. Marques R, Vieira PBL. Neurociência das emoções. In: Machado L, Matsumoto L, organizadores. Psicologia positiva e psiquiatria positiva: a ciência da felicidade na prática clínica. Barueri: Manole; 2020. p. 84-98.
11. Braga CM, Machado L. Emoções positivas e aspectos biológicos do bem-estar. In: Machado L, Matsumoto L, organizadores. Psicologia positiva e psiquiatria positiva: a ciência da felicidade na prática clínica. Barueri: Manole; 2020 p. 99-108.
12. APA [Internet]. Washington: APA; c2020 [capturado em 1 jul. 2020]. Disponível em: https://www.apa.org/.
13. National Institute for Health and Care Excellence. Psychosis and schizophrenia in adults: treatment and management. London: NICE; 2014.
14. Norman R, Lecomte T, Addington D, Anderson E. Canadian treatment guidelines on psychosocial treatment of schizophrenia in adults. Can J Psychiatry. 2017;62(9):617-23.
15. Galletly C, Castle D, Dark F, Humberstone V, Jablensky A, Killackey E, et al. Royal Australian and New Zealand College of Psychiatrists clinical practice guidelines for the management of schizophrenia and related disorders. Aust N Z J Psychiatry. 2016;50(5):410-72.
16. Anderson C, Hogarty G, Reiss D. Schizophrenia and the family: a practitioner's guide to psychoeducation and management. New York: Guilford; 1986.
17. Falloon I, Boyd J, McGill C. Family care of schizophrenia. New York: Guilford; 1984.
18. McFarlane WR. Multifamily groups in the treatment of severe psychiatric disorders. New York: Guilfor; 2002.

19. McFarlane WR. Family Interventions for schizophrenia and the psychoses: a review. Fam Process. 2016;55(3):460-82.
20. Rodrigues GA, Silva LK. Intervenção familiar na esquizofrenia: recorte de modelos de ensaios clínicos. Rev Dep Psicol UFF. 2016;18(2):93-109.
21. Sin J, Norman I. Psychoeducational interventions for family members of people with schizophrenia: a mixed-method systematic review. J Clin Psychiatry. 2013;74(12):e1145-62.
22. Dixon LB, Dickerson F, Bellack AS, Bennett M, Dickinson D, Goldberg RW, et al. The 2009 schizophrenia PORT psychosocial treatment recommendations and summary statements. Schizophr Bull. 2010;36(1):48-70.
23. Freeman AM, Tribe RH, Stott JCH, Pilling S. Open Dialogue: A Review of the Evidence. Psychiatr Serv. 2019;70(1):46-59.
24. Schooler NR, Keith SJ, Severe JB, Matthews SM, Bellack AS, Glick ID, et al. Relapse and rehospitalization during maintenance treatment of schizophrenia. The effects of dose reduction and family treatment. Arch Gen Psychiatry. 1997;54(5):453-63.
25. Palmeira L. Manual de psicoeducação para profissionais de saúde mental que tratam pessoas com esquizofrenia. São Paulo: Planmark; 2018.
26. Chien W, Clifton AV, Zhao S, Lui S. Peer support for people with schizophrenia or other serious mental illness. Cochrane Database Syst Rev. 2019;4(4):CD010880.
27. Jauhar S, McKenna PJ, Radua J, Fung E, Salvador R, Laws KR. Cognitive-behavioural therapy for the symptoms of schizophrenia: systematic review and meta-analysis with examination of potential bias. Br J Psychiatry. 2014;204(1):20-9.
28. Schrank B, Brownell T, Jakaite Z, Larkin C, Pesola F, Riches S, et al. Evaluation of a positive psychotherapy group intervention for people with psychosis: pilot randomized controlled trial. Epidemiol Psychiatr Sci. 2016;25(3):235-46.
29. Riches S, Schrank B, Rashid T, Slade M. WELLFOCUS PPT: modifying positive psychotherapy for psychosis. Psychotherapy (Chic). 2016;53(1):68-77.
30. Nguyen A, Frobert L, McCluskey I, Golay P, Bonsack C, Favrod J. Development of the positive emotions program for schizophrenia: an intervention to improve pleasure and motivation in schizophrenia. Front Psychiatry. 2016;7:13.
31. Jansen JE, Gleeson J, Bendall S, Rice S, Alvarez-Jimenez M. Acceptance- and mindfulness-based interventions for persons with psychosis: a systematic review and meta-analysis. Schizophr Res. 2020;215:25-37.
32. Attard A, Larkin M. Art therapy for people with psychosis: a narrative review of the literature. Lancet Psychiatry. 2016;3(11):1067-78.
33. Loschiavo-Alvares F, Fish J, Wilson B. Applying the comprehensive modelo f neuropsychological rehabilitation to people with psychiatric conditions. Clin Neuropsychiatry. 2018;15(2):83-93.
34. Bor J, Brunelin J, d'Amato T, Costes N, Suaud-Chagny MF, Saoud M, et al. How can cognitive remediation therapy modulate brain activations in schizophrenia?: An fMRI study. Psychiatry Res. 2011;192(3):160-6.
35. Wykes T, Huddy V, Cellard C, McGurk SR, Czobor P. A metaanalysis of cognitive remediation for schizophrenia: methodology and effect sizes. Am J Psychiatry. 2011;168(5):472-85.
36. Gómez-Gastiasoro A, Peña J, Ibarretxe-Bilbao N, Lucas-Jiménez O, Díez-Cirarda M, Rilo O, et al. A neuropsychological rehabilitation program for cognitive impairment in psychiatric and neurological conditions: a review that supports its efficacy. Behav Neurol. 2019;4647134.
37. Addington D, Anderson E, Kelly M, Lesage A, Summerville C. Canadian practice guidelines for comprehensive community treatment for schizophrenia and schizophrenia spectrum disorders. Can J Psychiatry. 2017;62(9):662-72.

# 18

## Comportamento suicida na esquizofrenia

Verônica de Medeiros Alves
Leilane Camila Ferreira de Lima Francisco

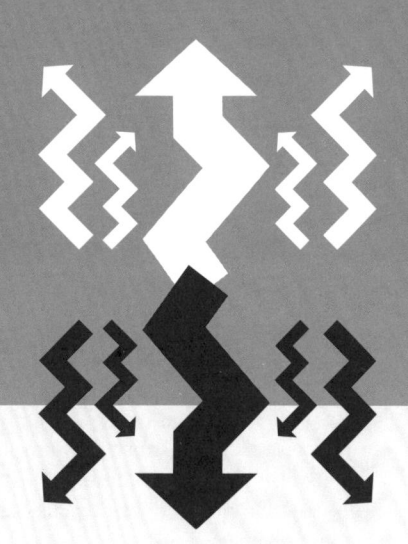

## INTRODUÇÃO

O comportamento suicida engloba a ideação suicida, a tentativa de suicídio e o suicídio propriamente dito. O risco de suicídio está muito presente na esquizofrenia, o que requer bastante atenção.[1-3] Pacientes com o transtorno têm uma taxa de suicídio substancialmente maior do que a população em geral,[4] sendo que o suicídio está entre as principais causas de morte em pessoas diagnosticadas com esquizofrenia.[5] Perguntar sobre ideação suicida deve ser primordial para os profissionais da saúde.[6]

## EPIDEMIOLOGIA DO COMPORTAMENTO SUICIDA NA ESQUIZOFRENIA

A prevalência de tentativa de suicídio é alta em pacientes crônicos com esquizofrenia.[7] O suicídio é a principal causa de morte desses pacientes.[8-10] Aproximadamente 5% dos pacientes com esquizofrenia cometem suicídio, e 20 a 40% deles têm, pelo menos, uma tentativa de suicídio ao longo da vida.[3] Um estudo realizado na Indonésia com 1.130 pacientes com esquizofrenia mostrou que 6,1% tinham ideação suicida.[11]

Outro estudo, feito com 270 pacientes com esquizofrenia, identificou uma prevalência de tentativas de suicídio de 10%, com 50% delas tendo ocorrido no primeiro ano após o início da doença. A ingestão de inseticida ou a *overdose* de medicamentos foi o método mais comum.[12] Outro estudo mostrou ainda que as tentativas de suicídio são frequentes em indivíduos com esquizofrenia com idade precoce de início e vivendo em países e regiões de alta renda.[13]

Uma metanálise que avaliou a prevalência de comportamentos relacionados ao suicídio na esquizofrenia em pacientes na China observou uma taxa de 25,8% (intervalo de confiança de 95% – IC 95%: 14,7-41,1%) de ideação suicida e 14,6% (IC 95%: 9,1-22,8%) de tentativa de suicídio.[14] Um estudo envolvendo pacientes com esquizofrenia de três hospitais psiquiátricos na província de Anhui, na China, observou uma prevalência ainda maior (22,2%) de tentativas de suicídio ao longo da vida.[15] Um estudo que avaliou 228 pacientes com esquizofrenia identificou relatos de tentativas de suicídio ao longo da vida em 28% dos participantes.[16]

Indivíduos com transtorno do espectro da esquizofrenia são responsáveis por mais de uma em cada 10 mortes por suicídio. Estes tendem a ser jovens, pobres, residentes de zonas urbanas, com quadro clínico mais complexo e têm maiores taxas de contato com os serviços de saúde mental antes de sua morte.[17] Ao analisar-se a mortalidade entre pacientes com esquizofrenia e a população em geral em Taiwan, entre os anos de 1998 e 2010, identificou-se que as taxas de mortalidade foram bem maiores em indivíduos com esquizofrenia, o que permite inferir que estes são altamente vulneráveis. O suicídio ocupou a primeira posição, sobretudo nos adultos jovens, entre as causas de morte nesta população, seguido por doenças físicas, acidentes e lesões.[10]

## SINTOMAS DA ESQUIZOFRENIA RELACIONADOS AO RISCO DE SUICÍDIO

Na existência de sintomas como alucinações e delírios, há a possibilidade de que a ideação suicida rapidamente evolua para tentativa de suicídio.[1] A presença de delírios e alucinações foi significativamente associada à tentativa de suicídio, independentemente da fase da doença em que ocorreu.[12] Uma metanálise sugeriu uma forte associação entre a expressão de ideação suicida e suicídio em pacientes com psicoses do espectro da esquizofrenia.[6] Outro estudo, realizado com 188 pacientes com ideação suicida, mostrou que a presença de alucinações verbais auditivas esteve associada ao aumento das chances de tentativa de suicídio.[18] Um estudo que buscou identificar a associação entre os sintomas positivos da esquizofrenia (alucinações e delírios) e a ideação suicida constatou que, à medida que os sintomas positivos aumentavam, aumentava também a ideação suicida.[5] No entanto, outro estudo sugeriu que o suicídio na esquizofrenia pode não estar relacionado à perda de autoconsciência, disfunções de processamento de pensamento ou transtornos de percepção.[19]

Um estudo feito com 2.881 homens hospitalizados com esquizofrenia, comparados ao grupo-controle de 566.726 homens que não foram hospitalizados por problemas psiquiátricos, constatou que homens com esquizofrenia e quociente de inteligência pré-mórbido elevado têm um risco alto de suicídio, e o pico de risco ocorre durante o primeiro ano após a última alta hospitalar.[8]

Um estudo realizado com 33 pessoas com esquizofrenia e tentativa de suicídio e 87 pessoas com outros transtornos psiquiátricos e tentativa de suicídio identificou que os pacientes com esquizofrenia não mostraram mais impulsividade ou hostilidade do que os pacientes com outros transtornos psiquiátricos.[20] Suicídio e comportamento violento são desfechos adversos comuns em amostras criminais de pacientes com esquizofrenia.[21]

## FATORES DE RISCO PARA COMPORTAMENTO SUICIDA NA ESQUIZOFRENIA

Estudos mostram que existem vários fatores de risco para o comportamento suicida na esquizofrenia.[11,22] Uma revisão sistemática identificou fatores de risco biopsicossociais que podem levar ao suicídio na esquizofrenia. Tais fatores estão relacionados a estresse ao longo da vida, psicose ativa, abuso de substâncias, idade precoce de início da doença, desemprego, desesperança, comportamento suicida anterior e depressão.[22]

Um estudo envolvendo pacientes com esquizofrenia de três hospitais psiquiátricos na província de Anhui, na China, constatou que ser do sexo feminino, ser casado e ter sintomas graves de depressão foram associados significativamente a maior risco de tentativa de suicídio.[15] Idade de início (fator sociodemográfico), histórico familiar de esquizofrenia na família (fator genético), baixa concentração e perda de prazer, sentimento de culpa, sintomas depressivos e abuso de álcool também apresentaram uma correlação muito forte com ideação suicida.[11] Além disso, os fatores de risco para tentativa de suicídio incluem menor idade, maior escolaridade, mais sintomas positivos e menos sintomas negativos.[7]

Um estudo realizado com 276 participantes com transtornos do espectro da esquizofrenia mostrou que a etnia e o histórico migratório não são preditivos de tentativas de suicídio anteriores, apesar de apontar que a etnia pode ser um importante fator demográfico que afeta o acesso aos recursos de saúde mental e a frequência das internações.[9]

A duração mais longa do primeiro tratamento hospitalar, a presença de sintomas depressivos e a não adesão ao tratamento nas fases iniciais de acompanhamento psiquiátrico são preditores de tentativas de suicídio.[23]

O risco de suicídio em pacientes internados parece ser maior em pessoas mais jovens, com histórico de suicídio e com mais de três internações psiquiátricas no ano anterior à internação.[24] São ainda fatores de risco quadros psicóticos nos transtornos esquizoafetivos e esquizofrenia, histórico de internações involuntárias prévias por motivo de transtorno mental e tentativas de suicídio pregressas.[25] Tentativas de suicídio anteriores e perdas financeiras ou de relacionamento estiveram significativamente associadas à tentativa de suicídio atual em pacientes com transtorno do espectro da esquizofrenia.[26]

Um estudo com 361 participantes com esquizofrenia identificou que os maus-tratos infantis, exceto a negligência física, são um forte fator de risco para tentativas de suicídio na esquizofrenia. O risco provavelmente é agravado pelo desenvolvimento de sintomas depressivos e sensação de desesperança na vida adulta.[27]

Distúrbios do sono, incluindo insônia e pesadelos, podem trazer um risco aumentado de tentativa de suicídio em pacientes ambulatoriais com transtornos do espectro da esquizofrenia. Essa implicação prognóstica ressalta a necessidade de avaliar e abordar oportunamente os distúrbios do sono nessa população.[28]

As tentativas de suicídio ao longo da vida em pacientes com comorbidade entre transtornos psicóticos e transtorno por uso de substâncias foram associadas a um pior estado clínico e cognitivo, prognóstico ruim e morte prematura.[29] Além disso, ter parentes de primeiro grau com transtorno por uso de substâncias e apresentar escores de *insight* e sintomas positivos foi associado ao risco de suicídio.[29]

O Quadro 18.1 apresenta esquematicamente os fatores de risco para suicídio em pacientes com esquizofrenia.

## FATORES DE PROTEÇÃO PARA COMPORTAMENTO SUICIDA NA ESQUIZOFRENIA

Algumas medidas e cuidados são relevantes como fatores de proteção. Manter a remissão dos sintomas durante o acompanhamento psiquiátrico protege contra tentativas de suicídio.[23] Melhorar o funcionamento do papel social em indivíduos com esquizofrenia pode reduzir a ideação suicida.[30] A recuperação pessoal deve ser avaliada pelo potencial de intervir na redução do risco de suicídio em indivíduos com esquizofrenia, o que, por sua vez, pode diminuir a taxa global de suicídio nesta população e reduzir a carga econômica do suicídio.[30]

---

**QUADRO 18.1**

**Fatores de risco para suicídio em pacientes com esquizofrenia**

- Estresse ao longo da vida
- Desemprego
- Maior nível de escolaridade
- Perdas financeiras ou de relacionamento
- Idade precoce de início da doença
- Psicose
- Mais sintomas positivos e menos sintomas negativos
- Depressão e/ou desesperança
- História de tentativa de suicídio anterior
- Não adesão ao tratamento
- Duração mais longa do primeiro tratamento hospitalar
- Abuso de substâncias
- Maus-tratos infantis
- Distúrbios do sono

Fonte: Elaborado com base em Wang e colaboradores;[7] Hettige e colaboradores;[9,22] Amir e colaboradores;[11] Togay e colaboradores;[23] Lin e colaboradores;[24] Levi e colaboradores;[25] Gallego e colaboradores;[26] Hassan e colaboradores;[27] Li e colaboradores;[28] Adan e colaboradores.[29]

Pacientes com esquizofrenia que apresentavam mais sintomas extrapiramidais ocasionados pelos antipsicóticos tinham menor risco de suicídio, sendo isso associado a uma maior adesão medicamentosa ou até mesmo a uma maior dose de antipsicóticos.[31]

Um estudo de coorte de base populacional realizado no Brasil com 2.038 pacientes psiquiátricos em sua primeira internação compulsória e com 8.152 controles que eram pacientes internados voluntariamente sugeriu que a admissão compulsória não tem efeito protetor na redução do risco de suicídio.[24] A identificação dos fatores de risco, a detecção precoce e o programa de intervenção para comportamento suicida são essenciais para a prevenção do suicídio em pacientes com esquizofrenia.[11]

O Quadro 18.2 apresenta esquematicamente os fatores de proteção para suicídio em pacientes com esquizofrenia.

## FISIOPATOLOGIA DO COMPORTAMENTO SUICIDA NA ESQUIZOFRENIA

### Aspectos genéticos

Uma revisão sistemática observou que algumas das pesquisas mais promissoras que estão surgindo em relação ao comportamento suicida envolvem a análise de alterações epigenéticas. A epigenética abrange uma alteração na expressão genética sem mudança na sequência de DNA. Isso é influenciado por eventos de vida estressantes e outros fatores psicossociais.[9]

Ao analisar os padrões de metilação no epigenoma de pacientes com tentativa de suicídio e esquizofrenia (n = 54) e pacientes com tentativa de suicídio sem esquizofrenia (n = 69) utilizando DNA extraído de glóbulos brancos, identificou-se variação na metilação do DNA associada à tentativa de suicídio, o que pode oferecer novos destaques nos mecanismos moleculares ligados à tentativa de suicídio associada à esquizofrenia.[3]

Um estudo que buscou identificar marcadores genéticos que aumentam o risco de tentativa de suicídio na esquizofrenia em 121 pacientes apontou o polimorfismo de nucleotídeo único (SNP) rs12895203 (p = 0,00001) como o mais significativo para esse risco.[2]

Em um estudo realizado em famílias da população sul-africana com esquizofrenia, avaliou-se o cromossomo 13q (n = 51), 1p (n = 23) e a combinação 13q e 1p (n = 18). Pacientes com ligações ao cromossomo 13q tiveram 4,16 vezes mais chances de atender aos critérios diagnósticos para transtorno esquizoafetivo em comparação aos pacientes com ligações ao 1p. Isso mostra uma relação significativa entre suicídio e diagnóstico de transtorno esquizoafetivo. A ligação com o cromossomo 13q pode contribuir para a identificação precoce do risco de suicídio e a prevenção da morbidade e mortalidade em pacientes com esquizofrenia.[32]

Outro estudo com polimorfismo mostrou que o rs300774 (p = 0,012), localizado próximo ao gene *ACP1* (fosfatase ácida 1), pode funcionar como biomarcador para tentativas de suicídio em pacientes com esquizofrenia e transtorno esquizoafetivo.[33]

### Aspectos fisiológicos

A desregulação hormonal está associada ao risco de suicídio em diversos transtornos psi-

---

**QUADRO 18.2**

Fatores de proteção para suicídio em pacientes com esquizofrenia

- Manutenção da remissão dos sintomas
- Melhora do funcionamento do papel social
- Adesão ao tratamento
- Admissão voluntária na internação
- Ausência de tentativa de suicídio anterior
- Diagnóstico e intervenção de cuidado precoces
- Identificação dos fatores de risco

Fonte: Elaborado com base em Amir e colaboradores;[11] Togay e colaboradores;[23] Lin e colaboradores;[24] Jan e colaboradores;[30] Reutfors e colaboradores.[31]

quiátricos. Um estudo realizado com 38 pacientes com esquizofrenia e 38 controles (saudáveis) avaliou os níveis dos hormônios da tireoide e de prolactina, tendo verificado que os níveis de prolactina e T4 livre foram aumentados em pacientes com esquizofrenia em comparação aos controles. A ideação suicida foi associada ao aumento dos níveis de T4 livre, mas não de prolactina. Identificou-se ainda que os níveis de prolactina estão associados a sintomas negativos de esquizofrenia.[34]

Analisando a relação entre o perfil lipídico alterado e o comportamento suicida em pacientes esquizofrênicos da Tunísia, observaram-se níveis de colesterol total (CT) e lipoproteína de baixa densidade (LDL significativamente maiores em pacientes esquizofrênicos quando comparados aos controles. Além disso, viu-se que o CT foi significativamente menor em pacientes esquizofrênicos com tentativa de suicídio do que naqueles sem tentativa de suicídio, sendo o CT um marcador biológico que define o risco de suicídio.[35] No entanto, um estudo feito na Turquia observou que pacientes com esquizofrenia e histórico de tentativa de suicídio apresentaram níveis mais elevados de CT e triglicerídeos do que pacientes com esquizofrenia sem tentativa de suicídio.[16]

### Achados de neuroimagem

Um estudo sobre correlatos neurofuncionais associados à história de tentativa de suicídio na esquizofrenia recrutou 32 pacientes ambulatoriais do sexo masculino com esquizofrenia (13 com história de tentativa de suicídio e 19 sem) e 21 homens saudáveis (sem histórico de transtornos mentais ou tentativa/ideação suicida) e identificou na ressonância magnética que aqueles com esquizofrenia e histórico de tentativa de suicídio apresentavam as ativações do córtex pré-frontal medial reduzidas. Isso sugere que uma história de tentativa de suicídio na esquizofrenia está associada à atividade de recompensa cerebral embotada durante a tomada de decisão emocional.[36]

Um estudo de imagem cerebral mostrou ainda algumas relações entre neuroanatomia e suicídio, examinando a ligação entre as alterações da substância branca e comportamento suicida em pessoas com esquizofrenia ou transtorno esquizofreniforme. Foi identificado que os indivíduos com histórico de tentativa de suicídio apresentaram valores de anisotropia fracionada significativamente mais elevados do que aqueles sem esse histórico. Sendo assim, circuitos frontotemporolímbicos podem estar associados ao comportamento suicida nesses indivíduos.[37]

## DIAGNÓSTICO

### Uso de escalas

Um estudo realizado em pacientes nigerianos com esquizofrenia (n = 211) constatou que a Escala de Desesperança de Beck tem se mostrado válida em termos de sua sensibilidade e especificidade na identificação do alto risco de suicídio em pacientes com esquizofrenia.[38]

Um estudo em pacientes com esquizofrenia utilizando a Escala de Classificação de Severidade de Suicídio de Columbia e a Escala de Ideação Suicida de Beck sugeriu que estas são consideradas padrão-ouro para avaliação do comportamento suicida ao longo da vida e no último mês.[2]

Um estudo empregando a versão espanhola do Manual de Avaliação de Risco de Suicídio e da Escala de Gestão de Risco Histórico-Clínico[20] em amostra de agressores violentos com esquizofrenia que estavam em tratamento compulsório psiquiátrico pelo sistema de justiça criminal forneceu evidências da utilidade dessas escalas para prever risco de comportamento suicida e violento nesses indivíduos.[21]

Um estudo usando o Inventário de Obsessões e Compulsões Revisado avaliou o risco de suicídio em uma amostra transversal de pacientes nigerianos com esquizofrenia e sugeriu que esse instrumento é uma ferramenta útil na avaliação do risco de suicídio.[39]

## Avaliação clínica

A realização da triagem geral para traumas passados em pacientes que apresentam características psicóticas é recomendada na avaliação clínica.[27] Uma abordagem proativa para a identificação dos pacientes com esquizofrenia que estão em alto risco de suicídio pode facilitar o desenvolvimento de intervenções terapêuticas psicossociais.[38] É necessário ainda que se realize avaliação clínica regular desses indivíduos em serviços de caráter comunitário, de forma que sejam elaboradas intervenções e abordagens de prevenção do suicídio.[15] Os serviços de intervenção precoce melhoram os resultados em curto prazo e podem estar associados a uma redução na taxa de suicídio em longo prazo.[4]

A identificação dos fatores de risco é importante, pois eles podem se tornar parâmetros clínicos no instrumento de prevenção do suicídio.[11] É necessário também avaliar os distúrbios do sono nessa população clínica.[28] Uma maior atenção deve ser voltada para a prevenção do suicídio em pacientes internados com esquizofrenia, devendo-se considerar o acompanhamento constante e próximo do risco de suicídio na primeira semana de internação.[24] Devem ser realizadas intervenções potenciais baseadas em monitoramento contínuo, supervisão mais rigorosa, restrição aos métodos letais de suicídio e iniciativas padronizadas de prevenção para a redução do risco de violência e suicídio em hospitais.[21]

Além disso, proporcionar a identificação de marcadores biológicos relacionados ao comportamento suicida[16] e a avaliação das funções executivas[29] em indivíduos com esquizofrenia permite a detecção precoce de indivíduos com risco de suicídio e aumenta a chance de intervenção precoce.[16]

## PREVENÇÃO

A identificação dos fatores de risco e a oferta de cuidados multiprofissionais de intervenção no comportamento suicida são essenciais para a prevenção do suicídio em pacientes com esquizofrenia.[11] A recaída e a adesão durante o estágio inicial da doença indicaram suicídio tardio.[4] Famílias de pacientes com esquizofrenia de primeiro episódio devem ser instruídas sobre sinais e sintomas de risco de suicídio e o que fazer se o paciente tentar suicídio. É importante apoiar as famílias de pacientes com esquizofrenia de primeiro episódio e educá-las sobre como a forma de se comportar em relação ao paciente pode facilitar ou inibir sua recuperação. Elas devem ajudar os profissionais da saúde a garantir que o tratamento esteja sendo seguido. Isso ajudará na redução do risco de suicídio.[40]

As intervenções clínicas devem ser focadas na melhora do funcionamento social dos indivíduos com esquizofrenia, a fim de reduzir potencialmente o risco de suicídio nessa população.[30]

Um sistema de monitoramento de telessaúde desenvolvido para avaliar a ideação suicida após um período de hospitalização verificou que, após três meses de monitoramento diário, houve uma redução significativa nos escores da Escala de Ideação Suicida de Beck.[41]

## TRATAMENTO

### Medicamentoso

A clozapina é o antipsicótico com efeito preventivo de suicídio mais bem estabelecido.[42,43] É um antipsicótico atípico altamente eficaz para indivíduos com esquizofrenia que não respondem a outros antipsicóticos. Não produz sintomas extrapiramidais, mas pode ocasionar agranulocitose, miocardite e convulsões, o que exige que sua utilização seja feita com cautela.[43]

Além disso, pacientes com risco de suicídio e uso de antidepressivos podem se beneficiar com a suplementação de vitamina D, tendo em vista que a hipovitaminose D é frequente e está associada ao risco de suicídio e consumo de antidepressivos na esquizofrenia e, ainda, aos sintomas negativos.[44]

## Psicológico

Intervenções ou programas especificamente voltados à promoção da recuperação entre indivíduos com esquizofrenia podem ajudar a reduzir o risco de suicídio.[30] A resolução de problemas e as tarefas de tomada de decisão podem ser sensíveis ao comprometimento cognitivo de pacientes com esquizofrenia e presença de tentativa de suicídio ao longo da vida. A avaliação das funções executivas e a realização da terapia de remediação cognitiva podem ser benéficas para a eficácia do tratamento desses pacientes.[29]

## Atenção psicossocial

Indivíduos com transtornos do espectro da esquizofrenia que morreram por suicídio tiveram contato com o sistema de saúde e, mais frequentemente, com os prestadores de cuidados de saúde mental.[17] Existem diferentes padrões de comportamento em pessoas com esquizofrenia antes de cometer homicídio e suicídio. Os autores de homicídios em geral não estavam envolvidos com os serviços de saúde, enquanto os pacientes que morreram por suicídio frequentemente tiveram contato recente com esses serviços.[45] Isso reforça a necessidade de investimentos na atenção psicossocial ao indivíduo e sua família.

## CONSIDERAÇÕES FINAIS

É necessário identificar os fatores de risco para suicídio em indivíduos com esquizofrenia e oferecer estratégias de cuidado que objetivem melhorar a qualidade de vida, reduzir os sintomas positivos e negativos e a incapacidade causada pela doença, prevenindo, dessa forma, o suicídio desses indivíduos.[35] Os profissionais da saúde devem ter conhecimento acerca dos fatores de risco para suicídio, de forma a desenvolver ações de prevenção apoiadas em evidências científicas e direcionadas a essa população.[5]

É necessário, ainda, que os pacientes e seus familiares tenham informações adequadas sobre a esquizofrenia para que qualquer busca de ajuda de sua parte não seja negligenciada. É preciso também que se ofereçam serviços de intervenção precoce acessíveis para psicose. Estabelecer um sistema de intervenção de crise psiquiátrica pode proporcionar uma intervenção profissional oportuna e adequada para prevenir o suicídio de pessoas com esquizofrenia.[1] Um acompanhamento psiquiátrico próximo e o envolvimento de familiares, enfermeiros, assistentes sociais e psicólogos é fundamental para diminuir o risco de comportamento suicida.[26]

## REFERÊNCIAS

1. Yamaguchi T, Fujii C, Nemoto T, Tsujino N, Takeshi K, Mizuno M. Differences between subjective experiences and observed behaviors in near-fatal suicide attempters with untreated schizophrenia: a qualitative pilot study. Ann Gen Psychiatry. 2015;14:17.
2. Bani-Fatemi A, Graff A, Zai C, Strauss J, De Luca V. GWAS analysis of suicide attempt in schizophrenia: Main genetic effect and interaction with early life trauma. Neurosci Lett. 2016;622:102-6.
3. Bani-Fatemi A, Jeremian R, Wang KZ, Silveira J, Zai C, Kolla NJ, et al. Epigenome wide association study of suicide attempt in schizophrenia. J Psychiatr Res. 2018;104:192-7.
4. Chan SKW, Chan SWY, Pang HH, Yan KK, Hui CLM, Chang WC, et al. Association of an early intervention service for psychosis with suicide rate among patients with first-episode schizophrenia-spectrum disorders. JAMA Psychiatry. 2018;75(5):458-64.
5. Bornheimer LA, Jaccard J. Symptoms of depression, positive symptoms of psychosis, and suicidal ideation among adults diagnosed with schizophrenia within the clinical antipsychotic trials of intervention effectiveness. Arch Suicide Res. 2017;21(4):633-45.
6. Chapman CL, Mullin K, Ryan CJ, Kuffel A, Nielssen O, Large MM. Meta-analysis of the association between suicidal ideation and later suici-

de among patients with either a schizophrenia spectrum psychosis or a mood disorder. Acta Psychiatr Scand. 2015;131(3):162-73.
7. Wang W, Zhou Y, Wang J, Xu H, Wei S, Wang D, et al. Prevalence, clinical correlates of suicide attempt and its relationship with empathy in patients with schizophrenia. Prog Neuropsychopharmacol Biol Psychiatry. 2020;99:1-7.
8. Weiser M, Kapara O, Werbeloff N, Goldberg S, Fenchel D, Reichenberg A, et al. A population-based longitudinal study of suicide risk in male schizophrenia patients: proximity to hospital discharge and the moderating effect of premorbid IQ. Schizophr Res. 2015;169(1-3):159-64.
9. Hettige NC, Bani-Fatemi A, Kennedy JL, De Luca V. Assessing the risk for suicide in schizophrenia according to migration, ethnicity and geographical ancestry. BMC Psychiatry. 2017;17(63):1-8.
10. Ko YS, Tsai HC, Chi MH, Su CC, Lee IH, Chen PS, et al. Higher mortality and years of potential life lost of suicide in patients with schizophrenia. Psychiatry Res. 2018;270:531-7.
11. Amir N, Antoni R, Asmarahadi A, Djatmiko P, Khalimah S, Naswati S, et al. Rates and risk factors for suicide ideas among schizophrenia patients in indonesia. Open Access Maced J Med Sci. 2019;7(16):2579-82.
12. Jakhar K, Beniwal RP, Bhatia T, Deshpande SN. Self-harm and suicide attempts in schizophrenia. Asian J Psychiatr. 2017;30:102-6.
13. Lu L, Dong M, Zhang L, Zhu XM, Ungvari GS, Ng CH, et al. Prevalence of suicide attempts in individuals with schizophrenia: a metaanalysis of observational studies. Epidemiol Psychiatr Sci. 2019;29(e39):1-10.
14. Dong M, Wang SB, Wang F, Zhang L, Ungvari GS, Ng CH, et al. Suicide-related behaviours in schizophrenia in China: a comprehensive meta-analysis. Epidemiol Psychiatr Sci. 2019;28(3):290-9.
15. Zhong Y, Xia L, Zhao TT, Zhang YL, Zhang YL, Li WZ, et al. The prevalence of suicide attempts and independent demographic and clinical correlates among chronic schizophrenia patients in agricultural areas of China. Psychiatr Q. 2019;90(4):683-91.
16. Tatar ZB. The relationship between serum lipid levels and lifetime suicide attempts in patients with schizophrenia. Medicine Science. 2018;7(4):826-30.
17. Zaheer J, Jacob B, de Oliveira C, Rudoler D, Juda A, Kurdyak P. Service utilization and suicide among people with schizophrenia spectrum disorders. Schizophr Res. 2018;202:347-53.
18. Fujita J, Takahashi Y, Nishida A, Okumura Y, Ando S, Kawano M, et al. Auditory verbal hallucinations increase the risk for suicide attempts in adolescents with suicidal ideation. Schizophr Res. 2015;168(1-2):209-12.
19. Grigoriou M, Upthegrove R, Bortolotti L. Instrumental rationality and suicide in schizophrenia: a case for rational suicide? J Med Ethics. 2019;45(12):802-5.
20. Abdeen MS, Shaker NM, Elrassas HH, Hashim MA, Abo Zeid MY. Characteristics of the schizophrenia suicide attempts in comparison with the suicide attempts with other diagnosed psychiatric disorders: an Egyptian study. Int J Soc Psychiatry. 2019;65(5):368-77.
21. SanSegundo MS, Ferrer-Cascales R, Bellido JH, Bravo MP, Oltra-Cucarella J, Kennedy HG, et al. Prediction of violence, suicide behaviors and suicide ideation in a sample of institutionalized offenders with schizophrenia and other psychosis. Front. Psychol. 2018;9(1385):1-10.
22. Hettige NC, Bani-Fatemi A, Sakinofsky I, De Luca V. A biopsychosocial evaluation of the risk for suicide in schizophrenia. CNS Spectrums. 2018;23(4):253-63.
23. Togay B, Noyan H, Tasdelen R, Ucok A. Clinical variables associated with suicide attempts in schizophrenia before and after the first episode. Psychiatry Res. 2015;229(1-2):252-6.
24. Lin CE, Chung CH, Chen LF, Chien WC. Does compulsory admission prevent inpatient suicide among patients with schizophrenia? A nationwide cohort study in Taiwan. Suicide Life Threat Behav. 2019;49(4):966-79.
25. Levi L, Werbeloff N, Pugachova I, Yoffe R, Large M, Davidson M, et al. Has deinstitutionalization affected inpatient suicide? Psychiatric inpatient suicide rates between 1990 and 2013 in Israel. Schizophr Res. 2016;173(1-2):75-8.
26. Gallego JA, Rachamallu V, Yuen EY, Fink S, Duque LM, Kane JM. Predictors of suicide attempts in 3.322 patients with affective disorders and schizophrenia spectrum disorders. Psychiatry Res. 2015;228(3):791-6.
27. Hassan AN, Stuart EA, De Luca V. Childhood maltreatment increases the risk of suicide attempt in schizophrenia. Schizophr Res. 2016;176(2-3):572-7.
28. Li SX, Lam SP, Zhang J, Yu MW, Chan JW, Chan CS, et al. Sleep disturbances and suicide risk in an 8-year longitudinal study of schizophrenia-spectrum disorders. Sleep. 2016;39(6):1275-82.
29. Adan A, Capella MM, Prat G, Forero DA, Lopez-Vera S, Navarro JF. Executive functioning in men with schizophrenia and substance use disorders: influence of lifetime suicide attempts. Plos One. 2017;12(1):1-16.
30. Jahn DR, DeVylder JE, Drapalski AL, Medoff D, Dixon LB. Personal recovery as a protective factor against suicide ideation in indivi-

duals with schizophrenia. J Nerv Ment Dis. 2016;204(11):827-31.
31. Reutfors J, Clapham E, Bahmanyar S, Brandt L, Jönsson EG, Ekbom A, et al. Suicide risk and antipsychotic side effects in schizophrenia: nested case–control study. Hum Psychopharmacol. 2016;31(4):341-5.
32. Malherbe PJ, Karayiorgou M, Ehlers R, Roos JL. Increased risk of suicide in schizophrenia patients with linkage to chromosome 13q. Psychiatry Res. 2017;251:34-5.
33. Li J, Yoshikawa A, Meltzer HY. Replication of rs300774, a genetic biomarker near ACP1, associated with suicide attempts in patients with schizophrenia: relation to brain cholesterol biosynthesis. J Psychiatr Res. 2017;94:54-61.
34. Jose J, Nandeesha H, Kattimani S, Meiyappan K, Sarkar S, Sivasankar D. Association between prolactin and thyroid hormones with severity of psychopathology and suicide risk in drug free male schizophrenia. Clin Chim Acta. 2015;444:78-80.
35. Mensi R, Messaoud A, Mhallah A, Azizi I, Salah WH, Douki W, et al. The association between altered lipid profile and suicide attempt among Tunisian patients with schizophrenia. Ann Gen Psychiatry. 2016;15(36):1-9.
36. Potvin S, Tikàsz A, Richard-Devantoy S, Lungu O, Dumais A. History of suicide attempt is associated with reduced medial prefrontal cortex activity during emotional decision-making among men with schizophrenia: an exploratory fMRI Study. Schizophr Res Treatment. 2018;2018:9898654.
37. Lee SJ, Kim B, Oh D, Kim MK, Kim KH, Bang SY, et al. White matter alterations associated with suicide in patients with schizophrenia or schizophreniform disorder. Psychiatry Res Neuroimaging. 2016;248:23-9.
38. Aloba O, Esan O, Alimi T. Adaptation of the Beck Hopelessness Scale as a suicide risk screening tool among Nigerian patients with schizophrenia. Int J Psychiatry Clin Pract. 2018;22(1):19-24.
39. Opakunle T, Aloba O, Akinsulore A, Opakunle O, Fatoye F. Obsessive compulsive inventory revised: factor structure, reliability, validity, and suicide risk screening characteristics among nigerian patients with schizophrenia. J Neurosci Rural Pract. 2018;9(2):219-25.
40. Sher L, Kahn RS. Family interventions and prevention of suicide in first-episode schizophrenia. Acta Psychiatr Scand. 2019;139(5):484.
41. Kasckow J, Gao S, Hanusa B, Rotondi A, Chinman M, Zickmund S, et al. Telehealth monitoring of patients with schizophrenia and suicidal ideation. Suicide Life Threat Behav. 2015;45(5):600-11.
42. Deslauriers J, Belleville K, Beaudet N, Sarret P, Grignon S. A two-hit model of suicide-trait-related behaviors in the context of a schizophrenia-like phenotype: distinct effects of lithium chloride and clozapine. Physiol Behav. 2016;156:48-58.
43. Khokhar JY, Henricks AM, Sullivan EDK, Green AI. Unique effects of clozapine: a pharmacological perspective. Adv Pharmacol. 2018;82:137-62.
44. Fond G, Faugere M, Faget-Agius C, Cermolacce M, Richieri R, Boyer L, et al. Hypovitaminosis D is associated with negative symptoms, suicide risk, agoraphobia, impaired functional remission, and antidepressant consumption in schizophrenia. Eur Arch Psychiatry Clin Neurosci. 2019;269(8):879-86.
45. Baird A, Shaw J, Hunt IM, Kapur N, Appleby L, Webb RT. National study comparing the characteristics of patients diagnosed with schizophrenia who committed homicide vs. those who died by suicide. J Forens Psychiatry Psychol. 2018;29(4):674-89.

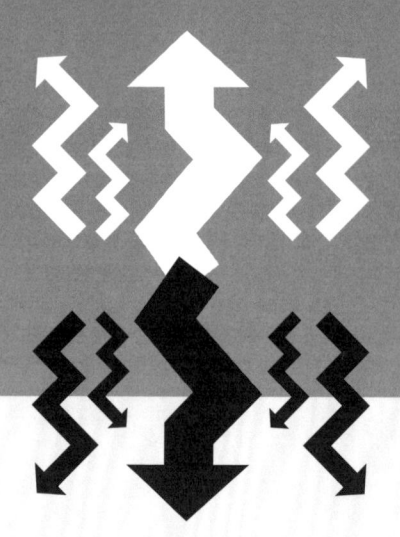

# 19

# Esquizofrenia na infância e na adolescência

Ana Cláudia Melcop
Taís Silveira Moriyama
Gabriela Rached El Helou Silot
Natália Saldanha

## INTRODUÇÃO

Classicamente, a esquizofrenia surge no fim da adolescência e início da idade adulta e é reconhecida como um dos mais graves transtornos mentais, fonte de enormes custos humanos e econômicos.[1] Quando se inicia na infância e na adolescência, apresenta maior severidade dos sintomas, pior funcionamento pré-mórbido, maior tempo de psicose não tratada e pior prognóstico se comparada com a psicose com início na vida adulta.

Apesar da gravidade, a esquizofrenia na infância e na adolescência ainda é uma condição pouco reconhecida, mal diagnosticada e tratada. As características psicopatológicas podem não ser tão evidentes como os sintomas psicóticos na vida adulta ou ser confundidas com as de outras patologias, e os sintomas pré-mórbidos podem ser entendidos como características esperadas para a fase do desenvolvimento.

A esquizofrenia de início precoce é aquela que surge antes dos 18 anos, e a de início muito precoce, antes dos 13 anos.[2]

## EPIDEMIOLOGIA

A despeito da prevalência dos sintomas psicóticos na infância (cerca de 5%),[3] a esquizofrenia na infância é uma condição rara, com incidência de 0,04% segundo estudos de coorte realizados pelo National Institute of Mental Health (NIMH), dos Estados Unidos.[4]

## PSICOPATOLOGIA

### Fenótipo pré-mórbido

Funcionamento pré-mórbido refere-se ao funcionamento interpessoal, acadêmico, social e ocupacional apresentado antes do surgimento da psicose.[5] Crianças com esquizofrenia apresentam alterações pré-mórbidas mais graves se comparadas com as alterações prodrômicas de início na adolescência ou na vida adulta.[4] Alterações na sociabilidade, no desenvolvimento motor, na linguagem, além de prejuízo educacional e sintomas ansiosos, podem estar presentes precocemente. Estudos de coorte realizados no NIMH mostraram que, muitos anos antes do surgimento dos sintomas psicóticos, 55% dos pacientes já apresentavam alteração na linguagem; 57%, alterações motoras; e 55%, alterações na sociabilidade.[6] Os problemas de linguagem mais observados são ecolalia, alterações na articulação, compreensão e atraso do discurso. Entre as principais alterações motoras estão atraso do desenvolvimento motor, tiques e estereotipias.[6] A queda do funcionamento acadêmico também é mais pronunciada no pródromo da psicose de início precoce.[3]

Embora não relatado como funcionamento pré-mórbido, em estudos com adultos, 27% dos pacientes com esquizofrenia apresentam critérios para diagnóstico de autismo ou transtorno do espectro do autismo (TEA) antes do surgimento dos sintomas psicóticos.[7] O mesmo achado se replica em estudos com crianças e adolescentes, em que 30 a 50% dos pacientes com esquizofrenia de início precoce atendem ao critério diagnóstico para TEA.[6] A sobreposição entre essas duas condições tem sido cada vez mais investigada, não apenas em estudos epidemiológicos, mas também em estudos genéticos e de neuroimagem, mostrando forte relação entre os diagnósticos.[8]

A sintomatologia obsessiva também pode surgir na fase prodrômica e, quando presente, está associada a sintomas negativos, sexo masculino, início insidioso e período prodrômico mais longo. Em estudo com adolescentes com alto risco para psicose, 14% apresentavam sintomas obsessivo-compulsivos.[9]

Desfecho e prognóstico estão positivamente relacionados a presença e severidade das alterações pré-mórbidas,[10] com alguns estudos sugerindo que a gravidade desses déficits possa representar um fenótipo pré-mórbido da esquizofrenia de início precoce.[9]

## Experiências psicóticas

As experiências psicóticas são um fenômeno que simula sintomas psicóticos positivos experimentados pela população geral na ausência de transtornos psiquiátricos.[11] A prevalência na infância e na adolescência é maior do que a dos transtornos psicóticos nessa faixa etária. Uma metanálise encontrou prevalência de 17% na faixa etária entre 9 e 12 anos e de 5 a 7% entre 13 e 17 anos.[3] Na maioria dos casos, tais sintomas subclínicos tendem a ser transitórios, mas, se persistem, são fatores de risco para psicose e outros transtornos psiquiátricos. Na coorte de Dunedin, 25% dos indivíduos que desenvolveram psicose apresentavam, aos 11 anos, experiências psicóticas intensas.[12] Na coorte chinesa, crianças e adolescentes que apresentavam aumento das experiências psicóticas tinham mais chance (*odds ratio* [OR]: 22,14; intervalo de confiança de 95% [IC 95%]: 2,30 – 213,25) de desenvolver um transtorno psicótico ou outro quadro psiquiátrico (OR: 2,7; IC 95%: 1,56 – 4,66).[13]

As experiências psicóticas compartilham fatores de risco com a esquizofrenia, como sexo masculino, baixo nível educacional, baixo nível socioeconômico, trauma, uso de substâncias e urbanicidade.[3,14]

## Sintomatologia aguda

Por se tratar de uma condição extremamente rara, os sintomas psicóticos necessitam de avaliação cuidadosa. Poucas crianças preenchem todos os critérios de esquizofrenia quando os primeiros sintomas psicóticos se manifestam.[15]

A sintomatologia aguda da esquizofrenia de início precoce e muito precoce normalmente está separada em duas categorias de sintomas: positivos e negativos. Os sintomas positivos incluem delírios e alucinações. Os delírios nessa fase do desenvolvimento são menos complexos e sistematizados do que se costuma observar nos adultos com esquizofrenia. Os conteúdos se assemelham aos da esquizofrenia na vida adulta – autorreferentes, persecutórios e de grandeza. Na estruturação dos delírios, aparecem conteúdos do dia a dia da criança, como monstros, personagens de filmes e de videogames, de forma ameaçadora, despertando medo, desconforto e podendo surgir em diversos contextos, não sendo apenas vivenciados em momentos lúdicos (Quadros 19.1 e 19.2). As alucinações auditivas são as mais comuns (vozes que conversam entre si, vozes de comando ou de personagens). Com frequência menor, também podem ocorrer alucinações visuais, que aparecem mais do que para os adultos.[10]

Os sintomas negativos (afeto hipomodulado, alogia, diminuição da fluência verbal, re-

> **QUADRO 19.1**
>
> Sintomas positivos da esquizofrenia de início precoce
>
> - Comportamento desorganizado
> - Conteúdos negativos
> - Delírios aparecem em qualquer ambiente

> **QUADRO 19.2**
>
> Fenômenos normais da infância
>
> - Discurso desorganizado
> - Confusão entre fantasia e realidade
> - Conteúdos congruentes com os desejos
> - Momentos lúdicos

dução da motivação, isolamento social e deterioração do desempenho cognitivo) podem surgir precocemente, mesmo antes dos sintomas positivos. Crianças com sintomas negativos apresentam hipomimia, pobreza na linguagem corporal e podem esboçar respostas emocionais inapropriadas (sorrir em situações de tristeza).[10]

A desorganização do comportamento é uma característica bem marcada na esquizofrenia de início precoce e muito precoce. As crianças podem apresentar comportamentos bizarros e ter perda de habilidades que já conseguiam desempenhar. Já a apresentação catatônica é mais rara nessa população.[16]

## CRITÉRIOS DIAGNÓSTICOS

Os critérios diagnósticos que caracterizam a esquizofrenia na infância ou na adolescência se correlacionam com os sintomas nos adultos (sintomas positivos e negativos, discurso e/ou comportamento desorganizado), apesar das peculiaridades da apresentação clínica nessa faixa etária.

A identificação de sintomas psicóticos em crianças e adolescentes deve ser feita com cautela, pois a apresentação é distinta de acordo com a idade e o estágio de desenvolvimento. Também deve ser dada atenção aos diagnósticos diferenciais. Uma anamnese voltada para o neurodesenvolvimento é fundamental para um diagnóstico bem feito.

Apesar das diferenças entre as formas de apresentação na criança e no adulto, o *Manual diagnóstico e estatístico de transtornos mentais* (DSM-5) não reconhece a esquizofrenia de início precoce como entidade em separado.[17]

A acurácia diagnóstica pode ser facilitada pelo uso de entrevistas semiestruturadas, como a Kiddie Schedule for Affective Disorders and Schizophrenia (KSADS),[18] que podem ser usadas de forma complementar à entrevista clínica por meio de uma anamnese completa, envolvendo tanto a criança ou o adolescente como seus familiares. São necessárias uma avaliação de história de vida prévia e a coleta de informações de outras fontes, como a escola.

A avaliação de sintomas psicóticos em crianças e adolescentes envolve a compreensão de que as manifestações serão distintas de acordo com seu nível de desenvolvimento intelectual e afetivo. Crianças interpretam as percepções dos meios externo e interno de acordo com seu grau de maturidade, sendo influenciadas pela exposição a estressores e gatilhos ambientais, crenças familiares e dinâmicas socioculturais.

Vivenciar experiências psicóticas pode ser uma variante normal em crianças menores e um sintoma isolado na adolescência, dentro de um quadro psicopatológico distinto, como transtornos do humor, de ansiedade, transtorno obsessivo-compulsivo e de estresse pós-traumático.[19] Apesar de essas experiências não estarem relacionadas necessariamente a um transtorno psicótico por si só, é preciso cautela na avaliação longitudinal, devido ao risco de desenvolvimento de outros transtornos do espectro da esquizofrenia,[20] sobretudo em crianças e jovens com risco clínico de desenvolver psicose (população de alto risco).

O objetivo da avaliação inicial de quadros psicóticos de início precoce não é apenas realizar um diagnóstico consistente, mas também formular um planejamento terapêutico individualizado, de acordo com o estágio da doença, incluindo tanto o tratamento da fase aguda como as repercussões crônicas e variáveis que surgem ao longo do curso de instalação. A psicoeducação do paciente e dos familiares é etapa essencial para garantia do vínculo e adesão ao tratamento proposto.

Na avaliação do indivíduo psicótico, pode ser difícil que este apresente sintomas espontaneamente. Delírios persecutórios/autorreferentes e o medo envolvido na própria sintomatologia podem fazer com que o paciente os esconda do entrevistador. É importante que, em algum momento da avaliação, a criança ou adolescente seja vista separada dos familiares, mas, de início, deve-se questionar se ela se sente mais segura acompanhada de sua figura de referência. Iniciar o assunto com temas mais neutros, como família, amigos e escola, é uma boa abordagem para abrir um canal de comunicação entre o paciente e o entrevistador. Posteriormente, as queixas do paciente podem ser abordadas com mais detalhes.[15]

## DIAGNÓSTICO DIFERENCIAL

A esquizofrenia de início na infância é um quadro raro e que pode eventualmente ser confundido com outras condições de saúde. Sempre que se considerar um quadro de esquizofrenia de início na infância, é imprescindível descartar causas orgânicas de quadros psicóticos. Diversas condições físicas e neurológicas podem levar a delírios, alucinações, desorganização do comportamento e deterioração do funcionamento. Esses quadros clínicos podem facilmente ser confundidos com esquizofrenia de início na infância. Tem sido descrito, por exemplo, que 80 a 100% dos pacientes com encefalites autoimunes têm a primeira apresentação apenas com sintomas psiquiátricos, sendo particularmente comuns delírios e alucinações.[21] A lista de doenças congênitas ou adquiridas que podem cursar com alterações de comportamento que simulam esquizofrenia de início na infância é bastante extensa, incluindo condições muito diversas entre si, como, por exemplo, doença de Wilson e epilepsia.[22] O ideal é que se faça uma cuidadosa anamnese, incluindo não apenas avaliação psiquiátrica, mas coleta de dados sobre saúde geral e desenvolvimento, além de minucioso exame físico e neurológico. Diante de qualquer dúvida acerca da possibilidade de os sintomas serem causados por uma condição orgânica, devem ser realizados exames complementares para confirmar ou descartar essa possibilidade. Tendo em vista que a lista de acometimentos que podem ser erroneamente diagnosticados como esquizofrenia de início na infância é muito extensa, não existe uma bateria de exames padronizados para rastreamento de causa orgânica, e a propedêutica complementar deve respeitar as características individuais do quadro e a disponibilidade de recursos. Alguns autores sugerem solicitar pelo menos hemograma completo, testes de função hepática e renal, eletrólitos e glicose sérica, níveis séricos de vitamina B12 e ácido fólico, hormônios tireoidianos, velocidade de hemossedimentação, anticorpo antinuclear, sorologia para vírus da imunodeficiência humana (HIV), caso fatores de risco estejam presentes, ceruloplasmina sérica, se houver associação com transtornos do movimento, e exame toxicológico, se existir possibilidade de uso de substâncias.[22] Caso haja história de convulsões ou movimentos repetitivos estereotipados, é relevante solicitar eletroencefalograma.[22] Ressonância magnética deve ser realizada se houver achados localizatórios ou história de traumatismo cranioencefálico.[22] Se existir história de *delirium*, convulsões ou catatonia, a propedêutica complementar deve ser expandida para rastreamento toxicológico, análise de líquido cerebrospinal e anticorpos antirreceptor anti-NMDA.[22]

Também é importante diferenciar apresentações iniciais de psicose na infância e na adolescência de outras condições psiquiátricas que podem eventualmente cursar com psicose. Alguns exemplos são fabulações e fantasias típicas da infância, transtorno afetivo bipolar e autismo. O diagnóstico diferencial de esquizofrenia de início na infância com outras condições psiquiátricas que cursam com sintomas psicóticos, como primeiro episódio de mania psicótica, pode ser particularmente desafiador, e algumas vezes a diferenciação entre esquizofrenia de início na infância e outras condições só é possível após seguimento prospectivo.[23] Pacientes com TEA, por exemplo, são uma população especialmente sensível à eclosão de quadros psicóticos, mas esses episódios tendem a ter características próprias e apenas uma pequena parcela deles preenche critérios diagnósticos para esquizofrenia.[24] No entanto, no contexto dos seus déficits cognitivos e sociais, esses pacientes podem ser erroneamente classificados como portadores de esquizofrenia. Não é incomum também que um primeiro episódio de mania na adolescência se apresente como um franco episódio psicótico.[25]

## ETIOLOGIA E FISIOPATOLOGIA

Assim como a esquizofrenia de início na vida adulta, a de início precoce é considerada uma doença de origem multifatorial, e sua etiologia depende da complexa interação entre fatores de predisposição individual e eventos da vida.[26] Apesar de fatores ambientais possivelmente serem relevantes na explicação da esquizofrenia de início precoce, as altas estimativas de herdabilidade indicam um forte componente genético. Existem evidências de que os fatores genéticos têm um papel mais importante na esquizofrenia de início na infância do que em outras formas de esquizofrenia.[27] A idade mais precoce de início dos sintomas de esquizofrenia está associada a maior risco de agregação familiar. Um estudo com uma grande amostra de gêmeos evidenciou que portadores de esquizofrenia de início mais precoce, quando comparados com portadores de início mais tardio, tinham uma chance 5,69 vezes maior de acometimento do segundo gemelar.[27]

De fato, essa constatação de que a esquizofrenia de início na infância tem alta herdabilidade tem sido feita há várias décadas. Um dos primeiros estudos a investigar o padrão de agregação familiar da esquizofrenia de início na infância encontrou uma concordância de 88,2% para gêmeos monozigóticos, em comparação com 22,3% para gêmeos dizigóticos,[28] sugerindo um forte componente genético. Esse achado foi corroborado por outros estudos mais recentes, que confirmam um forte padrão de agregação para esquizofrenia de início precoce.[29] Considerados em conjunto, esses achados sugerem que a esquizofrenia de início precoce esteja ligada a uma predisposição genética mais grave, indicando que a idade de início pode ser um marcador de vulnerabilidade genética à doença.[27]

Os fatores genéticos de predisposição para esquizofrenia de início na infância são bastante semelhantes aos da esquizofrenia de início na vida adulta,[29] mas, além de compartilhar fatores de risco genético com a esquizofrenia de início na vida adulta, a esquizofrenia de início precoce inclui maior carga de variações na arquitetura genética, que também conferem risco para outros transtornos do neurodesenvolvimento, como autismo, deficiência intelectual e epilepsia.[29] Por exemplo, tanto esquizofrenia quanto autismo estão associados a variações do número de cópias (Copy Number Variation) e mutações *de novo*, com evidências convergentes para genes envolvidos nas funções sinápticas.[30]

A associação entre esquizofrenia de início precoce e alterações do neurodesenvolvimento tem evidência não apenas nas bases genéticas desse transtorno, mas também no fato de que diversas alterações do neurodesenvolvimento têm sido relatadas como traços pré-mórbidos de suscetibilidade à esquizofrenia. Déficits do desenvolvimento da linguagem, atraso para atingir marcos motores, pior funcionamento social, rebaixamento cognitivo e alterações de funções executivas são traços pré-mórbidos comumente relatados como antecedentes do início do quadro psicótico na infância.

Achados de neuroimagem também contribuem para a compreensão de que a esquizofrenia de início na infância seria um transtorno do desenvolvimento. Estudos de neuroimagem estrutural têm associado a esquizofrenia de início precoce à perda progressiva do volume de massa cinzenta e espessura cortical e à velocidade mais baixa de crescimento de substância branca.[31] Mesmo os fatores de suscetibilidade ambiental que mais têm sido associados à gênese da doença, como complicações obstétricas com hipoxia periparto,[31] podem contribuir para as alterações do neurodesenvolvimento que aumentam a predisposição ao quadro.

## EVOLUÇÃO, PROGNÓSTICO, CURSO E DESFECHO

Embora poucos estudos tenham avaliado prospectivamente grandes amostras de pacientes com esquizofrenia de início na infância em comparação a outras formas de psicose, de forma geral tem sido descrito que a esquizofrenia de início precoce apresenta um prognóstico mais reservado do que a esquizofrenia de início na vida adulta, descrevendo que a maioria dos portadores são pessoas cronicamente sintomáticas, poucos têm bom funcionamento em reavaliações em longo prazo e é incomum que esses pacientes apresentem remissão, isto é, ausência de sintomas sustentada ao longo de seis meses, pelo menos nos primeiros anos da doença.[32] Apesar disso, um estudo bem conduzido que investigou a evolução prospectiva de 636 primeiros episódios psicóticos não encontrou diferença em impressão clínica global, funcionamento global, remissão de sintomas positivos e situação laboral de pacientes com psicose de início precoce e tardio. No entanto, os pacientes de início precoce tinham maior tempo de psicose não tratada ao diagnóstico e pior funcionamento cognitivo pré-mórbido.[33]

Esses achados sinalizam que o pior prognóstico relatado para pacientes de início precoce talvez possa ser explicado pelo tempo de psicose não tratada e maior associação com déficits cognitivos de base, mas que talvez a esquizofrenia de início na infância não seja, como se poderia supor, um transtorno de certa forma mais agressivo do que a esquizofrenia de início na vida adulta. A esse respeito, é relevante ainda ressaltar que não existem indícios de que um processo neurodegenerativo acomete os pacientes com início precoce de sintomas, como já foi especulado devido ao prognóstico mais reservado dessa apresentação. Existem evidências de que o funcionamento cognitivo global desses pacientes, apesar de rebaixado em relação ao de controles, é estável ao longo do tempo, e a intensidade dos sintomas positivos e negativos não prediz uma pior evolução desses déficits, muito embora sintomas psiquiátricos gerais, como ansiedade, depressão e suicidabilidade, possam contribuir para a deterioração cognitiva.[34] Esse achado sugere que a pior evolução da doença pode estar relacionada não somente à sua intensidade e aos mecanismos fisiopatológicos implicados na gênese dos episódios psicóticos em si, mas também à disfunção psicossocial secundária a esse transtorno.

## TRATAMENTO FARMACOLÓGICO

Por se tratar de um transtorno do neurodesenvolvimento, a esquizofrenia de início na infância deve ser abordada de forma precoce e apropriada para melhorar o desfecho dos pacientes em longo prazo. Identificação precoce e tratamento especializado, que inclui intervenções voltadas para o estágio do desenvolvimento, com medidas psicossociais e cognitivo-comportamentais, além de intervenções médicas específicas, são capazes de alterar o desfecho para essa população. Melhores desfechos são esperados quando o tratamento é baseado em intervenções tanto farmacológicas quanto psicossociais.

O uso de antipsicóticos por crianças e adolescentes é tão efetivo quanto por adultos; portanto, deve ser iniciado logo que o diagnóstico é definido.[35] Muitos psicotrópicos administrados para crianças, incluindo os antipsicóticos, não são aprovados pela Food and Drug Administration (FDA) ou por outras agências regulamentadoras. Na prática clínica, alguns desses fármacos são usados *off la-*

*bel* com base em ensaios clínicos com adultos.[36]

Crianças e adolescentes também são mais vulneráveis aos efeitos adversos dos psicofármacos, e o impacto metabólico em longo prazo nessa faixa etária é preocupante.[37] Uma metanálise incluindo 28 ensaios clínicos randomizados disponíveis que avaliaram o uso de antipsicóticos em crianças e adolescentes teve como objetivo analisar múltiplos desfechos referentes a eficácia e tolerabilidade nessa faixa etária.[37] Foram feitas comparações diretas e indiretas, o que permitiu hierarquizar os efeitos de vários antipsicóticos comparativamente.

A Tabela 19.1 apresenta os principais resultados da eficácia de antipsicóticos em uma metanálise englobando ensaios clínicos randomizados com pacientes com psicose de início na infância e na adolescência.

O Quadro 19.3 traz algumas orientações práticas sobre a administração dos principais antipsicóticos mencionados nos ensaios clínicos de tratamento da esquizofrenia de início precoce,[36] e a Tabela 19.2 lista as doses a serem usadas.

### TABELA 19.1

Principais resultados da eficácia dos antipsicóticos em pacientes com esquizofrenia de início na infância e na adolescência

| | |
|---|---|
| Resposta global ao tratamento | ED: olanzapina, risperidona, lurasidona, aripiprazol, quetiapina, paliperidona e asenapina foram melhores em comparação ao placebo; clozapina foi superior em comparação com olanzapina. EI: clozapina foi ranqueada como o antipsicótico mais eficaz, com diferença estatisticamente significativa. |
| Sintomas positivos | ED: olanzapina, lurasidona, risperidona, asenapina, paliperidona, aripiprazol e quetiapina foram superiores em relação ao placebo; clozapina mostrou-se superior a haloperidol. EI: clozapina foi significativamente mais eficaz na melhora de sintomas positivos em comparação com os demais sintomas psicóticos. |
| Sintomas negativos | ED: risperidona, lurasidona e asenapina foram superiores em comparação ao placebo; clozapina foi superior em comparação com olanzapina e haloperidol. EI: clozapina teve resultados superiores na melhora de sintomas negativos em comparação com os demais antipsicóticos. |
| Causas variadas de descontinuação/ aceitabilidade | ED: paliperidona, risperidona, olanzapina, ziprasidona e quetiapina foram mais bem aceitas (menos descontinuadas) em comparação ao placebo em um dos estudos; risperidona foi mais aceita que quetiapina; olanzapina foi mais aceita que haloperidol. EI: paliperidona, risperidona e olanzapina levaram a menores taxas de descontinuação em comparação ao placebo. A taxa de descontinuação de aripiprazol foi maior em comparação a paliperidona, risperidona e olanzapina. |
| Causas de descontinuação por ineficácia do antipsicótico | ED: paliperidona, olanzapina, risperidona e ziprasidona levaram a menores taxas de abandono quando comparadas ao placebo. Risperidona levou a melhores resultados quando comparada à quetiapina. |

ED, estudos de comparações diretas; EI, estudos de comparações indiretas (metanálise de rede).
Fonte: Krause e colaboradores.[37]

> **QUADRO 19.3**
>
> Orientações gerais para o uso dos fármacos risperidona, olanzapina, quetiapina, aripiprazol, paliperidona e lurasidona
>
> - Monitorar peso, pressão arterial e perfil lipídico (colesterol e triglicerídeos) antes da introdução. Usar gráficos segundo o índice de massa corporal (IMC) de acordo com faixa etária e sexo.
> - Investigar história familiar de diabetes, obesidade, dislipidemia, hipertensão e doenças cardiovasculares. Solicitar eletrocardiograma (ECG) antes da introdução do antipsicótico.
> - Considerar mudança para outro antipsicótico atípico no caso de surgimento de sobrepeso, obesidade, hipertensão, diabetes e dislipidemia.
> - Dar preferência pela administração à noite, se houver baixa tolerabilidade, e dividir as doses em mais de uma tomada, a fim de atenuar os efeitos adversos. Efeitos adversos leves são comuns e tendem a melhorar ao longo do tempo.

Fonte: Stahl.[36]

## Clozapina

Assim como para a população adulta, as indicações clínicas do uso da clozapina por crianças e adolescentes são refratariedade e comportamento suicida, mas sua utilização por essa população ainda não foi aprovada pela FDA.[38]

Esse medicamento vem sendo avaliado em diversos estudos. No primeiro ensaio duplo-cego, Kumra e colaboradores[39] compararam o uso de clozapina e haloperidol por adolescentes que não haviam respondido a neurolépticos. A clozapina mostrou resultados melhores em todos os desfechos avaliados. Outros dois estudos compararam a clozapina à olanzapina também em jovens portadores de esquizofrenia sem resposta ao tratamento. Shaw e colaboradores,[40] devido ao tamanho da amostra, só demonstraram melhora estatisticamente significativa para sintomas negativos. Em 2008, no estudo de Kumra e colaboradores,[41] 66% do grupo da clozapina atingiu critérios de resposta, ante apenas 33% do grupo da olanzapina.

A recomendação é que, após a utilização de dois antipsicóticos por um mínimo de 6 a 8 semanas sem melhora dos sintomas, o ensaio com a clozapina seja iniciado.[42] No entanto, há estudos mostrando que esta só é administrada após até três ensaios com diferentes antipsicóticos. O mau prognóstico a longo prazo é fortemente relacionado à demora no manejo adequado da esquizofrenia de início precoce.

Uma hipótese é que a demora na introdução da clozapina em tais casos ocorra devido ao perfil de efeitos colaterais desse medicamento, incluindo neutropenia e agranulocitose. Em 2014, Schneider e colaboradores conduziram um estudo de revisão sistemática acerca da tolerabilidade do uso da clozapina nos pacientes com esquizofrenia de início precoce. Um percentual acima de 40% dos pacientes apresentou mais de um efeito adverso.[42]

Em razão do risco de neutropenia e agranulocitose, é mandatório o monitoramento hematológico do paciente em uso de clozapina. Hemograma deve ser realizado semanalmente nas primeiras 18 semanas de tratamento, e depois mensalmente, enquanto for mantido o uso da medicação.

Desde 2015, houve uma flexibilização nas orientações do manejo da neutropenia, conforme apresentado na Tabela 19.3.

A reintrodução da clozapina nos casos de neutropenia pode ser considerada quando a contagem mínima de neutrófilos atingir 1.500/mm$^3$, e o hemograma deverá ser realizado três vezes por semana.[43]

Vale ressaltar que o monitoramento da agranulocitose e da neutropenia é o mesmo sugerido pela literatura em adultos.

### Orientações gerais para a introdução da clozapina

Antes de se iniciar a administração de clozapina a crianças ou adolescentes, devem-se realizar os seguintes procedimentos:

- Fazer hemograma completo inicial para checagem de leucócitos e neutrófilos; só

### TABELA 19.2

Uso de antipsicóticos para o tratamento da esquizofrenia de início precoce

| Antipsicótico | Dose inicial e titulação | Dose máxima |
| --- | --- | --- |
| Risperidona | 0,5 mg/dia. Aumentar 0,5 a 1 mg por dia até dose-alvo de 3 mg. | 6 mg/dia |
| Olanzapina | 2,5 a 5 mg. Aumentar 2,5 a 5 mg por semana até dose-alvo de 10 mg. | 20 mg/dia |
| Haloperidol | Menor dose possível (0,5 mg/dia). Aumentar 0,5 mg a cada semana. Dividir dose em 2 ou 3 vezes ao dia. | 5 mg/dia |
| Quetiapina | 25 mg duas vezes ao dia no primeiro dia, 50 mg duas vezes ao dia no dia seguinte. Ajustes de 100 mg podem ser realizados a cada dia até a dose de 400 a 600 mg. | 800 mg/dia |
| Aripiprazol | 2 mg/dia. Em dois dias, aumentar para 5 mg/dia. Aumentar gradualmente 5 mg até atingir dose-alvo de 10 a 30 mg/dia. | 30 mg/dia |
| Lurasidona | 40 mg durante refeição ou 20 mg em crianças menores. | 80 a 160 mg/dia |
| Paliperidona | 3 mg/dia. Aumentar para 6 mg/dia após 5 dias, se necessário. | Abaixo de 51 kg: 6 mg/dia Acima de 51 kg: 12 mg/dia |

Fonte: Adaptada de Stahl.[36]

### TABELA 19.3

Flexibilização das orientações acerca do manejo da neutropenia

| Grau | Definição | Conduta |
| --- | --- | --- |
| Neutropenia leve | Contagem de neutrófilos entre 1.000 e 1.500/mm³ | Monitoramento hematológico 3 vezes por semana |
| Neutropenia moderada | Contagem de neutrófilos entre 500 e 100/mm³ | Obrigatório descontinuar a clozapina e fazer controle hematológico diário |

Fonte: Adaptada de Cho e colaboradores.[43]

iniciar se a contagem de neutrófilos for maior ou igual a 1.500/μL.
- Verificar sinais vitais, peso, altura, circunferência abdominal e IMC.
- Avaliar a glicemia de jejum (ou hemoglobina glicada) e o perfil lipídico.
- Realizar ECG.
- Sempre que possível, retirar os antipsicóticos em uso antes de iniciar a clozapina (a titulação cruzada aumenta a chance de efeitos adversos, incluindo agranulocitose).

- Se não for possível retirar o antipsicótico, pois a sintomatologia psicótica envolve riscos, diminuir a dose ao máximo e mantê-la até a clozapina atingir as doses mínimas terapêuticas (200-300 mg). Depois dessa dose, iniciar a retirada gradual do outro antipsicótico concomitantemente ao incremento da clozapina.

A titulação deve ser lenta (Figura 19.1). Caso a criança ou o adolescente tenha boa tolerabilidade, pode-se seguir a introdução-padrão utilizada em adultos.

Em geral, crianças e adolescentes necessitam de doses de 150 a 600 mg/dia para atingir a melhor resposta clínica. Excepcionalmente, podem ser necessários incrementos adicionais da dose para adolescentes que tiveram resposta parcial com 600 mg e poucos efeitos adversos.[36]

A meia-vida da clozapina é de 16 horas; logo, a dose total deve ser dividida em duas tomadas.[36] Os benefícios do uso da clozapina em crianças e adolescentes diagnosticados com esquizofrenia são consistentes, e a eficácia desse medicamento é superior à dos demais antipsicóticos, de acordo com os estudos publicados até agora.

## TRATAMENTO NÃO FARMACOLÓGICO

A esquizofrenia de início na infância e na adolescência ocorre em um momento crítico do desenvolvimento, com mais perdas e interrupções relacionadas a educação, trabalho e relacionamento com os pares.

Devido ao impacto do transtorno, é fundamental que qualquer plano terapêutico consista em intervenções farmacológicas e não farmacológicas.[4] O tratamento apenas farmacológico tem eficácia limitada nos sintomas negativos e na recuperação da funcionalidade. Consequentemente, há grande interesse nas intervenções psicossociais, hoje reconhecidas como importantes componentes do tratamento da esquizofrenia.[44]

Crianças e adolescentes com esquizofrenia apresentam questões muito diferentes daquelas apresentadas pelos adultos com o transtorno, o que deve ser considerado no planejamento e execução do tratamento. Há na literatura poucos estudos sobre a eficácia das intervenções psicossociais na esquizofrenia de início na infância e na adolescência.[44] As evidências são baseadas nos estudos conduzidos em populações adultas.

Algumas dessas intervenções não farmacológicas são a psicoeducação, a terapia cognitivo-comportamental (TCC), a intervenção familiar, a reabilitação cognitiva e a remediação cognitiva.

Psicoeducação é uma forma estruturada de fornecer informações sobre as perturbações psicóticas e seu tratamento para os jovens e familiares. Se bem-sucedida, a taxa de recaída é reduzida pelo aumento da adesão à medicação, pela redução de comportamentos não adaptativos (como abuso de substâncias) e pelo reconhecimento precoce dos sintomas de recaída ou deterioração. Além de fornecer informações sobre a doença e opções de tratamento, a psicoeducação deve oferecer espaço para que os jovens possam discutir sua doença e suas preocupações e envolver os membros da família no processo.[5]

Intervenção familiar é o trabalho com os cuidadores, que envolve realizar uma abordagem psicoeducativa, prestar apoio e fornecer

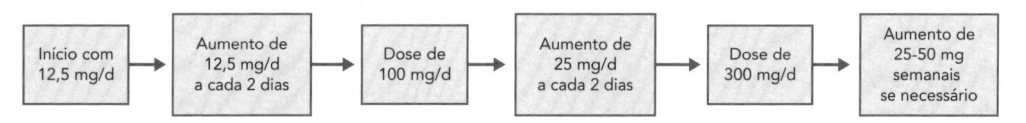

Início com 12,5 mg/d → Aumento de 12,5 mg/d a cada 2 dias → Dose de 100 mg/d → Aumento de 25 mg/d a cada 2 dias → Dose de 300 mg/d → Aumento de 25-50 mg semanais se necessário

**Figura 19.1**
Orientações para titulação da clozapina em crianças e adolescentes.
Fonte: Stahl.[36]

informações sobre as doenças e como estas afetam os pensamentos e comportamentos. As habilidades para resolver problemas e estratégias de comunicação podem ajudar as famílias a lidar com situações difíceis. Isso reduz o risco de recaída e evita o afastamento familiar.[5]

A TCC inclui estratégias para lidar com experiências psicóticas e humor depressivo. Pode também auxiliar a compreender e gerir os seus sintomas. A TCC é útil ainda no manejo de sintomas residuais, como alucinações, que persistem apesar do tratamento antipsicótico. As estratégias incluem exploração para minimizar o impacto das alucinações, manejo de sentimentos de desesperança e humor depressivo, utilizando técnicas semelhantes às usadas em TCC para depressão.[45]

A reabilitação cognitiva é a confluência de atividades terapêuticas baseadas nas relações entre cérebro e comportamento. A melhora funcional é alcançada pelo reforço previamente aprendido ou pelo estabelecimento de padrões adaptativos de comportamento, facilitando a melhoria de funções cognitivas prejudicadas pela esquizofrenia por meio de mecanismos compensatórios, e às vezes facilitando novos padrões de atividade por meio de mecanismos compensatórios externos.[45]

A remediação cognitiva tem como objetivo melhorar as funções cognitivas prejudicadas pela esquizofrenia usando diferentes técnicas. A maioria delas tem como foco domínios cognitivos, como atenção, memória e função executiva, ou o aumento e a utilização da neuroplasticidade, por meio da realização de tarefas básicas, envolvendo memória de trabalho ou processo perceptivo precoce. O objetivo final é melhorar o funcionamento social e a reabilitação ocupacional. O processo depende do reforço e do aprendizado por meio de repetidas sessões, e tem duração variável.[45]

Em 2015, Armando e colaboradores[44] fizeram uma revisão dos estudos sobre a eficácia das intervenções psicossociais na esquizofrenia de início precoce com foco nas quatro que demonstraram ser as mais efetivas: intervenção familiar, psicoeducação, TCC e remediação cognitiva. Os poucos estudos existentes sobre esquizofrenia em crianças e adolescentes mostram vantagens da TCC, da remediação cognitiva e da intervenção familiar em comparação com o tratamento habitual na esquizofrenia de início precoce e muito precoce, mas a maior parte desses artigos tem baixo rigor científico e não examina essas intervenções na esquizofrenia de início precoce e muito precoce separadamente da esquizofrenia de início na idade adulta. As evidências preliminares da eficácia da remediação cognitiva em pacientes jovens sugerem que essa intervenção deve ser considerada na faixa etária estudada. Ao mesmo tempo, levando-se em conta que a importância do ambiente familiar para as crianças e adolescentes é maior do que para os adultos, é considerado lógico o benefício da intervenção familiar na esquizofrenia de início precoce, apesar de os autores não encontrarem nessa revisão resultados definitivos sobre sua eficácia.[44]

Em 2018, Anagnostopoulou e colaboradores[46] conduziram uma revisão sistemática dos artigos que avaliaram as intervenções psicológicas em crianças e adolescentes portadores de esquizofrenia. Concluíram que as intervenções parecem apresentar papel importante na melhora dos déficits cognitivos e desfechos psicossociais quando associadas ao tratamento farmacológico. No entanto, há urgência na realização de pesquisas com foco em psicose de início precoce, pois as intervenções psicológicas são comprovadamente eficazes apenas em adultos.[45]

As intervenções não farmacológicas são consideradas componentes muito importantes no tratamento da esquizofrenia de início precoce e muito precoce, em associação ao tratamento medicamentoso. Os estudos reforçam a importância da avaliação dessas propostas terapêuticas na infância e na adolescência, uma vez que muitos dados vêm de estudos realizados com adultos.

## CONSIDERAÇÕES FINAIS

A esquizofrenia na infância e na adolescência é uma condição rara, mas com grande prejuízo cumulativo ao longo da vida. Os sintomas psicóticos podem ser confusos e difíceis de avaliar nas fases iniciais. Todavia, o funcionamento pré-mórbido é bem marcado por alterações do neurodesenvolvimento. Clínicos precisam estar mais atentos aos sintomas prodrômicos, não somente como possibilidade de identificação precoce, mas também como sinais de desfecho. O tratamento adequado deve ser implementado rapidamente, diminuindo o tempo de psicose não tratada e possibilitando um melhor prognóstico. O objetivo do tratamento sempre incluirá a retomada do bem-estar e do papel social que for possível para os indivíduos, o que vai além do alívio sintomatológico por si só.

## REFERÊNCIAS

1. Laidi C, Prigent A, Plas A, Leboyer M, Fond G, Chevreul K, et al. Factors associated with direct health care costs in schizophrenia: results from the FAC-SZ French dataset. Eur Neuropsychopharmacol. 2018;28(1):24-36.
2. Werry S. Child and adolescent (early onset) schizophrenia: a review in light of DSM-II-R. J Autism Dev Disord. 1992;22(4):601-24.
3. Kelleher I, Connor D, Clarke MC, Devlin N, Harley M, Cannon M. Prevalence of psychotic symptoms in childhood and adolescence: a systematic review and meta-analysis of population- based studies. Psychol Med 2012;42(9):1857-63.
4. Driver DI, Thomas S, Gogtay N, Rapoport JL. Childhood-onset schizophrenia and earlt-onset schizophrenia spectrum disorders: an update. Child Adolesc Psychiatr Clin N Am. 2020;29(1):71-90.
5. Addington J, Addington D. Patterns or premorbid functioning in first episode psychosis: relationship to 2-year outcome. Acta Psychiatr. Scand. 2005;112(1):40-6.
6. Rapoport J, Chavez A, Greenstein D, Addington A, Gogtay N. Austism-spectrum disorders and chilhood onset schizophrenia: clinical and biological contributions to a relationship revisited. J Am Acad Child Adolesc Psychiatry. 2009;48(1):10-8.
7. Riglin L, Collishaw S, Richards A, Thapar AK, Maughan B, O'Donovan MC, et al. Schizophrenia risk alleles and neurodevelopmental outcomes in childhood: a population-based cohort study. Lancet Psychiatry. 2017;4(1):57-62.
8. Rapoport JL, Giedd JN, Gogtay N. Neurodevelopmental model of schizophrenia: update 2012. Mol Psychiatry. 2012;17(12):1228-38.
9. Baytunca B, Kalyoncu T, Ozel I, Erermiş S, Kayahan B, Öngur D. Early onset schizophrenia associated with obsessive-compulsive disorder: clinical features and correlates. Clin Neuropharmacol. 2017;40(6):243-5.
10. Stentebjerg-Olesen M, Pagsberg AK, Fink-Jensen A, Correll CU, Jeppesen P. Clinical characteristics and predictors of outcome of schizophrenia-spectrum psychosis in children and adolescents: a systematic review. J Child Adolesc Psychopharmacol. 2016;26(5):410-27.
11. Lee KW, Chan KW, Chang WC, Lee EH, Hui CL, Chen EY. A systematic review on definitions and assessments of psychotic-like experiences. Early Interv Psychiatry. 2016;10(1):3-16.
12. Poulton R, Caspi A, Moffitt TE, Cannon M, Murray R, Harrington H. Children's self-reported psychotic symptoms and adult schizophreniform disorder: a 15-year longitudinal study. Arch Gen Psychiatry. 2000;57(11):1053-8.
13. Zhang W, Zhu Y, Sun M, Guo R, Wu G, Wang Z, et al. Longitudinal trajectories of psychotic-like experiences and their relationship to emergent mental disorders among adolescents: a 3-year cohort study. J Clin Psychiatry. 2019;80(4):18m12437.
14. Moriyama TS, Drukker M, Gadelha A, Pan PM, Salum GA, Manfkro GG, et al. The association between psychotic experiences and traumatic life events: the role of intention to harm. Psychol Med. 2018;48(13):2235-46.
15. Starling J, Feijo I. Schizophrenia and other psychotic disorders of early onset. In: Rey JM, editor. IACAPAP e-textbook of child and adolescent mental health. Genebra: IACAPAP; 2016.
16. Shorter E. Making childhood catatonia visible, separate from competing diagnoses. Acta Psychiatr Scand. 2012;125(1):3-10.
17. American Psychiatric Association. Diagnostic and statistical manual of mental disorders (DSM-5). 5th ed. Washington: APA; 2013.
18. Kaufman J, Birmaher B, Brent D, Rao U, Flynn C, Moreci P, et al. Schedule for affective disorders and schizophrenia for school-age children--present and lifetime version (K-SADS-PL): initial reliability and validity data. J Am Acad Child and Adol Psych. 1997;36(7):980-8.
19. Lachman A. New developments in diagnosis and treatment update: schizophrenia/first episode psychosis in children and adolescents. J Child Adolesc Ment Health. 2014;26(2):109-24.
20. Correll CU, Hauser M, Auther AM, Cornblatt BA. Research in people with psychosis risk syndrome: a review of the current evidence and future directions. J Child Psychol Psychiatry. 2010;51(4):390-431.
21. Bost C, Pascual O, Honnorat J. Autoimmune encephalitis in psychiatric institutions: cur-

rent perspectives. Neuropsychiatr Dis Treat. 2016;12:2775-87.
22. Benjamin S, Lauterbach MD, Stanislawski AL. Congenital and acquired disorders presenting as psychosis in children and young adults. Child Adolesc Psychiatr Clin N Am. 2013;22(4):581-608.
23. Greenstein D, Kataria R, Gochman P, Dasgupta A, Malley JD, Rapaport J, et al. Looking for childhood-onset schizophrenia: diagnostic algorithms for classifying children and adolescents with psychosis. J Child Adolesc Psychopharmacol. 2014;24(7):366-73.
24. Larson FV, Wagner AP, Jones PB, Tantam D, Lai MC, Baron-Cohen S, et al. Psychosis in autism: comparison of the features of both conditions in a dually affected cohort. Br J Psychiatry. 2017;210(4):269-75.
25. Pavuluri MN, Herbener ES, Sweeney JA. Psychotic symptoms in pediatric bipolar disorder. J Affect Disord. 2004;80(1):19-28.
26. van Os J, Kenis G, Rutten BP. The environment and schizophrenia. Nature. 2010;468(7321):203-12.
27. Hilker R, Helenius D, Fagerlund B, Skytthe A, Christensen K, Werge TM, et al. Is an early age at illness onset in schizophrenia associated with increased genetic susceptibility? Analysis of data from the Nationwide Danish Twin Register. EBioMedicine. 2017;18:320-6.
28. Kallmann FJ, Roth B. Genetic aspects of preadolescent schizophrenia. Am J Psychiatry. 1956;112(8):599-606.
29. Forsyth JK, Asarnow RF. Genetics of childhood-onset schizophrenia 2019 update. Child Adolesc Psychiatr Clin N Am. 2020;29(1):157-70.
30. St Pourcain B, Robinson EB, Anttila V, Sullivan BB, Maller J, Golding J, et al. ASD and schizophrenia show distinct developmental profiles in common genetic overlap with population-based social communication difficulties. Mol Psychiatry. 2018;23(2):263-70.
31. Ordóñez AE, Luscher ZI, Gogtay N. Neuroimaging findings from childhood onset schizophrenia patients and their non-psychotic siblings. Schizophr Res. 2016;173(3):124-31.
32. Teigset CM, Mohn C, Brunborg C, Juuhl-Langseth M, Holmén A, Rund BR. Do clinical characteristics predict the cognitive course in early-onset schizophrenia-spectrum disorders?. J Child Psychol Psychiatry. 2018;59(9):1012-23.
33. Schimmelmann BG, Conus P, Cotton S, McGorry PD, Lambert M. Pre-treatment, baseline, and outcome differences between early-onset and adult-onset psychosis in an epidemiological cohort of 636 first-episode patients. Schizophr Res. 2007;95(1-3):1-8.
34. Amminger GP, Henry LP, Harrigan SM, Harris MG, Alvarez-Jimenez M, Herrman H, et al. Outcome in early-onset schizophrenia revisited: findings from the Early Psychosis Prevention and Intervention Centre long-term follow-up study. Schizophr Res. 2011;131(1-3):112-9.
35. Schimmelmann BG, Schmidt SJ, Carbon M, Correll CU. Treatment of adolescents with early-onset schizophrenia spectrum disorders: in search of a rational, evidence-informed approach. Curr Opin Psychiatry. 2013;26(2):219-30.
36. Stahl SM. Stahl's essential psychopharmacology: prescriber's guide: children and adolescents. New York: Cambridge University; 2019.
37. Krause M, Zhu Y, Huhn M, Schneider-Thoma J, Bighelli I, Chaimani A, et al. Efficacy, acceptability, and tolerability of antipsychotics in children and adolescents with schizophrenia: a network meta-analysis. Eur Neuropsychopharmacol. 2018;28(6):659-74.
38. Rachamallu V, Elberson BW, Vutam E, Aligeti M. Off-label use of clozapine in children and adolescents-a literature review. Am J Ther. 2019;26(3):e406-16.
39. Kumra S, Frazier JA, Jacobsen LK, McKenna K, Gordon CT, Lenane MC, et al. Childhood-onset schizophrenia. A double-blind clozapine-haloperidol comparison. Arch Gen Psychiatry. 1996;53(12):1090-7.
40. Shaw P, Sporn A, Gogtay N, Overman GP, Greenstein D, Gochman P, et al. Childhood-onset schizophrenia: a double-blind, randomized clozapine-olanzapine comparison. Arch Gen Psychiatry. 2006;63(7):721-30.
41. Kumra S, Kranzler H, Gerbino-Rosen G, Kester HM, De Thomas C, Kafantaris V, et al. Clozapine and "high-dose" olanzapine in refractory early-onset schizophrenia: a 12-week randomized and double-blind comparison. Biol Psychiatry. 2008;63(5):524-9.
42. Schneider C, Papachristou E, Wimberley T, Gasse C, Dima D, MacCabe JH, et al. Clozapine use in childhood and adolescent schizophrenia: A nationwide population-based study. Eur Neuropsychopharmacol. 2015;25(6):857-63.
43. Cho J, Hayes RD, Jewell A, Kadra G, Shetty H, MacCabe JH, et al. Clozapine and all-cause mortality in treatment-resistant schizophrenia: a historical cohort study. Acta Psychiatr Scand. 2019;139(3):237-47.
44. Armando M, Pontillo M, Vicari S. Psychosocial interventions for very early and early-onset schizophrenia: a review of treatment efficacy. Curr Opin Psychiatry. 2015;28(4):312-23.
45. Deshpande SN, Bhatia T, Mohandas E, Nimgaonkar VL. Cognitive remediation in schizophrenia-The view from India. Asian J Psychiatr. 2016;22:124-8.
46. Anagnostopoulou N, Kyriakopoulos M, Alba A. Psychological interventions in psychosis in children and adolescents: a systematic review. Eur Child Adolesc Psychiatry. 2019;28(6):735-46.

# 20
## Esquizofrenia no idoso

Izabela G. Barbosa
Bernardo de Mattos Viana
Breno Fiuza Cruz

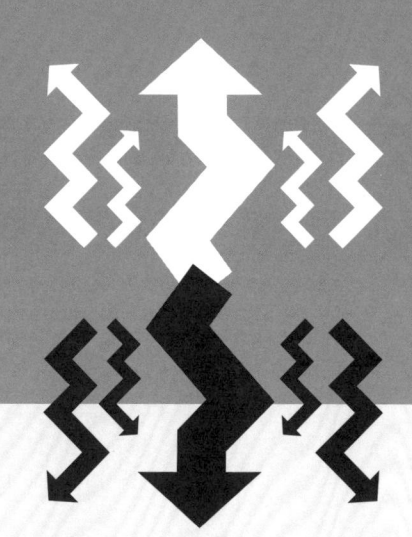

## INTRODUÇÃO

A esquizofrenia é um grupo heterogêneo de condições em saúde que, ao longo do tempo, tem sido classificado de acordo com sua apresentação e padrão de evolução clínica e funcional, assim como por sua idade de início. Neste capítulo, a esquizofrenia em idosos será abordada utilizando três categorias: 1) esquizofrenia de início antes dos 40 anos de idade; 2) esquizofrenia de início tardio – entre 40 e 60 anos de idade; e 3) esquizofrenia de início muito tardio – após os 60 anos de idade.[1] A prevalência da esquizofrenia em idosos é de cerca de 0,5%, sendo estimado que 0,35% dos casos são de esquizofrenia de início antes dos 40 anos de idade; 0,15% são de esquizofrenia de início tardio; e 0,05% são de esquizofrenia de início muito tardio.[2] Evidências sugerem que a esquizofrenia esteja mais relacionada a processos do neurodesenvolvimento. É possível que aquelas de início mais tardio estejam mais relacionadas ao envelhecimento biológico.

O psiquiatra que cuida de pacientes idosos com esquizofrenia se depara com desafios adicionais, como manejo de estressores psicossociais, descompensação de condições clínicas, declínio cognitivo, sensorial e da mobilidade – fatores que colaboram para o aumento da incidência dos prejuízos funcionais.

Uma grande parcela das pessoas com esquizofrenia de início antes dos 40 anos não atinge os 60; portanto, é estimada uma redução de 20 anos na expectativa de vida em comparação à população em geral.[1] Apesar do número de idosos com esquizofrenia estar crescendo, é estimado que em 2025 apenas um quarto dos pacientes tenha mais de 55 anos. É importante considerar que o tratamento desses pacientes deve contemplar a melhora da qualidade de vida, da funcionalidade, do suporte psicossocial, objetivando um envelhecimento bem-sucedido, e não apenas a remissão sintomática.[1]

A seguir, serão abordados a apresentação clínica, a avaliação, os diagnósticos diferenciais, o manejo e o prognóstico de pacientes idosos com quadros de esquizofrenia de início antes dos 40 anos de idade, de início tardio e muito tardio.

## ESQUIZOFRENIA DE INÍCIO ANTES DOS 40 ANOS DE IDADE

### Características clínicas

Existem poucos estudos avaliando a fenomenologia em relação às mudanças na apresentação psicopatológica de pacientes com diagnóstico de esquizofrenia que se tornam idosos. Os idosos com esquizofrenia têm uma taxa mais baixa de alucinações auditivas verbais, são mais propensos a julgar suas vozes como agradáveis e a obedecer às alucinações de conteúdo positivo do que àquelas percebidas como negativas.[3] No entanto, julgamentos subjetivos sobre as vozes não afetam o humor ou o funcionamento, mas a presença de alucinações verbais auditivas foi associada a sintomas depressivos e atividade delirante.[3]

De maneira geral, os sintomas negativos tendem a ficar mais proeminentes, ao passo que os sintomas positivos tendem a ser atenuados com maior tempo de doença.[4] Há hipóteses que sugerem que a redução dos sintomas positivos seja decorrente de menor produção verbal (alogia) e alterações do pensamento relacionadas a déficits cognitivos progressivos em pacientes idosos com esquizofrenia, determinando diminuição da capacidade de relatar alucinações e delírios, bem como de produzir alterações de linguagem, como neologismos.[4] Estudos recentes têm mostrado que a remissão da sintomatologia pode ser uma realidade para os pacientes idosos com esquizofrenia. Um estudo de seguimento de 5 anos mostrou que 50% dos pacientes atingiram a remissão nesse período.[5] Acredita-se que os principais preditores de remissão nessa população sejam apresentar baixa sintomatologia positiva e ter um parceiro.[5]

### Transtornos mentais comórbidos

A depressão é a principal comorbidade psiquiátrica na população geriátrica com esquizofrenia de início antes dos 40 anos de idade. Um estudo multicêntrico recente demonstrou que 78,1% dos idosos com esquizofrenia apresentam sintomas depressivos. Os sintomas depressivos se associam de forma independente a presença de sintomas positivos e negativos, menor qualidade de vida, baixa condição socioeconômica, menor número de interações sociais, prejuízo no funcionamento social, urbanidade, uso de benzodiazepínicos e aumento do risco de suicídio.[6]

Um estudo avaliou 2.899.411 registros de indivíduos com esquizofrenia com mais de 50 anos de idade e demonstrou um aumento de 7 vezes no risco de suicídio no sexo masculino e de 13,7 vezes no sexo feminino entre 50 e 69 anos de idade.[7] Embora haja redução da taxa de suicídio após os 70 anos de idade, pacientes com esquizofrenia apresentam um risco duas vezes maior de suicídio quando comparados à população em geral.[7] As principais hipóteses sugeridas são estas: 1) os idosos com esquizofrenia podem representar um grupo "seleto" de sobreviventes devido a causas naturais; 2) maior adaptação à própria doença; e 3) redução dos quadros de depressão.[7]

### Comorbidades clínicas e mortalidade

A esquizofrenia está associada a uma redução de 20% na expectativa de vida em relação à população em geral. Há uma crescente diferença na longevidade entre pessoas com esquizofrenia e a população em geral desde o início dos anos 1970.[8] Indivíduos com esquizofrenia vivendo na comunidade têm uma chance três vezes maior de morrer em comparação com a população em geral.[9] São apontados como possíveis fatores associados à elevada mortalidade precoce na esquizofrenia: envelhecimento biológico acelerado; estigma, ocasionando maior dificuldade de acesso aos serviços de saúde; presença de múltiplas comorbidades; sedentarismo; e dependência de nicotina.[8] Idosos com esquizofrenia apresentam em média quatro comorbidades clínicas,[10] principalmente diabetes, hipertensão arterial sistêmica, doenças cardíacas e doenças pulmonares.[11]

## ESQUIZOFRENIA DE INÍCIO TARDIO E INÍCIO MUITO TARDIO

### Epidemiologia

A prevalência de sintomas psicóticos na terceira idade é relativamente alta, de 5 a 27%

em idosos sob cuidados de saúde mental, e de 10 a 62% em instituições de longa permanência para idosos.[12] Transtornos neurocognitivos são as principais síndromes associadas a transtornos psicóticos em idosos. Considerando a incidência de sintomas psicóticos novos em idosos, dados de pessoas de 60 a 64 anos de um estudo brasileiro apontaram para uma razão de incidência de 3,6 por 100.000 pessoas sob risco/ano para psicoses não afetivas.[13]

A incidência de esquizofrenia de início muito tardio é estimada em 37,6 por 100.000 pessoas/ano.[14] A prevalência da esquizofrenia de início muito tardio em mulheres é duas vezes maior do que em homens.[2] Entre as possíveis causas, são apontadas a maior mortalidade de homens por causas externas, como o suicídio, e uma maior recusa em participar de estudos e tratamentos.

## Características clínicas

A esquizofrenia de início tardio apresenta delírios e alucinações com características semelhantes às da esquizofrenia de início antes dos 40 anos de idade, mas com menor desorganização do pensamento, menos sintomas negativos, maior preservação do afeto, melhor funcionalidade e menor impacto psicossocial. Em geral, a esquizofrenia de início muito tardio não manifesta importante desorganização do pensamento, do comportamento motor e sintomas negativos. Entretanto, costuma haver maior prevalência de alucinações visuais, táteis e olfativas, e um baixo *insight*.[15] Além disso, os pacientes têm maior risco de discinesia tardia e maior relação com os estressores da terceira idade, como aposentadoria, luto e dependência funcional.[15]

## Exames de neuroimagem e laboratoriais

Apesar de haver alterações em exames de neuroimagem em até 30% dos pacientes com esquizofrenia, estas tendem a não ser clinicamente significativas, sobretudo em jovens.[16] A incidência de sintomas psicóticos após os 60 anos em uma pessoa sem histórico de transtorno mental prévio demanda a solicitação de exames de neuroimagem para o diagnóstico de exclusão, por exemplo, de quadros neurodegenerativos.

Pacientes com esquizofrenia apresentam, de maneira geral, uma maior razão do tamanho dos ventrículos cerebrais e alterações de hipersinal em T2 na região da substância branca periventricular.[15] Estudos de perfusão apontam para hipoperfusão no córtex associativo (regiões pré-frontal, parietal e temporal) e nas áreas subcorticais.[16] Essas alterações não parecem estar associadas à cronicidade da doença ou ao número de episódios.

A solicitação de exames laboratoriais deve ser guiada pelo raciocínio clínico, pois não há consenso em relação a protocolos específicos para avaliação inicial.[12] Considerando a alta prevalência de sintomas psicóticos em demências, deve-se considerar solicitar os exames que auxiliem no diagnóstico de exclusão de demências reversíveis. Os principais exames sugeridos são mostrados no Quadro 20.1.

## DIAGNÓSTICO DIFERENCIAL

Sintomas psicóticos, como alucinações e ilusões, podem estar presentes em até 20% da população idosa. Eles ocorrem em estágios iniciais de síndromes demenciais, em psicoses afetivas e associados a comorbidades clínicas e polifarmácia.[1] Ao se considerar a presença de sintomas psicóticos proeminentes na população de idosos, a probabilidade de estar relacionada a um transtorno do espectro da esquizofrenia é menor em comparação com outras causas.

A avaliação deve incluir parâmetros como evolução, comorbidades clínicas e de transtornos mentais, uso e abuso de substâncias, alterações funcionais, sociais e cognitivas, histórico farmacoterápico, histórico psicoterapêutico e terapias neurobiológicas, assim como histórico de internações. As caracte-

> **QUADRO 20.1**
> Avaliação inicial para síndromes demenciais em pacientes idosos com esquizofrenia
>
> **Avaliar** declínio cognitivo e funcional e comparar com avaliações pregressas.
>
> **Excluir causas associadas**, como depressão, uso de medicamentos anticolinérgicos (p. ex., biperideno) e quadro confusional agudo.
>
> **Excluir causas clínicas associadas e solicitar:**
> - hemograma;
> - ureia e creatinina;
> - glicemia de jejum e/ou hemoglobina glicada;
> - hormônio tireoestimulante (TSH);
> - tempo de tromboplastina parcial ativada (TTPa) e enzimas hepáticas;
> - vitamina B12;
> - cálcio, sódio, potássio e cloro;
> - *venereal disease research laboratory* (VDRL);
> - anticorpos contra o vírus da imunodeficiência humana (anti-HIV).
>
> **Avaliar possíveis alterações estruturais como hematomas, tumores no sistema nervoso central e solicitar exame de neuroimagem estrutural** (tomografia computadorizada e, preferencialmente, ressonância nuclear magnética).

rísticas clínicas e a evolução são importantes para a distinção entre os diagnósticos diferenciais. O diagnóstico retroativo de esquizofrenia em idosos que não tenham registros médicos anteriores pode ser difícil, sobremaneira ao se tentar definir a idade de início da doença, devido ao viés de memória dos pacientes e familiares, mas deve ser exaustivamente investigado. O diagnóstico de esquizofrenia de início muito tardio é desafiador e deve ser considerado após minuciosa avaliação clínica, extensa propedêutica e seguimento longitudinal para excluir as causas mais prevalentes e incidentes de psicose na terceira idade. Condições como demências, psicoses induzidas por substâncias/medicamentos e *delirium* são as principais causas de sinais e sintomas psicóticos em idosos.[12] A Tabela 20.1 resume as características dos principais transtornos mentais a serem considerados no diagnóstico diferencial da esquizofrenia no idoso.

## Demências

Sintomas psicóticos podem ser pródromo das síndromes demenciais, sintomas que aparecem antes de um declínio cognitivo evidente, ou caraterísticas clínicas de fases iniciais ou moderadas.[12] Em fases iniciais, a avaliação neuropsicológica, testes laboratoriais e exames de neuroimagem são fundamentais. Em pacientes com quadros de demência, o declínio cognitivo ao longo do acompanhamento tende a ser evidente e progressivo, e ocorre redução dos sintomas psicóticos nas fases avançadas. Os principais quadros demenciais são descritos a seguir.

### Doença de Alzheimer

A demência da doença de Alzheimer se caracteriza principalmente por prejuízo lento e gradual da memória. No início, há prejuízo da memória recente, podendo haver progressão para a memória episódica. Cerca de 41,1% dos pacientes podem apresentar alucinações e delírios na fase moderada da doença.[12] Em geral, as alucinações são visuais, com zoopsias ou visão de pessoas que participaram da história de vida do idoso. Os delírios não são sistematizados, sendo mais comuns os de roubo, infidelidade ou perseguição.

### Demência vascular

A demência vascular é um grupo de síndromes clínicas heterogêneas, agudas, subagudas ou crônicas, que dependem da área cortical e/ou subcortical afetada. A área, a extensão, o número de episódios e comorbidades prévias influenciam sua apresentação clínica e prognóstico. O processo patológico mais prevalente é causado por lesões de pequenos vasos subcorticais, que levam a um padrão cognitivo – variando de subagudo a crônico – de déficits atencionais e de função executiva. Em geral as alucinações são visuais.[17] Estima-

## TABELA 20.1

Características dos principais transtornos mentais a serem considerados no diagnóstico diferencial da esquizofrenia no idoso

| Características | Esquizofrenia de início antes dos 40 anos de idade | Esquizofrenia de início tardio | Esquizofrenia de início muito tardio | Doença de Alzheimer | Demência por corpos de Lewy |
|---|---|---|---|---|---|
| Prevalência em idosos | 0,35% | 0,15% | 0,05% | 3-32% | 0,02-6% |
| Idade de início | < 40 anos | 40-60 anos | > 60 anos | > 65 anos | > 65 anos |
| Prevalência nos sexos* | ♂ > ♀ | ♀ > ♂ | ♀ > ♂ | ♀ > ♂ | ♂ > ♀ |
| Curso | Meses a décadas | Meses a décadas | Meses a décadas | Meses a anos | Meses a anos |
| Características centrais | Delírio<br>Alucinação<br>Pensamento desorganizado<br>Comportamento desorganizado<br>Sintomas negativos | Delírio<br>Alucinação<br>Pensamento desorganizado | Delírio<br>Alucinação | Déficit de memória | Alucinações visuais<br>Alterações cognitivas<br>Alterações de movimento<br>Alterações do sono REM |
| Delírios | Bizarros<br>Sistematizados | Bizarros<br>Sistematizados | Sistematizados | Roubo<br>Infidelidade<br>Não sistematizados | Persecutórios<br>Infidelidade<br>Sistematizados |
| Alucinações | Auditivas complexas | Auditivas complexas<br>Visuais simples | Auditivas complexas | Fase moderada a avançada<br>Auditivas simples<br>Visuais complexas | Fase inicial<br>Visuais complexas |
| Desorganização do pensamento | +++ | ++ | + | Fases moderada a avançada<br>++ | Fases moderada a avançada<br>++ |

Continua

**TABELA 20.1**
Características dos principais transtornos mentais a serem considerados no diagnóstico diferencial da esquizofrenia no idoso

| Características | Esquizofrenia de início antes dos 40 anos de idade | Esquizofrenia de início tardio | Esquizofrenia de início muito tardio | Doença de Alzheimer | Demência por corpos de Lewy |
|---|---|---|---|---|---|
| Desorganização do comportamento | +++ | + | + | Fases moderada a avançada ++ | Fases moderada a avançada ++ |
| Sintomas negativos | +++ | + | Pouco ou nada presentes | Apatia e abulia | Apatia e abulia |
| Domínios cognitivos comprometidos | Global | Atenção complexa, função executiva, linguagem | Atenção complexa, função executiva, linguagem | Memória, função executiva, linguagem | Atenção complexa, função executiva, habilidades visuoespaciais |
| Dose/resposta ao antipsicótico | Alta | Baixa | Baixa | Baixa | Baixa |

♂ = homens; ♀ = mulheres.

-se que entre 15 e 56% dos pacientes com demência vascular possam apresentar sintomas psicóticos.[17]

### Demência por corpos de Lewy

A demência por corpos de Lewy tem como características centrais flutuações da atenção e do estado de alerta, alucinações visuais complexas, alteração comportamental do sono REM e parkinsonismo espontâneo, que ocorrem de forma crônica e lentamente progressiva, associados a alteração na função executiva e visuoconstrução. As alucinações visuais podem estar presentes em até 80% dos casos, e em algumas situações podem ocorrer delírios sistematizados.[18]

### Demência frontotemporal variante comportamental

A demência frontotemporal é um grupo heterogêneo de patologias e apresentações clínicas com início precoce (por volta de 55-65 anos). Sua variante comportamental tem como características centrais desinibição comportamental, apatia, perda de empatia, comportamento perseverante e estereotipado e mudanças no padrão alimentar. Até um terço dos pacientes com demência frontotemporal variante comportamental pode apresentar sintomas psicóticos.[19] Há um importante comprometimento da função executiva, com prejuízo para memória de trabalho, fluência verbal, capacidade de abstração e flexibilidade cognitiva.[20]

## Psicoses induzidas por substâncias/ medicamentos

Sintomas psicóticos podem ser induzidos por várias substâncias ou medicamentos. No Quadro 20.2 são apontadas as principais substâncias associadas a tais quadros. Em geral as drogas têm ação direta ou indireta no sistema nervoso central. Tais quadros podem estar associados ao uso terapêutico, intoxicação ou abstinência. Na avaliação dos pacientes, investigar o uso de tais drogas e suas dosagens deve ser item obrigatório ao clínico.

### Delirium

Até um terço dos idosos em internações em hospitais gerais apresenta um quadro de *de-*

### QUADRO 20.2

Principais substâncias/medicamentos associados a quadros psicóticos em idosos

| Uso/intoxicação | Abstinência | Medicamentos |
| --- | --- | --- |
| • Álcool<br>• Cannabis<br>• Alucinógenos (incluindo fenciclidina e substâncias relacionadas)<br>• Inalantes<br>• Sedativos, hipnóticos e ansiolíticos<br>• Estimulantes (incluindo cocaína) | • Álcool<br>• Sedativos<br>• Hipnóticos<br>• Ansiolíticos | • Anestésicos e analgésicos<br>• Agentes anticolinérgicos<br>• Antiparkinsonianos<br>• Anticonvulsivantes<br>• Antidepressivos<br>• Dissulfiram<br>• Anti-histamínicos<br>• Anti-hipertensivos<br>• Corticosteroides<br>• Antimicrobianos<br>• Agentes quimioterápicos (p. ex., ciclosporina, procarbazina)<br>• Relaxantes musculares<br>• Anti-inflamatórios não esteroides |

*lirium*. Quanto maior a vulnerabilidade clínica e funcional, mais suscetível é o idoso a fatores precipitantes (p. ex., idosos frágeis podem manifestar *delirium* na incidência de uma infecção urinária). O *delirium* tem como características centrais início agudo ou subagudo, alterações da atenção e da consciência, oscilação ao longo do dia, além de perturbação adicional da cognição, como, por exemplo, da percepção. Sintomas psicóticos são muito prevalentes no *delirium*, principalmente no subtipo hiperativo, estando alucinações presentes em 40 a 70% dos idosos, e delírios, em 25 a 79%.[12] Como diferenciais em relação aos transtornos psicóticos, ressaltam-se no *delirium*: natureza aguda ou subaguda; déficits atencionais proeminentes; flutuação do nível de consciência; alteração do ciclo sono-vigília; alucinações visuais complexas; e presença de uma causa precipitante identificável.

## DECLÍNIO COGNITIVO E DEMÊNCIA

O prejuízo cognitivo na esquizofrenia é reconhecido desde a descrição original do transtorno, realizada por Emil Kraepelin. A esquizofrenia foi denominada "demência precoce", segundo esse autor, pelo fato de referir-se a um processo mórbido endógeno, de início na juventude, cujo declínio cognitivo seria um desfecho invariável. Os prejuízos cognitivos estão presentes antes do surgimento da síndrome completa da esquizofrenia, agravam-se durante o primeiro episódio psicótico e tendem a permanecer estáveis durante a fase crônica da doença.[21] A maioria dos estudos mostra uma relativa estabilidade dos prejuízos cognitivos durante a vida adulta do indivíduo,[22] embora alguns estudos de seguimento revelem um declínio cognitivo não explicado pela influência da idade.[23]

Os prejuízos cognitivos são independentes dos sintomas positivos e negativos da esquizofrenia.[21] Eles incluem uma ampla gama de domínios cognitivos, como memória episódica, memória de trabalho, função executiva, atenção, velocidade de processamento, fluência verbal e cognição social. Pacientes com esquizofrenia apresentam desempenho médio entre 0,75 e 1,5 desvios-padrão abaixo da média em relação a indivíduos saudáveis.[21] Idosos com esquizofrenia exibem maior prejuízo cognitivo em comparação com seus pares saudáveis da mesma faixa etária, principalmente em relação à função executiva.[24]

A evolução do prejuízo cognitivo nos idosos com esquizofrenia é heterogênea. Estudos longitudinais demonstraram que a maioria dos pacientes idosos com esquizofrenia mantêm os déficits cognitivos estáveis.[24,25] Cerca de 20% dos pacientes idosos com esquizofrenia apresentam, entretanto, um rápido declínio cognitivo.[24,25] Um importante questionamento é se os pacientes desse subgrupo, com declínio cognitivo não esperado para a idade, teriam um transtorno neurocognitivo associado.

Comparados aos comprometimentos cognitivos mais difusos e estáveis em diversos domínios na esquizofrenia de início antes dos 40 anos de idade, estudos longitudinais apontam que os pacientes com esquizofrenia de início tardio apresentam um declínio cognitivo progressivo, mas de pequena intensidade, não característico de síndromes demenciais.[15,20] Os principais domínios cognitivos alterados na esquizofrenia de início tardio são função executiva, atenção complexa, linguagem e desempenho perceptomotor.[20] Cerca de metade dos idosos com esquizofrenia pode atender aos critérios cognitivos de demência devido a déficits precoces, seguidos por declínios na cognição associados à idade.[24] Idealmente, a avaliação cognitiva deve ser realizada na entrevista inicial de idosos com esquizofrenia e outra vez ao longo do tempo, assim como a avaliação de funcionalidade. O objetivo de tais avaliações seriadas é verificar se o padrão de declínio é compatível com o envelhecimento ou indica uma síndrome demencial. Assim como ocorre com idosos com deficiência intelectual, que muitas vezes manifestam déficits cognitivos estabelecidos e dependência funcional, diante da verificação de prejuízo funcional não observado antes e clinicamente significativo, deve ser descartado um quadro demencial comórbido.

Apesar de os pacientes com esquizofrenia apresentarem alterações cognitivas precoces, cabe ressaltar que a esquizofrenia é um importante fator de risco para quadros de demência. Estudos têm mostrado que a esquizofrenia está associada a um risco duas vezes maior de demência, mesmo quando ajustados os dados para fatores de risco para demências, como idade, presença de comorbidades clínicas e abuso de substâncias.[26,27] Apenas uma parcela dos pacientes com esquizofrenia de início tardio apresenta evolução para demência após o aparecimento dos sintomas psicóticos em estudos de seguimento de 10 anos.[20]

Os padrões de declínio cognitivo, a neuropatologia e os achados poligênicos da esquizofrenia são diferentes dos da doença de Alzheimer.[24] Caso o paciente com esquizofrenia apresente declínio cognitivo e funcional, deve ser realizada propedêutica para rastreio e diagnóstico diferencial das síndromes demenciais.

## TRATAMENTO DA ESQUIZOFRENIA EM IDOSOS

### Intervenções não farmacológicas

Há uma escassez de evidências sobre o emprego de intervenções não farmacológicas no tratamento de pacientes idosos com esquizofrenia. Em pacientes adultos, as intervenções não farmacológicas podem ser usadas para reduzir sintomas psicóticos, reforçar a adesão e eficácia farmacológica, propiciar a remediação cognitiva, treinar habilidades de adaptação funcional e cognitiva e auxiliar na manutenção das habilidades da vida diária. Entretanto, ainda são necessários mais estudos para determinar até que ponto tais intervenções também são eficazes no caso de pacientes idosos. Estudos preliminares apontam que estratégias integrativas e multidisciplinares estão associadas a menos prescrições de polifarmácia, assim como uma maior taxa de monitoramento de comorbidades clínicas em pacientes idosos com esquizofrenia.[28]

### Tratamento farmacoterápico

A maioria dos estudos sobre tratamentos farmacoterápicos para esquizofrenia em idosos se concentra em indivíduos com história prévia de esquizofrenia e que envelheceram. Embora existam certas discrepâncias, esses estudos em geral apoiam a eficácia de vários antipsicóticos de segunda geração, incluindo clozapina, risperidona, olanzapina e aripiprazol, no tratamento de idosos com esquizofrenia.

É importante o psiquiatra ter o cuidado de avaliar os pacientes idosos, pois, como estes comumente têm comorbidades associadas e fazem uso de diversos fármacos, podem estar sujeitos a interações medicamentosas múltiplas. Algumas precauções no tocante à prescrição de fármacos para idosos devem ser consideradas. As principais modificações farmacocinéticas em pacientes geriátricos estão descritas no Quadro 20.3.

A maioria dos estudos sobre fármacos com pacientes com esquizofrenia tem o foco em grupos etários mais jovens, excluindo pacientes com comorbidades, demência e polifarmácia. Logo, torna-se difícil a generalização dos resultados dos ensaios clínicos atuais para os pacientes idosos. É importante considerar que os pacientes idosos podem ser mais sensíveis aos efeitos colaterais periféricos (hipotensão, constipação intestinal) do que os pacientes mais jovens submetidos à mesma dose. Eles também têm maior propensão a efeitos colaterais no sistema nervoso central (tais como estados confusionais, tremor, discinesia tardia). Além disso, deve-se considerar que as consequências dos efeitos colaterais (como quedas devido à hipotensão ortostática e úlceras de decúbito devido à sedação excessiva) tendem a ser mais graves em pacientes idosos.

Deve-se ter em mente as seguintes diretrizes gerais:

## QUADRO 20.3
### Principais modificações farmacocinéticas em idosos

| Modificações | Causas | Consequência |
|---|---|---|
| Diminuição da absorção | 1. Redução do pH gástrico<br>2. Diminuição da área de absorção intestinal<br>3. Diminuição do fluxo sanguíneo intestinal | Diminuição da biodisponibilidade das drogas. |
| Distribuição | 1. Aumento na porcentagem de tecido adiposo<br>2. Diminuição de massa magra e água corporal | Aumento da meia-vida das drogas. |
| | 3. Diminuição de proteínas plasmáticas, particularmente de albumina | Aumento da fração de droga livre. |
| | 4. Diminuição do fluxo sanguíneo cerebral (especialmente se aterosclerose) | Diminuição da distribuição de drogas para o sistema nervoso central. |
| Metabolização | 1. Diminuição do fluxo sanguíneo hepático<br>2. Diminuição do processo de glicuronidação hepática | Prolongamento da ação da droga após dose única. |

1. Utilizar o menor número possível de fármacos (incluindo medicamentos para condições não psiquiátricas).
2. Evitar fármacos de depósito.
3. Iniciar o tratamento com doses baixas (um quinto a um quarto da dose média para adultos), com aumento progressivo a cada sete dias.
4. Estabelecer a dose de manutenção em cerca de um terço da dose média do adulto.
5. Alguns pacientes idosos podem precisar e tolerar doses usuais de adultos.

Os riscos de se deixar o paciente idoso sem tratamento podem ser maiores do que os riscos potenciais de seu tratamento. O tratamento prolongado com antipsicóticos em um estudo duplo-cego comparado com controle na população de pacientes idosos com esquizofrenia de início tardio demonstrou uma diminuição nos sintomas em até 12 semanas de tratamento.[29] Torniainen e colaboradores[30] mostraram que pacientes com esquizofrenia sem o uso de antipsicóticos apresentavam maior taxa de mortalidade por câncer, doença cardiovascular e suicídio do que os pacientes em uso de antipsicóticos.

Há poucos dados disponíveis para orientar o clínico em relação ao(s) antipsicótico(s) mais adequado(s) à população idosa com esquizofrenia. Embora existam certas discrepâncias, os estudos em geral evidenciam a eficácia de antipsicóticos de segunda geração, incluindo clozapina, risperidona, olanzapina e aripiprazol.[31] Um estudo de revisão sistemática recente e metanálise, incluindo 1.225 pacientes com esquizofrenia, demonstrou que a olanzapina foi superior ao haloperidol em redução de sintomas gerais, sintomas positivos e negativos e utilização de medicamentos antiparkisonianos.[32] Sugere-se que a risperidona seja iniciada em 0,5 a 1 mg/dia e aumentada em 0,5 mg/dia para uma dose máxima de 3 mg/dia.[31] Em média as doses terapêuticas dos fármacos para o tratamento da esquizofrenia no idoso são:[31,33] a) quetiapina, 100 a 300 mg/dia; b) olanzapina, 7,5 a 15 mg/dia; c) aripiprazol, 15 a 30 mg/dia; e d) clozapina, 100 a 150 mg/dia.

Em geral os idosos requerem as mesmas doses de antipsicóticos que os pacientes adultos. Orienta-se que, para idosos, as doses sejam aumentadas de forma mais lenta, seguindo o preceito *"start low, go slow, but go"*. É importante mencionar que mesmo a redução em 10% da dose de antipsicóticos em casos de pacientes com diagnóstico de esquizofrenia está associada ao aumento das taxas de internação e atendimento em urgências psiquiátricas.[34] As alterações nas doses de antipsicóticos para pacientes idosos devem ser cuidadosamente avaliadas. Em relação aos antipsicóticos mais recentes (paliperidona, iloperidona, asenapina e lurasidona), apenas a paliperidona foi estudada na esquizofrenia tardia, e o único estudo controlado por placebo para avaliar esse medicamento constatou que a paliperidona foi superior ao placebo.[32]

Ao tratar idosos com medicamentos antipsicóticos, é imperativo considerar os efeitos colaterais, incluindo efeitos cardiovasculares, sedativos, anticolinérgicos e metabólicos, risco elevado de acidente vascular cerebral e hipotensão ortostática, além de sintomas extrapiramidais, discinesia tardia (que será abordada mais adiante neste capítulo), hiperprolactinemia, agranulocitose e síndrome neuroléptica maligna. A hipotensão ortostática geralmente ocorre em idosos tratados com medicamentos que bloqueiam os adrenorreceptores α-1 (p. ex., antipsicóticos convencionais de baixa potência, risperidona, quetiapina e clozapina) e está associada a quedas e fraturas de quadril.[31] Os antipsicóticos de segunda geração têm menor risco de desenvolver efeitos extrapiramidais, porém há importantes efeitos metabólicos adversos associados, incluindo ganho de peso, dislipidemia e intolerância à glicose/diabetes.[31] Devido às potenciais consequências metabólicas adversas, deve ser realizado um rigoroso monitoramento dos marcadores de síndrome metabólica em adultos com 40 anos ou mais tratados com antipsicóticos, incluindo avaliação de peso, circunferência abdominal, índices de glicemia, lipidemia e pressão arterial. O uso de antipsicóticos de segunda geração, em especial risperidona e olanzapina, por pacientes idosos com histórico de acidente vascular cerebral, ataque isquêmico transitório, hipertensão arterial sistêmica, diabetes, tabagismo e fibrilação atrial deve ser avaliado cuidadosamente devido ao risco aumentado de mortalidade por causas cardiovasculares.[35,36] Podem ser consideradas, nesse caso, intervenções para condições médicas específicas, tais como o uso de medicamentos anti-hipertensivos para controlar a pressão arterial.[37] Apesar de todas as considerações feitas em relação aos antipsicóticos, é de suma importância a prescrição e manutenção de fármacos antipsicóticos para pacientes idosos com esquizofrenia.

Ainda há uma lacuna na literatura em relação ao tratamento farmacológico em episódios depressivos de pacientes idosos com esquizofrenia. De maneira geral, nesses casos sugere-se optar pelo tratamento com antipsicóticos de segunda geração. Evidências sugerem não haver melhora com o emprego de fármacos antidepressivos para sintomas depressivos subsindrômicos desses pacientes.[6]

O tratamento farmacológico do comprometimento cognitivo na esquizofrenia tem sido investigado, com resultados pouco animadores. Kishi e colaboradores,[38] em estudo de revisão sistemática e metanálise recente, incluindo 1.574 pacientes, demonstraram que medicamentos "antidemência" (i.e., galantamina, rivastigmina, donepezila ou memantina) não têm qualquer efeito em comparação ao placebo nos déficits cognitivos de pacientes com esquizofrenia.

## Neuroestimulação

Há um pequeno número de estudos sobre o emprego de eletroconvulsoterapia em idosos com diagnóstico de esquizofrenia, e não existe consenso nas diretrizes para tal modalidade de tratamento nessa população. A resistência ao tratamento em pacientes idosos deixa poucas alternativas terapêuticas além da polifarmácia, superdosagem terapêutica ou inclusão em instituições de longa permanência. Em revisão recente de literatura, o emprego de eletroconvulsoterapia resultou em uma melhora nos idosos com condições psicóticas primárias e em pacientes com crises agudas ou resistentes à clozapina.[39] De maneira geral, a mortalidade associada à eletroconvulsoterapia é um evento raro, ocorrendo na taxa de 2,1/100.000 tratamentos.[40] Os principais efeitos adversos relatados são comprometimento cognitivo transitório e *delirium* leve.[39] Ainda não há consenso em relação aos preditores de eficácia da eletroconvulsoterapia em pacientes idosos com esquizofrenia. São sugeridos como principais preditores:[39] a) boa resposta prévia ao tratamento eletroconvulsoterápico; b) tentativa ou ideação de suicídio; c) presença de comportamento violento; e d) catatonia. A eletroconvulsoterapia pode ser empregada como estratégia de manutenção em alguns pacientes para evitar o risco de recidivas.

Protocolos que avaliam a estimulação magnética transcraniana em esquizofrenia geralmente excluem pacientes idosos, não havendo até o momento evidência na literatura sobre seu emprego nesses pacientes.

## DISCINESIA TARDIA

O termo discinesia tardia foi cunhado no início dos anos 1960 para caracterizar movimentos involuntários não rítmicos e estereotipados que em geral envolvem regiões orofaciais (língua, lábios, mandíbula e face, incluindo regiões periorbitais) observados em pacientes usando antipsicóticos. Podem ainda ocorrer alterações na marcha e na postura do tronco, movimentos rotatórios da pelve e até mesmo alterações respiratórias. Sugere-se que a discinesia tardia seja consequência de uma hipersensibilidade e regulação positiva dos receptores dopaminérgicos D2 em resposta ao seu bloqueio crônico.

A esquizofrenia parece ser um fator de risco independente para discinesia tardia, particularmente em pacientes com esquizofrenia de início antes dos 40 anos de idade. A disfunção na via nigroestriatal, própria da esquizofrenia, poderia explicar sua associação com a discinesia tardia. O tratamento com antipsicóticos poderia interagir com o processo da doença, exacerbando ou precipitando o aparecimento da discinesia. Desde antes do surgimento dos fármacos antipsicóticos já era descrita na literatura a presença de movimentos coreicos envolvendo músculos orofaciais em pacientes com esquizofrenia. Um fator importante de vulnerabilidade e gravidade da discinesia tardia é a idade avançada.

Estudos envolvendo pacientes idosos têm consistentemente descrito uma elevada incidência de discinesia tardia com o uso de antipsicóticos convencionais, mesmo em doses baixas, em relação a jovens. Um estudo recente de coorte retrospectiva, avaliando 164.417 pacientes com a prescrição de antipsicóticos, demonstrou uma prevalência entre 0,8 e 1,9% de discinesia tardia nessa população.[41] Pacientes com maior prevalência de discinesia tardia tinham 50 anos de idade ou mais, eram do sexo feminino e de cor branca.[41] Pacientes com diagnóstico de esquizofrenia e discinesia tardia possuem maiores frequências de comorbidades clínicas, como obesidade, diabetes, dislipidemia, bem como maior utilização dos sistemas de saúde.[41]

As opções de tratamento para discinesia tardia ainda são controversas. Em geral os clínicos optam por reduzir a dose do antipsicótico associado à discinesia tardia, mas em pacientes com esquizofrenia pode ocorrer a agudização do transtorno psiquiátrico. Caso o paciente esteja em uso de agentes antipsicóticos de primeira geração, é sugerida a mudança para um antipsicótico de segunda geração, especialmente a clozapina. Um estudo longitudinal de acompanhamento de oito anos mostrou que o uso de antipsicóticos de primeira geração resultou em um risco quase sete vezes maior de discinesia tardia.[42] As doses de fármacos antipsicóticos não têm efeito sobre a gravidade da discinesia tardia.[42] Em quase 20% dos pacientes, quando é realizada a troca de antipsicótico de primeira geração para um antipsicótico de segunda geração, não há efeito na gravidade ou na presença de discinesia tardia.[42]

Um grande número de fármacos tem sido avaliado no tratamento da discinesia tardia, porém os resultados são pouco promissores. Pequenos ensaios clínicos têm investigado os benefícios potenciais de benzodiazepínicos, anticolinérgicos e bloqueadores dos canais de cálcio. Estudos recentes têm apontado que o emprego de inibidores do transportador de monoamina vesicular 2 (valbenazina), fármaco ainda não disponível no Brasil, pode ser eficaz em longo prazo nos pacientes com discinesia tardia.[43] Apesar de um grande número de clínicos optarem pela prescrição de fármacos anticolinérgicos, um artigo de revisão sistemática recente demonstrou não haver evidência de eficácia no emprego desses medicamentos na discinesia tardia associada ao uso de antipsicóticos.[44]

Clonazepam e amantadina são fármacos ainda com poucos estudos, mas que podem ser considerados no tratamento da discinesia tardia. As evidências sobre o emprego de amantadina de liberação prolongada, levetiracetam, acetazolamida, baclofeno, vitamina E, agentes anticolinérgicos e agonistas da dopamina ainda são insuficientes para apoiar ou refutar seu papel na discinesia tardia.[45] Apesar das evidências insuficientes, o uso de injeções de toxina botulínica nos músculos que causam distonia tardia pode ser recomendado em casos refratários de discinesia tardia.[45]

## CONSIDERAÇÕES FINAIS

Têm ocorrido avanços em relação a cuidados em saúde e políticas públicas para pacientes com esquizofrenia, associados a aumento na expectativa de vida desses pacientes. A terceira idade apresenta desafios adicionais, como estressores psicossociais normativos da idade (como viuvez e aposentadoria), descompensação de condições clínicas, bem como incidência de declínio cognitivo, sensorial e da mobilidade progressivo. O psiquiatra responsável pelo cuidado de pacientes idosos com esquizofrenia deve estar atento a transtornos mentais e clínicos comórbidos, realizando avaliações cognitivas e funcionais periódicas.

## REFERÊNCIAS

1. Cohen CI, Meesters PD, Zhao J. New perspectives on schizophrenia in later life: implications for treatment, policy, and research. Lancet Psychiatry. 2015;2(4):340-50.
2. Meesters PD, de Haan L, Comijs HC, Stek ML, Smeets-Janssen MM, Weeda MR, et al. Schizophrenia spectrum disorders in later life: prevalence and distribution of age at onset and sex in a dutch catchment area. Am J Geriatr Psychiatry. 2012;20(1):18-28.
3. Cohen CI. Characteristics of auditory hallucinations and associated factors in older adults with schizophrenia. Am J Geriatr Psychiatry. 2014;22(5):442-49.
4. Bowie CR, Tsapelas I, Friedman J, Parrella M, White L, Harvey PD. The longitudinal course of thought disorder in geriatric patients with chronic schizophrenia. Am J Psychiatry. 2005;162(4):793-5.
5. Lange SMM, Meesters PD, Stek ML, Wunderink L, Penninx BWJH, Rhebergen D. Course and predictors of symptomatic remission in late-life schizophrenia: a 5-year follow-up study in a Dutch psychiatric catchment area. Schizophr Res. 2019;209:179-84.
6. Hoertel N, Jaffré C, Pascal de Raykeer R, McMahon K, Barrière S, Blumenstock Y, et al. Subsyndromal and syndromal depressive symptoms among older adults with schizophrenia spectrum disorder: prevalence and associated factors in a multicenter study. J Affect Disord. 2019;251:60-70.
7. Erlangsen A, Eaton WW, Mortensen PB, Conwell Y. Schizophrenia: a predictor of suicide during the second half of life? Schizophr Res. 2012;134(2-3):111-7.
8. Lee EE, Liu J, Tu X, Palmer BW, Eyler L, Jeste DV. A widening longevity gap between people with schizophrenia and general population: a literature review and call for action. Schizophr Res. 2018;196:9-13.
9. Oakley P, Kisely S, Baxter A, Harris M, Desoe J, Dziouba A, et al. Increased mortality among people with schizophrenia and other non-affective psychotic disorders in the community: a systematic review and meta-analysis. J Psychiatr Res. 2018;102:245-53.
10. Tsan JY, Stock EM, Gonzalez JM, Greenawalt DS, Zeber JE, Rouf E, et al. Mortality and guideline-concordant care for older patients with schizophrenia: a retrospective longitudinal study. BMC Med. 2012;10:147.
11. Bartels SJ. Caring for the whole person: integrated health care for older adults with severe mental illness and medical comorbidity. J Am Geriatr Soc. 2004;52(12 Suppl):S249-57.
12. Reinhardt MM, Cohen CI. Late-life psychosis: diagnosis and treatment. Curr Psychiatry Rep. 2015;17(2):1.
13. Menezes PR, Scazufca M, Busatto G, Coutinho LMS, McGuire PK, Murray RM. Incidence of

first-contact psychosis in São Paulo, Brazil. Br J Psychiatry Suppl. 2007;51:s102-6.
14. Stafford J, Howard R, Dalman C, Kirkbride JB. the incidence of nonaffective, nonorganic psychotic disorders in older people: a population-based cohort study of 3 million people in Sweden. Schizophr Bull. 2019;45(5):1152-60.
15. Howard R, Rabins PV, Seeman MV, Jeste DV. Late-onset schizophrenia and very-late-onset schizophrenia-like psychosis: an international consensus. The International Late-Onset Schizophrenia Group. Am J Psychiatry. 2000;157(2):172-8.
16. Keshavan MS, Collin G, Guimond S, Kelly S, Prasad KM, Lizano P. Neuroimaging in Schizophrenia. Neuroimaging Clin N Am. 2020;30(1):73-83.
17. Leroi I, Voulgari A, Breitner JCS, Lyketsos CG. The epidemiology of psychosis in dementia. Am J Geriatr Psychiatry. 2003;11(1):83-91.
18. McKeith IG, Boeve BF, Dickson DW, Halliday G, Taylor J, Weintraub D, et al. Diagnosis and management of dementia with Lewy bodies Fourth consensus report of the DLB Consortium. Neurology. 2017;89(1):88-100.
19. Waldö ML, Gustafson L, Passant U, Englund E. Psychotic symptoms in frontotemporal dementia: a diagnostic dilemma? Int Psychogeriatr. 2015;27(4):531-9.
20. Assche LV, Morrens M, Luyten P, Vem LVV, Vandenbulcke M. The neuropsychology and neurobiology of late-onset schizophrenia and very-late-onset schizophrenia-like psychosis: a critical review. Neurosci Biobehav Rev. 2017;83:604-21.
21. Green MF, Horan WP, Lee J. Nonsocial and social cognition in schizophrenia: current evidence and future directions. World Psychiatry. 2019;18(2):146-61.
22. Heilbronner U, Samara M, Leucht S, Falkai P, Schulze TG. The longitudinal course of schizophrenia across the lifespan: clinical, cognitive, and neurobiological aspects. Harv Rev Psychiatry. 2016;24(2):118-28.
23. Fett AJ, Velthorst E, Reichenberg A, Ruggero CJ, Callahan JL, Fochtmann LJ, et al. Long-term changes in cognitive functioning in individuals with psychotic disorders: findings from the Suffolk county mental health project. JAMA Psychiatry. 2019;77(4):387-96.
24. Murante T, Cohen CI. Cognitive functioning in older adults with schizophrenia. Focus. 2017;15(1):26-34.
25. Thompson WK, Savla GN, Vahia IV, Depp CA, O'Hara R, Jeste DV, et al. Characterizing trajectories of cognitive functioning in older adults with schizophrenia: does method matter? Schizophr Res. 2013;143(1):90-6.
26. Cai L, Huang J. Schizophrenia and risk of dementia: a meta-analysis study. Neuropsychiatr Dis Treat. 2018;14:2047-55.
27. Ribe AR, Laursen TM, Charles M, Katon W, Fenger-Grøn M, Davydow D, et al. Long-term risk of dementia in persons with schizophrenia: a Danish population-based cohort study. JAMA Psychiatry. 2015;72(11):1095-101.
28. Abdool PS, Supasitthumrong T, Patel K, Mulsant BH, Rajji TK. Using an integrated care pathway for late-life schizophrenia improves monitoring of adverse effects of antipsychotics and reduces antipsychotic polypharmacy. Am J Geriatr Psychiatry. 2019;27(1):84-90.
29. Howard R, Cort E, Bradley R, Harper E, Kelly L, Bentham P, et al. Antipsychotic Treatment of Very Late-Onset Schizophrenia-Like Psychosis (ATLAS): a randomised, controlled, double-blind trial. Lancet Psychiatry. 2018;5(7):553-63.
30. Torniainen M, Mittendorfer-Rutz E, Tanskanen A, Björkenstam C, Suvisaari J, Alexanderson K, et al. Antipsychotic treatment and mortality in schizophrenia. Schizophr Bull. 2015;41(3):656-63.
31. Iglewicz A, Meeks TW, Jeste DV. New wine in old bottle: late-life psychosis. Psychiatr Clin North Am. 2011;34(2):295-318.
32. Krause M, Huhn M, Schneider-Thoma J, Rothe P, Smith RC, Leucht S. Antipsychotic drugs for elderly patients with schizophrenia: a systematic review and meta-analysis. Eur Neuropsychopharmacol. 2018;28(12):1360-70.
33. Mukku SSR, Sivakumar PT, Varghese M. Clozapine use in geriatric patients- challenges. Asian J Psychiatr. 2018;33:63-67.
34. Caroff SN, Mu F, Ayyagari R, Schilling T, Abler V, Carroll B. Hospital utilization rates following antipsychotic dose reductions: implications for tardive dyskinesia. BMC Psychiatry. 2018;18(1):306.
35. Folsom DP, Lebowitz BD, Lindamer LA, Palmer BW, Patterson TL, Jeste DV. Schizophrenia in late life: emerging issues. Dialogues Clin Neurosci. 2006;8(1):45-52.
36. Karim S, Overshott R, Burns A. Older people with chronic schizophrenia. Aging Ment Health. 2005;9(4):315-24.
37. APA Work Group on Alzheimer's Disease and other Dementias; Rabins PV, Blacker D, Rovner BW, Rummans T, Schneider LS, Tariot PN, et al. American Psychiatric Association practice guideline for the treatment of patients with Alzheimer's disease and other dementias. Second edition. Am J Psychiatry. 2007;164(12 Suppl):5-56.
38. Kishi T, Ikuta T, Oya K, Matsunaga S, Matsuda Y, Iwata N. Anti-dementia drugs for psychopathology and cognitive impairment in schizophrenia: a systematic review and meta-analysis. Int J Neuropsychopharmacol. 2018;21(8):748-57.
39. Kumagaya D, Halliday G. Acute electroconvulsive therapy in the elderly with schizophrenia

and schizoaffective disorder: a literature review. Australas Psychiatry. 2019;27(5):472-6.
40. Tørring N, Sanghani S, Petrides G, Kellner CH, Østergaard SD. The mortality rate of electroconvulsive therapy: a systematic review and pooled analysis. Acta Psychiatr Scand. 2017;135(5):388-97.
41. Loughlin AM, Lin N, Abler V, Carroll B. Tardive dyskinesia among patients using antipsychotic medications in customary clinical care in the United States. PLoS One. 2019;14(6):e0216044.
42. Parksepp M, Ljubajev Ü, Täht K, Janno S. Prevalence of neuroleptic-induced movement disorders: an 8-year follow-up study in chronic schizophrenia inpatients. Nord J Psychiatry. 2016;70(7):498-502.
43. Josiassen RC, Kane JM, Liang GS, Burke J, O'Brien CF. Long-term safety and tolerability of valbenazine (NBI-98854) in subjects with tardive dyskinesia and a diagnosis of schizophrenia or mood disorder. Psychopharmacol Bull. 2017;47(3):61-8.
44. Bergman H, Soares-Weiser K. Anticholinergic medication for antipsychotic-induced tardive dyskinesia. Cochrane Database Syst Rev. 2018;1(1):CD000204.
45. Estevez-Fraga C, Zeun P, López-Sendón Moreno JL. Current methods for the treatment and prevention of drug-induced parkinsonism and tardive dyskinesia in the elderly. Drugs Aging. 2018;35(11):959-71.

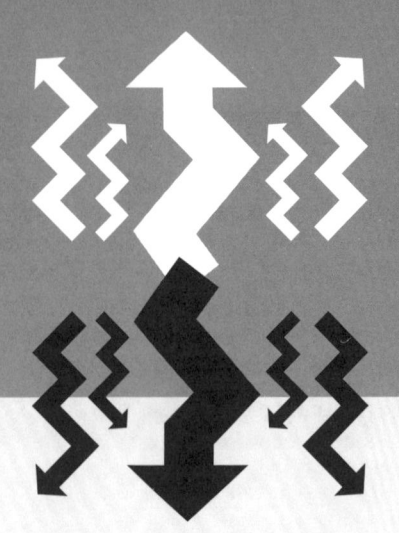

# 21

## Esquizofrenia na gravidez

Amaury Cantilino

## INTRODUÇÃO

Diferenças entre os sexos foram observadas em relação a idade de início, curso e desfechos clínicos descritos para os transtornos psicóticos. O sistema endócrino é responsável por parte dessas dessemelhanças. A "hipótese do estrogênio", por exemplo, foi criada nos anos 1990 para descrever os efeitos neuroprotetores desse hormônio. Existem, inclusive, estudos de intervenção em pacientes com esquizofrenia utilizando estradiol e moduladores seletivos de receptores de estrogênio que se mostraram promissores, embora psiquiatras e outros médicos em geral não adotem esse tratamento adjuvante potencialmente útil para mulheres com esquizofrenia.[1]

Se, aparentemente, os hormônios gonadais interferem na trajetória da mulher com esquizofrenia, especial atenção deve ser dada ao período perinatal. Ao longo da gravidez, há um progressivo e intenso aumento dos níveis circulantes de estrógenos, enquanto nos períodos do pós-parto e da menopausa há uma queda bem estabelecida e significativa desses hormônios. Essa pode ser a razão pela qual ambos os períodos estão associados a um risco aumentado de aparecimento ou exacerbação de transtornos psiquiátricos.[2] Com base nessa hipótese, seria possível imaginar que o momento da gravidez fosse uma temporada de trégua em termos clínicos, mas a rotina dos consultórios e ambulatórios não parece indicar um quadro tão ameno. Adiante serão discutidos os dados referentes às peculiaridades relacionadas ao contexto psicossocial, clínico e de tratamento da esquizofrenia durante esse período.

## PARTICULARIDADES DAS MULHERES COM ESQUIZOFRENIA DURANTE A GRAVIDEZ

É comum os médicos realizarem a anamnese de pacientes com esquizofrenia sem pesquisar a sexualidade, mas esta envolve informações importantes. Um estudo comparou características de sexualidade, reprodução e criação de filhos de mulheres com transtornos do espectro da esquizofrenia com as de mulheres sem doença mental grave. Apesar de relatarem querer sexo com menos frequência do que as do grupo-controle, além de classificarem como menor sua satisfação física e emocional com sexo, as mulheres com transtornos esquizofrênicos tinham mais parceiros sexuais durante a vida e eram menos propensas a ter um parceiro atual. Relataram mais frequentemente ter sofrido estupro e recorrido à prostituição. Além disso, foi menos rotineira a realização de testes para o vírus da imunodeficiência humana (HIV). Elas tiveram menos gestações planejadas, mais gestações indesejadas e abortos e foram mais frequentemente vítimas de violência durante a gravidez. Elas eram mais tendentes a perder a custódia dos seus filhos e relatar que eram incapazes de atender às necessidades básicas deles. Ambos os grupos relataram altas taxas de abuso de substâncias durante a gravidez.[3]

Mulheres portadoras de esquizofrenia têm taxas de fertilidade menores, ainda que mais recentemente essas proporções tenham crescido desde o advento dos antipsicóticos de segunda geração, que não estão associados com hiperprolactinemia persistente. No entanto, outros estudos reforçam que a natureza da esquizofrenia pode afetar a capacidade da mulher de estabelecer relacionamentos duradouros. Não obstante, a maioria das portadoras de esquizofrenia têm filhos, valorizam a maternidade e com frequência descrevem o fato de serem mães como central na sua existência.[4,5]

Outra informação importante: embora tenham fertilidade diminuída, há um estudo revelando que mulheres com esquizofrenia têm intervalo curto entre as gestações. Em um estudo de base populacional com uma amostra de mais de 1.500 portadoras de esquizofrenia, os autores constataram que esse grupo apresentou maior risco de nova gravidez em intervalo menor que 12 meses do que o grupo de mulheres sem esquizofrenia (6,3 *versus* 3,9%). O problema é que o menor tempo entre gestações está mais associado a complicações maternas com resultados adversos em termos de saúde reprodutiva.[6]

Essa não é a única razão pela qual as mulheres com esquizofrenia e seus bebês correm alto risco de resultados adversos na gravidez e no parto. Um estudo trouxe uma compreensão mais ampla da questão ao revisar os riscos genéticos, demográficos, socioeconômicos, nutricionais e de estilo de vida associados a esse contexto, além dos riscos específicos dos medicamentos antipsicóticos típicos e atípicos, riscos associados à polifarmácia e riscos de atraso no desenvolvimento em crianças expostas a antipsicóticos no útero. Na percepção dos autores, à medida que nossa capacidade de analisar os dados progride, os riscos conferidos pelo tratamento com antipsicóticos parecem diminuir em significado clínico e estatístico. Porém, os verdadeiros riscos para essas mulheres e seus bebês, devido à sua experiência de desvantagens nutricionais, socioeconômicas e de estilo de vida, continuam a afastá-las da população em geral.[7]

Cerca de 50% das mulheres com esquizofrenia experimentam uma recidiva dos sintomas durante a gestação, estejam tomando seus medicamentos ou não. É provável que isso se deva ao estresse adicional da gravidez em uma população marcadamente desfavorecida pela pobreza, baixo apoio social e familiar, moradia inadequada e poucos recursos pessoais ou financeiros. Esse também é um grupo caracterizado por altos níveis de comorbidade e uso de substâncias, e taxa de comparecimento relativamente baixa no pré-natal. Mulheres com esquizofrenia, tratadas ou não, apresentam taxas de obesidade, diabetes, doenças da tireoide, epilepsia, anemia, infecções e transtornos por uso de substâncias significativamente mais altas do que a população em geral. Essas desvantagens culminam em vários eventos durante a gravidez que podem causar danos à mãe e ao feto.[8]

Outro estudo reforçou que as mulheres com esquizofrenia tiveram um número médio significativamente menor de consultas pré-natais (p < 0,001). Uma regressão logística multivariada revelou que, após o ajuste das características da mãe e do bebê, as mulheres com esquizofrenia tiveram 1,77 (intervalo de confiança de 95% [IC 95%]: 1,46-2,15; p < 0,001) vezes mais chances do que as mulheres sem esquizofrenia de receber atendimento pré-natal inadequado. Isso parece ter tido um impacto nos resultados obstétricos, visto que, mesmo após ajuste para outros fatores, as portadoras de esquizofrenia que receberam assistência pré-natal inadequada tiveram 2,47 (IC 95%: 1,27-4,77; p = 0,007), 1,84 (IC 95%: 1,02-3,37; p = 0,036) e 1,77 (IC 95%: 1,15-2,73; p = 0,010) vezes mais chances de ter partos prematuros, bebês com baixo peso ao nascer e bebês pequenos para a idade gestacional, em comparação com mulheres com esquizofrenia que receberam cuidados adequados.[9]

Um estudo muito citado avaliou fatores de risco psicossociais e somáticos relacionados à gravidez e suas eventuais complicações.[10] Foi uma coorte baseada em registros de bancos de dados do sistema de saúde, e para cada caso foram selecionadas aleatoriamente cinco mulheres para o grupo-controle, pareadas por idade e local de nascimento. O tempo médio de seguimento foi de 14 anos. Ao todo, 1.162 gestações foram encontradas entre as mulheres afetadas e 4.683 entre as do grupo-controle. As mulheres afetadas eram significativamente mais velhas e mais frequentemente solteiras; o índice de massa corporal antes da gravidez era significativamente maior, e as mulheres fumavam mais no início da gravidez e após o primeiro trimestre do que as do grupo-controle. Elas mostraram uma chance significativamente maior de alteração no teste de tolerância à glicose oral (*odds ratio* [OR]: 1,66), início do tratamento com insulina (OR: 1,84), contrações prematuras (OR: 2,42), hipertensão (OR: 1,81) e hospitalizações relacionadas à gravidez (OR: 1,97). A suspeita de danos ao feto por álcool ou drogas de abuso foi significativamente mais comum entre as mulheres afetadas do que entre as do grupo-controle. As mulheres com esquizofrenia também experimentaram eventos adversos durante a gravidez, como exacerbação dos sintomas, surgimento de novos sintomas, rompimentos familiares, vitimização, tentativas de suicídio, visitas a prontos-socorros e hospitalização psiquiátrica.[10]

No próximo item, será feito um aprofundamento em relação a internação e recaídas.

## INTERNAÇÃO DURANTE A GRAVIDEZ

Um estudo avaliou as taxas de internação psiquiátrica de mulheres grávidas, tempo de internação e fatores associados. Para tanto, foram examinadas retrospectivamente 98 gestações de mulheres com esquizofrenia que compareceram a uma clínica especializada em atendimento pré-natal. Aparentemente tratava-se de um grupo de mulheres que apresentavam quadros mais graves, porque 40,8% necessitaram de internação psiquiátrica durante a gestação. O dado interessante é que uma proporção maior de mulheres teve sua admissão psiquiátrica inicial no primeiro trimestre em comparação com o terceiro trimestre (p = 0,002). Além disso, 10,2% foram admitidas em apenas um mês após a concepção. As mulheres com internação também se apresentaram mais tarde na primeira consulta pré-natal (p = 0,04). De especial relevância foi a identificação de que a admissão psiquiátrica foi associada a uso de substância de abuso (p = 0,014) e uso de álcool (p = 0,001), envolvimento dos serviços de proteção à criança (p = 0,022) e bebê sendo colocado em cuidados fora de casa (p = 0,01), mas não a piores resultados obstétricos ou neonatais.[11]

Rochon-Terry e colaboradores[12] iniciam o seu artigo afirmando que quase 50% das portadoras de esquizofrenia engravidam. Usando dados administrativos de saúde, identificaram quase 1.500 mulheres com esquizofrenia no Canadá e descreveram o uso de serviços de atendimento psiquiátrico, incluindo hospitalizações, visitas ao departamento de emergência que não requerem hospitalização e visitas ao departamento de emergência relacionadas à automutilação durante a gravidez e no primeiro ano após o parto. Cerca de 12% dessas mulheres tiveram pelo menos uma internação psiquiátrica durante a gestação e 19% no primeiro ano pós-parto. Por volta de 10% tiveram pelo menos uma consulta de emergência psiquiátrica sem hospitalização durante a gravidez e 16% tiveram pelo menos uma consulta desse tipo após o parto. A taxa de incidência de internações psiquiátricas foi menor durante o período de gravidez do que no período de um ano antes da concepção (25 por 100 pessoas/ano versus 50 por 100 pessoas/ano). As internações psiquiátricas foram transitoriamente mais frequentes nos primeiros nove dias do pós-parto e depois diminuíram a partir do décimo dia. As visitas ao departamento de emergência relacionadas a danos pessoais e automutilação foram mais raras (cerca de 1% das mulheres em cada período) em comparação com o ano anterior à concepção.[12]

Com o objetivo de identificar os fatores associados à admissão psiquiátrica perinatal, um estudo de coorte de base populacional de 1.433 mães com esquizofrenia comparou mulheres com e sem internação psiquiátrica no primeiro ano pós-parto. As mulheres que precisaram de internação (n = 275; 19%) tinham maior idade e mais chance de ser de baixa renda. Elas também apresentaram taxas mais altas de comorbidade psiquiátrica pré-parto e uso de serviços de saúde mental. Os fatores independentemente associados à admissão pós-parto foram idade (< 20 versus ≥ 35 anos: razão de risco ajustada [aRR]: 0,48; IC 95%: 0,24-0,96) e renda (renda mais baixa versus mais alta: aRR: 1,67, 1,13-2,47). Quanto à utilização de serviços de saúde mental durante a gravidez, as que passaram por internação mais frequentemente estavam sem assistência ambulatorial psiquiátrica (sem visitas versus ≥ 2 visitas: aRR: 0,35, 0,27-0,47) e tinham menos assistência de um profissional de saúde mental durante a gravidez (aRR: 0,69, 0,54-0,89).[13]

Esses estudos mostram que a internação psiquiátrica está associada a uma assistência menor no pré-natal e a resultados psicossociais adversos. Destacam também a necessidade de uma assistência multidisciplinar aprimorada durante a gravidez para esse grupo de risco. Assim, Harris e colaboradores[11] até sugerem que os serviços psiquiátricos de internação deveriam considerar o teste de gravidez e a revisão de contracepção para todas as mulheres admitidas em idade fértil com esquizofrenia.

## ADESÃO E PERCEPÇÃO DE RISCO EM RELAÇÃO AO TRATAMENTO

Um estudo coletou dados prospectivos ao longo de três anos sobre resultados de saúde de pacientes com esquizofrenia. Pacientes ambulatoriais que começavam a tomar ou mudavam de antipsicóticos foram avaliadas a cada seis meses. Como era esperado, a não adesão foi significativamente associada a um risco aumentado de recaída, hospitalização e tentativas de suicídio.[14]

Esse aspecto fica particularmente agravado durante a gravidez. As mulheres podem ter motivos diferentes para interromper a medicação quando se descobrem gestantes. Algumas podem descontinuá-la porque temem que o remédio prejudique o feto e consideram que a incerteza do risco seja maior do que o risco potencial de recaída. Uma pesquisa internacional com quase 10 mil mulheres revelou uma disparidade substancial entre os riscos percebidos e os riscos reais da medicação prescrita na gravidez. Nessa pesquisa, as mulheres classificaram os riscos dos psicofármacos no mesmo nível do fumo e do álcool e os avaliaram como sendo quase tão perigosos quanto os da talidomida.[15]

Os médicos também demonstram uma percepção de risco muito maior do que a real. Em uma pesquisa conduzida pelo nosso grupo em Recife (Brasil) e Buenos Aires (Argentina), 61% dos médicos superestimaram o risco de malformações congênitas associadas aos antipsicóticos.[16] Vale ressaltar que 72% dos obstetras, médicos que mais influenciam a decisão sobre o uso de medicamentos na gravidez, tiveram percepção de risco exacerbada em relação aos antipsicóticos. Dessa forma, observa-se que outros fatores, como o estigma associado aos psicofármacos, podem influenciar a prescrição contínua em gestantes.[16] Assim, é importante que os clínicos se informem apropriadamente a respeito dos riscos relacionados à doença e aos fármacos utilizados para tratá-la.

# TRATAMENTO FARMACOLÓGICO DA ESQUIZOFRENIA NA GRAVIDEZ

## Malformações, complicações obstétricas e neonatais associadas à esquizofrenia

Em um estudo populacional que envolveu 186.554 partos, dos quais 97 ocorreram em pacientes com esquizofrenia e transtornos esquizoafetivos, como em outros estudos já citados, observou-se que as mulheres com esquizofrenia eram significativamente mais velhas (idade média 30,6 versus 28,6; p = 0,001). Elas também tiveram maior prevalência de diabetes em comparação com o grupo-controle (13,4 versus 6,7%; p = 0,009). A necessidade de indução do parto, malformações congênitas e baixo peso ao nascer (< 2.500 g) aumentaram significativamente entre as pacientes com esquizofrenia. Não foram observadas diferenças significativas entre os grupos em relação às complicações do trabalho de parto, como cesariana (16,5 versus 13,2%; p = 0,337), placenta prévia e descolamento da placenta (1 versus 4%; p = 0,333 e 1 versus 0,7%; p = 0,51, respectivamente). E um dado bem interessante: usando um modelo de regressão logística multivariável, a esquizofrenia e os transtornos esquizoafetivos durante a gravidez foram fatores de risco independentes para malformações congênitas (OR: 2,1; intervalo de confiança: 2,1; intervalo de confiança de 95%: 1,1-3,9; p = 0,027). Talvez isso ocorra pelas complicações clínicas ou comportamentos de risco associados ao transtorno.[17]

Geddes e colaboradores[18] avaliaram os vários estudos epidemiológicos que procuraram associação entre complicações perinatais e esquizofrenia. Essa metanálise usou os dados brutos de 12 estudos de caso-controle, com um total de 700 mulheres com esquizofrenia e 835 nos grupos-controle. Houve associação significativa entre esquizofrenia e ruptura prematura de membranas, idade gestacional menor que 37 semanas e uso de reanimação ou incubadora. Houve associações de significância limítrofe entre esquizofrenia e peso ao nascer menor que 2.500 g e uso de fórceps. Os autores concluíram que algumas anormalidades da gravidez e do parto podem estar associadas à própria esquizofrenia. A fisiopatologia pode envolver hipoxia e, portanto, estudos futuros deveriam se concentrar na medição precisa dessa exposição.[18]

Um estudo finlandês baseado em registro avaliou os resultados obstétricos e perinatais da saúde a partir da identificação de 1.162 nascimentos únicos entre mulheres com esquizofrenia e 4.683 entre as mulheres do grupo-controle. O grupo com esquizofrenia teve um risco 1,4 vezes maior de indução do parto, parto por cesariana e parto por cesariana eletiva. Em relação à prole, o risco de nascimento prematuro e de baixo índice de Apgar em um minuto (< 7) foi aumentado em 1,6 vezes, o de ressuscitação, em 2,5 vezes, e o de monitoramento neonatal, em 2,1 vezes.[19]

Um metaestudo envolvendo um total de 63 estudos quase-randomizados de caso-controle obteve uma amostra de 216 mulheres grávidas e puérperas com esquizofrenia que foi comparada com uma de 487 mulheres não afetadas. Os cálculos usam nascimentos como unidade de análise. Idade avançada (2,13), fumo excessivo (1,85) e menos assistência pré-natal (1,92) em mulheres com esquizofrenia determinaram alto risco de prematuridade (2,08), incluindo aborto espontâneo (2,04) e parto prematuro (1,98). Os recém-nascidos de mães com esquizofrenia apresentam chance duas vezes maior de ter baixa pontuação no teste de Apgar (2,22), retardo de crescimento intrauterino (2,16) e defeitos congênitos (2,1). A dificuldade de vínculo mãe-bebê foi relacionada sobretudo a sintomas negativos (-0,518). O estudo também observou que o período pós-parto foi particularmente complicado, com chance maior de recaída psicótica (7,86) e de dificuldades parentais (11,2).[20]

## Aumento do uso de antipsicóticos na gravidez ao longo dos últimos anos

Um estudo norte-americano calculou a prevalência do uso pré-natal de antipsicóticos atípicos e típicos de acordo com o ano do parto, trimestre da gravidez e diagnóstico psiquiátrico. Entre 585.615 partos, 4.223 (0,72%) foram de mulheres que receberam um antipsicótico atípico, e 548 (0,09%), de mulheres que receberam um antipsicótico típico em qualquer momento a partir de 60 dias antes da gravidez até o parto. Houve um aumento de 2,5 vezes no uso de antipsicóticos atípicos durante o período do estudo, de 0,33% em 2001 para 0,82% em 2007, enquanto o uso de antipsicóticos típicos permaneceu estável. A depressão foi o diagnóstico mais comum entre partos de mulheres com uso de antipsicóticos atípicos (63%), seguido por transtorno bipolar (43%) e esquizofrenia (13%). Percebe-se, então, que o número e a proporção de grávidas expostas a antipsicóticos atípicos aumentaram significativamente nos últimos anos.[21]

Outro estudo, publicado em 2020, com dados de 10 países em quatro continentes, observou que o uso de antipsicóticos típicos foi mais alto no Reino Unido (4,4%), enquanto o uso de antipsicóticos atípicos foi mais alto nos Estados Unidos. O uso de antipsicóticos de segunda geração aumentou ao longo do tempo na maioria das populações, chegando a 2% na Austrália e nos Estados Unidos. Na maioria dos países, a proclorperazina foi o antipsicótico típico mais usado. No entanto, esse medicamento foi bem mais usado com finalidade antiemética. A quetiapina foi o antipsicótico atípico mais usado. Reforçando a ideia de que há importante descontinuação do tratamento na gravidez, o uso de antipsicóticos diminuiu ao longo dos trimestres em todas as populações, exceto na Finlândia.[22]

## Malformações congênitas

Aparentemente, a melhor revisão sobre malformações congênitas relacionadas aos antipsicóticos foi a de Damkier e Videbech.[23] Os autores relatam que agora está disponível uma quantidade substancial de dados de segurança sobre exposição no primeiro trimestre de gestação a quetiapina, olanzapina, aripiprazol e risperidona/paliperidona. Enquanto alguns estudos menores apresentam questões metodológicas substanciais que comprometem a sua validade, existem vários estudos observacionais farmacoepidemiológicos e prospectivos, de grande a muito grande porte, com um nível razoável de controle de confusão. A quantidade de dados válidos para o uso de quetiapina, olanzapina e aripiprazol sem indicação de aumento do risco de malformações congênitas leva hoje à recomendação de que esses três fármacos sejam usados se forem clinicamente necessários.[23]

A avaliação clínica da risperidona/paliperidona exige mais ponderação. No geral, os dados sugeriram um risco absoluto de malformações congênitas ao redor de 5,3%, o que é um pouco maior do que a faixa usual de malformações relatadas na esquizofrenia. No caso de uma gravidez não planejada, em que não foi possível ajustar a medicação previamente, é provável que esse pequeno excesso de risco não justifique que um tratamento eficaz e bem tolerado seja substituído. A quantidade e a qualidade dos dados de segurança para a clozapina permanecem pouco expressivas, e um risco clinicamente importante de aumento de malformações congênitas não pode ser excluído com razoável confiança. As informações sobre outros antipsicóticos permanecem insuficientes para uma avaliação de risco adequada.

Outro item a ser ressaltado é o fato de que idade, tabagismo, obesidade e *status* social foram geralmente associados ao aumento do uso de psicofármacos, e qualquer estudo que pesquise o risco de problemas relacionados a esses medicamentos deveria controlar tais fatores, embora nem todos o façam.[23]

A Tabela 21.1 mostra um resumo sobre os dados publicados até o presente momento, segundo revisão de Damkier e Videbech.[23]

De acordo com metanálises, o risco de malformações com antipsicóticos de primeira

### TABELA 21.1
Percentual de malformações entre expostos a antipsicóticos atípicos na gravidez

| Antipsicótico | Número de casos descritos | Percentual de malformações congênitas |
|---|---|---|
| Aripiprazol | 1.860 | 4,4% |
| Olanzapina | 2.449 | 4,1% |
| Quetiapina | 4.580 | 4,3% |
| Risperidona | 1.901 | 5,3% |
| Paliperidona | Insuficientes para avaliação | Insuficientes para avaliação |
| Clozapina | Insuficientes para avaliação | Insuficientes para avaliação |

Fonte: Adaptada de Damkier e Videbech.[23]

geração é apenas levemente aumentado, sobretudo com os fenotiazínicos. Há mais relatos de malformações cardíacas. Também não se pode descartar a possibilidade de anomalias em membros com os típicos (p. ex., haloperidol). É relevante lembrar que o papel dos fatores genéticos e ambientais exclusivos desse grupo de mães, como tabagismo e uso de outras drogas, não costuma ser controlado.[5]

## Diabetes gestacional

Em um grande estudo, que averiguou mais de um milhão e meio de gestações, algumas mulheres estavam recebendo tratamento com aripiprazol (n = 1.924), ziprasidona (n = 673), quetiapina (n = 4.533), risperidona (n = 1.824) ou olanzapina (n = 1.425). O risco bruto de desenvolvimento de diabetes gestacional entre mulheres que mantiveram o antipsicótico em comparação com as que o descontinuaram está expresso na Tabela 21.2.[24]

Ou seja, em comparação com mulheres que interromperam o uso de um medicamento antipsicótico atípico antes do início da gravidez, as mulheres que continuaram o tratamento com olanzapina ou quetiapina tiveram um risco aumentado de diabetes gestacional,

### TABELA 21.2
Risco de desenvolvimento de diabetes gestacional entre continuadoras ou descontinuadoras de antipsicóticos durante a gravidez

| Medicamento | Continuadoras (%) | Descontinuadoras (%) | Risco relativo ajustado |
|---|---|---|---|
| Aripiprazol | 4,8 | 4,5 | 0,82 (IC 95%: 0,50-1,33) |
| Ziprasidona | 4,2 | 3,8 | 0,76 (IC 95%: 0,29-2,00) |
| Quetiapina | 7,1 | 4,1 | 1,28 (IC 95%: 1,01-1,62) |
| Risperidona | 6,4 | 4,1 | 1,09 (IC 95%: 0,70-1,70) |
| Olanzapina | 12,0 | 4,7 | 1,61 (IC 95%: 1,13-2,29) |

IC, intervalo de confiança.
Fonte: Adaptada de Park e colaboradores.[24]

que pode ser explicado pelos efeitos metabólicos associados a esses dois medicamentos.

Tais aspectos devem ser levados em consideração e conduzem à procura ativa de diabetes, sobretudo em mulheres grávidas expostas à quetiapina e à olanzapina. Autores sugerem veementemente que as grávidas que usam antipsicóticos atípicos se beneficiariam do monitoramento com testes de tolerância à glicose no início do segundo trimestre e repetidos na 28ª semana de gestação.[25]

## Doses e metabolismo ao longo da gravidez

Várias alterações fisiológicas que ocorrem durante a gravidez podem impactar a disponibilidade sérica dos medicamentos administrados, como mudanças no peso, no volume plasmático, na capacidade de metabolismo hepático e na função renal. O aumento do fluxo sanguíneo hepático e do volume de distribuição reduz as concentrações séricas de substâncias transportadas pelo sangue, ao passo que a diminuição das proteínas de ligação aumenta tais concentrações. Particularmente em relação às enzimas hepáticas, a atividade das isoenzimas do citocromo P450 (CYP) CYP2A6, 2D6, 2C9 e de uridina 5'-difosfato glucuronosiltransferase é aumentada durante a gestação. Enquanto isso, as atividades de CYP1A2 e 2C19 estão diminuídas. Essas alterações enzimáticas justificariam a diminuição dos níveis séricos de medicações metabolizadas pelo CYP2D6 (como risperidona, aripiprazol e ilopedirona) e o aumento dos níveis séricos de medicações metabolizadas sobretudo pelo CYP1A2 (como clozapina e olanzapina). Quanto ao CYP3A4 (principal enzima metabolizadora da quetiapina e da lurasidona), os estudos sugerem possíveis aumentos na depuração dos fármacos metabolizados por ela durante o terceiro trimestre da gestação.[26]

Um dos maiores estudos desenvolvidos até o momento sobre a disponibilidade de antipsicóticos na gravidez avaliou a concentração sérica desses medicamentos em 110 gestantes. O principal achado foi que as concentrações séricas de quetiapina e aripiprazol diminuíram mais de 50% durante a gravidez. Já as concentrações de olanzapina não sofreram mudanças nesse período. Para os demais antipsicóticos (perfenazina, haloperidol, ziprasidona, risperidona e clozapina), os dados foram limitados, mas indicam que as concentrações podem diminuir pelo menos para a perfenazina e, possivelmente, também para o haloperidol. Tais achados justificam um acompanhamento clínico rigoroso durante toda a gestação, com especial atenção no terceiro trimestre.[27]

## Risco de complicações neonatais relacionadas aos antipsicóticos

Lin e colaboradores[28] realizaram uma comparação de riscos de desfechos adversos na gravidez, incluindo nascimentos prematuros, baixo peso ao nascer, idade gestacional pós-termo e idade gestacional pré-termo, entre mães com esquizofrenia que receberam antipsicóticos típicos e atípicos e que não receberam antipsicóticos durante a gravidez. Todas foram comparadas com mulheres em um grupo-controle. Após o ajuste para potenciais fatores de confusão, as chances de baixo peso ao nascer e de recém-nascidos pequenos para a idade gestacional para mães não afetadas foram, respectivamente, 0,72 (IC 95%: 0,50-0,88) e 0,81 (IC 95%: 0,64-0,92) vezes as de mães com esquizofrenia que não receberam antipsicóticos durante a gravidez. Não houve diferença significativa no risco de bebês com baixo peso ao nascer, prematuros, pós-termo e pré-termo na comparação entre mães com esquizofrenia que receberam antipsicóticos atípicos durante a gravidez e aquelas que não receberam antipsicóticos. No entanto, mães com esquizofrenia recebendo antipsicóticos típicos durante a gravidez tiveram maiores chances de dar à luz bebês com nascimento prematuro (OR: 2,46; IC 95%: 1,50-4,11) em comparação com aquelas que não receberam antipsicóticos. Em termos resumidos, os autores concluem que os riscos de baixo peso ao nascer e de bebês pequenos para a idade gestacional entre mães com esquizofrenia não são afetados pelo uso de antipsicóticos e que as mulheres que recebem tratamento com antipsicóticos típicos durante a gravidez têm um risco ligeiramente maior de parto prematuro.[28]

Alguns desses dados foram corroborados por um grande estudo retrospectivo realizado em uma coorte na Finlândia. Comparando as usuárias de antipsicóticos de segunda geração com as não expostas, os autores observaram que o risco aumentou para diabetes gestacional (OR ajustada, OR: 1,43; IC 95%: 1,25-1,65), o que talvez explique uma maior frequência de recém-nascidos grandes para a idade gestacional (RN GIG) (OR: 1,57; IC 95%: 1,14-2,16) e nascimento prematuro (OR: 1,29; IC 95%: 1,03-1,62). O risco para esses resultados aumentou ainda mais com o uso contínuo de antipsicóticos atípicos. Os bebês do grupo de usuárias dos antipsicóticos de segunda geração também sofreram mais complicações neonatais. Comparando usuárias de antipsicóticos atípicos com o grupo usando antipsicóticos de primeira geração, o risco de cesárea e RN GIG foi maior (OR: 1,25; IC 95%: 1,03-1,51; e OR: 1,89: IC 95%: 1,20-2,99, respectivamente). As taxas de complicações neonatais não diferiram entre os grupos de usuárias de antipsicóticos típicos e atípicos.[29]

### Neurodesenvolvimento

Foram publicados dados do neurodesenvolvimento de 2.934 crianças com exposição intraútero a antipsicóticos, envolvendo nove estudos clínicos de coorte. Seis estudos relataram atrasos ou déficits no neurodesenvolvimento após a exposição pré-natal aos antipsicóticos, enquanto três estudos relataram resultados normais de desenvolvimento. A maioria dos estudos relatou exposição a antipsicóticos com base em uma única categoria ampla, inclusive sem separar os típicos dos atípicos, o que significou uma extensa variedade de medicamentos.[30]

Peng e colaboradores[31] publicaram um artigo sobre as consequências da exposição intrauterina a antipsicóticos atípicos no desenvolvimento em longo prazo. Nele, investigaram prospectivamente 76 crianças com exposição intrauterina a antipsicóticos atípicos e 76 crianças não expostas do grupo-controle, do nascimento até os 12 meses de idade. O desenvolvimento neurocomportamental foi avaliado pela Escala Bayley de Desenvolvimento Infantil (BSID) aos 2, 6 e 12 meses de idade. Aos 2 meses de idade, as crianças expostas a antipsicóticos exibiram escores significativamente mais baixos em relação ao funcionamento comportamental, cognitivo, motor, socioemocional e adaptativo. Aos 6 meses de idade, os escores referentes à função comportamental, socioemocional e adaptativa dessas crianças ainda eram menores, mas não houve diferenças significativas entre os grupos nos escores cognitivos ou motores. Em contraste, aos 12 meses de idade, nenhum desses efeitos persistiu.[31]

Uma revisão sistemática e metanálise se propôs a avaliar as consequências em longo prazo no neurodesenvolvimento de crianças expostas a antipsicóticos durante a gestação. Foram avaliados os dados de 2.934 crianças, em nove estudos clínicos de coorte. Destes, seis estudos relataram atrasos ou déficits no neurodesenvolvimento após a exposição pré-natal aos antipsicóticos, enquanto três relataram resultados normais de desenvolvimento. A maioria dos estudos relatou uma grande variedade de medicações, inclusive sem separar típicos de atípicos. Os autores sugeriram que estudos com desenho prospectivo e períodos de *follow up* maior, além de medidas validadas do desenvolvimento infantil, podem oferecer evidências mais substanciais.[30]

Outro estudo, este prospectivo, avaliou os efeitos da exposição pré-natal aos antipsicóticos atípicos no desenvolvimento pós-natal. Foram comparadas 76 crianças com exposição fetal a antipsicóticos atípicos com 76 controles sem exposição fetal a qualquer antipsicótico. O desenvolvimento neurocomportamental foi avaliado pela Escala Bayley de Desenvolvimento Infantil (BSID) aos 2, 6 e

12 meses de idade. Os autores concluíram que a exposição fetal aos antipsicóticos atípicos pode causar em curto prazo (2 e 6 meses) retardo no desenvolvimento cognitivo, motor, socioemocional e no comportamento adaptativo, mas não na linguagem. Aos 12 meses de idade, nenhum desses efeitos persistia.[31]

Uma pesquisa avaliou o progresso de desenvolvimento de 33 crianças que foram expostas à clozapina durante a gestação com 30 crianças que foram expostas a risperidona, olanzapina ou quetiapina. Nas idades de 2 e 6 meses, os escores médios de comportamento adaptativo foram significativamente menores nas expostas à clozapina em relação às expostas a outros antipsicóticos atípicos. Não houve diferença entre os dois grupos em domínios como linguagem e desenvolvimento motor, social e emocional aos 2, 6 e 12 meses de idade. Mais lactentes que foram expostos à clozapina na gravidez (75,8%) tiveram sono perturbado do que aqueles que foram expostos a outros antipsicóticos atípicos (26,7%) durante o 2º mês de idade (p < 0,001). Esses resultados sugerem que a clozapina tem mais efeitos no comportamento em bebês expostos aos 2 e 6 meses que outros antipsicóticos atípicos.[32]

## A MÃE COM ESQUIZOFRENIA

Vale a pena tecer algumas considerações a respeito da maternagem da mulher com esquizofrenia. Infelizmente, pouco se sabe sobre como a esquizofrenia pode afetar a maneira como a mãe responde ao bebê. No que diz respeito à parentalidade, muitas mulheres com esquizofrenia fornecem cuidado e vínculo de maneira intermitente para seus filhos. Elas podem enfrentar desafios únicos na função materna, uma vez que tanto os sintomas positivos como os negativos podem interferir nas demandas de ser mãe. Algumas delas perdem a guarda de seus filhos.[33]

Um estudo avaliou as respostas das mulheres às demandas dos seus filhos hipotetizando que seriam, de alguma forma, reduzidas ou prejudicadas. A partir de breves interações filmadas, essas mães foram comparadas com as mães portadoras de transtornos afetivos. Os bebês tinham idade média de 15 semanas. Os autores avaliaram que as mães com esquizofrenia (n = 14) foram tão responsivas quanto as mães com transtorno afetivo (n = 31). No entanto, mostraram respostas positivas acentuadamente baixas. Apenas o grupo da esquizofrenia exibiu o que os autores chamaram de "comportamentos atípicos" e também de "não respostas" como resultado de estarem psicologicamente "ausentes" da interação. Ao contrário do que os pesquisadores esperavam, os bebês de ambos os grupos apresentaram níveis semelhantes de atividade, iniciativa e negatividade. Considera-se que esses resultados destacam a necessidade de mais pesquisas para examinar a contribuição das deficiências da resposta materna para a vulnerabilidade do desenvolvimento desse grupo geneticamente de alto risco.[34]

## CONSIDERAÇÕES FINAIS

Sistemas de assistência à saúde poderiam atender melhor às necessidades das mulheres com doença mental grave fornecendo treinamento em habilidades sociais, planejamento familiar e triagem mais consistente para gravidez, HIV e violência. Além disso, as barreiras para cuidar de mulheres grávidas com doença mental grave e abuso de substâncias devem ser reduzidas, e o treinamento para pais deve ser incorporado aos programas de reabilitação psicossocial para mães com doenças mentais.[3]

Sintomas como retraimento social, pensamento delirante e comportamento inadequado podem prejudicar a vida diária, a interação mãe-bebê e a atitude consistente de cuidar. Há algumas evidências de que a redução dos sintomas de doença mental grave na mãe pode melhorar as relações mãe-filho; portanto, se as mulheres forem tratadas durante a gravidez e no período pós-parto, elas tenderão a precisar de menos intervenções e supervisão de equipes de atenção primária. Além disso, haverá chance menor de problemas relacionados à perda de custódia, relatada em muitos estudos de mães com esquizofrenia.[5]

## REFERÊNCIAS

1. Kulkarni J, Butler S, Riecher-Rössler A. Estrogens and SERMS as adjunctive treatments for schizophrenia. Front Neuroendocrinol. 2019;53:100743.
2. González-Rodríguez A, Seeman MV. The association between hormones and antipsychotic use: a focus on postpartum and menopausal women. Ther Adv Psychopharmacol. 2019;9:1-20.
3. Miller LJ, Finnerty M. Sexuality, pregnancy, and childrearing among women with schizophrenia-spectrum disorders. Psychiatr Serv. 1996;47(5):502-6.
4. Teodorescu A, Ifteni P, Moga MA, Burtea V, Bigiu N. Dilemma of treating schizophrenia during pregnancy: a case series and a review of literature. BMC Psychiatry. 2017;17(1):311.
5. Abel KM, Au K, Howard LM. Schizophrenia, psychopharmacology, and pregnancy. In: Galbally M, Snellen M, Lewis A, editors. Psychopharmacology and pregnancy: treatment efficacy, risks, and guidelines. Berlin: Springer-Verlag; 2014. p. 119-38.
6. Gupta R, Brown HK, Barker LC, Dennis CL, Vigod SN. Rapid repeat pregnancy in women with schizophrenia. Schizophr Res. 2019;212:86-91.
7. Breadon C, Kulkarni J. An update on medication management of women with schizophrenia in pregnancy. Expert Opin Pharmacother. 2019;20(11):1365-76.
8. Seeman MV. Antipsychotics during pregnancy: pros and cons. O J Gyencol Obset Res. 2019;1:58-64.
9. Lin HC, Chen YH, Lee HC. Prenatal care and adverse pregnancy outcomes among women with schizophrenia: a nationwide population-based study in Taiwan. J Clin Psychiatry. 2009;70(9):1297-303.
10. Simoila L, Isometsä E, Gissler M, Suvisaari J, Halmesmäki E, Lindberg N. Schizophrenia and pregnancy: a national register-based follow-up study among Finnish women born between 1965 and 1980. Arch Womens Ment Health. 2020;23(1):91-100.
11. Harris EL, Frayne J, Allen S, Renganathan K, Nguyen TN. Psychiatric admission during pregnancy in women with schizophrenia who attended a specialist antenatal clinic. J Psychosom Obstet Gynaecol. 2019;40(3):211-6.
12. Rochon-Terry G, Gruneir A, Seeman MV, Ray JG, Rochon P, Deniis CL, et al. Hospitalizations and emergency department visits for psychiatric illness during and after pregnancy among women with schizophrenia. J Clin Psychiatry. 2016;77(4):541-7.
13. Vigod SN, Rochon-Terry G, Fung K, Gruneir A, Deniis CL, Grigoriadis S, et al. Factors associated with postpartum psychiatric admission in a population-based cohort of women with schizophrenia. Acta Psychiatr Scand. 2016;134(4):305-13.
14. Novick D, Haro JM, Suarez D, Perez V, Dittmann RW, Haddad PM. Predictors and clinical consequences of non-adherence with antipsychotic medication in the outpatient treatment of schizophrenia. Psychiatry Res. 2010;176(2-3):109-13.
15. Petersen I, McCrea RL, Lupattelli A, Nordeng H. Women's perception of risks of adverse fetal pregnancy outcomes: a large-scale multinational survey. BMJ Open. 2015;5:e007390.
16. Cantilino A, Lorenzo L, Paula J dos A, Einarson A. Use of psychotropic medications during pregnancy: perception of teratogenic risk among physicians in two Latin American countries. Braz J Psychiatry. 2014;36(2):106-10.
17. Hizkiyahu R, Levy A, Sheiner E. Pregnancy outcome of patients with schizophrenia. Am J Perinatol. 2010;27(1):19-23.
18. Geddes JR, Verdoux H, Takei N, Lawrie SM, Bovet P, Eagles JM, et al. Schizophrenia and complications of pregnancy and labor: an individual patient data meta-analysis. Schizophr Bull. 1999;25(3):413-23.
19. Simoila L, Isometsä E, Gissler M, Suvisaari J, Halmesmäki E, Lindberg N. Obstetric and perinatal health outcomes related to schizophrenia: A national register-based follow-up study among Finnish women born between 1965 and 1980 and their offspring. Eur Psychiatry. 2018;52:68-75.
20. Matevosyan NR. Pregnancy and postpartum specifics in women with schizophrenia: a meta-study. Arch Gynecol Obstet. 2011;283(2):141-7.
21. Toh S, Li Q, Cheetham TC, Cooper WO, Davis RL, Dublin S, et al. Prevalence and trends in the use of antipsychotic medications during pregnancy in the U.S., 2001-2007: a population-based study of 585,615 deliveries. Arch Womens Ment Health. 2013;16(2):149-57.
22. Reutfors J, Cesta CE, Cohen JM, Bateman BT, Brauer R, Einarsdóttir K, et al. Antipsychotic drug use in pregnancy: a multinational study from ten countries. Schizophr Res. 2020;220:106-15.

23. Damkier P, Videbech P. The safety of second-generation antipsychotics during pregnancy: a clinically focused review. CNS Drugs. 2018;32(4):351-66.
24. Park Y, Hernandez-Diaz S, Bateman BT, Cohen JM, Desai RJ, Patorno E, et al. Continuation of atypical antipsychotic medication during early pregnancy and the risk of gestational diabetes. Am J Psychiatry. 2018;175(6):564-74.
25. Scrandis DA. Bipolar disorder in pregnancy: a review of pregnancy outcomes. J Midwifery Womens Health. 2017;62(6):673-83.
26. Robakis T, Williams KE. Atypical antipsychotics during pregnancy: make decisions based on available evidence, individualized risk/benefit analysis. Current Psychiatry. 2013;12(7):12-8.
27. Westin AA, Brekke M, Molden E, Skogvoll E, Castberg I, Spigset O. Treatment with antipsychotics in pregnancy: changes in drug disposition. Clin Pharmacol Ther. 2018;103(3):477-84.
28. Lin HC, Chen IJ, Chen YH, Lee HC, Wu FJ. Maternal schizophrenia and pregnancy outcome: does the use of antipsychotics make a difference? Schizophr Res. 2010;116(1):55-60.
29. Ellfolk M, Leinonen MK, Gissler M, Lahesmaa-Korpinen AM, Saastamoinen L, Nurminen ML, et al. Second-generation antipsychotics and pregnancy complications. Eur J Clin Pharmacol. 2020;76(1):107-15.
30. Poels EMP, Schrijver L, Kamperman AM, Hillegers MHJ, Hoogendijk WJG, Kushner SA, et al. Long-term neurodevelopmental consequences of intrauterine exposure to lithium and antipsychotics: a systematic review and meta-analysis. Eur Child Adolesc Psychiatry. 2018;27(9):1209-30.
31. Peng M, Gao K, Ding Y, Ou J, Calabrese JR, Wu R, et al. Effects of prenatal exposure to atypical antipsychotics on postnatal development and growth of infants: a case-controlled, prospective study. Psychopharmacology (Berl). 2013;228(4):577-84.
32. Shao P, Ou J, Peng M, Zhao J, Chen J, Wu R. Effects of clozapine and other atypical antipsychotics on infants development who were exposed to as fetus: a post-hoc analysis. PLoS One. 2015;10(4):e0123373.
33. Solari H, Dickson KE, Miller L. Understanding and treating women with schizophrenia during pregnancy and postpartum--Motherisk Update 2008. Can J Clin Pharmacol. 2009;16(1):e23-32.
34. Wan MW, Warren K, Salmon MP, Abel KM. Patterns of maternal responding in postpartum mothers with schizophrenia. Infant Behav Dev. 2008;31(3):532-8.

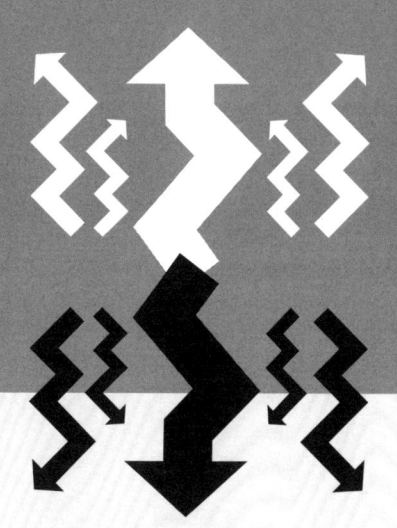

# Índice

## A

Abordagens psicossociais, 177
  arteterapia, 181
  intervenções familiares, 177
    tipos, 178
  intervenções providas por pares, 179
  objetivos gerais, 179
  psicologia positiva para psicoses, 180
  reabilitação vocacional, 183
  terapia cognitivo-comportamental, 180
  terapia de aceitação e compromisso para
    psicose, 181
  terapia de remediação cognitiva, 181
  terapias baseadas em atenção plena
    para psicose, 181
  tratamento assertivo na comunidade, 182
  treinamento de habilidades sociais, 182
Antipsicóticos, 69
  escolha, 74
  farmacocinética, 69, 74
  injetáveis de longa ação, 73
    apresentação e dose, 74
  interação medicamentosa, 75
  manejo dos efeitos colaterais, 111
    diferentes perfis efeitos adversos, 111
      síndrome neuroléptica maligna, 113
      sintomas extrapiramidais, 112, 114
      sonolência, 114
    efeitos colaterais metabólicos, 115
      aumento de peso, 115
      diabetes tipo 2, 115
      disfunção sexual, 117
      dislipidemias, 116
      efeitos cardiovasculares, 116
      hiperprolactinemia, 117
      manejo adverso não neurológicos, 118
    esquema de monitoramento, 116
  mecanismos de ação, 69
  posologia, 69
  primeira geração, 70
    apresentação e dose, 71
  segunda geração, 71
    apresentação e dose, 72
  tratamento, 77
  troca, 78

## C

Classificações psiquiátricas, 5
Comorbidades clínicas, 121
  alterações metabólicas, 121
    critérios diagnósticos, 122
  efeitos metabólicos e endocrinológicos, uso de
    antipsicóticos, 123
    alterações e prejuízos cognitivos, 123
  estratégia para reduzir o risco metabólico e
    cardiovascular, 124
    câncer, 127
    doenças infectocontagiosas, 128
    tabagismo, 125
      intervenções para cessação, 127
  mortalidade, 131
  uso antipsicótico, 125, 128
    frequência relativa dos efeitos colaterais, 130

monitoramento paciente, 125
outras doenças clínicas associadas, 128
    alterações da pressão arterial, 129
    alterações eletrocardiográficas, 128
    hiperprolactinemia, 131
    miocardite, 129
    tromboembolismo venoso, 131
principais efeitos colaterais, 129
Comorbidades psiquiátricas, 135
dependência de álcool e outras drogas, 142
prevalência, 136
transtorno depressivo, 135
    critérios CID-10, 137
transtorno obsessivo-compulsivo, 141
transtornos de ansiedade, 138
    transtorno de ansiedade social, 138
    transtorno de pânico, 140
Comportamento suicida, 187
diagnóstico, 191
    avaliação clínica, 192
    uso de escalas, 191
epidemiologia, 187
fatores de proteção, 189, 190
fatores de risco, 188, 189
fisiopatologia, 190
    achados de neuroimagem, 191
    aspectos fisiológicos, 190
prevenção, 192
sintomas da esquizofrenia, 188
tratamento, 192
    atenção psicossocial, 193
    medicamentoso, 192
    psicológico, 193
Conceito, 23

# D

Diagnóstico, 21
critérios diagnósticos DSM-5, 21, 22
diferencial, 22

# E

Epidemiologia e custos, 8, 10
carga global, mortalidade e morbidade, 9
custos totais, 10
    diretos, 11
        hospitalares e medicamentos, 12, 13
    impactos associados, 10
    indiretos, 14
    mensuração, 11
fatores de risco e etiologia, 9
    ambientais e uso de substâncias psicoativas, 10
    gestação e puerpério, 9
    transmissão genética, 9
prevalência e incidência, 8
Episódio psicótico, primeiro, 82
avaliação clínica, 87
definição, 83
diagnóstico diferencial, 88
epidemiologia, 83
exames complementares, 87
fisiopatologia, 85
intervenção precoce, 86
neurobiologia, 85
prognóstico, 88
tratamento, 88
Esquizofrenia, 1
abordagens psicossociais, 177
    arteterapia, 181
    intervenções familiares, 177
        tipos, 178
    intervenções providas por pares, 179
    objetivos gerais, 179
    psicologia positiva para psicoses, 180
    reabilitação vocacional, 183
    terapia cognitivo-comportamental, 180
    terapia de aceitação e compromisso para psicose, 181
    terapia de remediação cognitiva, 181
    terapias baseadas em atenção plena para psicose, 181
    tratamento assertivo na comunidade, 182
    treinamento de habilidades sociais, 182
antipsicóticos, 69
    escolha, 74
    farmacocinética, 69, 74
    injetáveis de longa ação, 73
        apresentação e dose, 74
    interação medicamentosa, 75
    mecanismos de ação, 69
    posologia, 69
    primeira geração, 70
        apresentação e dose, 71
    segunda geração, 71
        apresentação e dose, 72
    tratamento, 77
    troca, 78
classificações psiquiátricas, 5
    diretrizes diagnósticas, CID-10, 6
    espectro e outros transtornos primários, CID-11, 6
comorbidades clínicas, 121
    alterações metabólicas, 121
        critérios diagnósticos, 122
        efeitos metabólicos e endocrinológicos, uso de antipsicóticos, 123
            alterações e prejuízos cognitivos, 123

estratégia reduzir risco metabólico e
cardiovascular, 124
  câncer, 127
  doenças infectocontagiosas, 128
  tabagismo, 125
    intervenções para cessação, 127
  mortalidade, 131
  uso antipsicótico, 125, 128
    frequência relativa dos efeitos
      colaterais, 130
        monitoramento paciente, 125
        outras doenças clínicas associadas, 128
alterações da pressão arterial, 129
alterações eletrocardiográficas, 128
hiperprolactinemia, 131
miocardite, 129
tromboembolismo venoso, 131
  principais efeitos colaterais, 129
comorbidades psiquiátricas, 135
  dependência de álcool e outras drogas, 142
  prevalência, 136
  transtorno depressivo, 135
    critérios CID-10, 137
  transtorno obsessivo-compulsivo, 141
  transtornos de ansiedade, 138
    transtorno de ansiedade social, 138
    transtorno de pânico, 140
comportamento suicida, 187
  diagnóstico, 191
    avaliação clínica, 192
    uso de escalas, 191
  epidemiologia, 187
  fatores de proteção, 189, 190
  fatores de risco, 188, 189
  fisiopatologia, 190
    achados de neuroimagem, 191
    aspectos fisiológicos, 190
  prevenção, 192
  sintomas da esquizofrenia, 188
  tratamento, 192
    atenção psicossocial, 193
    medicamentoso, 192
    psicológico, 193
conceito, 23
diagnóstico, 21
  critérios diagnósticos DSM-5, 21, 22
  diferencial, 22
epidemiologia e custos, 8
  carga global, mortalidade e morbidade, 9
  custos totais, 10
    diretos, 11
      hospitalares e medicamentos, 12, 13
    impactos associados, 10
    indiretos, 14
    mensuração, 11

fatores de risco e etiologia, 9
  ambientais e uso de substâncias
    psicoativas, 10
  gestação e puerpério, 9
  transmissão genética, 9
prevalência e incidência, 8
gravidez, 224
  adesão e percepção de risco em relação ao
    tratamento, 227
  internação, 226
  mãe com esquizofrenia, 233
  particularidades das mulheres com
    esquizofrenia, 224
  tratamento farmacológico, 228
    complicações neonatais, 228
    complicações obstétricas, 228
    diabetes gestacional, 230
    doses e metabolismo, 231
    malformações, 228
    malformações congênitas, 229
    neurodesenvolvimento, 232
    risco de complicações neonatais e
      antipsicóticos, 231
    uso de antipsicóticos, 229
histórico do conceito, 1
  evolução, 2
    sintomas de primeira e segunda ordem
      de Kurt Schneider, 4
    sintomas fundamentais e acessórios de
      Bleuler, 3
idoso, 209
  declínio cognitivo e demência, 216
  diagnóstico diferencial, 211
    demências, 212
      demência frontotemporal variante
        comportamental, 215
      demência por corpos de Lewy, 215
      demência vascular, 212
      doença de Alzheimer, 212
    psicoses induzidas por substâncias/
      medicamentos, 215
      *delirium*, 215
  discinesia tardia, 220
  início antes dos 40 anos, 209
    características clínicas, 209
    comorbidades clínicas e mortalidade, 210
    transtornos mentais comórbidos, 210
  início tardio e muito tardio, 210
    características clínicas, 211
    exames de neuroimagem e laboratoriais,
      211
    epidemiologia, 210
  tratamento, 217
    farmacoterápico, 217
    intervenções não farmacológicas, 217

    neuroestimulação, 219
    principais modificações farmacocinéticas, 218
  infância e adolescência, 196
    critérios diagnósticos, 198
    curso, 201
    desfecho, 201
    diagnóstico diferencial, 199
    epidemiologia, 196
    etiologia e fisiopatologia, 200
    evolução, 201
    prognóstico, 201
    psicopatologia, 196
      experiências psicóticas, 197
      fenômenos normais da infância, 198
      fenótipo pré-mórbido, 196
      sintomatologia aguda, 197
      sintomas positivos, 198
    tratamento farmacológico, 201
      antipsicóticos, 202
      clozapina, 203
        orientações gerais, 203
    tratamento não farmacológico, 205
  modelos animais, 34
    principais, 34
      farmacológicos, 35
      genéticos, 37
        animal knockout para NRG1, 37
        animal transgênico para disbindina, 38
        animal transgênico para prolina desidrogenase, 37
        transgênico para DISC1, 37
        transgênico para relina, 38
      induzido por anfetamina, 35
        antagonistas receptor glutamatérgico N-metil-D-aspartato, 35
      lesão, 36
      neurodesenvolvimentais/ comportamentais, 38
        desafio imune pré-natal, 39
        estresse pré-natal, 40
        isolamento social pós-desmame, 41
        malnutrição pré-natal, 39
        metilazoximetanol gestacional, 40
    uso para estudo, 41
  neurobiologia, 25
    fatores de risco, 30
      ambientais, 30
        abuso de *Cannabis*, 31
        adversidades sociais, 31
        desnutrição materna, 31
        estação do nascimento, 31
        idade paterna, 31
        migração, 31

pré-natais e perinatais, 30
quociente de inteligência, 31
urbano, 31
genéticos, 30
teoria da desconectividade, 29
teoria da inflamação, 29
teoria do neurodesenvolvimento, 31
teorias de neurotransmissores, 25
  dopamina, 25
    evolução, 27
    sistema e ação, 26
  glutamato, 28
  outros neurotransmissores, 28
    adenosina, 28
    dinorfina/KORs, 29
  serotonina, 27
neuropsicologia, prática psiquiátrica, 44
  déficit cognitivo, 52
  exame neuropsicológico, 44
  intervenções não farmacológicas, 51
  processos neurocognitivos, 45
    cognição social, 47
      conhecimento social
      percepção social, 47
      processamento emocional, 47
      teoria da mente, 47
      viés de atrição, 47
    curso, 48
    funcionalidade, 50
    funções executivas, 46
    reserva cognitiva, 50
    sintomatologia psicopatológica, 48
psicopatologia, 17
  outros sintomas comuns, 20
  sintomas negativos, 20
  sintomas positivos de desorganização, 19
  sintomas positivos psicóticos, 17
    alterações típicas, 18
prevenção de recaídas, 91
  intervenções psicossociais, 94
  manejo da adesão, 91
    fraca adesão, 92
  manejo terapêutico
    fase aguda, 93
    fase de estabilização, 93
    fase de manutenção, 94
  orientação à família, 94
resistente ao tratamento, 97
  clozapina e manejo efeitos adversos, 101
    efeitos adversos graves, 107
      agranulocitose, 107
      convulsões, 108
      miocardite, 108
      neutropenia, 107
    interações farmacológicas, 103

manejo, 101
    avaliação inicial, 102
    controle hematológico, 103
    interação medicamentosa, 103
    titulação adequada, 101, 102
prevalência e manejo efeitos adversos, 105
    constipação, 107
    enurese noturna, 107
    febre, 106
    ganho de peso, 107
    hipotensão ortostática, 106
    sedação, 106
    sialorreia, 105
    síndrome metabólica, 107
    taquicardia sinusal, 107
diretrizes para diagnóstico, 98
    critérios do TRRIP, 98
        critérios mínimos, 99
    manejo, 100
    recomendações consenso de Nova York, 100
importância clínica e social, 97
subtipo, 98
terapia cognitivo-comportamental, 158
    modelo cognitivo integrativo, 159
        funções executivas autorreguladoras, 163
        superação (*recovery*) pelo aprimoramento da metacognição, 161
            reflexão metacognitiva e terapia de *insight*, 162
            treinamento metacognitivo, 162
        simplificado, 160
        vulnerabilidade-estresse-*coping*, 161
            déficits cognitivos, 161
            experiências intrusivas, 161
            fatores de resiliência, 161
            fatores perpetuadores, 161
            proteção ambiental, 161
            sobrecarga de processamento, 161
            superação, 161
            vulnerabilidades ambientais, 161
            vulnerabilidades pessoais, 161
    prática clínica, 163
        ciclos de manutenção, 168, 169
        descrição de caso hipotético, 163
        fase pré-tratamento, 164
        fases de tratamento, 171
        formulação biopsicossocial abrangente, 166
            eixo longitudinal, 166, 167
            eixo transversal, 166, 167
            formulação cultural, 166
        formulação e plano de tratamento, 166
            lista de metas, 168

    metodologia SMART, 170
    síntese do modelo cognitivo e formulação de caso, 171
    vínculo terapêutico, 165
sistema nomotético e idiográfico, 159
tratamento, 55
    *recovery* e esperança realista, 56
        integrando à prática clínica
            sugestões para incorporação, 66
        intervenções orientadas, 60
            domínios e ações, 61
            exemplos, 64
        modelo CHIME, 59
    resistente, 97
tratamentos biológicos não farmacológicos, 146
    formas, 147
        estimulação transcraniana de corrente contínua, 152
            efeitos da ETCC no funcionamento cognitivo, 153
            efeitos nos sintomas psiquiátricos, 152
        exercício físico, 148
            efeitos na aptidão e saúde física, 150
            efeitos na sintomatologia psiquiátrica, 148
            efeitos no funcionamento cognitivo, 149
        reabilitação cognitiva, 151
Esquizofrenia resistente ao tratamento, 97
    clozapina e manejo efeitos adversos, 101
        efeitos adversos graves, 107
            agranulocitose, 107
            convulsões, 108
            miocardite, 108
            neutropenia, 107
        interações farmacológicas, 103
        manejo, 101
            avaliação inicial, 102
            controle hematológico, 103
            interação medicamentosa, 103
            titulação adequada, 101, 102
        prevalência e manejo efeitos adversos, 105
            constipação, 107
            enurese noturna, 107
            febre, 106
            ganho de peso, 107
            hipotensão ortostática, 106
            sedação, 106
            sialorreia, 105
            síndrome metabólica, 107
            taquicardia sinusal, 107
    diretrizes para diagnóstico, 98
        critérios do TRRIP, 98
            critérios mínimos, 99

manejo, 100
    recomendações consenso de Nova York, 100
importância clínica e social, 97
subtipo, 98

## G

Gravidez, 224
  adesão e percepção de risco em relação ao tratamento, 227
  internação, 226
  mãe com esquizofrenia, 233
  particularidades das mulheres com esquizofrenia, 224
  tratamento farmacológico, 228
    complicações neonatais, 228
    complicações obstétricas, 228
    diabetes gestacional, 230
    doses e metabolismo, 231
    malformações, 228
    malformações congênitas, 229
    neurodesenvolvimento, 232
    risco de complicações neonatais e antipsicóticos, 231
    uso de antipsicóticos, 229

## H

Histórico do conceito, 1

## I

Idoso, 209
  declínio cognitivo e demência, 216
  diagnóstico diferencial, 211
    demências, 212
      demência frontotemporal variante comportamental, 215
      demência por corpos de Lewy, 215
      demência vascular, 212
      doença de Alzheimer, 212
      psicoses induzidas por substâncias/medicamentos, 215
      *delirium*, 215
  discinesia tardia, 220
  início antes dos 40 anos, 209
    características clínicas, 209
    comorbidades clínicas e mortalidade, 210
    transtornos mentais comórbidos, 210
  início tardio e muito tardio, 210
    características clínicas, 211
    exames de neuroimagem e laboratoriais, 211
    epidemiologia, 210
  tratamento, 217
    farmacoterápico, 217
    intervenções não farmacológicas, 217
    neuroestimulação, 219
    principais modificações farmacocinéticas, 218
Infância e adolescência, 196
  critérios diagnósticos, 198
  curso, 201
  desfecho, 201
  diagnóstico diferencial, 199
  epidemiologia, 196
  etiologia e fisiopatologia, 200
  evolução, 201
  prognóstico, 201
  psicopatologia, 196
    experiências psicóticas, 197
    fenômenos normais da infância, 198
    fenótipo pré-mórbido, 196
    sintomatologia aguda, 197
    sintomas positivos, 198
  tratamento farmacológico, 201
    antipsicóticos, 202
    clozapina, 203
      orientações gerais, 203
  tratamento não farmacológico, 205

## M

Modelos animais, 34
  principais, 34
    farmacológicos, 35
    genéticos, 37
      animal knockout para NRG1, 37
      animal transgênico para disbindina, 38
      animal transgênico para prolina desidrogenase, 37
      transgênico para DISC1, 37
      transgênico para relina, 38
    induzido por anfetamina, 35
      antagonistas receptor glutamatérgico N-metil-D-aspartato, 35
    lesão, 36
    neurodesenvolvimentais/comportamentais, 38
      desafio imune pré-natal, 39
      estresse pré-natal, 40
      isolamento social pós-desmame, 41
      malnutrição pré-natal, 39
      metilazoximetanol gestacional, 40
  uso para estudo, 41

## N

Neurobiologia, 25
  fatores de risco, 30
    ambientais, 30
      abuso de *Cannabis*, 31
      adversidades sociais, 31
      desnutrição materna, 31
      estação do nascimento, 31
      idade paterna, 31
      migração, 31
      pré-natais e perinatais, 30
      quociente de inteligência, 31
      urbano, 31
    genéticos, 30
  teoria da desconectividade, 29
  teoria da inflamação, 29
  teoria do neurodesenvolvimento, 31
  teorias de neurotransmissores, 25
    dopamina, 25
      evolução, 27
      sistema e ação, 26
    glutamato, 28
    outros neurotransmissores, 28
      adenosina, 28
      dinorfina/KORs, 29
    serotonina, 27
Neuropsicologia, prática psiquiátrica, 44
  déficit cognitivo, 52
  exame neuropsicológico, 44
  intervenções não farmacológicas, 51
  processos neurocognitivos, 45
    cognição social, 47
      conhecimento social
      percepção social, 47
      processamento emocional, 47
      teoria da mente, 47
      viés de atrição, 47
    curso, 48
    funcionalidade, 50
    funções executivas, 46
    reserva cognitiva, 50
    sintomatologia psicopatológica, 48

## P

Prevenção de recaídas, 91
  intervenções psicossociais, 94, 95
  manejo da adesão, 91
    fraca adesão, 92
  manejo terapêutico
    fase aguda, 93
    fase de estabilização, 93
    fase de manutenção, 94
  orientação à família, 94, 95
Psicopatologia, 17
  outros sintomas comuns, 20
  sintomas negativos, 20
  sintomas positivos de desorganização, 19
  sintomas positivos psicóticos, 17
    alterações típicas, 18

## T

Terapia cognitivo-comportamental, 158
  modelo cognitivo integrativo, 159
    funções executivas autorreguladoras, 163
    superação (*recovery*) pelo aprimoramento da metacognição, 161
      reflexão metacognitiva e terapia de *insight*, 162
      treinamento metacognitivo, 162
    simplificado, 160
    vulnerabilidade-estresse-*coping*, 161
      déficits cognitivos, 161
      experiências intrusivas, 161
      fatores de resiliência, 161
      fatores perpetuadores, 161
      proteção ambiental, 161
      sobrecarga de processamento, 161
      superação, 161
      vulnerabilidades ambientais, 161
      vulnerabilidades pessoais, 161
    prática clínica, 163
      ciclos de manutenção, 168, 169
      descrição de caso hipotético, 163
      fase pré-tratamento, 164
      fases de tratamento, 171
      formulação biopsicossocial abrangente, 166
        eixo longitudinal, 166, 167
        eixo transversal, 166, 167
        formulação cultural, 166
      formulação e plano de tratamento, 166
      lista de metas, 168
        metodologia SMART, 170
      síntese do modelo cognitivo e formulação de caso, 171
      vínculo terapêutico, 165
  sistema nomotético e idiográfico, 159
Tratamento, 55
  esquizofrenia resistente, 97
  *recovery* e esperança realista, 56
    integrando à prática clínica
      sugestões para incorporação, 66
    intervenções orientadas, 60

domínios e ações, 61
exemplos, 64
modelo CHIME, 59
Tratamentos biológicos não farmacológicos, 146
formas, 147
estimulação transcraniana de corrente contínua, 152
efeitos da ETCC no funcionamento cognitivo, 153
efeitos nos sintomas psiquiátricos, 152
exercício físico, 148
efeitos na aptidão e saúde física, 150
efeitos na sintomatologia psiquiátrica, 148
efeitos no funcionamento cognitivo, 149
reabilitação cognitiva, 151